LES INTERVENTIONS NUTRITIONNELLES

Sous la direction de
Akory AG IKNANE

LES INTERVENTIONS NUTRITIONNELLES

Avant-propos du Pr Adama DIAWARA
Préface du Pr Mahamadou DIAKITÉ

L'Harmattan
Mali

ACI2000 Bamako - Immeuble Jean-Marie CISSE - Bureau 10
Tél.: +223 76 43 00 66 /+223 66 89 33 72

www.harmattanmali.com

ISBN : 978-2-336-52153-4
EAN : 9782336521534

ÉQUIPE DE RÉDACTION

Akory AG IKNANE, Professeur titulaire de Santé Publique-Nutrition, responsable du Master Nutrition à la Faculté de Médecine et d'Odontostomatologie de Bamako, consultant OMS pour les urgences sanitaires, le renforcement du système de santé, la formation, la recherche et l'innovation, Président du Réseau Malien de Nutrition (REMANUT), Secrétaire général de la Société Malienne de Santé Publique (SOMASAP) et Rédacteur en chef de la Revue scientifique, *Mali Santé Publique*, ancien directeur Général de l'Institut National de Santé Publique (INSP), de l'Agence Nationale pour la Sécurité Sanitaire des Aliments (ANSSA) et de L'Agence Nationale d'Investissement des collectivités Territoriales du Mali (ANICT) – Bamako (Mali).

Djeneba COULIBALY, Maître Assistante en Santé Publique-Nutrition, Médecin chercheur, en Nutrition à la Faculté de Pharmacie (FAPH), Université des Sciences des Techniques et des Technologies de Bamako (USTTB), Département Nutrition et sécurité sanitaire des Aliments à l'Institut National de Santé Publique (INSP), Ministère de la Santé et du Développement social (MSDS), Bamako (Mali).

Fatoumata KONATÉ, Maître Assistante en santé Publique-Nutrition, Médecin chercheur à la Faculté de Pharmacie (FAPH), Université des Sciences des Techniques et des Technologies de Bamako (USTTB), département recherche à l'Institut National de Santé Publique (INSP), Ex-Responsable Nutrition de la Direction Nationale de la Santé, Ex-Responsable de la Nutrition à la FAO, Bamako (Mali).

Nina N'Deye Lallah KOITÉ, Assistante en Nutrition, Médecin chercheur, Doctorante en Nutrition, Faculté de Pharmacie (FAPH), Université des Sciences des Techniques et des Technologies de Bamako (USTTB), Bamako (Mali).

Fatou DIAWARA, Maître de conférences en **É**pidémiologie, Médecin chercheur à la Faculté de Pharmacie (FAPH), Université des Sciences des Techniques et des Technologies de Bamako (USTTB), Directrice Adjointe de l'Institut National de Santé Publique (INSP), Ex-Chef de département recherche à (INSP), Ex-Chef de département surveillance épidémiologique à l'Agence Nationale de la Sécurité

Sanitaire des Aliments (ANSSA) ; Ministère de la Santé et du Développement social (MSDS), Bamako (Mali).

Dico SOW, Médecin nutritionniste, Sous-direction-Nutrition à la Direction Générale de la Santé et de l'Hygiène Publique, Ex- Médecin Directeure Technique (DTC) du Centre de Santé communautaire de Kalaban Coura-Koko (ASACOKALKO), Bamako et Médecin consultant au service de Pédiatrie en Néonatologie et à l'Unité de Récupération Nutritionnelle (URENI) de la Commune V, Bamako.

Ousmane TOURÉ, Ingénieur Sanitaire et Directeur de recherche, chargé de cours à la Faculté de Pharmacie, AEx-Secrétaire Général du Ministère de la Santé, Ex-Directeur de l'Institut National de Formation en Sciences de la Santé (INFSS) et de l'Agence Nationale de la Sécurité Sanitaire des Aliments (ANSSA), Bamako (Mali).

Hamadoun SANGHO, Professeur titulaire de santé Publique, Chef du département d'Enseignement et de Recherche en Santé Publique, Faculté de Médecine et d'Odonto-Stomatologie, Université des Sciences des Techniques et des Technologies de Bamako (USTTB), Bamako, Ex-Directeur Général du Centre de Recherche et de Documentation pour la Survie de l'Enfant (CREDOS).

Ibrahima CISSÉ, Médecin nutritionniste, Sous-direction-Nutrition à la Direction Générale de la Santé et de l'Hygiène Publique, Ex-Médecin Directrice Technique (DTC) du Centre de Santé Communautaire de Kayes'N'Di, Kayes.

AVANT PROPOS

Le présent volume de Nutrition, *Les Interventions nutritionnelles, volume 2*, est la suite logique de l'ouvrage sur *Les Fondamentaux et multisectorialité de la nutrition, volume 1* qui, lui-même, a été précédé par l'ouvrage *Nutrition humaine* publié en 2000 aux éditions La Sahélienne – L'Harmatan du même auteur. L'ouvrage d'une structuration assez didactique présente les principales interventions nutritionnelles dont la compréhension ouvre la voie à une prise de décision éclairée et efficiente au bénéfice des décideurs et des populations. Pour chacune des interventions clés, les bases épidémiologiques et physiopathologiques sont clairement exposées, avant de présenter l'intervention elle-même, son mécanisme de mise en œuvre et les indications pour mieux guider les prises de décisions. Cette démarche offre au lecteur l'exposé des solutions les plus adaptées et efficaces qu'il convient de mettre en œuvre pour résoudre la situation qui se pose aux intervenants dans le domaine de la nutrition. Les stratégies de lutte contre les différentes formes de malnutrition, en particulier dans ses aspects carentiels qui frappent prioritairement les populations africaines et maliennes en particulier, sont mises en exergue.

La nutrition est une science qui, bien comprise et bien appliquée, constitue un atout majeur aux mains des praticiens, des universitaires et des populations, en particulier, dans nos pays ou les rigueurs du développement font peser un lourd tribut sur la croissance et le développement cognitif des enfants voir même des adultes. Les conséquences de la malnutrition sous toutes ses formes entravent dangereusement et durablement la croissance et le développement harmonieux des pays, singulièrement pour ses aspects carentiels.

Cet ouvrage est un document de référence et un guide pratique pour l'enseignement de la nutrition au niveau universitaire et post-universitaire. Il convient parfaitement aux cadres qui voudraient se spécialiser en nutrition humaine. Il offre une mise à jour actualisée des connaissances en nutrition et reste un outil précieux d'orientation des interventions en faveur de la nutrition sensible et spécifique en vue d'orienter efficacement les acteurs des niveaux stratégiques et opérationnels pour plus d'efficacité dans la mise en œuvre de leurs interventions.

La rédaction de cet ouvrage a été assurée principalement par l'enseignant-chercheur en santé publique-Nutrition, Monsieur Akory AG IKNANE. Il est à la base de la création du cours de Master de Nutrition au Département d'Enseignement et de Recherche en Santé Publique (DERSP) de la Faculté de Médecine et d'Odontostomatologie du Mali dont il est responsable et principal animateur du cours avec ses collaborateurs, co-auteurs du présent ouvrage. Cet ouvrage a bénéficié de la contribution de qualité de ses collaborateurs, enseignants de Nutrition dans les mêmes facultés. L'expérience de l'auteur dans le domaine de la santé publique et la nutrition remonte à son premier poste au sortir des études médicales en 1987. Il fait ses premiers pas dans le domaine de la nutrition en tant que coordinateur national des enquêtes alimentaires et nutritionnelles au sein du projet Système d'Alerte Précoce (SAP) en 1988. Sa formation clinique en tant qu'ancien interne des services de médecine interne du CHU du Point G, le ramène à la pratique médicale clinique de 1989 à 1997 en tant que médecin-directeur du premier centre de santé communautaire du pays, le CSCOM de l'ASACOBA de Banconi en commune I du district de Bamako. Il a également dirigé l'Agence Nationale d'Investissement des Collectivités Territoriales (ANICT) et des institutions de recherche comme l'Agence Nationale de la Sécurité Sanitaire des Aliments (ANSSA), l'Institut National de Santé Publique (INSP) et coordinateur National de la prévention et la riposte contre l'épidémie de Covid-19 et de la fièvre hémorragique de Crimée-Congo au Mali de 2020 à 2021.

Dans le domaine de la recherche, il est auteur de sept ouvrages dans les domaines de la santé communautaire, la gestion, l'épidémiologie et la nutrition. Il s'agit de : Gestion d'un centre de santé communautaire (ASACO), paru aux Éditions Graphic Industrie en 2000, La Santé communautaire au Mali : Aspects Juridiques, Réglementaires et l'Économie politique, aux Éditions *Jamana* en 2000 ; Gestion des soins de santé primaires et mobilisation sociale, aux *Éditions GPSPT* en 2005 ; L'Épidémiologie à la portée de Tous, aux *Éditions Jamana*, 2006 ; Éléments de base en nutrition humaine, Éditions L'Harmattan – La Sahélienne, 2011 ayant été primé livre d'or en 2012 ; *Politique et systèmes de santé : organisation et gestion*, aux Éditions Doin, 2016 et les *Fondamentaux et la multisectorialité de la nutrition, volune 1*, aux Édition L'Harmattan en 2024. Le présent ouvrage sur la Nutrition sera suivi par un neuvième : *Techniques et méthodes de recherche en Santé publique*, déjà soumis à L'Harlattan pour édition et un dixième, *Les Techniques d'enquêtes alimentaires et nutritionnelles* en chantier et paraîtra prochainement.

Pr Adama DIAWARA
Maître de Conférences Honoraire de Santé Publique

RÉSUMÉ

Cet ouvrage de Nutrition sur ***Les Interventions nutritionnelles, volume 2*** est la suite logique du volume 1, ***Les Fondamentaux et la multisectorialité de la nutrition***. Après avoir présenté dans le volume 1, les principales acquisitions de connaissance dans le domaine de la nutrition et le caractère indispensable d'actions multisectorielles et multi-acteurs de celle-ci, le présent ouvrage présente de façon détaillée les principales interventions scientifiquement prouvées dans le domaine, afin de résoudre efficacement les principaux problèmes nutritionnels qui se posent aux populations.
Après une acquisition approfondie des connaissances dans un domaine de la nutrition à travers l'ouvrage sur ***Les Fondamentaux de la nutrition, volume 1***, cet ouvrage se veut être une contribution à la compréhension des problèmes majeurs de nutrition qui se posent aux populations des pays en voie de développement à travers une présentation didactique des principaux problèmes d'alimentation et de nutrition et les moyens scientifiquement prouvés pour leur prise en charge.
Les Interventions nutritionnelles, volume 2 offre une possibilité de se plonger en profondeur dans le domaine de la nutrition à travers les interventions les mieux adaptées pour répondre efficacement aux nombreuses préoccupations du moment dans le domaine de la nutrition. L'ouvrage offre aussi une somme de connaissances pour les universitaires, les nutritionnistes, les acteurs de terrain travaillant dans le domaine de la mise en œuvre d'interventions visant à résoudre les problèmes de nutrition auxquels ils sont quotidiennement confrontés.
L'approche didactique et cohérente à travers l'enchaînement des neuf chapitres qui composent l'ouvrage oriente le lecteur afin qu'il lie les aspects théoriques aux mécanismes de mise en œuvre des interventions les plus pertinentes et adéquates, tout en mettant en lumière les expériences réussies çà et là dans le domaine.
L'évaluation de l'état nutritionnel décline les différentes méthodes biologiques, diététiques et anthropométriques. Pour chacune d'entre elles, les techniques et les normes usuelles, internationalement admises, sont données. Le chapitre sur les carences nutritionnelles décrit de façon détaillée les symptômes, le mécanisme et les méthodes de prise en charge préventives et curatives. Un accent particulier est accordé aux anémies nutritionnelles de l'enfant et de la femme et les troubles dus aux carences en iode.
L'environnement sain qui constitue le socle de base d'une bonne nutrition est abordé ainsi que la nutrition communautaire qui passe en revue les différentes techniques de communication et donne les éléments du processus

de diagnostic communautaire permettant aux populations d'identifier leurs problèmes prioritaires en matière de nutrition, les stratégies et les moyens humains, matériels et financiers à mettre en place pour y faire face. Les outils et approches de la planification des programmes de nutrition sont abordés ainsi que les liens entre nutrition et sport, étant donné que l'activité physique constitue le premier aliment de la pyramide alimentaire actuelle. La relation entre nutrition et infections et les maladies chroniques non transmissibles explique les stratégies les plus efficaces et efficientes en matière de prise en charge. Un accent particulier a été mis sur l'impact de la pandémie de la Covid-19 sur la situation nutritionnelle des populations maliennes.
De même, le lien entre la nutrition et les maladies chroniques non transmissibles (diabète, hypertension artérielle et cancers) est exposé à travers le type d'aliments consommés. L'influence de certains aliments pouvant être soit protecteurs (fruits et légumes, aliments riches oméga 3 et 6 comme certains poissons), soit déleteurs (viande et graisse) est présentée à travers des évidences scientifiques issues d'études récentes. Les stratégies à mettre en œuvre pour éviter les effets néfastes de certains aliments sont indiquées. Enfin, le diagnostic de la malnutrition et la prise en charge de la malnutrition aiguë sont abordés. L'accent est mis sur l'évolution de la situation alimentaire et nutritionnelle du Mali et les possibilités de la tendance des indicateurs nutritionnels (malnutritions aiguë, chronique, globale, anémie, petit poids de naissance, l'obésité chez l'enfant, la carence en fer et l'obésité de la femme et l'enfant) dans l'optique de l'atteinte des objectifs de l'OMS d'ici 2030. Le Protocole national de prise en charge de la malnutrition aiguë sévère est présenté dans son ensemble.
En conclusion, les conséquences de la malnutrition sous toutes ses formes entravent dangereusement et durablement la croissance et le développement harmonieux des pays, singulièrement pour ses aspects carentiels. Le présent ouvrage constitue un atout majeur aux mains des praticiens, des universitaires, des décideurs et des populations, en particulier dans les pays ou les rigueurs du développement font peser un lourd tribut sur la croissance et le développement cognitif des enfants et des adultes. Il ouvre la voie à une compréhension claire et détaillée des possibilités d'amélioration significative de la situation alimentaire et nutritionnelle des populations cibles, en se fondant sur les informations à jour dans le domaine de l'alimentation et de la nutrition. Il constitue un excellent moyen pour réduire les écarts en matière de connaissance sur la nutrition au profit des utilisateurs et pour le bien-être de nos populations. Un troisième ouvrage, relatif aux techniques d'enquêtes alimentaires et nutritionnelles, est en préparation.

PRÉFACE

La publication de cet ouvrage montre bien que son auteur, le Professeur Akory AG IKNANE, n'est pas à son premier essai. À son actif, déjà sept livres publiés dont deux en nutrition. Celui-ci constitue le septième ouvrage et le troisième dans le domaine de la nutrition après *Éléments de base en nutrition humaine* en 2011 et les *Fondamentaux et la multisectorilaité de la nutrition* en 2024 chez le même éditeur, L'Harmattan. L'auteur, spécialiste en santé publique et nutrition, a accumulé plusieurs années d'expérience de terrain, mais aussi dans la recherche et la formation. Sa volonté et son engagement à former des cadres compétents et compétitifs sont la source de son inspiration pour mettre à leur disposition des outils pouvant faciliter leur acquisition de connaissance et de savoir-faire. Le partage de son immense expérience accumulée sur le terrain et dans sa pratique d'enseignant de la discipline a inspiré en grande partie l'écriture du présent ouvrage.

Cette nouvelle publication sur les interventions nutritionnelles se veut d'être un outil de partage des connaissances et d'expériences acquises dans la pratique à différents niveaux, afin d'inspirer et guider la mise en œuvre de stratégies efficaces et efficiences, basées sur des évidences scientifiques au profit des universitaires, des étudiants en nutrition et des acteurs intervenants dans le domaine.

L'ouvrage est conçu de manière didactique avec un enchaînement cohérent et logique des chapitres, permettant une meilleure compréhension des thématiques traitées. Il constitue une véritable base de données scientifiquement avérée dans laquelle on pourrait puiser aisément la somme des connaissances à jour, afin de guider les prises de décisions utiles et efficaces au bénéfice des populations, des universitaires et des décideurs. C'est aussi un document de référence en matière de nutrition, à travers la diversité et la richesse des thèmes traités couvrant les principaux domaines de la discipline, offrant ainsi aux universitaires et praticiens de la discipline des connaissances approfondies et actualisées. La nécessité d'approfondir les connaissances dans un domaine aussi vaste que complexe, mais qui reste encore en dehors de la portée du plus grand nombre : décideurs, universitaires, étudiants et acteurs de développement, justifie la publication de cet ouvrage. Il offre la possibilité de se plonger en profondeur dans le domaine des interventions les mieux adaptées pour répondre efficacement aux nombreuses préoccupations des populations dans le domaine de la nutrition. L'ouvrage ouvre la voie à une compréhension claire et détaillée des possibilités d'amélioration significative de la situation alimentaire et nutritionnelle des populations cibles en se fondant sur les informations à jour se fondant sur des bases factuelles. C'est aussi un excellent outil pour réduire les écarts de connaissance sur la nutrition.

Professeur Mahamadou DIAKITÉ

Recteur de l'Université des Sciences, des Techniques et des Technologies de Bamako (USTTB)

Sigles et abréviations

AA	Acide Aminé
ACF-E	Action Contre la Faim-Espagne
AICR	American Institute for Cancer Research
ANJE :	Alimentation du Nourrisson et du Jeune Enfant
ATPE :	Aliment Thérapeutique Prêt à l'Emploi
AVC :	Accident Vasculaire Cérébral
BP100 :	Biscuit Protéiné 100
CHU :	Centre Hospitalier et Universitaire
CSCom :	Centre de Santé Communautaire
CEDEAO	Communauté Économique des États de l'Afrique de l'Ouest
CCC	Communication pour le Changement de Comportement
CCSC	Communication pour le Changement Social et Culturel
CROCSAD	Comité Régional, d'Orientation, de Coordination et Suivi des Actions de Développement
CLOCSAD	Comité Local, d'Orientation, de Coordination et Suivi des Actions de Développement
CCOCSAD	Comité Communal d'Orientation, de Coordination et Suivi des Actions de Développement
CNOS-PS	Conseil National d'Orientation stratégique de la Protection Sociale
CRP	C-Reactive Protein
CSA	Commissariat à la Sécurité Alimentaire
DTC :	Directeur Technique du Centre
EDS :	Enquête Démographique et de Santé
EDSM :	Enquête Démographique et de Santé du Mali
DEC	Déshydratation extracellulaire
DEE	Dysfonction Entérique Environnementale
DGSHP	Direction générale de la santé et de l'Hygiène Publique
DIC	Déshydratation intracellulaire

DIN	Diagramme Iso-Nutritionnel
ENSAN :	Enquête Nationale de Sécurité Alimentaire et Nutritionnelle
ECDS :	Équipe Cadre du District Sanitaire
EDSM	Enquête Démographique et de Santé du Mali
EPH	Établissement Public Hospitalier
FE/FA :	Femme Enceinte/Femme Allaitant
FAO	Fonds des Nations unies pour l'Alimentation et l'Agriculture
FIDA	Fonds International de Développement Agricole
FIES	Échelle de mesure de l'insécurité alimentaire vécue
GNRI	Geriatric Nutritional Risk Index
GSAN :	Groupe de Soutien aux Activités de Nutrition
HACCP	Application des principes pour la maîtrise de la sécurité des aliments
ICN	International Conférence for Nutrition
IDH	Indice de Développement Humain
INRSP	Institut National de Recherche en Santé Publique
INED	Institut National d'Études Démographiques
ISF	Indice Synthétique de Fécondité
IMC :	Indice de Masse Corporelle
INSP :	Institut National de Santé Publique
IRC :	International Rescue Commette
LDL	Low Density Lipoprotein (lipoprotéines de faible densité)
MCNT	Maladies Chroniques Non Transmissibles
MNA/MNA-SF	Mini Nutritional Assessment / Mini Nutritionnal Assessment-Short Form
MTF	Maladies transmissibles par voie fécale
MTN	Maladies Tropicales Négligées
MUST	Malnutrition Universel Screening Toc
NNSF	Nursing Nutritional Screening Form
MNT	Maladie Non Transmissible
NRS	Nutritional Risk Screening

OMS	Organisation Mondiale de la Santé
PB/CB	Périmètre Brachial ou Circonférence Brachiale
PCIMA	Prise en Charge Intégrée des Maladies de l'Enfant
PAM	Programme alimentaire mondial
PDDSS	Plan Décennal de Développement Sanitaire et Social
PRODESS	Programme de Développement Sanitaire et Social
PLUMPY-NUT :	Aliment Thérapeutique à base d'arachide
P/T :	Poids pour Taille
T/A	Taille pour Âge
P/A	Poids pour Âge
PTME :	Prévention de la transmission Mère–Enfant
PVVIH :	Personnes Vivant avec le VIH
REMANUT :	Réseau Malien de Nutrition
QI	Quotient Intellectuel
REACH	Renewed Efforts Against Child Hunger and Under nutrition
RESOMAL :	Solution de Réhydratation pour les enfants malnutris
RND :	Responsable nutrition du District sanitaire
SDN	Sous-Direction Nutrition
SNAQ	Short Nutritional Assessment Questionnaire
SUN	ScalIng Up Nutrition
SAP :	Système d'Alerte Précoce
SDAM :	Score de DiversitéAlimentaire des Ménages
SLEAC :	Simplified Lot Quality Assurance Sampling Evaluation of Access and Coverage (Technique simplifiée de sondage par lots appliquée à l'assurance qualité pour évaluer l'accès et la couverture)
TAD	Tension Artérielle Diastolique
TDCI	Troubles Dus à la Carence en Iode
TAS	Tension Artérielle Systolique
VIH	Virus de l'Immunodéficience Humaine
WASH	Water Assainissement, sanitation and Hygiène

TABLE DES MATIÈRES

CHAPITRE I :

ÉVALUATION DE L'ÉTAT NUTRITIONNEL

ÉVALUATION DE L'ÉTAT NUTRITIONNEL

Contexte de l'évaluation de l'état nutritionnel

La population mondiale est en augmentation constante et vit en majorité en milieu urbain (1). Elle est estimée à 7,8 milliards en mars 2020 (2) (World Population, 2010). Les technologies évoluent à un rythme accéléré dans le contexte d'une économie est de plus en plus interconnectée et mondialisée. Toutefois, dans cette nouvelle économie, de nombreux pays n'ont pas connu une croissance soutenue. L'économie mondiale, dans son ensemble, ne croît pas autant que prévu. Les conflits et l'instabilité ont augmenté et deviennent plus difficiles à résoudre, suscitant des déplacements de populations plus importants (1). Le changement climatique et l'accentuation de la variabilité du climat agissent sur la productivité agricole, la production alimentaire et les ressources naturelles. Des répercussions sur les systèmes alimentaires et les moyens d'existence des populations rurales se font sentir. Tout cela a conduit à des modifications en profondeur des modes de production, de distribution et de consommation des aliments partout dans le monde, et à de nouveaux défis dans les domaines de la sécurité alimentaire, de la nutrition et de la santé (1).

Sur les 7,8 milliards de personnes que compte la planète, plus de 820 millions souffrent encore de la faim (1). La faim progresse dans presque toutes les sous-régions de l'Afrique et, dans une moindre mesure, en Amérique latine et en Asie de l'Ouest. Bien qu'énormes progrès aient été observés en Asie du Sud au cours des cinq dernières années, c'est encore dans cette sous-région que la prévalence de la sous-alimentation est la plus forte en Asie (2) (FAO, 2020). Dans le monde, la faim, mesurée par la prévalence de la sous-alimentation (indicateur 2.1.1 des ODD), est demeurée relativement stable entre 2021 et 2022, mais se maintient à un niveau bien supérieur à celui enregistré avant la pandémie de Covid-19 (3). Elle touchait près de 9,2 % de la population mondiale en 2022, contre 7,9 % en 2019 (3). On estime qu'entre 691 millions et 783 millions de personnes dans le monde ont souffert de la faim en 2022 (3). Avec une moyenne de

735 millions environ, soit près de 122 millions de personnes de plus qu'en 2019, avant la pandémie de Covid-19 (3). L'Asie est le contient de plus touché par la faim avec 402 millions de personnes soit 55 % suivi de l'Afrique avec 38 % de personnes affectées soit 282 millions (3). En Afrique, la prévalence de la sous-alimentation est passée de 19,4 % en 2021 à 19,7 % en 2022, sous l'effet principalement des augmentations enregistrées en Afrique australe et en Afrique du Nord (3). Le nombre de personnes souffrant de la faim en Afrique a augmenté de 11 millions depuis 2021 et de plus de 57 millions depuis le début de la pandémie de Covid-19 (3).
À l'échelle mondiale en 2020, près de 2 milliards de personnes sont dans une situation d'insécurité alimentaire modérée ou grave (1). Faute de ne pas pouvoir se procurer régulièrement des aliments nutritifs en quantité suffisante, ces personnes sont davantage exposées à la malnutrition et leur santé est mise en péril. Les pays à faible revenu et à revenu intermédiaire sont les plus touchés par l'insécurité alimentaire modérée avec 8 % de la population avec une prévalence légèrement plus élevée chez les femmes que chez les hommes (1).
En 2022, la proportion de la population qui souffre de la faim est bien plus importante en Afrique que dans les autres régions du monde, soit près de 20 % contre 8,5 % en Asie, 6,5 % en Amérique latine et dans les Caraïbes et 7,0 % en Océanie (3). En Asie, la prévalence de la sous-alimentation a reculé, passant de 8,8 % en 2021 à 8,5 % en 2022, soit une diminution de plus de 12 millions de personnes, en Asie du Sud pour la plupart (3). Toutefois, cela représente encore 58 millions de personnes de plus qu'avant la pandémie de Covid-19. Des améliorations ont été constatées dans toutes les sous-régions à l'exception de l'Asie de l'Ouest, où la prévalence de la sous-alimentation est passée de 10,2 % en 2021 à 10,8 % en 2022 (3).

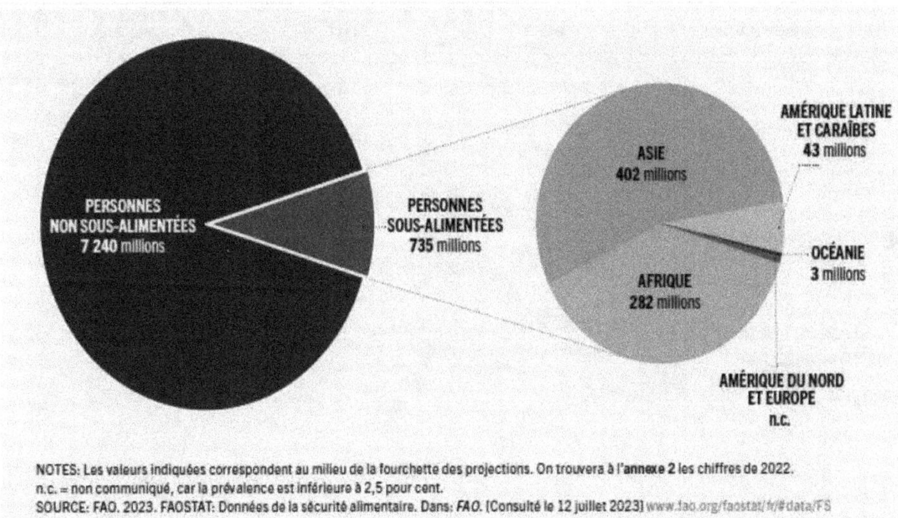

Figure 1 : Nombre de personnes touchées par la faim dans le monde par continents en 2022 (3).

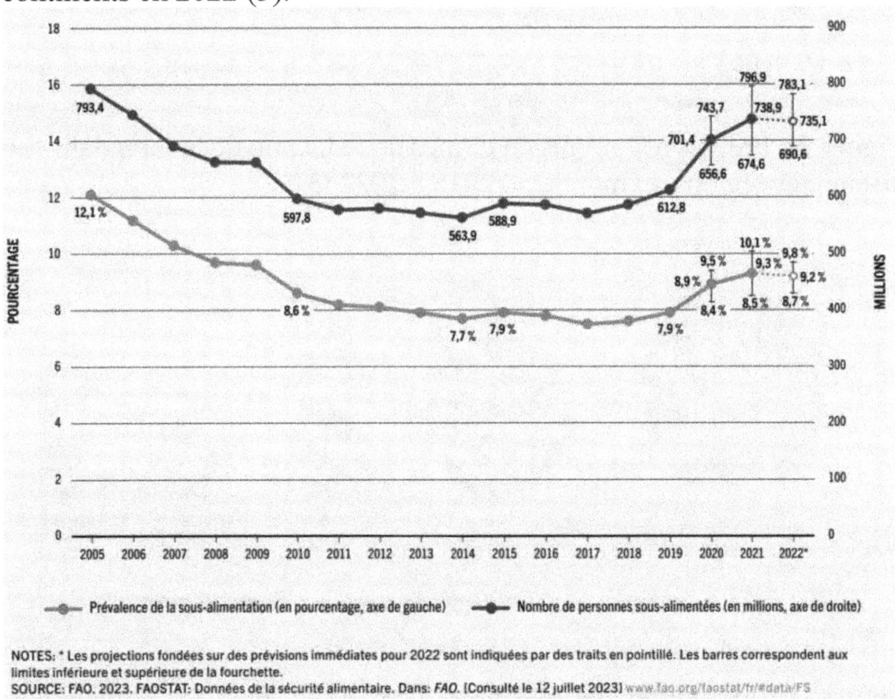

Figure 2 : Évolution de la sous-alimentation dans le monde de 2005 à 2022 (3).

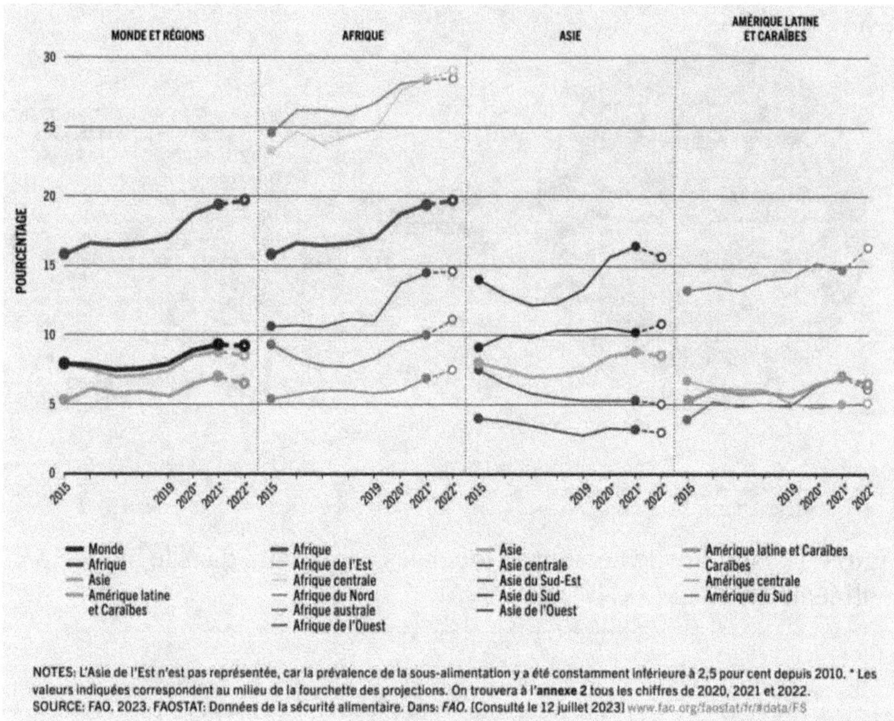

Figure 3 : Progrès accomplis en termes de réduction de la faim dans les différentes régions du monde de 2015 à 2022 (3).

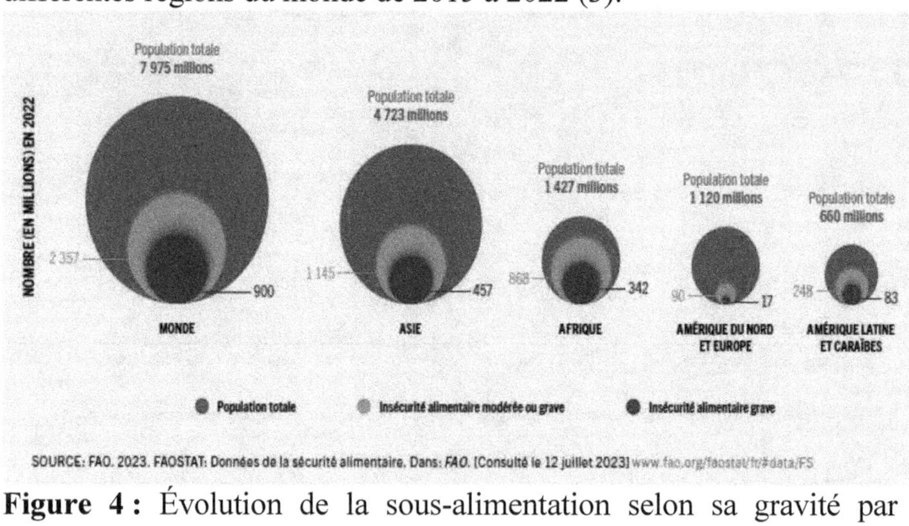

Figure 4 : Évolution de la sous-alimentation selon sa gravité par continents en 2022 (3).

Quant à la nutrition, la situation n'est pas plus réjouissante. La proportion de nourrissons de moins de 6 mois **exclusivement allaités** est passée dans le monde de 37,0 % en 2012 à 47,7 % en 2021 (3). Bien que ce chiffre soit proche de la cible de 50 % fixée pour 2025, le monde n'est pas dans les temps pour atteindre celle de 70 % au moins à l'horizon 2030. Pour y parvenir, il faudrait des investissements soutenus dans des interventions efficaces visant à encourager l'allaitement maternel exclusif, ainsi qu'une plus grande protection et davantage de dispositifs favorisant l'allaitement maternel dans les situations d'urgence. La promulgation et l'application du Code international de commercialisation des substituts du lait maternel (3, 4), l'institutionnalisation de l'initiative Hôpitaux amis des bébés (3, 5) et le renforcement des activités de conseil prénatal et postnatal sur l'allaitement maternel aideront les pays à atteindre leurs cibles individuelles.

Au niveau mondial, **le retard de croissance** chez les enfants de moins de 5 ans est passé de 26,3 % en 2012 à 22,3 % en 2022 (3). Pour être en mesure d'atteindre la cible fixée pour 2030 (prévalence de 13,5 %), il aurait fallu arriver à 18,2 % en 2022 (3). Des progrès importants ont été accomplis, mais, pour obtenir des avancées plus décisives, il faudra augmenter les investissements dans des politiques et des mesures judicieuses sur le plan nutritionnel dans différents systèmes.

L'insuffisance pondérale à la naissance touche plus les pays à faible revenu et les pays à revenu intermédiaire de la tranche inférieure en 2012 comme en 2020 soit 84 % au total de la charge mondiale de l'insuffisance pondérale à la naissance en 2020, alors que ces deux groupes de pays ne représentaient que 70 % des naissances annuelles mondiales (3). Ces pays ont la proportion d'insuffisance pondérale à la naissance qui passe de 15 % à 18 % entre 2012 et 2020, et ont enregistré en parallèle la plus forte croissance démographique (3). En 2015, une naissance vivante sur sept (soit 20,5 millions de nouveau-nés à l'échelle mondiale) présentait une insuffisance pondérale, sachant que le nombre de ces naissances était le fait de mères adolescentes (1).

La prévalence mondiale de **l'émaciation** chez les enfants de moins de 5 ans n'a pas évolué de manière significative entre 2012 (7,5 %) et 2022 (6,8 %) (3). Le chiffre estimé pour 2022 est plus de deux fois supérieur à la cible, fixée à moins de 3 % à l'horizon 2030. Ces résultats indiquent qu'il est nécessaire de mieux cibler les ressources au profit des pays les plus touchés, afin qu'ils puissent accéder aux mesures essentielles de prévention de l'émaciation chez l'enfant dans différents systèmes, notamment dans les domaines de la santé, de l'eau et de l'assainissement, de l'éducation et de la politique sociale (3). Pour atteindre les cibles mondiales, il faudra porter à plus grande échelle la détection précoce, les traitements optimisés, le suivi et la fourniture de services efficaces de réduction de l'émaciation, conformément au Plan d'action mondial contre l'émaciation des enfants (6).

Comme dans le cas de l'insuffisance pondérale à la naissance et du retard de croissance, les pays à faible revenu et les pays à revenu intermédiaire sont les plus durement touchés par l'émaciation. Ces deux groupes comprenaient au total 92 % des enfants émaciés de moins de 5 ans en 2012, et 94 % en 2022, alors qu'ils ne représentaient que 68 % de la population mondiale dans cette classe d'âge en 2022 (3).

La proportion d'enfants en surpoids dans les pays à faible revenu et les pays à revenu intermédiaire réunis est passée de 49 % en 2012 à 53 % en 2022 (3). Cette évolution est marginale, mais elle illustre les menaces croissantes que font peser l'excès pondéral et l'obésité sur les populations des pays les moins riches (3). La répartition de la charge de l'excès pondéral chez les enfants de moins de 5 ans entre les groupes de pays classés selon le revenu a peu évolué entre 2012 et 2022. Les pays à revenu intermédiaire et ceux de la tranche supérieure ont respectivement enregistré une légère augmentation et une faible diminution du nombre d'enfants en surpoids (3). La majorité des enfants en surpoids (77 %) vivent dans des pays à revenu intermédiaire (3). L'analyse montre que les pays à revenu intermédiaire comptent la majeure partie des enfants exclusivement nourris au sein. Elle montre également que ces pays concentrent la plus grande part des cas d'insuffisance pondérale à la naissance, de retard de croissance, d'émaciation et d'excès pondéral (3).

En termes d'évolution vers les cibles mondiales de l'OMS, par rapport à **l'insuffisance pondérale à la naissance**, aucune région n'est en passe d'atteindre les cibles fixées par l'OMS pour 2030. À l'échelle mondiale, on constate un retard en termes d'absence de progrès ou d'aggravation. Seule l'Afrique a enregistré une avancée, toutefois modeste, tandis que les autres régions n'ont pas progressé au regard de la cible de réduction de 30 % de la prévalence de l'insuffisance pondérale à la naissance. L'Afrique est certes l'une des deux régions où la prévalence de l'insuffisance pondérale à la naissance est la plus élevée, mais elle est celle qui obtient quelques progrès dans trois de ses cinq sous-régions (3).

Au niveau mondial, par rapport à **l'allaitement exclusif**, on constate une amélioration pour l'atteinte de la cible à l'horizon 2030. Au niveau régional, la situation s'est un peu améliorée en Afrique, en Amérique latine, dans les Caraïbes ainsi qu'en Asie (3). Des améliorations notables ont été constatées en Afrique de l'Est et en Asie du Sud, qui sont toutes les deux sur la bonne voie pour atteindre leurs cibles (3). Les sous-régions qui n'affichent aucune amélioration comprennent les Caraïbes, l'Océanie (hors Australie et Nouvelle-Zélande), l'Amérique du Nord et l'Asie de l'Ouest (3).

Concernant l'émaciation, on note une amélioration au niveau mondial, et la région Amérique latine et Caraïbes est sur la bonne voie pour atteindre la cible fixée pour 2030. Parmi les sous-régions, l'Amérique centrale, l'Amérique du Nord, l'Amérique du Sud, l'Asie centrale, l'Asie de l'Est et les Caraïbes sont sur la bonne voie. En Afrique et en Asie, on observe une amélioration dans les régions qui affichent la plus forte prévalence de cette émaciation (3). Par contre, aucune évolution au regard de la cible de réduction de **l'excès pondéral** chez les enfants d'ici à 2030 n'est observée à l'échelle mondiale. La situation est un peu meilleure en Afrique, qui est encore en retard, mais fait état d'une réduction marginale de l'excès pondéral chez les enfants de moins de 5 ans (3). On note de grandes avancées dans la promotion de **l'allaitement maternel exclusif** et la diminution du **retard de croissance**, mais les résultats varient selon les régions. La malnutrition sous toutes ses formes touche toutes les régions et pourrait être sous-estimée en raison de divers facteurs. Des actions concertées seront nécessaires pour atteindre les cibles mondiales en matière de nutrition à l'horizon 2030.

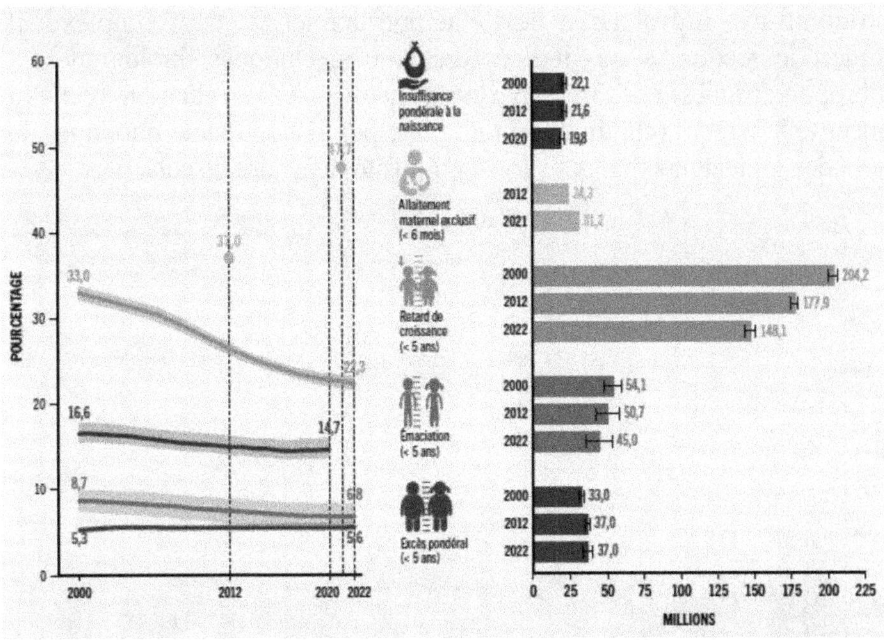

Source : FAO, 2023 (3).

Figure 5 : Évolution de la malnutrition chez les enfants de moins de 5 ans (3)

On note une amélioration s'agissant du retard de croissance chez les enfants de moins de 5 ans et de l'allaitement maternel exclusif et quelques progrès pour ce qui est de l'émaciation, mais pas d'évolution en ce qui concerne l'insuffisance pondérale à la naissance et l'excès pondéral chez les enfants de moins de 5 ans.

Les tendances relatives à l'excès pondéral et à l'obésité constituent d'autres sujets de préoccupation, car elles continuent d'être orientées à la hausse dans pratiquement tous les pays en ce qui concerne les enfants, les adolescents et les adultes. Les données les plus récentes montrent que l'obésité contribue à 4 millions de décès au niveau mondial et qu'elle accroît le risque de morbidité dans toutes les classes d'âge (1). La situation de l'économie mondiale reste fragile depuis le fléchissement brutal qu'elle a subi en 2008–2009 (1). Le rythme de la reprise est inégal dans bien des pays et les perspectives économiques mondiales se sont de nouveau assombries. Dans un tel contexte, la situation alimentaire et nutritionnelle demeure préoccupante dans les pays en développement en particulier en Afrique, surtout subsaharienne, en Asie et en Amérique latine. L'évaluation de l'état nutritionnel des populations en particulier les plus vulnérables dans les zones les plus touchées reste la préoccupation majeure des nutritionnistes. L'évaluation de l'état nutritionnel est très complexe. Il requiert le recours à des indices diététiques, cliniques, biologiques et anthropométriques en fonction de la nature de l'évaluation, celle-ci concerne le patient (clinique) ou toute une population (santé publique), le choix des indicateurs quelques fois composite dépendra de cela.

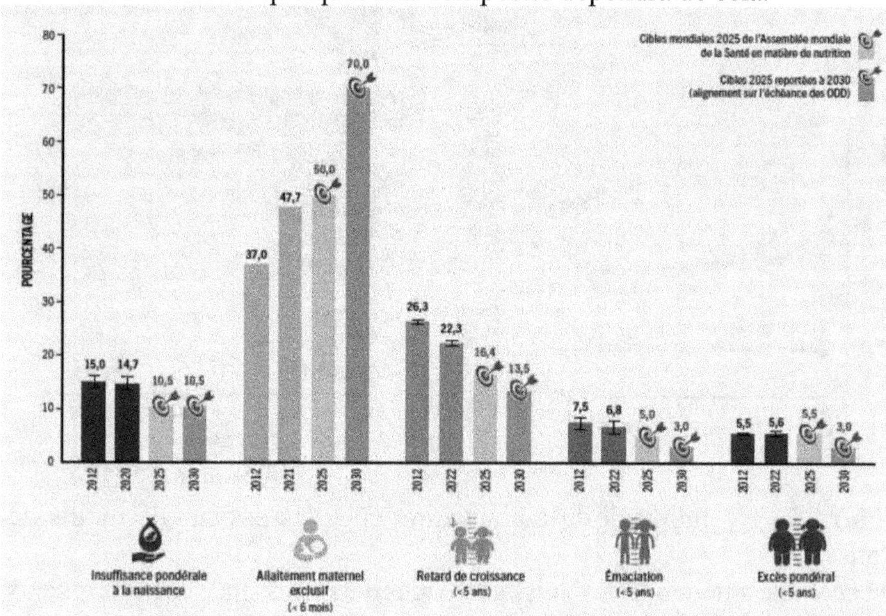

Source : FAO, 2023 (3).

Figure 6 : Évolution des différentes formes de malnutrition dans le monde selon les objectifs d'atteinte des cibles mondiales de l'OMS de 2030.

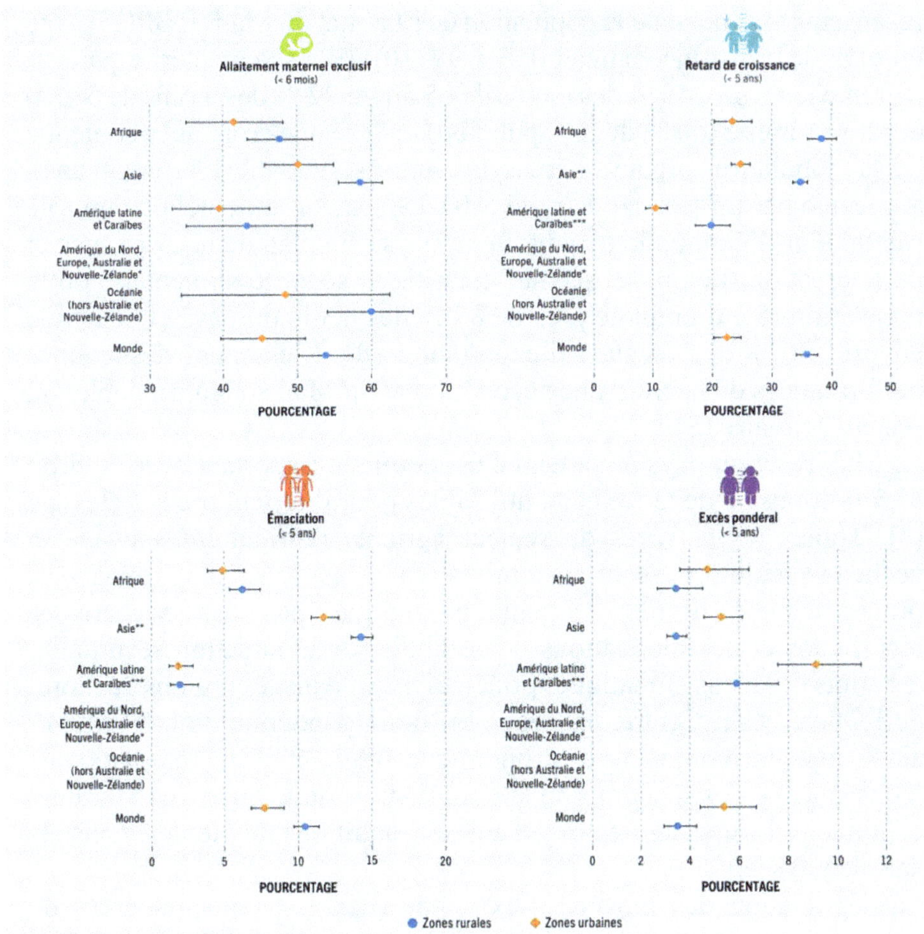

Figure 7 : Situation des différentes formes de malnutrition au niveau mondial selon le milieu rural et urbain (3).

Situation alimentaire et nutritionnelle au Mali

Le Mali est un pays sahélien vaste et enclavé s'étendant sur un vaste territoire de 1 241 238 km² et partageant près de 7 000 km de frontières avec sept pays voisins. Il possède trois zones climatiques à savoir le Sahara méridional au nord qui couvre les deux tiers du territoire national avec des précipitations annuelles inférieures à 127 mm, le Sahel au centre, avec une pluviométrie de 200 à 550 mm et la région soudanaise au sud avec des précipitations de 1 400 mm (8).

Sa population est estimée à 22 395 489 habitants en 2023 selon le recensement général de la population de l'habitat du Mali (RGPH5) avec un taux de croissance annuel de 3,6 % (10). Elle se caractérise par son extrême jeunesse (45 % des moins de 15 ans et 22 % des moins de 5 ans) et par sa ruralité (60 % de la population) malgré une croissance soutenue de la population urbaine depuis les années 1960 (261 % en 55 ans), alimentée par un fort exode rural (10). Le secteur agricole joue un rôle capital dans l'économie du pays, à la fois sur le plan de la croissance et de la création d'emplois que sur celui de la sécurité alimentaire de la population (8). Il emploie près de 80 % des actifs du pays et constitue environ 30 % des recettes d'exportation (8). L'essentiel des bonnes performances de la croissance économique du Mali sont attribuables au secteur primaire (8).

Le Mali reste un pays au potentiel économique important avec environ 43,7 millions ha de terres étant utilisables pour l'agriculture et l'élevage (8). Toutes les activités du secteur agricole (agriculture, élevage et pêche/pisciculture) sont soumises à des facteurs exogènes, principalement d'ordre climatique marqué par des sécheresses récurrentes et des inondations. L'instabilité de la situation sécuritaire, les effets des aléas climatiques principalement dans les régions du Nord, de l'Ouest et du Centre, les séquelles de la pandémie de la Covid-19 ainsi que la conjoncture économique régionale et internationale (conséquence des sanctions de la CEDEAO et de la guerre en Ukraine) continuent d'impacter négativement les conditions de vie des ménages dans le pays (8).

La dégradation des moyens d'existence (bétail, récoltes, sources de revenus, emplois et réduction des activités économiques) qui en résulte accroît la vulnérabilité à l'insécurité alimentaire des ménages, surtout les plus pauvres (8). Les effets de la crise sécuritaire, des aléas climatiques et des prix particulièrement élevés des intrants agricoles et des hydrocarbures contribuent à la dégradation de la sécurité alimentaire des ménages en particulier ceux localisés dans les zones d'insécurité qui perdent pratiquement leurs moyens d'existence, poussant la plupart d'entre à un déplacement massif. En septembre 2022, le nombre de populations déplacées était estimé à 440 443 personnes à travers tout le pays tandis que 182 107 personnes s'étaient réfugiées dans les pays voisins (9). En 2022 ces déplacés sont principalement localisés dans les régions de Gao (8,5 % vs 5,6 % en septembre 2021), de Mopti (2,4 % vs 1,2 % en septembre 2021) et de Ségou (1,5 % vs 0,1 % en septembre 2021). Les cercles les plus touchés sont Ménaka 72,4 %,

Niono dans la région de Ségou avec 7,7 %, Koro 6,2 %, Bandiagara 4,5 % (région de Mopti) et Gao 2,8 % (8). Ces déplacements sont essentiellement liés à des raisons sécuritaires.

Accès à l'Eau, l'Assainissement et l'Hygiène (WASH)

Accès à l'eau potable (8)

L'enquête nationale de sécurité alimentaire et nutritionnelle ENSAN de 2023 (8) indique que 4 ménages sur 5 du pays soit 86,4 % ont accès à l'eau potable. Des disparités existent notamment dans la région de Kidal avec 62,6 %, dans laquelle les populations du cercle d'Abeïbara sont les plus touchées par cette faible disponibilité d'eau potable avec seulement 35,8 % (8). Ensuite, la région de Sikasso avec 74,6 % de ménages ayant accès à l'eau potable avec seulement 42,7 % dans le cercle de Kolondiéba et 47,4 % dans le cercle de Bla (8).

Le traitement des eaux avant consommation par les ménages est faiblement pratiqué. En 2022 selon la même enquête (8), seuls 18,7 % des ménages procèdent habituellement au traitement de l'eau avant sa consommation, mais ce taux est plus élevé que celui de 2021 qui n'était que de 13,4 % (8). Il est plus pratiqué dans les régions de Ségou, de Kayes et de Sikasso. Pour les ménages qui pratiquent le traitement de l'eau avant sa consommation, utilisent comme méthodes la javellisation et chloration pour 59,8 % et la filtration avec un linge ou tissu dans 30,7 % (8).

Les principales sources d'eau potable utilisées sont les puits aménagés ou protégés dans 22,2 % des cas, les bornes-fontaines publiques dans 21,3 %, le robinet (21,3 %) et les puits à pompe ou forage avec 20,2 % (8). Le volume d'eau potable recueilli par les ménages et provenant des sources d'eau améliorées ou traitées est en moyenne 19,4 l/j et par personne (8). Ce volume d'eau globalement conforme à la norme humanitaire (15 l/pers./j) est également respecté au niveau de toutes les régions du pays (8).

Pratique de lavage des mains

La majeure partie des ménages soit 77,4 % n'ont pas de lieux spécifiques dédiés au lavage des mains. Seuls 15,9 % disposent d'un endroit dans la cour de leur logement pour le lavage des mains tandis que 2,8 % des ménages lavent les mains à l'extérieur de la cour (8). La présence du savon sur le lieu dédié au lavage des mains est signalée environ chez 58,3 % des ménages (8). Par contre, la pratique du lavage des mains est peu satisfaisante. Le lavage des mains au savon n'est pratiqué qu'après être allé à la selle (59,5 %), quand les mains sont salles (58,9 %), après avoir nettoyé un enfant qui est allé à la selle (45,7 %), avant de manger et de donner à manger à l'enfant (42,4 %) et avant de préparer la nourriture (36,5 %). Une certaine dégradation de la situation a été constatée par rapport à 2021 (8).

L'Assainissement

Les ménages, au niveau national, se débarrassent principalement de leurs ordures ménagères dans la nature ou dans la rue (32,8 %), dans les tas d'immondices sauvages (17,6 %), dans les compostières ou les enfouissements (16,5 %). La pratique des compostières est surtout répandue dans les régions de Ségou (47,0 %) et de Sikasso (38,9 %). Dans le District de Bamako, en dépit de l'existence de plusieurs opportunités comme les GIE (47,2 %), le ramassage privé pour 36,9 % et des poubelles collectives (5,4 %), les dépôts dans les tas d'immondices, dans la rue et dans les caniveaux/collecteurs persistent. S'agissant des eaux usées, elles sont généralement déversées soit dans la rue (33,4 %), dans la cour (14,6 %) ou dans la nature (30,1 %). Ce constat est resté le même que celui de 2021 (8).

Sécurité alimentaire des ménages

Le score de consommation alimentaire des ménages (SCAM) est présenté à travers les seuils standard allant de 28 et 42, utilisés pour déterminer les trois classes de consommation alimentaire des ménages. Le score de consommation alimentaire du Ménage est dit pauvre quand il est inférieur ou égal à 28 ($SCA \leq 28$), limite entre 28 et 42 inclus ($SCA > 28$ et $SCA \leq 42$) et acceptable s'il est supérieur à 42 ($SCA > 42$).

Au niveau national, une baisse du score de consommation alimentaire pauvre et limite a été observée depuis février 2016 jusqu'en février 2020 en faveur d'une amélioration du score acceptable et à partir de septembre 2020 (8). Le score de consommation alimentaire pauvre et limite par contre commence à prendre de l'ampleur, indiquant une détérioration du score de consommation alimentaire acceptable. De février 2020 à septembre 2022, le score de consommation acceptable est passé de 79,9 % à 73,0 % soit une baisse de 7 points de pourcentage (8). Suivant les régions, le score de consommation pauvre et limite s'est accru entre septembre 2021 et septembre 2022 dans les régions de Kayes (18,7 % contre 12,7 % en septembre 2021), de Mopti (49,2 % contre 43,5 % en septembre 2021) et de Sikasso (20,8 % contre 17,4 % en septembre 2021), et dans le district de Bamako (14,4 % contre 10,2 % en septembre 2021), ce qui dénote une détérioration de la situation alimentaire des ménages de ces régions (8).

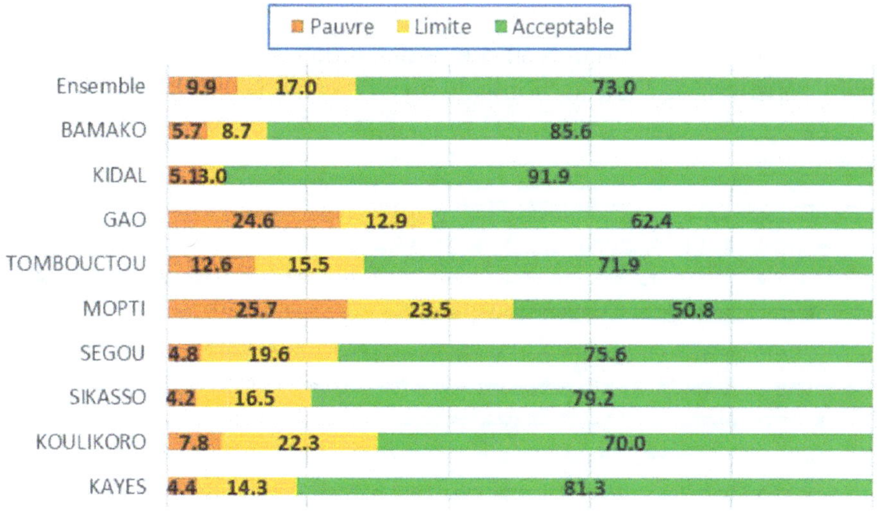

Figure 8 : Score de consommation alimentaire des ménages (SCAM) selon les régions en 2022 (8).

Score de diversité alimentaire du ménage (SDAM)

L'analyse du score de diversité alimentaire (SDA) se fait selon la cible et les différents groupes alimentaires. Ainsi, le score de diversité alimentaire du ménage (SDAM), inclut 12 groupes alimentaires, le score de diversité alimentaire individuel de la femme en âge de procréer (SDAIF) prend en compte 10 groupes d'aliments, le score de diversité alimentaire individuel (SDI) de l'enfant de 6 à 23 mois inclut 7 groupes alimentaires et celui des enfants de 24 à 59 mois, 9 groupes alimentaires. La diversité alimentaire des ménages maliens s'est sensiblement améliorée entre septembre 2022 et septembre 2021 dans la mesure où 97,1 % des ménages ont consommé au moins 4 groupes alimentaires. Ce taux est légèrement supérieur à celui de septembre 2021 où il était de 95,2 % (8).

L'ensemble des ménages enquêtés ont une diversité alimentaire moyenne en consommant au moins 3 groupes d'aliments à base de céréales accompagnés de condiments et de produits sucrés. Ces trois groupes d'aliments sont consommés par tous les ménages. Les ménages ayant une diversité alimentaire moyenne consomment les aliments gras (huile) en plus des 3 groupes d'aliments cités précédemment (céréales, condiments/épices, sucre). Enfin, les ménages ayant une diversité alimentaire élevée consomment en plus de ces 4 groupes, les légumineuses, les légumes et les produits laitiers soit 7 groupes alimentaires. Les protéines animales constituées de poisson et de viande sont consommées par au moins de 50 % des ménages (8).

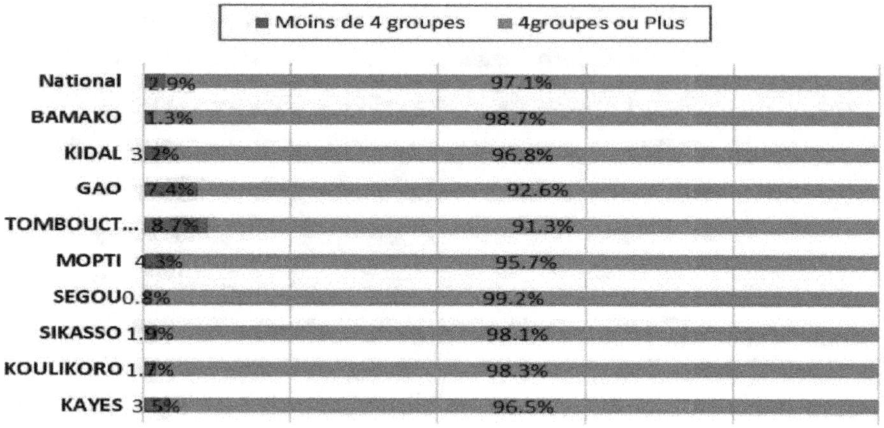

Source : SAP, ENSAN, 2023

Figure 9 : Score de diversité alimentaire des ménages par régions du pays

Une forte majorité d'enfants de 6 à 23 mois (84,1 % en 2022 ; 89,7 % en 2021 ; 72,5 % en 2020) et 77,4 % en 2019) n'avaient pas eu la diversité minimum acceptable. Toutes les régions étaient concernées avec plus de 83 % d'enfants qui avaient consommé moins de 4 groupes alimentaires (8).

Fréquence de consommation des groupes alimentaires

Presque tous les ménages maliens consomment les céréales, le sucre, les épices et les huiles et ce, indépendamment de leur statut socio-économique. En 2022, l'enquête ENSAN montre que la quasi-totalité des ménages maliens consomment les céréales (97,9 %), le sucre (94,4 %), les épices et condiments (91,6 %) et l'huile (89,6 %). Les groupes alimentaires les moins consommés par les ménages sont : les œufs (8,4 %), les fruits (18,8 %) et les racines (30,3 %). La proportion des ménages ayant accès aux protéines comme les légumineuses est restée stable autour de 60 % comparativement à septembre 2021 (8). Quant aux produits laitiers, leur consommation est passée de 76,9 % à 58,1 % soit une baisse de 18,8 points de pourcentage entre septembre 2021 et septembre 2022 (8). Cette situation serait liée à la hausse des prix des produits laitiers et à la conjoncture économique.

Tableau 1 : Fréquence de consommation de différents groupes alimentaires du SDAM

Désignation	Kayes	Koulikoro	Sikasso	Ségou	Mopti	Tombouctou	Gao	Kidal	Bamako	National
Céréales	95,2	99,7	100,0	99,7	96,3	97,3	95,9	96,7	97,2	**97,9**
Sucre	90,2	99,2	92,7	99,1	89,4	95,7	88,5	96,0	95,4	**94,4**
Condiments et épices	88,5	93,3	96,9	96,6	89,2	89,9	75,7	92,1	91,6	**91,6**
Huile	85,0	90,8	95,8	92,6	85,2	93,1	76,3	89,5	91,2	**89,6**
Légumes/Feuilles vertes	68,2	79,4	84,5	86,6	63,1	24,6	36,5	40,1	81,1	**71,8**
Légumineuses	73,3	65,2	74,9	54,9	52,9	43,4	54,4	64,1	43,8	**59,9**
Poissons	24,0	36,0	52,2	56,7	47,4	39,6	44,5	5,6	36,0	**41,7**
Lait	55,2	56,1	62,5	50,9	60,4	72,2	58,3	96,1	54,9	**58,1**
Tubercules/racines	20,7	39,4	22,9	27,1	24,4	40,2	28,0	42,8	40,7	**30,3**
Viande	34,3	36,5	25,1	30,7	23,1	46,1	36,1	54,0	55,3	**35,5**
Fruits	9,6	19,1	17,9	22,9	7,3	8,0	11,6	3,4	40,7	**18,8**
Œufs	3,1	4,9	6,4	4,1	8,4	8,6	9,7	5,1	20,1	**8,4**

Source : SAP, ENSAN, 2023 (8)

Le district de Bamako (40,7 %), les régions de Ségou (22,9 %) et de Sikasso (17,9 %) sont celles où les fruits sont le plus consommés par les ménages, contrairement à Kidal, dont la consommation n'est que de 3,4 %. Quant aux œufs, ils sont plus consommés à Bamako (20,1 %) et à Gao (9,7 %) et très peu consommés à Kayes (3,1 %). La fréquence journalière du nombre moyen de repas consommés au niveau des ménages en 2022 est de 4 repas pour les enfants de 2 à 5 ans, 3 repas pour ceux de 5 à 15 ans et de 3 repas pour les adultes et les plus de 15 ans (8).

Selon l'enquête ENSAN de 2023, le Mali a enregistré en 2022, une prévalence de l'insécurité alimentaire modérée à sévère de 12,5 % dont 1,2 % de la forme sévère (8). Cette prévalence est plus importante dans les ménages dirigés par une femme (21,6 %) que dans ceux dirigés par un homme (12 %). Selon le milieu de résidence, 14,3 % des ménages en milieu rural sont en insécurité alimentaire modérée à sévère contre 7,1 % en milieu urbain. Selon les régions, les prévalences les plus élevées sont observées dans les régions de Gao (36 %), de Tombouctou (31,5 %) et de Mopti (19,4 %). La forme sévère sévit particulièrement dans les régions de Gao (9,1 %) soit plus de 7 fois plus par rapport la prévalence au niveau national (8).

Score de diversité alimentaire individuelle des enfants de 6 à 23 mois

La fréquence de consommation alimentaire chez les enfants de 6 à 23 mois a concerné les féculents avec 76,6 % en 2022 contre 50,1 % en 2021 et 88,4 % en 2020. La consommation des légumineuses quant à elle par les enfants de 6 à 23 mois était de 52,6 % en 2022, de 38,0 % en 2021 et de 38,2 % en 2020 (8). Le lait et les produits laitiers ont été consommés par les enfants de 6 à 23 mois dans 46,3 % en 2022 contre 44,5 % en 2021 et 49,7 % en 2020. La consommation des produits riches en vitamines A, des œufs et des autres fruits et légumes s'est relativement améliorée par rapport à septembre 2021 dans l'ensemble.

Score de diversité alimentaire individuel des enfants de 24 à 59 mois

Dans l'ensemble, 37,9 % des enfants de 24 à 59 mois contre 45,9 % en 2021 et 38,5 % en 2020 avaient consommé moins de 4 groupes alimentaires. Ce qui correspond à une dégradation de la consommation alimentaire. Cette proportion d'enfants avec une faible diversification alimentaire (moins de 4 groupes alimentaires) était très élevée dans les régions de Kidal (69,5 % en 2022 contre 79,1 % en 2021 et 55,2 % en 2020), Gao (66,7 % en 2022 contre 67,0 % en 2021 et 68,0 % en 2020) et Tombouctou avec 45,9 % en 2022 contre 62,7 % en 2021 (8).

Situation nutritionnelle

Allaitement exclusif

La prévalence de l'allaitement exclusif chez les enfants de moins de six mois a connu une évolution favorable passant de 7 % seulement en 1987 à 38 % en 2008 puis subit une légère baisse avec 32 % en 2012–2013, pour l'établir à 40 % en 2023–2024 (14). La baisse observée en 2022–2023 pourrait s'expliquer par le fait de l'insécurité qui n'avait pas permis de toucher toutes les régions du pays, en particulier celles du Nord (14).

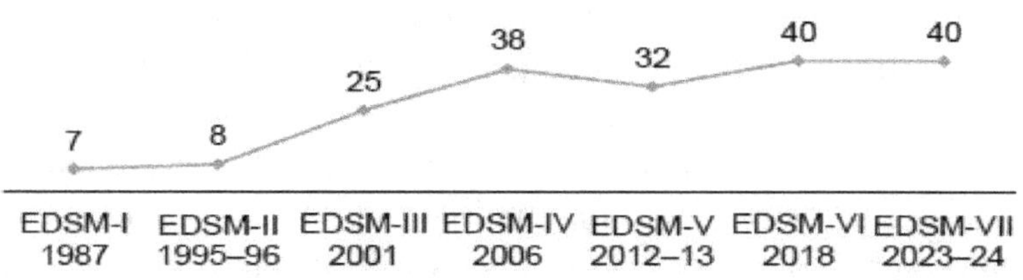

Figure 10 : Évolution du taux d'allaitement exclusif de 1987 à 2024 (13).

Prévalence des différentes formes de malnutrition chez les enfants de 6 à 59 mois

Dans l'ensemble, 25 % des enfants de moins de 5 ans accusent un retard de croissance ou sont atteints de malnutrition chronique (enfants trop petits pour leur âge) et 7 % un retard de croissance sévère (13). Moins d'un enfant sur dix soit 5 % sont émaciés ou souffrent de malnutrition aiguë (Enfants trop maigres par rapport à leur taille) et 1 % sévèrement émaciés (13). De même, 15 % des enfants de moins de 5 ans présentent une insuffisance pondérale (Enfants trop maigres par rapport à leur âge), avec 3 % qui présentent une insuffisance pondérale sévère (13).

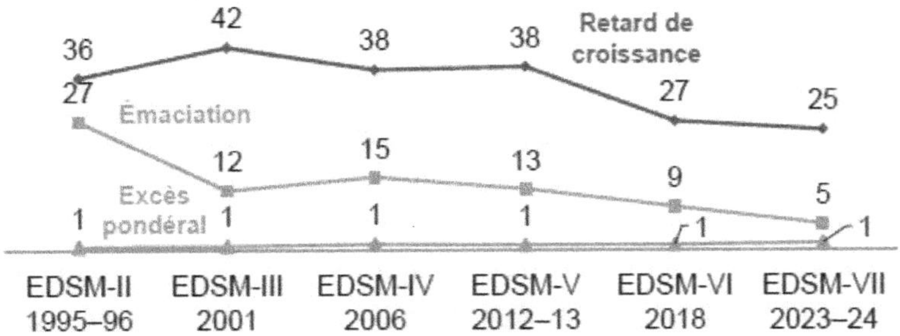

Source : EDSM VII, 2023-24 (13)

Figure 11 : Évolution de la situation nutritionnelle des enfants de moins de 5 ans selon les différentes enquêtes EDSM (13).

Le graphique montre globalement une diminution de la prévalence du retard de croissance passant de 42 % à 25 %. En revanche, la prévalence de l'émaciation varie de façon irrégulière passant de 12 % en 2001 à 15 % en 2006 puis diminue de manière importante à 5 % en 2023–2024. Par contre, la prévalence de l'excès pondéral n'a pas varié durant cette période.

Évaluation biologique

Indices biologiques (15,16).

Les paramètres biologiques sont sensibles aux variations de l'état nutritionnel, mais aucun n'est spécifique. Certains donnent une évaluation de l'état nutritionnel, d'autres du statut inflammatoire.

L'albumine est une protéine synthétisée par le foie et catabolisée par le tractus digestif et l'endothélium vasculaire. Sa demi-vie est de 21 jours. Son dosage est réalisé en immuno-néphélémétrie. Elle est le reflet de

l'état de santé global de l'organisme. Sa valeur normale se situe entre 35 à 50 g/l. Une valeur inférieure à 35 g/l signifie l'existence d'une dénutrition. Il existe une forte corrélation entre une hypoalbuminémie inférieure à 35 g/l et l'augmentation de la mortalité ou morbidité (Cudennec T. et Teillet L., 2003*)*. Son taux sérique peut fluctuer au cours du temps en fonction des situations hémodynamiques, de l'état d'hydratation, lors de carences d'apports ou lors de processus inflammatoires de l'organisme.
Une hypoalbuminémie peut être liée à un syndrome inflammatoire, aux maladies inflammatoires et/ou exsudatives du tube digestif, une insuffisance hépatocellulaire par diminution de la synthèse, un syndrome néphrotique, les brulures importantes par augmentation des pertes en albumine au niveau des reins, du tube digestif ou de la peau en raison de l'augmentation de la perméabilité vasculaire et l'hémodilution.
La préalbumine, également de production hépatique, a une demi-vie de 48 heures. Elle est aussi appelée transthyrétine. Un taux sérique inférieur à 200 mg/l doit alerter. Elle fait partie d'un complexe protéinique, l'associant à la protéine vectrice du rétinol et à la vitamine A. Son taux fluctue en fonction de l'état d'hydratation de la personne et en fonction de son statut inflammatoire et permet de détecter précocement des situations de dénutrition infraclinique. Elle permet également de surveiller l'efficacité de la renutrition.
La transferrine est une protéine qui permet le transport et la fixation du fer dans l'organisme. Elle est le reflet des réserves en fer de l'organisme. Elle est synthétisée par le foie avec une demi-vie qui est de 8 à 10 jours. Son taux sérique normal se situe entre 2 et 4 g/l. Il augmente lorsqu'il existe un syndrome inflammatoire. La transferrine diminue suite à une baisse des ingesta en protéines. Elle diminue également en cas d'insuffisance hépatocellulaire, de syndrome néphrotique, d'anémie hémolytique ou d'administration d'antibiotiques à base de tétracyclines, céphalosporines, aminosides.
La protéine C réactive (CRP en anglais ou **C-Reactive Protein)** est une protéine inflammatoire à la demi-vie courte de 12 heures. Son élévation, au-dessus du seuil pathologique de 20 mg/l, indique le caractère et l'intensité de l'inflammation. Elle varie en sens inverse de la préalbumine.
L'orosomucoïde, d'une demi-vie de 2,5 jours, est également une protéine de l'inflammation. Elle traduit l'ancienneté du processus inflammatoire. Son seuil pathologique est de 1,2 g/l.

Le taux sérique de lymphocytes, lorsqu'il est inférieur à 1000/mm^3, bien que peu sensible témoigne d'une dénutrition profonde. La dénutrition diminue la maturation des lymphocytes et peut être à l'origine d'une véritable lymphopénie. Les infections quant à elles peuvent également favoriser la dénutrition, bien que peu spécifique.
La créatininurie des 24 heures résulte de la transformation non enzymatique de la créatine contenue dans les muscles. Elle s'élimine dans les urines proportionnellement à la masse musculaire du patient et à son degré de filtration glomérulaire. L'excrétion d'un gramme de créatinine par les urines (créatininurie) correspond à une masse de 17 à 20 g de muscles squelettiques (1). Les valeurs usuelles sont :

- Pour **l'homme adulte** de plus de 20 ans, de **9 à 18 mmol/24 h** soit 1500 à 2000 mg/24 H.
- Pour la **femme adulte** de plus de 20 ans, de **8 à 16 mmol/24 h** soit 900 à 1800 mg/24 H.

La 3-méthylhistidine urinaire (3-MI) est un catabolite des fibres musculaires ne pouvant être ni métabolisé, ni réutilisé par l'organisme. Il est excrété à près de 95 % dans les urines. Il est un bon reflet du catabolisme musculaire, surtout si son excrétion urinaire est rapportée à la créatininurie des 24 heures. Le rapport (3-MI/créatininurie) augmente à la phase catabolique de la dénutrition et diminue dans la phase adaptative d'épargne musculaire, observée dans les dénutritions chroniques.

L'Insuline-Like Growth Factor-1 (IGF-1) ou Somatomédine C (31). Anciennement appelée Somatomédine C, l'IGF-1 (Insuline Growth Factor-1) est une protéine constituée d'une chaîne unique non glycosylée d'acides aminés (aa) au nombre de 70, de la famille de peptides structurellement proche de celle de la proinsuline. Outre des actions métaboliques similaires à celle de l'insuline, l'IGF-1 est un facteur de croissance actif notamment sur le cartilage. L'IGF-1 est synthétisé dans le foie et d'autres organes en réponse à l'hormone de croissance (GH). Dans le plasma, l'IGF-1 est lié à des protéines porteuses dont la plus importante est l'IGFBP-3 dont la synthèse est également dépendante de la GH. Sa demi-vie est de 2 à 4 heures. Les valeurs normales varient en fonction de l'âge et du sexe et sont données dans le tableau ci-dessous.

Tableau 2 : Valeurs normales de l'IGF-1 selon l'âge et le sexe

Âge (années)	Masculin	Féminin
0 – 5	24 – 115	7 – 177
6 – 8	64 – 232	8 – 491
9 – 11	36 – 330	55 – 436
12 – 15	59 – 576	83 –5 98
16 – 20	151 – 389	115 – 358
21 – 24	152 – 396	147 – 330
25 – 39	94 – 247	104 – 380
40 – 54	78 – 221	84 – 312
55 et Plus	24 – 191	32 – 226

Source : IBC'LAB, 2019

Le taux d'IGF-1 est augmenté en cas d'acromégalie et de gigantisme. Il est diminué en cas de déficience en GH, dans différentes formes de retard de croissance (hypothyroïdie, malnutrition, maladie cœliaque et en cas d'atteinte hépatique. Le taux d'IGF-1 présente peu de fluctuations au cours de la journée, ce qui constitue un grand avantage par rapport au dosage de la GH (Institut de Biologie Clinique, Université Libre de Bruxelles, IBC'LAB, 2019).

Bilan azoté, par définition le bilan azoté indique l'évolution nette de la masse protéique, sous réserve que le compartiment de l'azote non protéique (c'est-à-dire le compartiment d'acides aminés libres et surtout l'urée) reste stable pendant la période de mesure.
L'équation de base du bilan azoté est la suivante :

Bilan azoté = Apports azotés – Pertes azotées soit Apport en azote – (pertes urinaires + Azote fécal + autres pertes azotées).

Le bilan azoté est la différence entre les apports (les ingesta ou apports alimentaires avec 1 g de protéine contiennent 0,16 g d'azote) et la somme des dépenses azotées, c'est-à-dire les pertes azotées comprenant les pertes urinaires.
Cette balance azotée varie avec les apports énergétiques globaux. Un apport calorique excessif diminue les besoins azotés alors qu'un apport

énergétique insuffisant les augmente, ce qui négative davantage la balance. La balance azotée doit être équilibrée ou légèrement positive.

L'élimination azotée liée au catabolisme protéique se fait par plusieurs voies :

- **les urines** sous forme de créatinine, d'urée, d'acide urique et d'ammoniaque ;
- **les selles** (protéines non absorbées ou provenant des sécrétions digestives ;
- **les épithéliums de la peau** par desquamation et sécrétions muqueuses.

Ces pertes doivent être compensées par un apport protéique adéquat, en sachant que les protéines contiennent environ 16 % d'azote, ce qui correspond à 1 g d'azote pour 6,25 g de protéine. Ces pertes urinaires représentent 90 % de pertes azotées incluant l'urée et l'ammoniac. Les pertes fécales sont estimées à 9 %. Les autres pertes habituellement plus modestes sont les pertes cutanées et respiratoires de l'ordre de 300 mg d'azote par jour (24 h) et les pertes insensibles qui avoisinent 20 mg d'azote/24 h.

Le bilan azoté est exprimé en gramme d'azote par kilogramme par 24 h. Il nécessite pour obtenir un résultat fiable, le dosage de l'azote total qui requiert un appareillage couteux, pas toujours disponible dans certains pays. Pour contourner cet écueil, on estime les pertes azotées à partir du seul dosage de l'urée urinaire qui permet de calculer les pertes azotées selon la formule de **Lee Hartley**.

Pertes Azotées = [(Urée urinaire (g/l) × 0,06) × 1,2/2,14].

Les indices nutritionnels composites (30, 31, 32).

Le Pronostic Inflammatory and Nutritional Index (PINI) est un indice obtenu en couplant les protéines nutritionnelles aux protéines de l'inflammation représentées par la protéine C réactive et l'orosomucoïde. Il semble corollé avec la morbimortalité des patients. Le rapport s'obtient par le calcul suivant :

PINI = [CRP (mg/l) × orosomucoïde (mg/l)]/[albumine (g/l) × pré-albumine (mg/l)]

Interprétation du score de PINI

Inférieur à 1	**Pas de risque nutritionnel**	
Score compris entre 1 et 10	**Risque de dénutrition faible**	
Score compris entre 11 et 20	**Risque de dénutrition modéré**	
Score entre 21 et 30	**Risque élevé de dénutrition**	
Score supérieur à 30	**Risque vital engagé**	

Le Nutritional Risk Index (RNI) ou index de Buzby est un autre indice d'évaluation de l'état nutritionnel (7).
Le but de cet indicateur est d'évaluer au mieux l'état nutritionnel des patients devant bénéficier d'une chirurgie programmée afin de les discriminer du risque de développer des comorbidités liées à leur mauvais état nutritionnel.
Il se calcule de la façon suivante :

NRI = (1,519 × albumine (g/l)) + (0,417 × (poids actuel/poids habituel).

Le NRI est d'autant plus bas que l'albuminémie est basse et/ou que le pourcentage de perte de poids intervenu est important.

Le statut et le risque nutritionnels sont classés en fonction de la valeur du NRI comme suit :

NRI > à 100 :	Pas de dénutrition ni de risque nutritionnel (statut nutritionnel normal)	
NRI entre 100 et 97,5	Individu faiblement dénutri et son risque nutritionnel n'est pas important	
NRI entre 97,5 et 83,5	Individu modérément dénutri et le risque de développer des comorbidités liées à la dénutrition est modéré	
NRI < 83,5	Individu sévèrement dénutri et son risque nutritionnel est élevé justifiant une attention particulière sur le plan nutritionnel.	

L'utilisation du NRI en routine a été préconisée par les experts du Programme national de nutrition santé (PNNS) (4) en raison de sa relative simplicité de calcul et de sa capacité de prédire à la fois le statut et le risque nutritionnels du patient.

Geriatric Nutritional Risk Index (GNRI) (30, 32) est variante du NRI spécialement adaptée aux personnes âgées. Pour tenir compte de la difficulté à connaître leur poids habituel en raison du déclin cognitif. Le poids habituel est remplacé par le poids idéal, calculé selon la formule de Lorentz, où la taille peut également être calculée à partir de la mesure de la hauteur talon–genou.

GNRI = [1,489 × albuminémie (g/l)] + [41,7 × (poids actuel[kg]/poids idéal[kg]) × 100]
NB : Si le poids actuel est supérieur au poids idéal, la formule se calcule comme suit :
GNRI = [albuminémie (g : l) × 1,489] + 41,7.

Le Geriatric Nutritional Risk Index (GNRI) s'interprète comme suit (30) :

GNRI > à 98:	**Pas de risque nutritionnel (normal)**	
GNRI entre 92 et 98	**Risque nutritionnel faible**	
GNRI entre 82 et 92	**Risque nutritionnel modéré**	
GNRI < à 82	**Risque nutritionnel élevé**	

Mini Nutritional Assessment (MNA) (32, 34) a été développé et validé pour évaluer spécifiquement le risque nutritionnel chez les personnes âgées issues de groupes de patients d'origines très diverses. Il est corrélé à différents marqueurs cliniques ou biologiques de l'état nutritionnel. Il s'avère être prédictif de la mortalité survenue dans les populations de personnes âgées. Il permet de quantifier le risque nutritionnel de la personne âgée.
L'interprétation se fait comme suit (31) :

MNA > 24 (Max 30)	**Statut nutritionnel de la personne âgée bon avec un risque nutritionnel nul.**	
MNA entre 17 et 24	**État nutritionnel modérément altéré tout comme le risque nutritionnel**	
MNA > à 17:	**Mauvais état nutritionnel du patient ainsi qu'un risque nutritionnel élevé**	

Mini Nutritionnal Assessment-Short Form (MNA-SF) (33). C'est une forme simplifiée du MNA qui peut être utilisée comme un outil de dépistage de la dénutrition chez la personne âgée de plus de 75 ans. Un score inférieur à 12 sur un total maximum de 14 indique que le patient est à risque d'être dénutri et implique la réalisation d'un MNA complet.

Tableau 3 : Grille d'évaluation rapide de Brocker du statut nutritionnel par la méthode MNA (D'après Guigoz Y, Vellas B, and al. Facts and Research in Gerontology, Nestlé Ltd/Clintec, 1994, supp. 2) (17, 31)

Nom : Prénom : Sexe : Date : Âge (ans) : ....Poids (kg) .... Taille : ..... (cm) : Hauteur du genou (cm) (si mesure taille impossible) :	
I. Indices anthropométriques **1. Indice de masse corporelle** [IMC = poids/taille² en kg/m²] 0 = IMC < 19 1 = 19 < IMC < 21 2 = 21 < IMC < 23 3 = IMC > 23 **2. Périmètre brachial (PB en cm)** 0,0 = PB < 21 0,5 = 21 < PB < 22 1,0 = PB > 22 3. **Circonférence du mollet (CM en cm)** 0 = CM < 31 1 = CM >= 31 **4. Perte récente de poids (< 3 mois)** 0 = perte > 3 kg 1 = ne sait pas 2 = perte entre 1 et 3 kg 3 = pas de perte de poids	12. Consomme-t-il : une fois par jour au moins des produits laitiers ? oui/non une ou 2 fois par semaine des œufs ou des légumineuses ? oui/non chaque jour de la viande, du poisson ou de la volaille ? oui/non 0,0 = si 0 ou 1 oui 0,5 = si 2 oui 1,0 = si 3 oui 13. Consomme-t-il 2 fois par jour au moins des fruits et légumes ? 0 = non/1 = oui 14. Présente-t-il une perte d'appétit ? A-t-il mangé moins, ces 3 derniers mois par manque d'appétit, problèmes digestifs, difficultés de mastication ou de déglutition ? 0 = anorexie sévère 1 = anorexie modérée 2 = pas d'anorexie

Tableau 3 : Grille d'évaluation rapide de Brocker du statut nutritionnel par la méthode MNA (suite)

Nom : Prénom : Sexe : Date : Âge (ans) : ....Poids (kg) .... Taille : ..... (cm) : Hauteur du genou (cm) (si mesure taille impossible) :	
II. Évaluation globale 5. Le patient vit-il de façon indépendante au domicile ? 0 = non / 1 = oui 6. Plus de 3 médicaments ? 0 = oui / 1 = non 7. Maladie aiguë ou stress psychologique lors des 3 derniers mois ? 0 = oui / 1 = non 8. Motricité 0 = du lit au fauteuil 1 = autonome à l'intérieur 2 = sort du domicile 9. Problèmes neuropsychologiques 0 = démence ou dépression sévère 1 = démence ou dépression modérée 2 = pas de problème psychologique 10. Escarres ou plaies cutanées ? 0 = oui / 1 = non **III. Indices diététiques** 11. Combien de véritables repas le patient prend-il par jour ? (Petit déjeuner, déjeuner, dîner > 2 plats) 0 = 1 repas / 1 = 2 repas / 2 = 3 repas	15. Combien de verres de boissons consomme-t-il par jour ? 0,0 = < 3 verres 0,5 = de 3 à 5 verres 1,0 = plus de 5 verres 16. Manière de se nourrir 0 = nécessité d'une assistance 1 = se nourrit seul avec difficultés 2 = se nourrit seul sans difficultés **IV. Évaluation subjective** 17. Le patient se considère-t-il bien nourri ? 0 = malnutrition sévère 1 = ne sait pas ou malnutrition modérée 2 = pas de problème de nutrition 18. Le patient se sent-il en meilleure ou en moins bonne santé que la plupart des personnes de son âge ? 0,0 = moins bonne 0,5 = ne sait pas 1,0 = aussi bonne 2,0 = meilleure **TOTAL (max. 30 points)**

Autres index

D'autres index plus ou moins sophistiqués ont été proposés pour tenter d'améliorer l'évaluation de l'état nutritionnel. Il s'agit du **Risk**

Assessment Scale (RAS) ou l'**index de Maastricht** (IM) ; le **Nutrition Screening Tool** (NST) ; le **Short Nutritional Assessment Questionnaire** (SNAQ) ; le **Nutritional Risk Screening**-2002 (NRS-2002) ; le **Nursing Nutritional Screening Form** (NNSF) et le **Malnutrition Universal Screening Toc** (MUST).
Ils sont délaissés en pratique clinique en raison d'un calcul parfois compliqué combinant des dosages biologiques, des paramètres anthropométriques, voire des tests d'hypersensibilité retardée ou d'une validation clinique insuffisante.

Autres examens
Ils n'appartiennent pas aux marqueurs d'exploration courante des malnutritions et sont pour l'instant réservés à la recherche biomédicale.
L'impédancemétrie est une technique non invasive permettant d'évaluer la composition corporelle de façon simple et répétée. Elle donne des indications sur le volume d'eau extracellulaire, le volume d'eau total, le volume d'eau intracellulaire, la masse maigre et la masse grasse. Ces paramètres sont calculés à partir des mesures réalisées chez le patient, et les résultats sont immédiatement disponibles.
L'absorptiométrie biphotonique à rayons X quantifie, en plus des mesures des masses maigres et grasses, la masse minérale osseuse et autorise une analyse topographique de la masse grasse. Cette méthode est à la fois précise et fiable, et délivre une faible irradiation permettant une répétition des examens.
Grilles d'évaluation
Le MNA est une grille d'évaluation standardisée qui prend en considération des données diététiques, anthropométriques, subjectives et environnementales traduisant le statut nutritionnel de la personne au moment de l'examen. Elle permet d'obtenir un score chiffré définissant trois populations :

MNA > 24	État nutritionnel de la population normal	
MNA entre 17 et 24	Population avec risque de dénutrition	
MNA > à 17	Population en dénutrition sévère	

La grille d'évaluation de Brocker (Tableau 3) repose sur 10 questions nécessitant une réponse par oui ou par non. Elle évalue succinctement l'autonomie du sujet, son type d'alimentation et d'hydratation, son ressenti vis-à-vis de la nourriture et ses prises médicamenteuses. Lorsque le score obtenu est supérieur à 3, la personne est considérée comme à risque de malnutrition.

Évaluation diététique (18)

Les enquêtes alimentaires doivent recueillir des informations précises sur les prises alimentaires de l'individu. La liste des ingesta est notée sur une feuille d'alimentation et réévaluée toutes les semaines. Elle permet de connaître les apports protéino-énergétiques sur une période donnée.

L'interrogatoire permet d'obtenir davantage d'informations comme le nombre de repas quotidiens, leur contenu en protéines, glucides et lipides, le comportement pendant la prise du repas, et l'hydratation si elle accompagne le repas.

Les techniques utilisées en population générale sont des méthodes développées pour évaluer les apports alimentaires d'un individu, ou d'un groupe d'individus.

L'enquête alimentaire consiste à chiffrer la consommation alimentaire d'un individu dans un but thérapeutique ou épidémiologique. Sa réalisation nécessite l'application d'un protocole spécifique défini au préalable en fonction des objectifs (évaluation des apports, détermination de corrélations avec une pathologie, modification d'un régime et suivi de son observance). L'évaluation des apports alimentaires est utilisée en épidémiologie et en pratique clinique, avec des objectifs un peu différents.

L'objectif principal de l'épidémiologie nutritionnelle est de mettre en relation les modes de consommations alimentaires et le risque de développer certaines pathologies. Les enquêtes permettent ainsi de cerner des nutriments, des aliments ou des profils de consommation plus ou moins bénéfiques ou néfastes à la santé. L'élaboration des apports nutritionnels conseillés pour la population, des doses toxiques maximales tolérables ou encore des guides de recommandations pour l'alimentation qui repose sur les données des enquêtes alimentaires réalisées à grande échelle.

En milieu de soins, l'évaluation des apports alimentaires fait partie de la prise en charge des maladies « liées à la nutrition » entre autres. Les principales méthodes de recueil des apports alimentaires sont données ainsi leurs limites dans le but d'éveiller l'esprit critique des individus ou des commanditaires de l'évaluation.

Méthodes de recueil des apports alimentaires

Le recueil des apports alimentaires peut être envisagé sous plusieurs angles. Il peut s'agir des méthodes d'enquêtes alimentaires réalisées au niveau communautaire ou au niveau de l'individu. Parmi les méthodes d'enquête alimentaire réalisées au niveau individuel, certaines recueillent les consommations sur des jours définis alors que d'autres s'attachent à recueillir des informations sur les consommations habituelles de l'individu (18,17).

Recueil des apports sur des jours définis

Enregistrements alimentaires (19,20)

L'enregistrement alimentaire a longtemps été considéré comme la méthode de référence parce qu'il permet d'apporter des informations précises sur les apports alimentaires. Dans ce type d'enquête, on demande au participant de noter sur un carnet le détail de ses consommations d'aliments et de boissons pendant une période déterminée. Il s'agit de reconstituer, repas par repas, la consommation alimentaire moyenne du sujet sur une semaine en l'interrogeant sur ses consommations de la veille, puis de la semaine écoulée.

Historiquement, l'enregistrement alimentaire était préconisé sur une période de sept jours, de manière à couvrir les variations d'apports observées au cours d'une semaine. En pratique, il est fréquemment réalisé sur une période de trois ou quatre jours pour éviter une perte de compliance des sujets liée à un enregistrement trop long. Pour faciliter l'organisation de la collecte, le recueil se fait en général sur des jours consécutifs comprenant au moins un jour de weekend, mais certains protocoles imposent parfois qu'il soit réalisé sur des jours non consécutifs pour éviter une trop grande corrélation des données.

La forme d'enregistrement la plus simple consiste à reporter les types et horaires de consommation d'aliments et boissons sans détail sur les quantités. Ce type d'enregistrement peut être utile pour déterminer des profils de consommation, mais ne permet pas d'estimer de manière précise les apports alimentaires. Plus fréquemment, il est également demandé à la personne interrogée de préciser les quantités consommées. Les estimations les plus précises sont obtenues par la pesée directe des aliments à l'aide d'une balance de précision avec une erreur de plus ou moins 5 grammes. Cette technique nécessite de la part du répondant une coopération et un investissement très importants qui risquent de renforcer l'apparition de certains biais liés à la méthode d'enregistrement.

Peser les aliments donne au sujet l'opportunité de prendre concrètement conscience de ses apports et risque ainsi d'influencer ses consommations pendant la période d'enregistrement. Les données recueillies ne refléteront donc pas les consommations habituelles. La méthode d'enregistrement nécessite de savoir lire et écrire et sa lourdeur risque de sélectionner la population la plus motivée.
La quantification en unités ménagères (cuillère, bol, verre...), préalablement calibrées par l'enquêteur dont le volume est connu, ou la présentation au répondant de modèles de photographies sont d'autres moyens couramment employés pour estimer les quantités consommées. L'influence sur les habitudes alimentaires est potentiellement moins importante qu'avec la méthode par pesée.
Une autre alternative est de demander au répondant de photographier les aliments ou les repas avant de les consommer, la quantification étant alors laissée à l'appréciation de l'enquêteur.
Afin d'obtenir une bonne qualité de données à partir de ce type de recueil, il est nécessaire de former les participants pour la description précise des aliments (noms, préparations, ajout de condiments, etc.) et l'estimation des quantités. Théoriquement, l'enregistrement est fait en temps réel au moment de la prise alimentaire, mais des dictaphones peuvent être utilisés pour faciliter le recueil, en particulier chez les sujets peu lettrés. Chez les enfants, l'enregistrement peut éventuellement être réalisé par une tierce personne. À la fin de l'enregistrement, un enquêteur revoit avec le répondant l'ensemble des données afin de les clarifier et de rechercher d'éventuels oublis.

Rappel des 24 h ou 24 Recall

Le rappel des 24 h est réalisé au cours d'un entretien pendant lequel on demande à la personne interrogée de se remémorer et de décrire tous les aliments et boissons consommés pendant les 24 h précédentes. L'entretien peut se faire en face à face ou par téléphone, avec des résultats comparables (15,18). Il s'agira d'aider le répondant à rapporter ses consommations, tout en évitant de l'influencer dans ses réponses. La formation de l'interviewer et sa compétence sont donc primordiales.
Le rappel, généralement fait selon l'ordre chronologique des prises alimentaires de la veille, est affecté par les défauts de mémorisation du répondant. Une technique a été développée aux États-Unis pour améliorer la qualité du rappel et limiter la sous-déclaration des répondants (21).

La technique de l'interrogatoire doit être guidée par une série de questions qui portent spécifiquement sur certains points source d'erreurs ou d'oublis. Ce rappel est dit « à passages multiples », parce qu'il est réalisé selon les cinq étapes successives :

1. La **liste rapide**, étape dans laquelle il est demandé au répondant de se souvenir des aliments et boissons consommés la veille de l'entretien, en utilisant sa propre méthode de rappel ;
2. **La liste des oublis** au cours de laquelle l'enquêteur interroge le répondant sur les consommations connues pour être fréquemment oubliées (sucreries, snacks, boissons alcoolisées ou non…) ;
3. **Les horaires et occasions** des différentes consommations sont ensuite renseignés ;
4. **Le passage détaillé** a pour but de faire préciser au répondant, à l'aide de questions et d'outils standardisés, chacune de ses consommations et d'en évaluer les quantités. Les lieux de consommation et la durée séparant les prises alimentaires sont également indiqués ;
5. La dernière étape consiste à **passer en revue l'ensemble des réponses** qui peuvent être complétées si besoin.

Recueil des apports habituels

Histoire alimentaire (27)
Contrairement aux méthodes précédentes qui évaluent les apports alimentaires sur une période précise, l'histoire alimentaire cherche à évaluer les habitudes alimentaires typiques de consommation de l'individu.
La méthode, initialement décrite dans les années 1940, comprenait plusieurs étapes dont un enregistrement alimentaire de trois jours, destiné à vérifier les données recueillies lors de l'entretien (22). En pratique, l'enregistrement alimentaire n'est que très rarement réalisé.
Pendant l'entretien, on cherchera dans le détail auprès du répondant, la répartition habituelle de son alimentation afin d'apprécier son profil alimentaire. Les apports alimentaires variant dans le temps, il est difficile de définir un profil alimentaire typique sans définir une période de temps à laquelle il se rapporte. Ainsi, en fonction des objectifs recherchés et de la typologie du répondant, l'interrogatoire pourra porter sur une période variable correspondant, par exemple, à une semaine typique, une quinzaine typique, une saison typique voire à une période précise de la vie.

Pour faciliter le rappel, l'histoire alimentaire est souvent retracée en fonction des repas. Mais l'approche basée sur les repas n'est pas la mieux appropriée chez les individus, souvent assez nombreux au niveau des ménages, pour qui les prises alimentaires ne sont plus rythmées par les repas classiques. L'histoire alimentaire risque dans ce cas d'entraîner une sous-estimation des apports et une mauvaise évaluation du profil alimentaire en écartant du recueil les consommations interprandiales.
Un rappel des 24 heures bien conduit peut être utile pour débuter l'entretien. Les consommations de la veille pourront ainsi servir de base à l'étude des variations habituelles de consommations (catégories d'aliments, composition des repas et répartition des prises alimentaires).
Concernant l'évaluation des quantités, une auto-appréciation qualitative est souvent suffisante (apports élevés, moyens, faibles), mais des informations plus précises peuvent être obtenues à l'aide d'outils spécifiques (modèles, photographies, unités ménagères).
Une histoire alimentaire demande en général au moins 1 heure d'entretien, et nécessite, comme pour le rappel des 24 heures, un professionnel particulièrement entraîné à orienter le répondant par des questions précises, mais tout en restant toujours neutre.
Tout comme pour le rappel des 24 heures, mais de manière plus marquée avec l'histoire alimentaire, les données obtenues avec ce type d'enquête sont très liées au répondant et aux compétences de l'enquêteur. La comparaison des résultats entre individus peut être plus délicate qu'avec d'autres méthodes.

Questionnaires de fréquence de consommation (27)
Les questionnaires de fréquence de consommation alimentaire (23) sont utilisés pour évaluer la consommation habituelle de certains aliments. Il s'agit de la méthode d'enquête alimentaire la plus simple d'utilisation, mais aussi probablement celle qui demande le plus gros travail de préparation en amont. Un questionnaire de fréquence de consommation alimentaire est constitué d'une liste d'aliments auxquels sont associées des catégories de fréquence de consommation (en nombre de fois par jour, par semaine, par mois, etc.). Il est demandé au répondant de cocher, pour chaque aliment de la liste, la fréquence qui s'approche le plus de sa consommation habituelle.
Le choix ou la création d'un questionnaire de fréquence dépend avant tout de la population ciblée et de l'objectif de l'enquête qui peut être d'évaluer la consommation d'aliments, de catégories d'aliments ou de nutriments.

Il est important de lister au préalable les aliments habituellement consommés dans la localité objet de l'étude.
Lorsque le temps et les moyens sont limités, il est possible d'adapter un questionnaire déjà existant, après s'être assuré de la pertinence de son utilisation. Pour cela, il est important de savoir si le questionnaire original a été validé, pour quel objectif, pour quelle population et à quelle époque il a été créé. Lorsque le temps et les moyens le permettent, la création d'un questionnaire spécifique aux besoins de l'enquête est préférable, mais demande une méthodologie rigoureuse. La variabilité des choix alimentaires d'un groupe d'individus (aliments, marques, modes de préparation, etc.) est très vaste et ne peut pas être représentée de manière exhaustive dans un questionnaire de fréquence. Le choix des items alimentaires à inclure dans la liste est ainsi crucial pour le succès du questionnaire.
En règle générale, pour qu'un item alimentaire soit informatif au sein d'un questionnaire de fréquence, il doit répondre à trois critères :

- être consommé assez fréquemment par un nombre non négligeable de personnes ;
- contenir en quantité suffisante le nutriment/l'aliment dont l'apport est étudié ;
- être consommé en quantité (fréquence) variable selon les individus pour que le questionnaire soit discriminant.

La connaissance préalable des habitudes alimentaires de la population étudiée, soit par la réalisation d'une autre enquête alimentaire, soit par l'exploitation de données existantes récentes est donc indispensable pour choisir avec pertinence les items à inclure dans la liste. La sélection se fait pour retenir les aliments qui contribuent le plus aux apports du nutriment étudié et qui permettent de classer les individus en fonction de leur consommation.
Le nombre d'items à retenir est un autre point à ne pas négliger. La liste d'aliments peut varier, mais la coopération du répondant et la précision de ses réponses diminuent avec la longueur du questionnaire (24). De plus, il a été montré que le gain de précision obtenu par l'accroissement du nombre d'items décroît rapidement avec l'allongement du questionnaire (25). La longueur de la liste est en fait déterminée par l'objectif du questionnaire.
Un questionnaire assez long peut influencer les résultats : les listes longues ont tendance à surestimer les apports alimentaires alors que les listes courtes ont tendance à sous-estimer ces apports.

Une fois la liste établie, la dernière étape de la création du questionnaire est d'obtenir une mesure de la fréquence de consommation qui peut être complétée d'une information sur la taille des portions (questionnaires semi-quantitatifs). Là encore, le nombre de propositions dépend de l'objectif de l'enquête et de la population étudiée, mais les catégories de fréquence devraient toujours être continues, sans « trous », afin que chaque répondant puisse trouver la catégorie qui correspond le mieux à sa consommation habituelle.

Auto-questionnaire

Cette méthode s'applique uniquement aux individus qui savent lire et écrire. L'individu répond à un questionnaire sur papier, par voie numérique sur écran d'ordinateur. Il s'aide du cahier de photographies pour quantifier les prises alimentaires.

Recueil de données au niveau collectif (27)

À l'échelle d'un pays : données de disponibilité alimentaire

Les bilans de disponibilité alimentaire d'un pays fournissent la quantité d'aliments disponible sur le marché intérieur à une période donnée, exprimée en poids ou volume par habitant et par jour. Ces données sont basées sur les statistiques agricoles nationales et internationales (FAO, OCDE et Eurostat). Elles sont obtenues par la somme de la production nationale et des importations à laquelle sont retranchées les exportations, les pertes (ou déchets) et les utilisations alimentaires animales.

Ces statistiques nationales, calculées sur les mêmes bases année après année, sont intéressantes pour suivre l'évolution des grandes tendances de consommations d'un pays. Cependant, elles restent assez grossières puisque fondées sur les seuls flux économiques.

Ramenées au nombre d'habitants, elles sont largement surestimées, car les pertes aux différents stades, depuis la production jusque dans le plat du consommateur, ne sont pas évaluées. Par ailleurs, il s'agit de moyennes nationales qui ne tiennent pas compte de différents facteurs liés à l'alimentation comme l'âge, le sexe ou le niveau socioculturel. Ainsi, ces données doivent être prises pour ce qu'elles sont, soit des données de disponibilités alimentaires totales. Elles ne peuvent pas être assimilées aux consommations totales, et encore moins aux consommations individuelles.

À l'échelle d'un ménage : données d'achats et de dépenses alimentaires (27, 16)

Les enquêtes sur les achats alimentaires des ménages ont l'avantage de porter sur de larges échantillons, mais présentent plusieurs inconvénients. Premièrement, elles ne sont en général pas représentatives de l'ensemble des consommateurs, car certains panels comportent des critères d'exclusion (exclusion des hommes vivant seuls ou des personnes vivant en collectivité pour le panel). Deuxièmement, les consommations hors domicile ne sont habituellement pas prises en compte. Troisièmement, la consommation de chaque membre du ménage n'est pas individualisable, puisque l'unité de base est le ménage. Enfin, ces données concernent les achats ; or, ce qui est acheté n'est pas forcément consommé, et ce qui est consommé n'est pas forcément acheté.

Les données d'achats et de dépenses alimentaires permettent de mettre en évidence des typologies de « consommateurs » au sens économique du terme, mais là encore ne permettent d'approcher que de manière indirecte les consommations alimentaires des individus.

Statistiques nationales de l'INSEE

Les statistiques nationales sur la consommation modulent les données de disponibilité alimentaire et d'achats des ménages en y intégrant des données provenant des professionnels de la distribution, de l'autoproduction, de la consommation dans les institutions et hors domicile. Ces statistiques donnent une moyenne des consommations estimées à partir des disponibilités par habitant, mais ne fournissent toujours pas d'information sur la variabilité individuelle ou régionale.

Limites des enquêtes alimentaires

Quelle que soit la méthode utilisée, l'enquête alimentaire est toujours soumise à des erreurs. Il ne faut pas pour autant renoncer aux enquêtes alimentaires ni en conclure qu'il s'agit de mauvais instruments, mais plutôt comprendre que l'identification des erreurs est importante pour l'interprétation des résultats.

Qualité de l'élévation alimentaire (27, 22)

La qualité d'une enquête alimentaire est déterminée par sa précision et sa validité.

Précision (ou reproductibilité) de la méthode

Une méthode précise est une méthode reproductible, c'est-à-dire une méthode capable de donner des résultats comparables lorsqu'elle est reproduite sur un même échantillon et dans les mêmes conditions expérimentales. Autrement dit, la précision d'une méthode est une estimation de la dispersion des valeurs obtenues dans les mêmes conditions d'étude. Il est important de ne pas confondre la notion de précision (ou reproductibilité) avec la notion d'exactitude. En effet, une méthode peut être très précise (ou reproductible) sans pour autant estimer de manière exacte les apports alimentaires. La mesure du coefficient de variation[1] entre deux répétitions de la méthode permet d'estimer le degré de précision (ou reproductibilité).

Validité (ou exactitude) de la méthode

Une enquête alimentaire valide est une enquête qui estime de manière exacte les apports alimentaires réels sur la période d'observation déterminée. Par exemple, un enregistrement alimentaire est valide s'il permet de recueillir de manière exacte toutes les consommations (aliments ou boissons) du sujet ayant eu lieu pendant la période d'enregistrement. Là encore, il convient de distinguer la notion de validité d'un enregistrement de la notion de représentativité des apports habituels. En effet, un enregistrement peut être tout à fait valide sans pour autant correspondre aux consommations habituelles de l'individu, en particulier lorsque la méthode utilisée pour recueillir les apports a eu pour effet de modifier, consciemment ou non, les habitudes alimentaires de l'enquêtée. Pour être valide et représentative de l'alimentation habituelle, une enquête alimentaire devrait refléter ce que l'individu aurait consommé s'il n'avait pas été interrogé.

Une méthode idéale serait une méthode permettant de renseigner sur les consommations des individus avec une précision et une exactitude, irréprochables. Cela supposerait qu'il n'y ait aucune erreur dans le recueil, l'analyse et l'interprétation des données. Assurément, aucune méthode d'enquête alimentaire ne remplit les conditions d'une méthode idéale. Quelle que soit la méthode employée, sa précision et son exactitude seront affectées par un certain degré d'erreur.

---

[1] Le Coefficient de Variation est égal à la moyenne divisée par 100

Nature de l'erreur (27, 26)
Les erreurs sont classiquement classées en 2 catégories : les erreurs randomisées (ou aléatoires), et les erreurs systématiques.

- **Les erreurs randomisées** sont des erreurs attribuables au hasard. La présence d'erreurs aléatoires augmente la variabilité des estimations et par conséquent diminue la précision de l'enquête. La précision des estimations étant déterminée par la taille de l'échantillon et la variabilité du paramètre étudié, ce genre d'erreur peut être limité dans une enquête alimentaire en augmentant soit le nombre d'individus observés, soit la durée d'observation de chaque individu.
- **Les erreurs systématiques**, par contre, ne sont pas randomisées et ne peuvent donc pas être atténuées en augmentant le nombre d'observations. Il faut alors chercher à les éviter au maximum, car elles sont difficiles à corriger a posteriori. Il s'agit, par exemple, d'erreurs liées à la méthode (questionnaire ou table de composition inappropriés). Ce genre d'erreur conduit à l'apparition de biais dans l'estimation des apports alimentaires et altère la validité de l'enquête.

En épidémiologie, on distingue trois types de biais qui se produisent pendant :

- **Le biais de sélection** : La sélection des sujets inclus dans l'étude ne constitue pas un groupe représentatif de la population ciblée).
- **Le biais d'observation** : L'observation des sujets ou de classement résulte d'erreurs commises systématiquement dans la collecte des informations.
- **Le biais de confusion** : À l'analyse des données, lorsque la relation mise en évidence par l'analyse est en partie liée à l'existence d'un tiers facteur, il y a biais de confusion.

L'impact de chaque type d'erreur sera différent selon la nature de la question posée et la méthode d'analyse utilisée pour y répondre (27, 29).

Les différentes sources d'erreurs dans les enquêtes alimentaires
La nature et le degré de l'erreur dépendent à la fois de la méthodologie utilisée et des sujets étudiés. Les sources d'erreurs sont très nombreuses au cours d'une enquête alimentaire, et la distinction théorique entre erreur randomisée et erreur systématique n'est pas toujours évidente.

Tableau 4 : Résume les différentes sources d'erreurs rencontrées au cours d'une enquête alimentaire (27).

		Avantages	Inconvénients
Consommations sur des jours définis	Enregistrements alimentaires	informations précises sur les consommations	sélection de la population – motivée (méthode contraignante) – sachant lire et écrire
		peu d'oublis	modification des consommations pendant l'enregistrement
			coût élevé
	Rappel des 24 heures	bon taux de participation	non représentatif de l'alimentation habituelle
		peu de sélection de la population	rappel incomplet si défaut de mémorisation
		rapidité	estimation des portions difficile
		peu d'interférence avec l'alimentation habituelle	enquêteur entrainé
Consommations habituelles	Histoire	étude du profil alimentaire	durée de l'entretien (long)
		répartition habituelle des consommations	qualification de l'enquêteur
			omission de certaines consommations (interprandiales)
			qualité des réponses très liée au répondant
	Questionnaires de fréquence	simple d'utilisation	gros travail de préparation en amont
		applicable à de larges échantillons	manque de précisions sur les aliments (préparation, quantités)
		exploitation rapide	
		faible coût	
		permet de classer les individus selon leurs apports	

Source : CRUSON E., ROMON M., Cahier Nutrition, Diététique, 2007 (29).

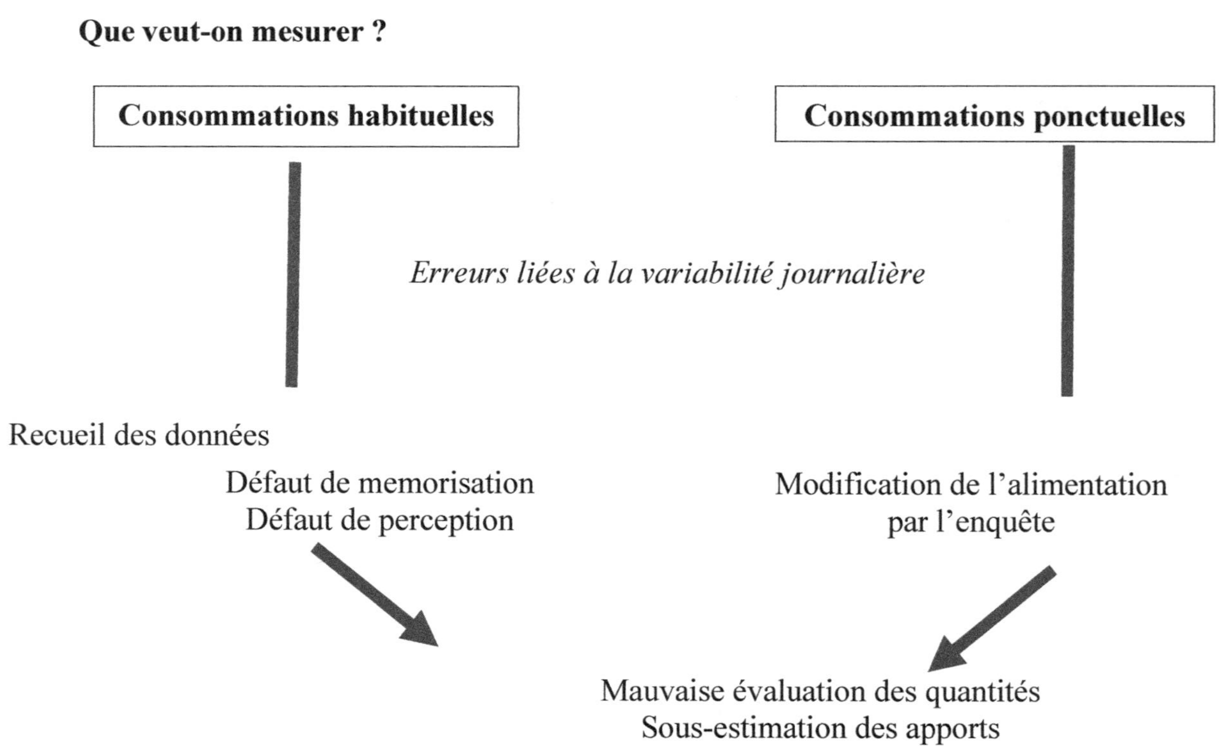

Source : *Collège des Enseignants de Nutrition, 2011* (27)

Figure 12 : Principales sources d'erreurs rencontrées au cours d'une enquête alimentaire.

Évaluation anthropométrique

La perte de poids est l'un des premiers reflets d'une dénutrition et constitue fréquemment un motif de consultation. La répétition des mesures permet d'obtenir une courbe de poids, révélatrice d'une aggravation de la malnutrition ou d'une efficacité des actions entreprises. Le clinicien doit être alerté par une perte de 2 kg en un mois, de 3 kg en 3 mois ou de plus de 10 % du poids en 6 mois.

L'indice de Quételet, aussi appelé Indice de Masse Ccorporelle (IMC)

L'IMC est l'indicateur le plus couramment utilisé pour apprécier le statut nutritionnel d'un individu. Il correspond au calcul du rapport du poids en kilogrammes sur la taille en mètre au carré.

IMC = poids (kg)/taille (m^2).

La difficulté du calcul de cet indice repose sur la nécessité de connaître la taille réelle du sujet concerné. Une estimation de cette taille peut être obtenue par la mesure de la distance talon-genou. L'IMC donne un score chiffré et se révèle être un bon marqueur de la corpulence du sujet. Un chiffre inférieur à 18,5 kg/m^2 traduit un état de dénutrition.

La mesure de la circonférence brachiale (PB) ou du mollet permet d'obtenir une estimation de la masse maigre, c'est-à-dire de la masse musculaire.

Technique de mesure du périmètre brachial (PB)

Le périmètre brachial (PB) sera mesuré sur le bras gauche à l'aide d'un bracelet de Shakir, à mi-hauteur entre la pointe de l'épaule et la pointe du coude (entre l'olécrane et l'acromion), au millimètre près. L'enfant doit se tenir debout ou dans les bras de sa mère et de côté par rapport au mesureur. Il est possible d'allaiter l'enfant pendant la mesure afin de le calmer s'il pleure et s'agite. Ensuite, plier le bras gauche de l'enfant à 90 °C, à l'aide du ruban de Shakir (PB), trouver le milieu du bras entre la pointe de l'épaule et la pointe du coude. Faire une petite marque à l'aide d'un feutre. Ensuite, laisser le bras retomber le long du corps. Placer le ruban PB autour du bras de l'enfant au niveau de la marque. Le ruban ne doit pas être trop lâche ou trop serré. Il est possible de vérifier que le ruban PB épouse parfaitement le bras de l'enfant en exerçant une légère pression sur le bras. Relâcher cette pression pour lire la mesure.

Le mesureur lit la mesure du PB avec une précision d'un millimètre (exemple : 123 mm) et l'annoncer à voix haute. Une circonférence brachiale inférieure à 230 mm ou une circonférence du mollet inférieure à 310 mm sont des marqueurs de risque de dénutrition.

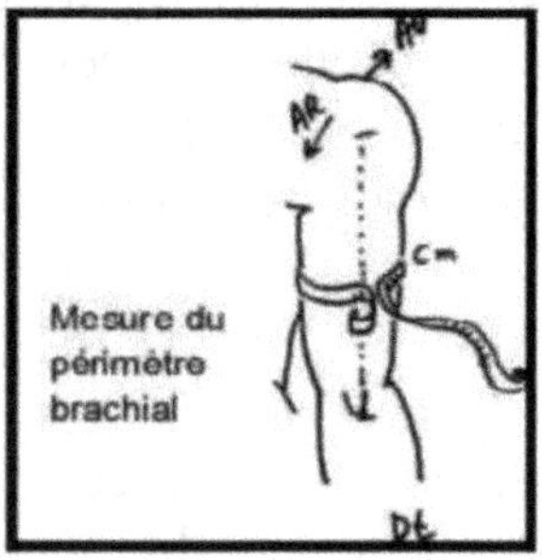

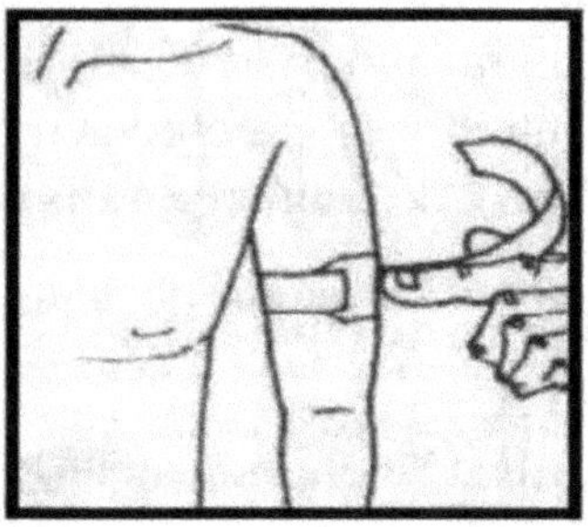

Source : *Cours de formation à la prise en charge de la malnutrition aiguë sévère en milieu hospitalier, OMS, 2004* (30)

Image 1 : Technique de mesure du périmètre brachial

La mesure des plis cutanés obtenue à l'aide d'un compas, dit de **Harpenden**, apporte une estimation de la masse grasse. Ce reflet de la réserve énergétique de l'organisme s'obtient par la mesure des plis cutanés principalement tricipital et sous-scapulaire. Ces mesures sont comparées à des normes établies en fonction du sexe et de l'âge. Ces mesures sont considérées comme spécifiques des compartiments mesurés mais peu sensibles.

Techniques de mensuration en anthropométrie

Tableau 5 : Instruments de mesure anthropométrique

Mensuration	Instruments de mesure	Unités
Poids	Balance électronique avec cadran de lecture numérique permettant de peser jusqu'à 999,9 kg	0,1 kg
Taille	Toise de Shorr	0,1 cm
Périmètre brachial	Bracelet de Shakir (enfant et adulte)	0,1 cm

Balance électronique de pesée avec cadran numérique

La balance électronique permet la lecture directe du poids. Elle est utilisée pour la pesée des enfants et adultes. Cette balance donne directement le résultat avec une précision de 0,1 kg (100 g) et elle permet d'effectuer des pesées allant jusqu'à 999,9 kg.

Cadran de lecture : Cellule photosensible

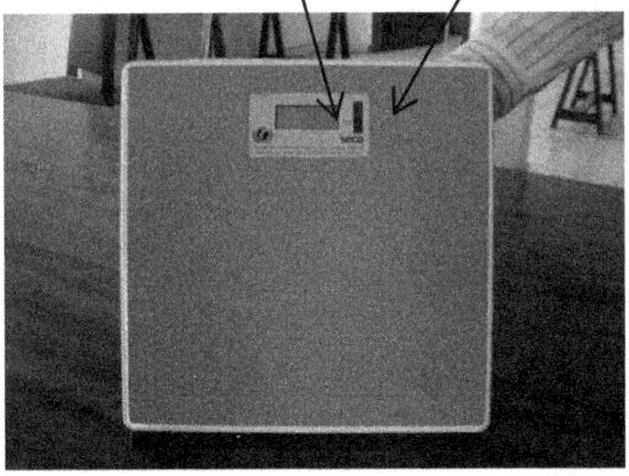

Image 2 : Balance électronique

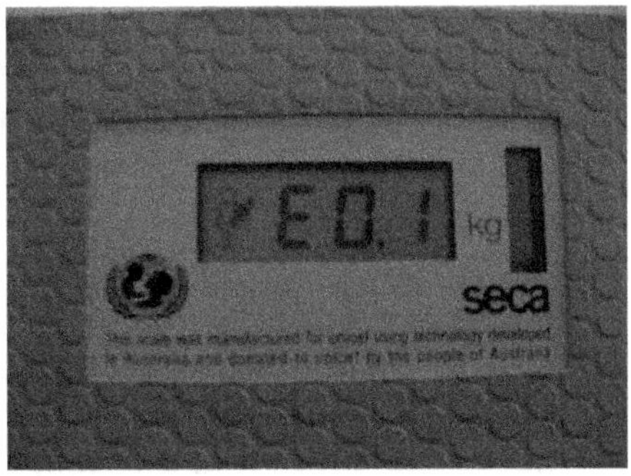

Figure 3 : Écran de lecture de la balance

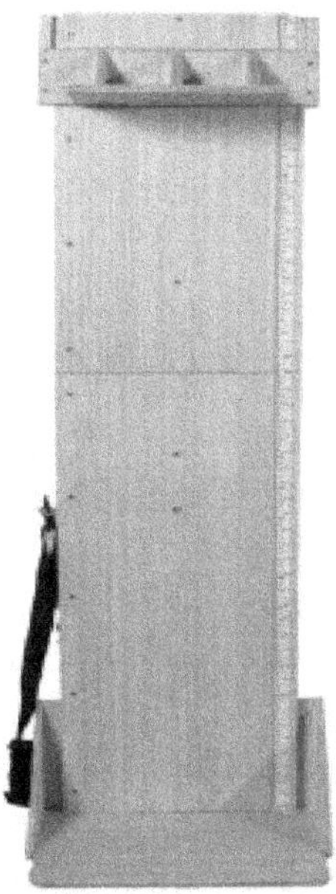

La toise de Shorr en bois est un dispositif fait en bois conçu pour mesurer la taille des enfants en position horizontale ou verticale et celle des adultes en position verticale.

Cette toise est graduée en 0,1 cm. Elle est utilisée en position verticale (debout) pour la mesure de la taille des enfants âgés de 24 mois et plus et les adultes. En position horizontale (couchée) elle permet de mesurer de la taille des enfants âgés de moins de 24 mois.

Elle comprend 3 parties, la base pour la mesure des enfants de moins de 24 mois sur laquelle deux autres parties indépendantes sont fixées, la partie A pour la mesure des enfants de 24 à 59 mois et la parties B qui s'emboîte facilement à la partie A pour la mesure des adultes.

Image 4 : Toise de Shorr pour la prise de la taille et Balance électronique pour la prise du poids

Elle est munie d'un curseur mobile détachable ou non, coulissable depuis la base de la toise et d'une sangle en nylon pour le transport muni d'une bretelle adaptable pour le transport. Un mètre ruban gradué en millimètres se trouve sur les côtés pour permettre la lecture.
La balance électronique avec une erreur de plus ou moins 100 g permet de peser les enfants et leurs mères. Pour la pesée des petits enfants ou ceux qui ont peur, la maman après sa pesée peut rester sur la balance et, en effaçant son poids en passant la main à l'écran de lecture, celui-ci est remis à zéro. Ainsi, elle prend l'enfant dont le poids à lui seul apparaît sur la balance. On pourrait laisser la mère sur la balance pour procéder à la mesure du poids de sept autres enfants, en procédant comme pour le premier enfant.

Technique de mensuration anthropométrique

La mesure de la taille, en particulier chez l'enfant nécessite fortement la présence trois personnes, notamment pour les enquêtes nutritionnelles afin d'assurer la fiabilité des données collectées.

Pesée du nourrisson ou de l'enfant suivi de celui de la femme

La mesure de la taille, en particulier chez l'enfant nécessite fortement la présence trois personnes, notamment pour les enquêtes nutritionnelles afin d'assurer la fiabilité des données collectées.

Pesée du nourrisson ou de l'enfant

1) **Opérateur ou aide** : Poser la Balance sur un plan horizontal dans un endroit bien éclairé, car sa source d'énergie est la lumière. En principe au démarrage de la journée, il n'y a aucune inscription sur le cadran.
2) **Opérateur** : Pour activer la balance, on passe tout doucement la main droite sur le cadran photosensible.

   Normalement un chiffre apparaît : dans le coin gauche l'image d'une femme tenant un bébé et 188.8. Attendre quelques secondes pour que le chiffre 0.0, indiquant ainsi que la balance est prête pour effectuer les mesures.

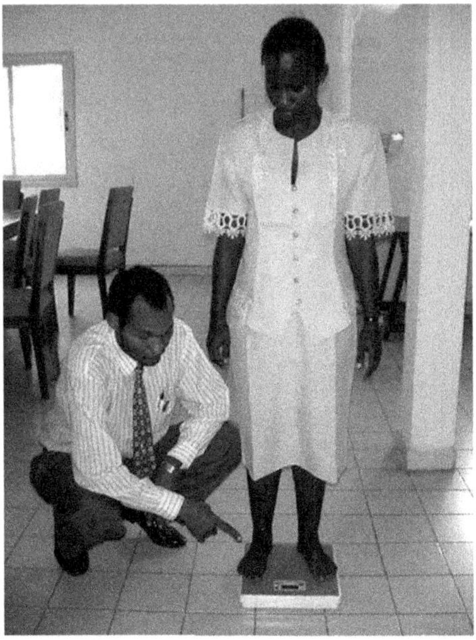

Image 6 : Pesée d'adulte

3) **Opérateur** : avec l'aide de la mère, décider si l'enfant sera pesé seul ou avec sa mère. Tous les enfants de moins de deux ans et ceux de deux et plus agités seront systématiquement pesés avec leurs mères. Aussi, tous les enfants de deux ans et plus, non agité, pouvant se tenir sur la balance sans aide, seront pesés seuls.

4) **Opérateur** : Lorsqu'il est décidé de peser l'enfant avec sa mère, le processus de prise de poids est le suivant :
Mettre la femme sur la balance, sans chaussures, il apparaît immédiatement aux deux angles du cadran de lecture de façon alternée le chiffre 0.00.

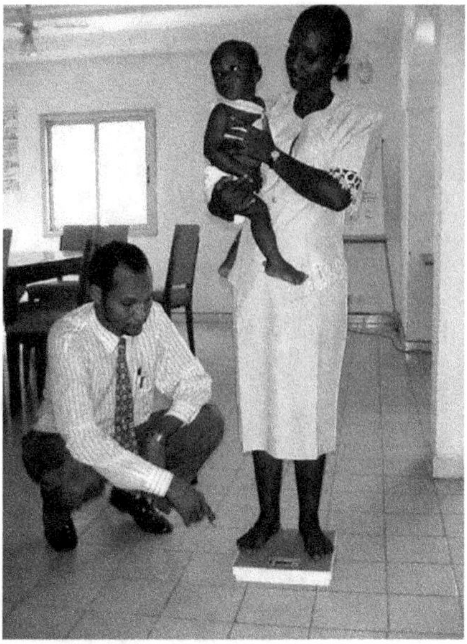

Image 7 : Pesée d'un nourrisson

Quelques secondes après, le poids apparaît de façon claire en kilogramme sur le cadran : Exemple : 67,8 kg. Ce poids n'est pas nécessaire, si la femme n'est pas retenue pour l'enquête. Ensuite, l'opérateur passe la main sur la cellule photosensible, tout en gardant la femme sur la balance, il apparaît dans un des angles de la balance, l'image d'une mère avec son bébé dans les bras et dans l'autre coin du cadran : 0.0, indiquant que le poids de la femme est effacé de la mémoire de la balance et que celle-ci est prête pour une nouvelle mesure du poids du bébé. Pour cela, on donne l'enfant à la mère toujours arrêtée sur la balance et, en quelques secondes, le poids de l'enfant qu'elle tient apparaît sur le cadran de lecture. Le lire, accroupi à côté de la balance. La pesée d'au moins sept autres enfants pourrait se faire, en gardant toujours la femme sur la balance. Après chaque pesée, la mémoire de la balance est remise à zéro, en passant tout simplement la main sur la cellule photosensible.

NB : Lorsqu'il y a erreur de manipulation, la balance affiche **E0.2** qui indique une erreur. Dans de telles situations qui arrivent fréquemment, il faut passer plusieurs fois la main sur la cellule photosensible et attendre que cette inscription disparaisse avant de reprendre la mesure. Cette erreur apparaît lorsque l'on ne respecte pas le temps nécessaire pour les différentes étapes de la mesure. Exemple : en début de séance, après affichage de femme avec bébé et 188.8, lorsqu'on n'attend pas la disparition de cette inscription et l'affichage de 0.0 pour mettre le sujet sur la balance, cette inscription d'erreur apparaît dans le cadran de lecture.

Technique de prise de la taille en position debout et couchée

Prise de la taille en position couchée

La toise de Shorr (partie A) est mise en position couchée. L'enfant de moins de 2 ans, ne pouvant pas se tenir débout, se couche sur la toise (partie A de la toise).
Un opérateur, situé du côté de sa tête, le tient délicatement de manière à coincer sa tête contre le plancher de la toise. Un deuxième opérateur tient l'enfant par les genoux pour éviter qu'il ne les plie et fait glisser ensuite lentement le curseur vers la plante des pieds de l'enfant de façon perpendiculaire au plan horizontal de la toise. Le curseur bien plaqué contre la plante des pieds de l'enfant indique un chiffre que le deuxième opérateur doit lire à haute voix, afin que le troisième opérateur chargé de l'enregistrement l'inscrive en le répétant sur sa fiche.

Prise de la taille en position debout

La toise est mise en position verticale sur une surface bien horizontale, plaquée contre un mur ou un tronc d'arbre pour éviter que l'enfant ne bascule en arrière et tombe lors de l'opération de pesée.
La partie B de la toise est montée sur la partie A afin de permettre la prise de la taille de l'enfant jusqu'à 6 ans. Pour les adultes, la partie C sera montée en plus sur la partie B.
L'enfant monte sur la toise verticale, sans chaussures, un opérateur se tient à genou à droite à ses côtés pour tenir ses genoux droits et vérifier qu'il ne soulève pas ses talons afin d'augmenter artificiellement sa taille. Un second opérateur se tient également à gauche à demi-accroupi pour tenir sa tête bien droite de manière à ce que l'axe nez–oreille fasse un angle de 90 °C (plan de Frankfort).

L'opérateur fait coulisser le curseur sur sa voûte crânienne et lit le chiffre indiqué qu'il prononce à haute voix pour que le troisième opérateur l'inscrive sur sa fiche en prenant soin de le répéter pour éviter toute fausse inscription.

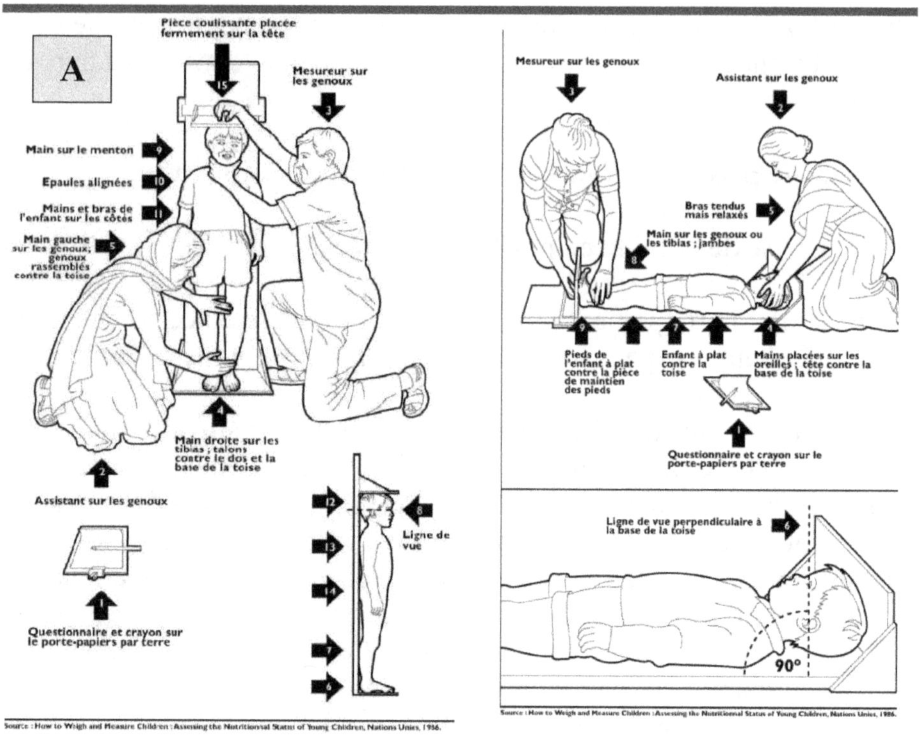

Source : OMS, 2004 (28)

Image 8 : Technique de mensuration de la taille de l'enfant de plus de 2 ans en position (A) et celle de l'enfant de moins de 2 ans en position couchée (B)

Le Périmètre brachial (PB) ou bracelet de Shakir

Instrument de mesure et technique de mesure

Il existe deux types de bracelets de Shakir, celui des enfants qui est coloré en vert pour indiquer un état nutritionnel satisfaisant, en jaune pour le risque de malnutrition et le rouge.

Pour exprimer un état de malnutrition. Le bracelet de Shakir de l'adulte n'est pas coloré.

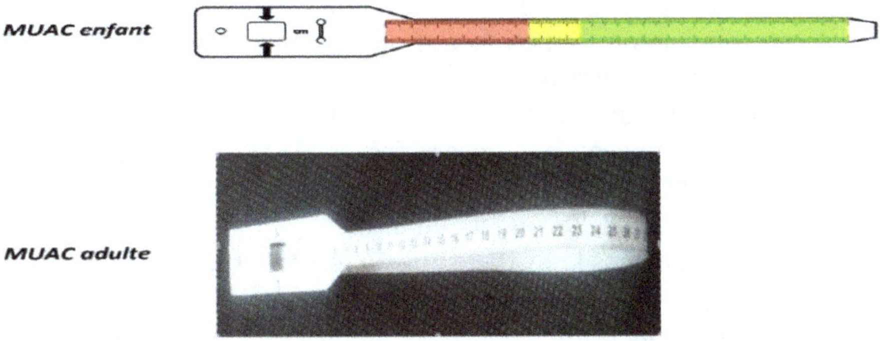

Source : OMS, 2004 (30)

Image 9 : Bracelets de Shakir enfant et adulte pour la prise du périmètre brachial

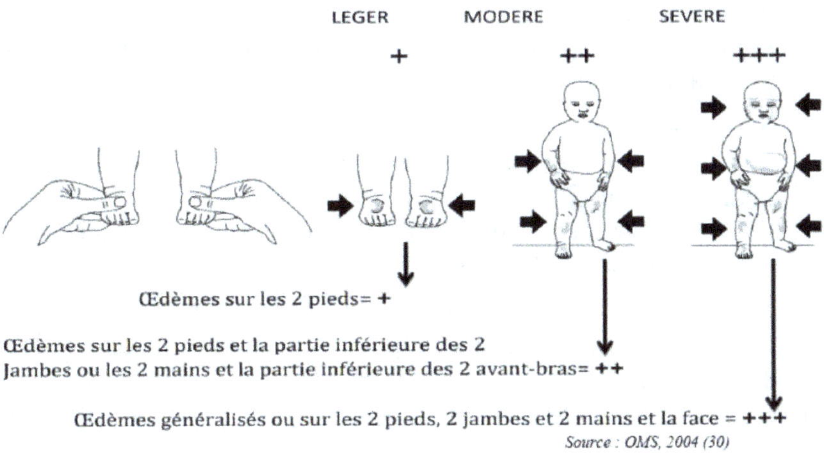

Image 10 : Zones de localisation des œdèmes nutritionnelles selon leur degré de gravité.

Références

1. FAO, FIDA, UNICEF, PAM, OMS, 2019, L'état de la sécurité alimentaire et de la nutrition dans le monde, se prémunir contre les ralentissements et les fléchissements économiques.
2. FAO, Les systèmes alimentaires au niveau mondial, 2020
3. FAO, FIDA, UNICEF, PAM, OMS, L'état de la sécurité alimentaire et de la nutrition dans le monde. Urbanisation, transformation des systèmes agroalimentaires et accès à une alimentation saine le long du continuum rural-urbain, 2023, 343 p.

4. Dupont V., 2005, Peri-urban dynamics : population, habitat and environment on the peripheries of large Indian metropolises – An Introduction. Peri-urban dynamics : population, habitat and environment on the peripheries of large Indian metropolises. A review of concepts and general issues. CSH occasional paper No 14. New Delhi, Centre de sciences humaines.
5. Munro G., 2022, Secondary cities are vital for Africa's future and their citizens know best how to improve them, dans : Forum économique mondial [consulté le 10 mai 2023] in *www.weforum.org/agenda/2022/06/africasecondary-cities-infrastructure.*
6. Centre for Liveable Cities, Singapour, 2014, Hawker Centres, Urban Solutions (4): 42-48. *In www.clc.gov.sg/docs/ default-source/urban-solutions/urb-sol-iss-4-pdfs/casestudy-singapore-hawker-centres.pdf.*
7. Schlienger J.-L., 2014, Nutrition clinique pratique chez l'adulte et l'enfant, *Elsevier-Masson*, 2e édition, p. 91-103.
8. SAP, CSA, FAO, UNICEF, PAM, Enquête nationale sur la sécurité alimentaire et nutritionnelle (ENSAN, Mali), septembre 2022 et janvier 2023, 98 p ;
9. MSDS, Protection Cluster Mali, Rapport sur les mouvements de population, septembre 2022, 3 p.
10. MEF, INSAT, BCR, Cinquième recensement général de la population et de l'habitat, rapport préliminaire, résultats globaux du RGPH5, novembre 2023, 55 p.
11. MSHP, CNN, Plan d'action multisectoriel de Nutrition 2021-2025, Mali, novembre 2021, 36 p.
12. CSA, Politique nationale de sécurité alimentaire et nutritionnelle, Plan d'action 2019-2028, mai 2019, 53 p.
13. INSAT, FAO, PNUD, Rapport sur l'état de la sécurité alimentaire au Mali à partir des données sur la consommation alimentaire de l'enquête harmonisée sur les conditions de vie des ménages (EHCVM, 2021), décembre 2023, 33 p.
14. CPS/SS-DS-PF, INSAT, Septième enquête démographique et de santé (EDSM-VII), 2023-2024, Rapport des indicateurs clés, juin 2024, 63 p.
15. Thompson FE, Byers T, Dietary Assessment Resource Manual, *J. Nutr.*, 1994, 124,2245S-2317S.
16. Ingrid H. E., Rutishauser. Dietary Intake Measurements, *Public Health nutrition*, octobre 2005, 8 (7A), p. 1100-1107.

17. Guigoz Y., Vellas B., and al., Facts and Research in Gerontology, Nestlé Ltd/Clintec, 1994, supp. 2
18. Tucker K. L., Assessment of Usual Dietary Intake in Population Studies of Genediet Interaction, *Nutr. Metab. Cardiovasc. Dis.*, 2007, 17, 74-81
19. Anne Swindale, Paula Bilinsky, Score de diversité alimentaire des ménages pour assurer la mesure de l'accès alimentaire des ménages, guide d'indicateurs, Version 2, 2006, USAID, 13 p.
20. Paula Bilinsky, Anne Swindale, Mois d'approvisionnement alimentaire adéquat (MAHFP) pour la mesure de l'accès alimentaire des ménages, guide d'indicateurs, version 4, FANTA, USAID, juin 2010, 5 p.
21. Johnson R. K., Driscoll P., Goran M. I., Comparison of multiple-pass 24-hour recall estimates of energy intake with total energy expenditure determined by the doubly labeled water method in young children, *J. Am. Diet. Assoc.*, 1996, 96, 1140-1144
22. Rutishauser I. H. E., Dietary Intake Measurements, *Public Health Nutr.*, 2005, 8, 1100-1107.
23. Cade J., Thompson R., Burley V., Warm D., Development, Validation and Utilization of Food-Frequency Questionnaires – a Review, *Public Health Nutr.*, 2002, 5, 567-587.
24. Romon M., Évaluation de l'apport alimentaire, in *Traité de nutrition clinique* ; A. Basdevant, M. Laville, E. Lerebours, *Médicine/sciences*, Flammarion, Paris, 2001, 109-120.
25. Beaton G. H., Approaches to Analysis of Dietary Data : Relationship between Planned Analyses and Choice of Methodology, *Am. J. Clin. Nutr.*, 1994, 59, 253S-261S.
26. Kaaks R., Ferrari P., Ciampi A., Plummer M., Riboli E., Uses and Limitations of Statistical Accounting for Random Error Correlations, in the Validation of Dietary Questionnaire Assessments, *Public Health Nutr.*, 2002, 5, 969-976.
27. Collège des enseignants de nutrition méthodologie des enquêtes alimentaires, année universitaire 2010-2011, 27 p.
28. OMS : Cours de formation à la prise en charge de la malnutrition aiguë sévère en milieu hospitalier, 2004.
29. Cruson E., Romon M., Méthodes des enquêtes alimentaires, dossier enseignant, *Cahier de Nutrition et de diététique*, 2007, 42(5), p. 276-282.
30. Olivier Bouillanne, Gilles Morineau, Claire Dupont, Isabelle Coulombel et al, GNRI ou Geriatric Nutritional Risk

Index: a new index for evaluating at-risk elderly medical patients, American Journal of Clinical Nutrition, 2005, 82: 777-83.
31. Guigoz Y, Vellas B, Garry PJ, Albarede JL. Mini Nutritional Assessment. A practical assessment tool for grading the nutritional state of elderly patients. Facts Res Gerontol 1994, 4: 15-59.
32. Joël Belmin, Philippe Chassagne et Patrick Friocourt, Gériatrie pour le praticien, 4e édition, 2023, Elsevier Masson SAS.

CHAPITRE II :

NUTRITION DES GROUPES VULNÉRABLES

NUTRITION DES GROUPES VULNÉRABLES

Rappel des besoins nutritionnels

Les besoins nutritionnels pour un individu en bonne santé correspondent à l'apport en un nutriment ou en énergie définis comme la quantité de ce nutriment ou d'énergie nécessaire pour assurer l'entretien (ou maintenance), le fonctionnement métabolique et physiologique d'un individu en bonne santé (homéostasie), comprenant les besoins liés à l'activité physique et au maintien du métabolisme de base incluant la thermorégulation.

Les besoins nutritionnels doivent répondre à quatre critères : i) permettre la construction, l'entretien et la réparation de l'organisme ; ii) assurer la protection contre les agressions externes (ex. : radicaux libres, grandes chaleurs, grands froids…) ; iii) assurer l'apport d'énergie et hydratation (très important par rapport à d'autres besoins nutritionnels) ; iv) couvrir la notion de plaisir lié à l'alimentation qui varie selon les communautés et les différentes sociétés (1). À ces besoins de base s'ajoutent les besoins supplémentaires nécessaires pendant certaines périodes de la vie caractérisées par des circonstances physiologiques particulières (croissance, gestation, lactation et vieillissement) ou encore lors de stress ou certaines pathologies (1).

Les besoins nutritionnels nets expriment une quantité de nutriment utilisée au niveau des tissus, après absorption intestinale. Ils comportent également la constitution et le maintien des réserves. En fait, quand un aliment est ingéré, il y a libération de nutriments qui doivent être absorbés au niveau de l'intestin. Une fraction seulement va être absorbée, sous l'influence de facteurs individuels, en assurant la biodisponibilité des nutriments (1).

La réserve permet de faire face à l'irrégularité de l'apport alimentaire et à une augmentation provisoire des besoins dans certaines situations physiologiques et pathologiques. La réserve idéale devrait être facilement mobilisable et ne pas avoir de conséquence néfaste pour l'organisme. Les besoins nutritionnels expriment une quantité de nutriment ou d'énergie qui doit être ingérée pour couvrir les besoins nets en tenant compte de la quantité réellement absorbée (1). Cette absorption est très variable selon les individus, selon les nutriments, et selon la

nature du régime alimentaire (le fer de la viande est mieux résorbé que celui des épinards). L'organisme dispose d'une réserve assez large des différents nutriments (1). S'il y a déficiences, des mécanismes d'adaptation se mettent vite en route. Si les réserves sont élevées, le déficit ne se verra pas tout de suite. Il est impossible de couvrir l'ensemble des besoins journaliers. On estime qu'il faut 21 jours pour couvrir l'ensemble de ces besoins nutritionnels si l'alimentation est équilibrée et ceci est possible grâce aux réserves (1).
Les besoins nutritionnels varient selon l'âge, le sexe, l'activité physique, l'état physiologique (allaitement, grossesse, vieillissement) et la pathologie associée (maladies chroniques non transmissibles et transmissibles…).

Alimentation du nourrisson et du jeune enfant

Contexte :
Dans le monde, près de 45 % des enfants âgés de 6 mois à 2 ans ne mangent ni fruits ni légumes (2). Près de 60 % ne mangent pas d'œufs, de produits laitiers, de poisson ou de viande (2). Près de deux enfants sur trois, âgés de 6 mois à 2 ans ne sont pas nourris avec des aliments qui répondent aux besoins de leur organisme et de leur cerveau en croissance rapide (2,3). Cela les expose à un risque de mauvais développement cérébral, de difficultés d'apprentissage, de faible immunité, d'accroissement des risques d'infections et, dans de nombreux cas, à un risque de décès. Les mauvaises habitudes alimentaires commencent dès les premiers jours de la vie d'un enfant. Bien que, par exemple, l'allaitement maternel puisse sauver des vies, seuls 42 % des enfants de moins de six mois sont nourris exclusivement au sein et un nombre croissant d'enfants sont nourris au lait maternisé (4). Les ventes de lait maternisé ont augmenté de 72 % entre 2008 et 2013 dans les pays à revenu intermédiaire principalement en raison d'un marketing inapproprié et de l'insuffisance des politiques et programmes visant à protéger, promouvoir et soutenir l'allaitement (3,4). Vers l'âge de 6 mois, quand les enfants commencent à passer à des aliments mous ou solides, un trop grand nombre d'entre eux reçoivent alors un régime alimentaire inadapté.
Les nourrissons et les enfants ont tous droit à une bonne nutrition conformément aux dispositions de la Convention des Nations Unies relative aux droits de l'enfant. La dénutrition intervient pour 45 % dans la charge de morbidité enregistrée chez les enfants de moins de 5 ans (5).

Parmi les enfants âgés de moins de 5 ans, 52 millions souffrent d'émaciation, 17 millions souffrent d'émaciation sévère et 155 millions présentent un retard de croissance, alors que 41 millions sont en surpoids ou obèses (5). Près de 40 % environ des nourrissons de 0 à 6 mois sont exclusivement nourris au sein. Plus de 820 000 vies d'enfants de moins de 5 ans pourraient être sauvées chaque année si tous les enfants de 0 à 23 mois étaient nourris au sein de manière optimale (5). L'allaitement maternel améliore le QI, la fréquentation scolaire et est associé à un revenu plus élevé dans la vie adulte (5). Améliorer le développement de l'enfant et réduire les coûts de la santé grâce à l'allaitement génère des gains économiques pour les familles et au niveau national.
On estime à 2,7 millions le nombre annuel des décès d'enfants imputables à la sous-nutrition, soit 45 % de tous les décès d'enfants (4). L'alimentation du nourrisson et du jeune enfant est un domaine primordial pour améliorer la survie des enfants et promouvoir une croissance et un développement sains (5). Les deux premières années de vie d'un enfant sont particulièrement importantes, car une nutrition optimale pendant cette période aura pour effet de réduire le taux de morbidité et de mortalité, ainsi que le risque de maladies chroniques, et de contribuer à un meilleur développement général (5).

Alimentation du nouveau-né et du nourrisson

L'allaitement maternel, plus que toute autre mesure, est l'intervention la plus rentable pour améliorer la survie de l'enfant. On estime que l'élargissement de l'allaitement maternel à un niveau quasi universel pourrait éviter 823 000 décès annuels, soit 13 % de tous les décès d'enfants de moins de 24 mois. De plus, l'allaitement maternel évite près de 20 000 décès annuels dus au cancer du sein (6). Un allaitement maternel sous-optimal entraîne un risque accru de mortalité au cours des deux premières années de vie. Les nourrissons non allaités sont 14 fois plus susceptibles de mourir d'une pneumonie et 10 fois plus susceptibles de mourir de diarrhée que les enfants allaités (6). L'allaitement optimal est tellement déterminant qu'il pourrait sauver chaque année la vie de 820 000 enfants de moins de 5 ans.
L'allaitement optimal corresponde à :

- l'allaitement précoce dans l'heure qui suit la naissance ;
- l'allaitement exclusif au sein pendant les 6 premiers mois de la vie et ;
- l'introduction, à l'âge de 6 mois, d'aliments de complément (solides) sains et satisfaisants sous l'angle nutritionnel,

parallèlement à la poursuite de l'allaitement jusqu'à l'âge de 2 ans et au-delà.

Cependant, bon nombre de nourrissons et d'enfants ne bénéficient pas d'une alimentation optimale. Par exemple, de 2007 à 2014, on a constaté qu'en moyenne, seuls 36 % environ des nourrissons de 0 à 6 mois sont exclusivement nourris au sein dans le monde (6).

Les mères et les familles doivent être soutenues pour que leurs enfants bénéficient d'un allaitement optimal. Les actions qui aident à protéger, promouvoir et encourager l'allaitement au sein comprennent notamment :

- L'adoption de politiques telles que la Convention n°183 de l'Organisation internationale du Travail sur la protection de la maternité et sa recommandation n°191, qui complète la convention en proposant une prolongation du congé de maternité et en augmentant les prestations versées (4) ;
- Le Code international de commercialisation des substituts du lait maternel et les résolutions pertinentes ultérieures de l'Assemblée mondiale de la santé (4) ;
- La mise en œuvre des *Dix étapes de l'allaitement réussi*, énoncées dans l'Initiative des hôpitaux « amis des bébés » à savoir (4) :
    - Placer l'enfant contre la peau de la mère immédiatement après la naissance et mettre en place l'allaitement au sein dans l'heure qui suit ;
    - Encourager l'allaitement à la demande (c'est-à-dire aussi souvent que le souhaite l'enfant, jour et nuit) ;
    - Laisser les mères et les bébés ensemble 24 heures sur 24 (cohabitation) ;
    - Ne pas donner aux bébés à manger ou à boire autre chose que le lait maternel, pas même de l'eau, sauf recommandation médicale ;
- La mise en place de services de santé prodiguant des conseils sur l'alimentation du nourrisson et du jeune enfant à l'occasion de toutes les consultations avec les soignants et les jeunes enfants, par exemple lors des soins prénatals et post-partum, des consultations de routine et en cas de maladie, et des vaccinations (4) ;
- L'appui communautaire qui comporte des groupes d'entraide des mères ainsi que des activités d'éducation sanitaire et de promotion de la santé se déroulant en milieu communautaire (4).

Les pratiques d'allaitement sont très sensibles aux interventions de soutien et il est possible d'améliorer la prévalence de l'allaitement exclusif et continu en quelques années.
L'alimentation des premières semaines de vie joue un rôle dans l'apparition de phénomènes pathologiques chez l'enfant et l'adulte. L'allaitement doit être recommandé en première intention chez le nouveau-né puis le nourrisson. Plusieurs études épidémiologiques sont en faveur d'un effet protecteur de l'allaitement sur les infections digestives ou respiratoires dans la première enfance, sur des manifestations allergiques sous réserve qu'il soit exclusif et prolongé au moins de six mois et enfin sur l'apparition d'obésité, de diabète de type 1 chez l'enfant et de maladies cardiovasculaires chez l'adulte. Les contre-indications de l'allaitement sont exceptionnelles (7). En cas de refus ou d'impossibilité d'allaitement, les formules pour nourrisson à base de lait de vache dont la composition est régie par des recommandations et des directives doivent être données jusqu'à l'âge d'un an. Le lait de vache entier ou demi-écrémé ne doit jamais être utilisé avant l'âge d'un an. Les laits hypoallergéniques ou formules de soja n'ont pas leur place dans l'alimentation du nourrisson normal. La diversification alimentaire doit débuter après l'âge de cinq mois (7).
Les besoins nutritionnels du nouveau-né, du nourrisson et de l'enfant en bas âge avant trois ans ont fait l'objet de nombreux travaux depuis 30 ans et de recommandations de l'OMS. Ils privilégient l'alimentation au sein avant six mois. Si l'allaitement n'est pas voulu ou possible, des préparations lactées dont les conditions de réalisation et d'emploi sont soumises à des recommandations européennes et françaises en fonction de l'âge, sont disponibles et doivent être utilisées. Il existe actuellement une pléthore de l'offre commerciale. Une clarification est nécessaire s'appuyant sur une diététique basée sur des preuves.
Des données s'accumulent pour montrer que des événements métaboliques survenant au cours des premières semaines de la vie exercent d'importants effets de modulation de la santé au cours de la vie ultérieure (8), concept qualifié par les Anglo-Saxons de « programming » que l'on pourrait traduire par empreinte métabolique en français. Les concentrations de certains métabolites ou l'absence de certains nutriments au cours des périodes critiques du développement que représentent les premières semaines de vie, entraînent un risque de maladies chez l'enfant et ensuite chez l'adulte (8, 7).

Besoins nutritionnels du nourrisson
Ils peuvent être évalués soit de façon empirique soit de façon expérimentale (quantité variable d'un nutriment et étude des résultats sur la croissance) soit de façon factorielle en faisant la somme des besoins (9,10).
Des moyens d'exploration existent à cet âge de la vie : bilan métabolique (étude des entrées et sorties), suivi d'une molécule marquée stable telle que l'eau, une protéine, un lipide ou un minéral, étude de la composition corporelle par différentes méthodes dont l'absorptiométrie biphotonique en fonction de l'alimentation, calorimétrie indirecte permettant de mesurer les dépenses énergétiques en fonction des apports.
La croissance est très importante de zéro à trois ans. Le poids est multiplié par quatre (3 500 à 12 000 g), la taille par deux (50 cm à 95 cm) et la masse osseuse par quatre (30 g à 120 g).
Les besoins nutritionnels sont exprimés par kilogramme de poids et par jour et permettent de proposer des apports nutritionnels conseillés (ANC révisés en France en 2001).
L'apport protéique doit être de :

- 2 g/kg par jusqu'à 3 mois ;
- 1,5 g/kg par jour de 3 jusqu'à 6 mois ;
- 1 g/kg par jour après l'âge d'un an.

Les protéines doivent représenter 9 à 10 % de l'apport énergétique total ingéré. Le coefficient d'utilisation digestive, la teneur en acides aminés et la nature des protéines doivent être pris en compte. Certaines protéines du lait de femme ne sont pas disponibles pour la croissance telles les immunoglobulines qui ne sont pas absorbées. L'efficacité des protéines du lait (lait de femme ou lait de vache) est de l'ordre de 90 % alors qu'elle n'est que de 70 % pour d'autres protéines alimentaires (viande ou poisson). Les protéines lactées animales permettent de couvrir tous les besoins en acides aminés essentiels. La taurine mérite toutefois une attention particulière en cas d'alimentation artificielle (10,11).
L'apport énergétique est fonction de l'âge ; il est assuré par les lipides (40 à 50 %) et par les glucides (40 %). Il doit couvrir la dépense énergétique de repos, la thermorégulation et assurer le coût énergétique de la croissance et du métabolisme des nutriments (turnover des nutriments). En particulier, l'apport énergétique doit être augmenté en cas d'augmentation de l'apport protéique.
Compte tenu de la croissance rapide pendant la première année, l'exigence énergétique est importante et représente 25 % des ingesta

énergétiques qui sont de 100 kcal/kg par jour jusqu'à l'âge d'un an, puis diminuent après la première année (11).
Les besoins en calcium, phosphore, magnésium et oligoéléments sont maintenant bien connus en fonction de l'âge. Il en est de même pour les vitamines.
Ces besoins nutritionnels sont assurés essentiellement par le lait de femme ou par les préparations lactées et après l'âge d'un an par le lait de croissance. Le lait par sa richesse en protéines, lipides et minéraux sous un faible volume peut couvrir soit seul (jusqu'à six mois) soit en association avec d'autres nutriments les besoins nutritionnels quotidiens, assurer une croissance et un développement cérébral normaux, une minéralisation osseuse adéquate.

Le lait de femme

Le lait de femme (LF), de tous les laits de mammifères, a la teneur la plus élevée en lactose et la plus basse en protéines et en caséines. Tout à fait particulière est la présence de cellules en nombre important (macrophages, leucocytes) et immunoglobulines protégeant le nourrisson des infections bactériennes et virales en assurant ainsi sa spécificité.
Les connaissances concernant la composition du lait de femme se sont largement complétées au cours des dernières années (8) (Sable BL, 1993). Sur le plan nutritionnel, aux données déjà connues concernant les protéines et leur répartition, les lipides ou le lactose, les minéraux sont venus s'ajouter. Celles intéressant de façon plus précise les acides gras essentiels, *acide linoléique, acide alpha linoléique*, mais aussi *acide arachidonique et docosahexaénoïque* avec la mise en évidence de leur rôle dans le développement cérébral, de la vision et du développement psychomoteur permettant ainsi de souligner le privilège des nouveau-nés et nourrissons allaités.
La faible minéralisation du lait de femme et sa richesse en vitamines E et C, en folates et en vitamine B12 comme celle en oligoéléments, hormis le fer avec une biodisponibilité inégalée renforcent l'importance nutritionnelle du lait de femme. Tous ces éléments sont en outre adaptés à l'immaturité digestive, enzymatique et surtout rénale des premiers mois de vie du nouveau-né. À ceci s'ajoute le rôle du lait de femme dans la prévention des infections intestinales et respiratoires. En effet, sont présentes d'une part des cellules vivantes, monocytes, macrophages et lymphocytes ; d'autre part des immunoglobulines IgAs, lysozyme, lactoferrine, nucléotides, cytokines et oligosaccharides (plus de 45

connus à ce jour) qui sont en termes de concentration les troisièmes composants du lait de femme, c'est-à-dire 8 à 10 g/l (11).
L'ensemble de ces éléments intervient de façon démontrée dans la prévention contre les agressions virales et bactériennes. En complément, mais ceci est plus discuté, l'allaitement maternel pourrait avoir un rôle de prévention contre certaines manifestations allergiques, intolérance aux protéines du lait de vache surtout, manifestations cutanées et respiratoires plus partiellement (11).
Dans le lait de femme recommandé à tous les nouveau-nés et nourrissons par l'OMS et les pédiatres, seuls manquent pour le nouveau-né à terme la vitamine D dans les pays non tempérés et, à moindre degré, la vitamine A et la vitamine K (11). Néanmoins, trois types de risque doivent être soulignés :

- le passage des virus, hépatite B ou Sida, ce qui pose un difficile problème dans les pays en voie de développement ;
- le passage des médicaments reçus par la mère ;
- le passage des toxiques, tels que nicotine, alcool, drogues et dioxine.

Ceci ne correspond qu'à un nombre limité de situations, comme d'ailleurs les rares anomalies métaboliques du nouveau-né du type galactosémie congénitale ou déficit enzymatique du cycle de l'urée qui interdisent ce mode d'alimentation.
Les déficits comme la citrullinémie, l'acidurie arginino-succinique et l'argininémie ne sont pas concernées, car la faible teneur en protéines et l'excellent équilibre des acides aminés du lait de femme devraient pouvoir utiliser un certain apport de lait de femme (LF) comme on le fait dans la phénylcétonurie (11).
Il faut rappeler les recommandations de l'OMS : les avantages multiples et complémentaires ne sont observés de façon complète que si l'allaitement maternel est exclusif et prolongé au moins de six mois. Ce choix est renforcé dans son intérêt, par son rôle dans le développement sensoriel et intellectuel (12,13), dans la prévention de la mort subite du nourrisson mais aussi dans celui de prévention contre les risques ultérieurs d'obésité. Ces pathologies en évolution exponentielle en France depuis vingt ans, de certains diabètes et des maladies cardiovasculaires chez l'adulte et dans la prévention des affections digestives et respiratoires dans les premiers mois de vie, dans la diminution du risque d'eczéma à court et à long terme (12,13). Les avantages à moyen et long terme du lait maternel sont multiples.

Allergie et allaitement maternel : L'allaitement maternel n'exerce pas un effet protecteur absolu contre l'apparition de manifestations allergiques chez les enfants à risque (père ou mère ou fratrie allergique). Une méta-analyse montre qu'un allaitement au sein de trois mois réduit le risque d'asthme entre l'âge de deux et cinq ans ; une autre méta-analyse montre une diminution du risque de dermatite atopique chez l'enfant à risque. Mais aucun effet n'est observé en l'absence d'antécédents familiaux d'allergie (14).
L'allaitement maternel doit être recommandé en première intention chez le nourrisson à risque, son rôle protecteur vis-à-vis des manifestations allergiques s'exerce sous réserve qu'il soit prolongé au moins quatre mois et, idéalement, six mois (15).
De nombreuses études ont suggéré le bénéfice pour le développement neurologique et psychomoteur de l'enfant (plus de dix-huit publications prospectives à ce jour (15). Anderson a montré dans une méta-analyse que le développement cognitif est meilleur dans le groupe allaité que dans le groupe recevant une préparation pour nourrisson. Des études récentes au Danemark et en Nouvelle-Zélande ont confirmé ces données (13). L'étude de Vestergaard en 1999 (16) a rapporté sur un groupe de 1 656 nouveau-nés un bénéfice clair de l'allaitement sur la motricité et sur le début du langage. De même, Norwood L. T. en 2006 (17) a étudié 7 à 8 ans les performances verbales et le développement intellectuel de 208 nouveau-nés de petit poids de naissance et trouve un bénéfice limité mais prolongé et significatif de l'allaitement maternel. Mais, plus récemment, Der G. en 2006 (18) met en doute l'effet du lait maternel sur le développement intellectuel.

Allaitement et obésité : Plusieurs publications et une méta-analyse montrent que l'allaitement a un rôle préventif de l'obésité chez l'enfant ; le mécanisme n'est pas connu, et plusieurs hypothèses ont été soulevées (19).

Allaitement et protection du diabète sucré : L'insuline bovine se trouve dans le lait de vache et les enfants recevant une préparation pour nourrissons ont un taux d'anticorps contre cette insuline plus élevée que chez l'enfant au sein ; celui-ci est peut-être aussi protégé par sa mère du fait que les anticorps anti-insuline passent la barrière placentaire et se trouvent dans le lait maternel. Enfin, une immunisation contre certaines protéines du lait de vache pourrait aussi déclencher une réaction auto-immune contre les cellules B des îlots de Langerhans du fait d'une séroactivité croisée alors que chez l'enfant au sein, cette immunisation n'existe pas (20).

Allaitement et maladies cardiovasculaires (21,22). Les enfants au sein ont une pression artérielle moindre à l'âge adulte que chez les enfants ayant reçu une préparation pour nourrisson. Barker dans une étude rétrospective a publié que dans une population née entre 1917 et 1931, les enfants ayant été allaités font moins de complications vasculaires après l'âge de cinquante ans. Le rôle du cholestérol élevé dans le lait de femme (15 mg/100 ml), déficient dans les préparations pour nourrissons, jouerait un rôle dans le développement hépatique des enzymes de dégradation des lipides ou des récepteurs hépatocytaires au LDL-cholestérol (Owen G, 2002). À long terme en effet des études montrent un LDL-cholestérol plus bas chez les sujets ayant été allaités au sein.
On sait que l'allaitement maternel est lié à un risque maternel réduit de cancer du sein, de cancer de l'ovaire et de diabète de type 2. Le lien entre allaitement et risque cardiovasculaire a longtemps été ignoré. Le premier article reliant la lactation à l'incidence des maladies cardiovasculaires maternelles a été publié il y a seulement quelques années, en 2008. Une équipe de recherche autrichienne a ici examiné systématiquement les preuves publiées depuis sur l'association de l'allaitement avec les résultats de risque maternel de maladie cardiovasculaire (MCV). La revue systématique et méta-analyse (niveau de preuve élevé) porte sur les données de 8 études et 1 192 700 femmes multipares (15).
Les résultats de cette étude montrent que les femmes multipares qui ont déjà allaité au cours de leur vie avaient un risque réduit (entre 11 % et 17 %) de développer une maladie cardiovasculaire (MCV), une coronaropathie, un accident vasculaire cérébral ou une MCV mortelle par rapport aux femmes multipares qui n'ont jamais allaité (16). En outre, l'analyse suggère que la durée d'allaitement influe également sur la diminution du risque. Il existe plusieurs pistes possibles sur la façon dont l'allaitement pourrait influencer les facteurs de risque cardiovasculaire et ainsi avoir un effet d'entraînement sur le développement d'événements cardiovasculaires cliniques : implication des hormones qui jouent un rôle important pendant la lactation, comme la prolactine et l'ocytocine ; l'influence de l'allaitement sur la perte de poids après la grossesse ; l'hypothèse de la réinitialisation métabolique par la lactation ; l'influence de l'allaitement sur d'autres facteurs qui augmentent le risque cardiovasculaire, comme l'hypertension ; la relation entre l'athérosclérose subclinique et la lactation (15). L'existence potentielle

d'une relation dose – effet inverse de la durée de l'allaitement et du risque cardiovasculaire a suscité une attention croissante au cours des dernières années. Les données restent insuffisantes pour couvrir toute la question, néanmoins l'étude a constaté une diminution significative du risque de maladies cardiovasculaires, coronariennes, d'accidents vasculaires cérébraux et de maladies cardiovasculaires mortelles chez la mère progressant pendant toute la durée de l'allaitement jusqu'à 12 mois. Passé ce délai, l'effet sur les cardiopathies coronariennes a semblé atteindre un plateau entre 12 et 48 mois (15).

Santé de la mère : Les suites de couches sont facilitées et les sécrétions hormonales provoquées par la mise au sein diminuent le risque d'infections du post-partum. La perte de poids et la diminution de la masse graisseuse sont plus rapides dans les six premiers mois du post-partum. Il n'y a pas de risque de décalcification, car la masse osseuse revient à la normale rapidement après le sevrage. Enfin, l'allaitement diminuerait le risque de cancer du sein et de l'ovaire (23).

Avantages psychoaffectifs : En effet l'allaitement est un corps à corps où agissent tendresse, sérénité et harmonie entre la mère et l'enfant. La maman apprend à être réceptive à son bébé et à ses émotions. Ainsi, l'allaitement favorise l'harmonie de la relation mère–nourrisson et pourrait prévenir de la maltraitance.

L'alimentation non maternelle : les formules pour nourrisson

L'alimentation non maternelle comprend les formules pour nourrisson, les formules de suite et les laits dits de croissance après l'âge d'un an, toutes à base de lait de vache. La composition des deux premières formules et leurs étiquettes ont fait l'objet de nombreuses recommandations au premier rang desquelles celles de la Société européenne de Gastroentérologie et de Nutrition (EPSGHAN) en 1977 puis en 2005, la société française de pédiatrie avec son comité de nutrition. Elle est régie par des directives européennes (1991, 1996 et 2006) par des normes mondiales *(Codex Alimentarius)*, des décrets en France en 1994, 1998 et 2008 et ont fait l'objet de recommandations de l'OMS (code d'éthique en 1990) dans leurs commercialisations et leurs étiquetages (24, 25).
Dans toute l'Europe, la composition des formules pour nourrissons est similaire. La composition de ces formules est publiée dans la littérature en particulier dans le *Journal of Pediatric Gastroenterology and*

Nutrition (JPGN) (26). Ces formules ne peuvent se substituer au lait de femme dès la naissance. Le lait de vache qui est pauvre en fer, en acides gras essentiels et riche en protéines n'a pas sa place dans l'alimentation du nourrisson jusqu'à un an. Aucune de ces préparations lactées ne peut prétendre à une supériorité nutritionnelle sur le lait de femme.
Le lait maternel est un mélange nutritif si complexe et trop différent des préparations pour nourrisson ou de suite pour qu'une des qualités présumées du lait de femme rapportées à un ingrédient qu'il contient puisse être attribuée à une préparation si celle-ci contient le même ingrédient. Il n'est pas judicieux de remplacer à partir de cinq à six mois le lait maternel ou une préparation adaptée aux nourrissons par du lait de vache ordinaire même si les mécanismes homéostatiques et physiologiques (maturation rénale et enzymatique) sont suffisamment développés à cet âge pour tolérer des concentrations de nutriments plus élevées. De plus, les besoins nutritionnels ne sont pas tous pourvus par le lait de vache entier ou demi-écrémé, même si, une alimentation diversifiée est mise en route et apporte une part significative des apports énergétiques. Les laits de suite sont enrichis en fer, acides gras essentiels, vitamine D et le rapport Ca/P (2/1) est plus adapté pour la croissance osseuse.
La teneur en protéines de ces formules lactées a fait l'objet récemment de nombreuses recommandations. Il est certain que les préparations pour nourrisson étaient trop riches en protéines comparées au lait de femme. Actuellement la concentration protéique a été diminuée à 1,2, voire 1,3 g/100 ml (27).
De même, pour les laits de suite, des arguments pour abaisser le taux des protéines avec l'idée qu'un apport protéique élevé dans la petite enfance est corrélé avec une augmentation de l'indice de masse corporelle et du tissu adipeux et sur le fait que l'obésité est moindre chez l'enfant au sein que chez l'enfant au biberon. Mais rien actuellement ne démontre toutefois qu'il y a un avantage à réduire la teneur minimale des protéines de 2,25 à 1,8 g/100 kcal et sa teneur maximale à 3 g/100 kcal après l'âge de six mois. De même, il faut souligner le caractère illogique du remplacement de la caséine au taux du lait de femme comme protéine de référence. À partir de 5 à 6 mois, les voies métaboliques sont bien développées et toute adjonction en certains aminoacides est inutile. L'adjonction d'acides gras polyinsaturés à longue chaîne dans les formules pour nourrisson paraît bénéfique (acide arachidonique et docosahexaénoïque). Lapillonne A (28) montre dans une étude prospective et randomisée conduite chez des nourrissons jusqu'à six mois

recevant le lait de femme ou une formule pour nourrisson enrichie ou non enrichie en acide arachidonique et acide docosahexaénoïques (DHA), le taux membranaire de ces deux acides gras polyinsaturés à longue chaîne chute chez les nourrissons recevant une formule normale. De même Makrides en 1996 (29) dans ces études sur des cerveaux de nourrissons décédés de mort subite observe que la teneur en docosahexaénoïques (DHA) des cellules cérébrales est abaissée chez les nourrissons recevant une formule pour nourrisson. De nombreuses études cliniques (Makrides, 1996, 2005 ; Uauy R., 2003, 2005 ; Pappilonne A., 2003) montrent l'innocuité d'un supplément en acides gras à longue chaîne, mais la concentration en DHA ne doit pas dépasser 0,3 % des acides gras totaux. Elles montrent par ailleurs un effet bénéfique des acides gras polyinsaturés (acide arachidonique et docosahexaénoïque) sur la vision, le développement sensoriel et psychomoteur de l'enfant (33, 34). L'utilisation de probiotiques (lactobacillus ou bifidus) et de prébiotiques (oligosaccharides de type FOS et GOS) diminue de façon significative l'incidence des diarrhées ; ces éléments agiraient en diminuant le pH des selles liées à une fermentation en glucides. Certains probiotiques pourraient aussi agir en facilitant l'expression des mucines intestinales permettant ainsi l'adhérence des bactéries entéropathogènes sur les cellules épithéliales intestinales (35, 32).
La multiplicité des formules pour nourrissons ne se justifie pas en l'état actuel (lait anti-régurgitation lait de confort, lait contre les coliques lait améliorant le transit, la satiété, etc.). La preuve du bénéfice découlant de leur utilisation est particulièrement difficile à apporter en nutrition infantile compte tenu du cadre sans lequel de tels essais pourraient être réalisés (comité de nutrition de la Société française de pédiatrie (SFP) (36). En l'absence d'opinion scientifiquement fondée sur la nature et l'importance de ces laits, les professionnels de santé se devraient d'être prudents quant à leur utilisation.
La diversification alimentaire ne doit pas se faire avant l'âge de six mois. Les risques d'une diversification précoce sont source de défauts d'apport calcique, en acides gras essentiels et diminution de la ration énergétique qui pourrait constituer un facteur déclenchant d'une sensibilisation aux protéines alimentaire (intolérance au gluten, allergie alimentaire provoquée ou non par les IgE…). Chez l'enfant au sein une diversification vers 2 à 3 mois pourrait contribuer à un arrêt de l'allaitement. La diversification doit être progressive en s'adaptant au goût de l'enfant en l'habituant à de nouvelles saveurs.

Les préparations hypoallergéniques (HA)

Les préparations hypoallergéniques (c'est déjà une allégation), lait hypoallergénique (HA), ont subi une hydrolyse partielle de la caséine ou des protéines solubles du lait de vache jusqu'à des peptides qui ne devraient pas dépasser un poids moléculaire de 5 000 (34). L'action parfois combinée de l'hydrolyse et du traitement thermique permet une réduction du caractère allergisant des protéines du lait de vache (34), mais la qualité de l'hydrolyse et la source protéique diffèrent d'une préparation commerciale à une autre ; aussi une conclusion clinique d'une préparation ne peut être étendue à une autre.

L'alimentation de complément (38).

Vers l'âge de 6 mois, le nourrisson commence à avoir des besoins d'énergie et de nutriments que le lait maternel ne peut plus satisfaire d'où le recours aux aliments de complément. À 6 mois environ, son développement lui permet aussi de s'alimenter autrement. Faute de complémenter son alimentation ou de le faire à mauvais escient, on risque de compromettre sa croissance. Les principes directeurs d'une alimentation de complément adaptée sont les suivants :

- Poursuivre un allaitement fréquent, à la demande, jusqu'à l'âge de 2 ans, voire plus ;
  Eêtre à l'écoute (par exemple, nourrir les tout-petits directement et aider les plus grands. Nourrir les enfants lentement et patiemment, les encourager à manger mais ne pas les forcer, leur parler et garder le contact visuel avec eux) ;
- Respecter les règles d'hygiène et manipuler correctement les aliments ;
- Commencer à 6 mois par de petites quantités et augmenter progressivement la ration alimentaire à mesure que l'enfant grandit ;
- Augmenter progressivement la consistance et la variété des aliments ;
- Augmenter la fréquence des repas : 2 à 3 repas par jour pour des nourrissons de 6 à 8 mois, et 3 à 4 repas par jour pour des nourrissons de 9 à 23 mois, avec une ou deux collations supplémentaires, au besoin ;
- Utiliser des aliments de complément enrichis ou une supplémentation en vitamine et en minéraux, le cas échéant ;
- Augmenter l'apport liquide en cas de maladie, y compris l'allaitement, et proposer des aliments mous, que l'enfant apprécie.

Alimentation du nourrisson de 0 à 5 mois

Besoins nutritionnels de l'enfant de 0 à 5 mois (8, 9)

De 0 à 5 mois, le lait est l'aliment essentiel et unique du bébé. Il suffit à couvrir ses besoins. Comme tout mammifère l'enfant a besoin de lait, de préférence du lait de sa mère. L'allaitement au sein est l'idéal, c'est la référence qui apporte tout ce dont l'enfant a besoin sur le plan nutritionnel. C'est en plus un élément de protection qui renforce le lien mère enfant. À défaut, on donne une préparation lactée pour nourrisson encore souvent connue sous le nom de lait 1er âge. Les caractéristiques de ces laits destinés à couvrir les besoins sont fixées dans les arrêtés relatifs aux aliments diététiques et de régime de l'enfance dont la définition est la suivante : *« Denrées alimentaires destinées à l'alimentation particulière des nourrissons pendant les 4 à 6 premiers mois de leur vie et répondant à elles seules aux besoins nutritionnels de cette catégorie de personnes »*. Ceci représente un apport calorique de 60 à 75 kcal/100 ml.

Le lait maternel reste le seul aliment qui puisse assurer à lui seul sans eau, la satisfaction des besoins nutritionnels du nourrisson pendant cette période. Par contre, si pour des raisons objectives quelconques qui rendent impossible l'allaitement (décès de la mère, pathologie grave des seins de la maman ou autre facteur important), le lait qui devrait être donné à l'enfant pourrait avoir la composition suivante.

Une composition devant fournir 100 kcal doit comprendre :

- protéines de lait de vache (LV) non modifiées : 2,25 à 3 g ;
- protéines de lait de vache modifiées : 1,8 à 3 g et Soja pour 2,25 à 3 g.

Il est important de noter que le lait à donner au nourrisson doit avoir une faible teneur en **sodium (< 39 mg/100 kcal)** et ne pas contenir du saccharose ni du lactose, mais plutôt enrichi en fer (8).

Il n'est pas facile de définir le besoin individuel qui est bien sûr variable d'un enfant à l'autre. La formule usuelle pour calculer la quantité de lait en ml à apporter en théorie à un nourrisson les premiers mois pour couvrir ses besoins nutritionnels correspond au **poids du bébé divisé par 10 + 200 ml/24 h** (8). Il s'agit de données théoriques, car les besoins sont variables d'un individu à l'autre et il ne faut jamais forcer un bébé bien portant à finir ses rations s'il semble rassasié. Ce sont les courbes de croissance pour le poids et la taille qui donnent la réponse au fait que l'enfant s'alimente suffisamment dans cette période de croissance très rapide.

Pour les enfants prématurés ou de petit poids de naissance, il convient de les donner des laits couvrant leurs besoins spécifiques, en particulier (8) :

- électrolytes : un peu plus de sodium (Na), de protéines non hydrolysées : 2 g/l [besoins + élevés (vitesse de croissance)] ;
- glucides : 40 à 70 % dont lactose, 30 à 60 % ;
- lipides : 5 à 40 % de TCM[2] / ÂGE et DHA[3] 10–15 mg /l ;
- vitamines : plus de vitamine E (< 35 mg/100 ml).

Enfin, pour les enfants « malades », il existe des préparations adaptées (préparation épaissie, préparation sans lactose, hydrolysat de protéines ou mélange d'acides aminés).

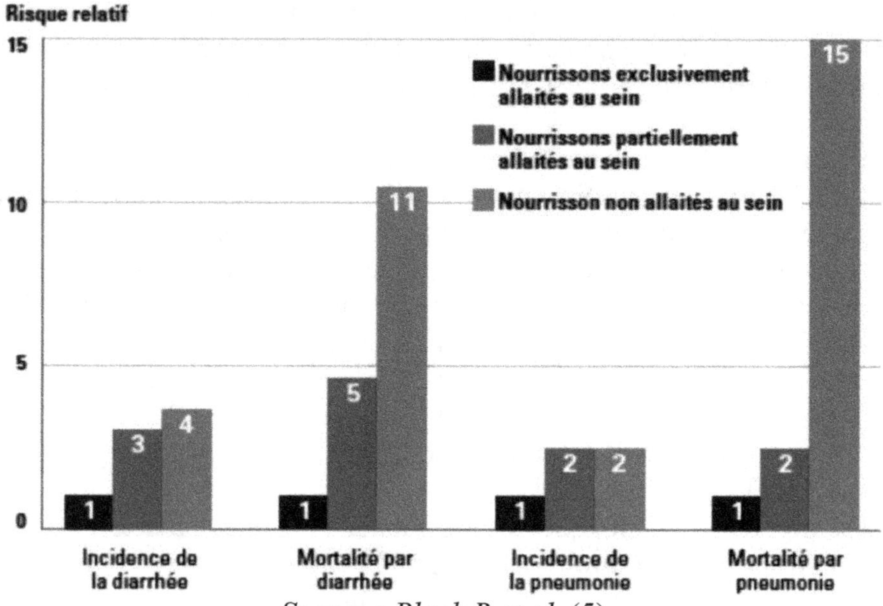

Source : Black R et al. (5)

Figure 13 : Risque de mortalité des nourrissons selon leur mode d'allaitement

Le risque de mortalité chez les nourrissons non allaités au sein est 15 fois plus élevé en cas de pneumonie et 11 fois plus en cas de diarrhée comparativement à ceux qui sont allaités au sein.

---

[2] TCM/ Triglycéride à chaîne moyenne, plus facile à digéré par le bébé à tube digestif immature.

[3] DHA : Docohexaneoïque acide, acide gras possédant de nombreuses vertus pour le développement du nourrisson.

Alimentation de l'enfant à partir de 6 mois (8, 4)
À partir de 6 mois, le bébé en plus de la poursuite de la tétée pourra recevoir de la purée de légumes, un laitage (yaourt de préférence) ou une compote de fruit. Ces deux aliments (légumes et fruits) sont les premiers aliments intéressants à introduire pour la diversification de l'alimentation du jeune enfant.

Les trois premières années de vie constituent la phase de croissance la plus importante chez l'enfant. Il multiplie son poids par 4, sa taille par 2 et son périmètre crânien augmente de 50 % pendant cette période. Le cerveau grossit de 300 à 1000 g entre 0 et 3 ans, il arrive à maturation à 3 ans, d'où l'importance de ne pas faire d'erreurs pendant cette phase de développement psychomoteur, métabolique et physique de l'enfant.
Les besoins énergétiques quotidiens varient peu les 36 premiers mois (90 à 100 kcal/kg), car l'énergie dépensée croit quand décroît l'énergie stockée (3). En effet, les besoins de croissance diminuent après les premiers mois alors que ses besoins énergétiques pour l'activité augmentent en réponse à l'augmentation des dépenses physiques.
La diversification est une étape ultérieure à partir du 6 ou 7e mois. C'est une phase d'adaptation à la maturation physiologique, qui permet, sous l'influence de facteurs environnementaux et socioculturels, d'arriver progressivement à une alimentation diversifiée. Les objectifs sont de couvrir les besoins de l'enfant jusqu'à 3 ans, d'utiliser les nouvelles capacités de l'organisme (digestives, immunes, neurosensorielles) et de découvrir et utiliser les ressources alimentaires diversifiées de l'adulte ainsi que la biodisponibilité des aliments.
Le choix de la source protidique conditionne la couverture des besoins en acides aminés d'où la notion de valeur des protéines. D'où la notion de valeur biologique dite nutritionnelle ou rapport entre l'azote retenu et l'azote absorbé.
L'azote retenu correspond à l'azote absorbé moins l'azote urinaire pendant que l'azote absorbé est égal à l'azote ingéré moins l'azote fécal.

Azote retenu = (Azote absorbé – Azote urinaire)
Azote absorbé = (Azote ingéré – Azote fécal).

La teneur en acides aminés essentiels (AaE) limitants ou l'indice chimique de la protéine est comparée à celle de la protéine de référence. Les AaE peuvent être apportés par des sources ayant des indices chimiques complémentaires.
L'apport lipidique avec la diversification passe de 50 % de la ration énergétique quotidienne avec le lait maternel, à 30 à 35 % (8). Les

besoins d'acides gras saturés et mono-insaturés, ainsi que ceux en acides gras poly-insaturés doivent également être couverts d'où l'intérêt de sources végétales et de poisson dans la diversification alimentaire de l'enfant plutôt qu'une trop grande part de végétaux d'une part ou de protides animaux d'autre part (8).
La viande apportera du fer, mais ce fer peut également être apporté par des céréales enrichies ou les laits dits 3e âge ou de croissance qui sont enrichis en fer. Les œufs ont pour avantage d'apporter beaucoup de vitamines, ils sont par contre une source importante de cholestérol, une source de protéines de très grande richesse en acides aminés (dans la qualité des acides aminés apportés). Il est conseillé de ne pas introduire de protéines potentiellement allergisantes avant l'âge d'un an. Finalement, pour s'assurer que l'on couvre les besoins nutritionnels du jeune enfant, il est utile d'avoir une alimentation diversifiée.
Dans la diversification, il faut toutefois porter une attention particulière aux risques d'excès en divers nutriments en particulier en énergie et en sodium puisque les aliments sont souvent salés. Il faut surtout faire attention dans les pratiques d'alimentation diversifiée actuelles, aux grignotages et aux apports d'aliments à haute densité énergétique (Exemple : boissons sucrées). Ils sont la source principale d'excès alimentaires conduisant à une prise de poids excessive et à un rebond d'adiposité précoce. La diversification alimentaire passe par des étapes de substitution progressive à certains composés du lait en introduisant des sucres à digestion lente, des fibres et des protéines différentes de la protéine du lait, en particulier le gluten, la plupart de ces éléments sont introduits avec les céréales.
La deuxième catégorie d'aliments à introduire est celle des aliments riches en fibres (dans les fruits et légumes). Ces fibres sont de différents types, plus ou moins digestes, responsables de fermentation, mais aussi de modification du transit puisqu'elles augmentent volume et viscosité des selles, facilitant éventuellement également la régulation des repas. L'intérêt des fibres est d'apporter également de l'eau, des minéraux, des vitamines à condition que l'on respecte certaines façons de les cuisiner.
Les fibres ont pour intérêt également de réguler la réponse glycémique, donc la faim, et de limiter l'absorption de cholestérol, mais elles peuvent limiter l'absorption du calcium, du fer, voire de certaines vitamines.
On admet qu'il faut apporter en moyenne 5 g de fibres de base + 1 g par année d'âge (8).
Par exemple à 7 ans on apportera 5 + 7, c'est-à-dire 12 g de fibres.

Alimentation du nourrisson et VIH (37, 38)
On estime à 2,7 millions le nombre annuel des décès d'enfants imputables à la sous-nutrition, soit 45 % de tous les décès d'enfants (37).
L'alimentation du nourrisson et du jeune enfant est un domaine primordial pour améliorer la survie des enfants et promouvoir une croissance et un développement sains. Les deux premières années de vie d'un enfant sont particulièrement importantes, car une nutrition optimale pendant cette période aura pour effet de réduire le taux de morbidité et de mortalité, ainsi que le risque de maladies chroniques, et de contribuer à un meilleur développement général (37, 36). L'allaitement optimal est tellement déterminant qu'il pourrait sauver chaque année la vie de 820 000 enfants de moins de 5 ans (37, 35).
L'allaitement au sein, et en particulier l'allaitement précoce et exclusif, est l'un des moyens les plus importants pour améliorer le taux de survie du nourrisson. Toutefois, le VIH peut être transmis de la mère à l'enfant pendant la grossesse, le travail ou l'accouchement, mais aussi par le lait maternel.
Les données factuelles dont on dispose concernant le VIH et l'alimentation du nourrisson montrent que l'administration de médicaments antirétroviraux (ARV) aux mères infectées par le VIH peut réduire sensiblement le risque de transmission par le lait maternel et améliorer également leur santé (37).
L'OMS recommande désormais à toutes les personnes vivant avec le VIH, y compris les femmes enceintes et les mères séropositives qui allaitent, de prendre à vie le traitement antirétroviral dès qu'elles prennent connaissance de leur statut (37, 38).
Les mères vivant dans des pays où la morbidité et la mortalité dues où la diarrhée, la pneumonie et la malnutrition sont fréquentes et où les autorités nationales préconisent l'allaitement au sein doivent nourrir exclusivement leurs enfants au sein jusqu'à l'âge de 6 mois, puis introduire les aliments de complément appropriés en continuant d'allaiter l'enfant jusqu'à son premier anniversaire.

Références

1. Alain MOURAY., Manuel de nutrition pour l'intervention humaine, CICR, janvier 2004, 720 p.
2. UNICEF, La situation des enfants dans le monde, rapport 2019.
3. FAO, Alimentation des jeunes enfants de plus de 6 mois, in https://www.fao.org/ consulté le 20 juillet 2024.

4. WHO, Alimentation du nourrisson et du jeune enfant, décembre 2023, in https://www.who.int/fr/news-room/fact-sheets/detail/ infant-and-young-child-feeding, consulté le 2 juillet 3024.
5. Black R. E., Allen L. H., Bhutta Z. A., et al., Maternal and Child Under Nutrition : Global and Regional Exposures and Health Consequences [Sous-nutrition maternelle et infantile : expositions mondiales et régionales et conséquences sur la santé], *The Lancet*, 2008, 371(9608).
6. Victora C. G., Aluisio J. D., Barros A. J. D., Franca G. V. A., Horten S. et Krasevec J., The Lancet Breastfeeding's Series Group (2016), Breastfeeding in the 21st Century: Epidemiology, Mechanism, and Lifelong Effect [L'allaitement maternel au XXe siècle : épidémiologie, mécanisme et effet à long terme], *The Lancet*, 2016(387), 475–490.
7. FOMON S. J., Requirements and Recommended Dietary Intakes of Protein during Infancy, *Pediatr. Res.*, 1991, 30, 391–5.
8. SALLÉ B. L., « Le lait de femme », In Ricour C., Ghisolfi J., Putet G., Goulet O., *Traité de nutrition pédiatrique*, 1rt éd Paris, Maloine, 1993, 373-400.
9. GHISOLFI J., RICOUR C., PUTET G., GOULET O., « Apports nutritionnels conseillés en France chez le nourrisson et l'enfant » in Ricour C., Ghisolfi J., Putet G., Goulet O., *Traité de nutrition pédiatrique*, 1re éd Paris, Maloine, 1993 : 361–371.
10. BEAUFRÈRE B., BRIEND A., GHISOLFI J., GOULET O., PUTET G., RIEU D. et al., Nourrissons, enfants et adolescents in AFSSA, CNERNA-CNRS, Apports nutritionnels conseillés pour la population française 3 éd Tec et Doc, édition Londres–Paris, New York, 2001, 255–291.
11. TURCK D., « Allaitement maternel, épidémiologie et impact sur la santé publique », Journées nationales de pédiatrie, *Progrès en pédiatrie*, 2004, p. 103–117.
12. ANDERSON J. W., JOHNSTONE B. M., REMLEY D. T., "Breast Feeding and Cognitive Development a Meta-Analysis", *Am. J. Clin. Nutr.*, 1999, *70*, 525–35.
13. VESTERGAARD M., "Duration of Breast Feeding and Developmental Milestone during the Latter Half in Infancy", *Acta. Pad.*, 1999, 88, 1927.
14. Diethelm K., Jankovic N., Moreno L. A., Huybrechts I., De Henauw S., De Vriendt T., "Food intake of European Adolescents in the Light of Different Food-Based Dietary Guidelines: Results of the HELENA (Healthy Lifestyle in Europe by Nutrition in Adolescence) Study", *Public Health Nutr.*, 2012, 15, 386–398.

15. ANDERSON J. W., JOHNSTONE B.M., REMLEY D.T., "Breast Feeding and Cognitive Development a Meta-Analysis", *Am. J. Clin. Nutr.*, 1999, 70, 525–35.
16. HORWOOD L. J., "Breast Milk Feeding and Cognitive Ability at 7-8 Years", *Arch. Dis. Child Foetal Neonatal*, 2001, 84, 23–27.
17. DER G., BATTY G., DEARY J., "Effect of Breast Feeding on Intelligence in Children: Prospective Study Sibling Pairs Analysis and Metaanalysis", *BMJ*, 2006, 333, 945–951.
18. YOUNG T. K., MARTENS P. J., TABACK S. P., SELLERS E. A. et al., "Type 2 Diabetes Mellitus in Children Prenatal and Early Infancy Risks Factors among Native Canadians", *Arch. Pediatr, Adolesc. Med.*, 2002, 156, 651–5.
19. GERSTEIN H. C., "Cow's Milk Exposure and Type 1 Diabetes Mellitus. A Critical Overview of the Clinical Literature", *Diabetes care*, 1994, 17, 13–19.
20. OWEN C. G., WHINCUP P. H., GILG J. A., COOK D. G., "Effect of Breast Feeding in Infancy on Blood Pressure in Later Life: Systematic Review and Meta-Analysis", *BMJ*, 2003, 327, 1189–95.
21. OWEN C. G., WHINCUP P. H., ODOKIK K., GILG J. A., COOK D. G., "Infant Feeding and Blood Cholesterol; Study in Adolescents and a Systematic Review", *Pediatrics*, 2002, 110, 597–608.
22. PRENTICE A. M., WHITEHEAD R. G., ROBERTS S. B., PAUL A. A., WATKINSON M., PRENTICE A. et *al.*, "Dietary Supplementation of Gambian Nursing Mothers and Lactational Performance", *Lancet*, 1980, ii: 886–888.
23. REY J., AGGET P. and KOLETZKO, "Thirty Years of the ESPGHAN Committee on Nutrition", *J. Ped. Gastr. Nutr.*, 2004, 39, 474–79.
24. « Les aliments diététiques et de régime dans l'enfance », *Journal officiel de la République française*, 1976, 5519–24.
25. Global standard for the composition of infant formulae, "Recommendations of an ESPGHAN Coordinated International Expert Group", *J. Ped. Gastr. Nutr*, 2005.
26. LAPILLONNE A. et coll., "Erythrocyte FA Composition in Term Infant Fed Human Milk or a Formula Enriched with a Low EPA Fish Oil for 4 Months", *Eur. J. of Pediatr.*, 2000, 159, 49–53.
27. « Les aliments diététiques et de régime dans l'enfance », *Journal officiel de la République française*, 1976, 5519–24.
28. MAKRIDES et coll., "Fatty Acid Composition of Brain and Retina in Breast or Formula Fed Infants", *Am. J. Clin. Nutr.*, 1994, 60, 189–194.

29. MAKRIDES et coll., "Effect of DHA Acid on Brain Composition and Neural Function Lipids", 1996, suppl. S177.
30. GIBSON G. R., ROBERFROID M. B., "Dietary Modulation of the Human Colonic Microflora: Introducing the Concept of Prebiotics", *J. Nutr.*, 1995, 125, 1401–12.
31. HUET F., LACHAMBRE E. et coll., « Évaluation d'une préparation pour nourrissons à teneur réduite en protéines et enrichie en probiotiques en relais de l'allaitement maternel », *Arch. Pediatr.*, 2006, 13, 1309–1315.
32. Comité de nutrition de la Société française de pédiatrie, « Préparations pour nourrissons et préparations de suite : pour une commercialisation et une communication, basées sur les preuves », *Arch. Pediatr.*, 2007, 14, 319–21.
33. Rollins, Nigel C., et al. "Why Invest, and What It Will Take to Improve Breastfeeding Practices?" *The Lancet*, volume 387, 491–504, http://www.thelancet.com/journals/lancet/article/PIIS0140-6736(15)01044-2/abstract.
34. Diethelm K., Jankovic N., Moreno L. A., Huybrechts I., De Henauw S., De Vriendt T., "Food Intake of European Adolescents in the Light of Different Food-Based Dietary Guidelines: Results of the HELENA (Healthy Lifestyle in Europe by Nutrition in Adolescence) Study", *Public Health Nutr* 2012, 15, 386–398.
35. Tschiderer L., Seekircher L., Kunutsor S. K., Sanne A., Peters E., Willeit P., "Breastfeeding Is Associated With a Reduced Maternal Cardiovascular Risk: Systematic Review and Meta-Analysis Involving Data From 8 Studies and 1 192 700 Parous Women", *Journal of the American Heart Association*, volume 11, number 2, in https://doi.org/10.1161/JAHA.121.022746.
36. Victora C. G. et al., "Breastfeeding in the 21st Century : Epidemiology, Mechanisms and Lifelong Effect", *The Lancet*, volume 387, 475–490, http://www.thelancet.com/journals/lancet/article/PIIS0140-6736(15)01024-7/abstract
37. WHO, « Alimentation du nourrisson et du jeune enfants », décembre 2023 in https://www.who.int/fr/news-room/fact-sheets/detail/infant-and-young-child-feeding, consulté le 2 juillet 2024.
38. "Breastfeeding Series Papers", *The Lancet*, in www.thelancet.com/series/breastfeeding.

Nutrition de l'adolescent

Les besoins nutritionnels peuvent se définir comme les apports nécessaires pour maintenir la santé, la croissance et une activité physique appropriée. Ainsi, les apports alimentaires doivent couvrir l'ensemble des besoins de base pour une population donnée. La période de l'adolescence est marquée par une croissance accélérée liée à la puberté, dans un contexte d'activités physiques souvent plus marquées (1). Ces spécificités nécessitent d'individualiser cette période de la vie dans de nombreux domaines, dont celui de la nutrition et des besoins nutritionnels, dans un contexte psychologique et comportemental parfois complexe. L'influence des pairs, la recherche d'autonomie et le rejet des contraintes familiales peuvent conduire à une déstructuration des prises alimentaires.

Plus une fourchette d'âge liée à la puberté, très variable en fonction du sexe et des individus, l'adolescence pourrait se définir comme les maturités osseuses et sexuelles, afin d'obtenir les meilleurs repères nutritionnels (2, 3). Cependant, les études privilégient les résultats par tranche d'âge, car il serait trop complexe d'aboutir à des conseils de consommation (12).

L'adolescence est une période à risque nutritionnel. Après la première année de vie, l'adolescence est la période de croissance la plus importante de toute la vie d'une personne. Les besoins nutritifs de l'adolescent augmentent de façon importante, malgré que leurs comportements alimentaires ne soient pas toujours compatibles avec ces changements. À cet âge, les besoins nutritionnels augmentent considérablement non seulement pour ce qui est des protéines, du fer, du zinc et du calcium, mais aussi pour presque tous les minéraux et les vitamines. Les adolescents peuvent donc puiser les éléments nutritifs dont ils ont besoin dans leur alimentation en augmentant la quantité des portions qu'ils consomment et en évitant de sauter des repas.

Au cours de l'enfance et de l'adolescence, la croissance et le développement imposent des besoins nutritionnels spécifiques liés notamment à une dépense énergétique particulièrement élevée par rapport avec le poids corporel (1). Toutefois, une alimentation de qualité, variée, dans des quantités adaptées, ainsi qu'une activité physique régulière, doivent suffire à assurer leur croissance et leur santé (1).

L'adolescence : une période de changement

L'adolescence constitue une période de changement important sur les plans tant physique que psychologique et social. L'enfant devient peu à peu un adulte. Il voit sa taille, son poids, sa morphologie et sa composition corporelle se modifier. Près de 50 % du poids à l'âge adulte est gagné durant l'adolescence (2). Dès les premiers signes de puberté, la croissance s'accélère généralement grâce à l'effet des hormones sexuelles qui influencent parfois différemment les besoins en éléments nutritif des filles et des garçons. Le bagage génétique et l'alimentation des jeunes influencent également fortement leur croissance. Chez les filles, la poussée de croissance a généralement lieu entre 10 et 15 ans, avec une pointe à 12 ans (5). Chez les garçons par contre, cette période survient plus tard et dure plus longtemps en s'échelonnant de 12 à 19 ans, avec une pointe vers l'âge de 14 ans (5).

Pour bien grandir, maintenir un bon état de santé et se développer, l'adolescent a besoin d'une plus grande quantité d'énergie. Comme les besoins en énergie augmentent, il n'est pas surprenant que les besoins en protéines, en glucides, en matières grasses, en vitamines et en minéraux s'accroissent aussi.

Chez les filles, l'adolescence est la période qui exige le plus d'**énergie** que toute autre, à l'exception de la grossesse et de l'allaitement. L'adolescente doit manger suffisamment pour déclencher et maintenir ses menstruations. Pour ce faire, le corps de l'adolescente doit avoir une réserve d'au moins 17 % de gras corporel (2). Le gras corporel joue un rôle important dans la production des hormones sexuelles féminines. La composition du corps des adolescentes se transforme donc naturellement et celui-ci accumule de la graisse au niveau des hanches, des fesses, des bras et de la poitrine (2). Chez les adolescentes, avec l'arrivée des menstruations, les besoins en fer augmentent considérablement (2). Le fer perdu lors des menstruations doit être compensé par une alimentation riche en fer (foie, rognons, tripes, viande, etc. (2).

Les besoins sont constants en protéines (principaux matériaux de base des muscles, des tissus et des organes vitaux) et en zinc (minéral essentiel à la production des protéines). Les os aussi croissent. Plus de 40 % de la masse squelettique adulte se forme durant la période de l'adolescence (2). Le calcium et la vitamine D jouent alors un rôle important pour aider les os à croître et à se solidifier (2).

Chez les garçons, les besoins en énergie sont encore plus grands, car leur masse musculaire prend davantage d'ampleur. Cette augmentation de la masse musculaire exige un plus grand volume sanguin et un nombre plus élevé de globules rouges, donc une consommation plus forte de protéines et de fer (2). Tout comme pour les jeunes filles, les besoins en zinc et en calcium des adolescents augmentent durant cette période (2).

Apports nutritionnels conseillés (ANC)

Apports conseillés en énergie par jour (1)

L'activité physique est une part variable mais pouvant représenter une partie importante des besoins énergétiques quotidiens (plus de 1000 kcal/j) (16). Elle dépend du type d'activité, du poids corporel, de la répétition et de la durée de l'exercice (Martin A, 2001, 6).

Les besoins énergétiques quotidiens varient beaucoup d'un adolescent à l'autre selon sa vitesse de croissance, son mode vie, son activité physique, son appétit et son propre métabolisme. L'évolution de sa taille, de son poids et son comportement alimentaire servent de guides pour repérer si ses apports répondent correctement à aux besoins.

Les apports alimentaires sont déterminés à partir :

- **Du métabolisme de base (MB)** : énergie utilisée au repos pour le fonctionnement des organes comme le tube digestif, le rein, le cerveau, le cœur et assurer la thermorégulation et la perspiration ;
- **Au niveau d'activité physique moyen (NAP)** : énergie utilisée au cours des déplacements, d'activités domestiques, professionnelles, sportives ;
- **Des dépenses énergétiques** liées à la croissance (**DEC**).

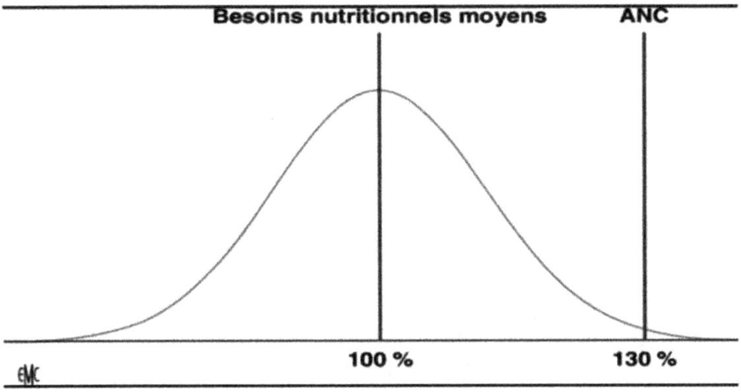

Figure 14 : Besoins nutritionnels moyens et besoins nutritionnels conseillés

Les valeurs prédictives de dépenses énergétiques ont été validées chez l'enfant et l'adolescent par le rapport FAO/OMS/UNU (Food and Agriculture Organization of the United Nations/Organisation mondiale de la santé/United Nations University) de 1985 et révisées en 2005 (7, 8). Les **équations de Schofield** sont utilisables chez l'enfant, quel que soit l'âge (9). **L'équation de Harris-Benedict** peut aussi être utilisée car validée à partir de 10 ans (10). La validité de ces équations a été plus spécifiquement étudiée chez des adolescents (11, 12). Les auteurs concluaient que les équations de Schofield pouvaient être utilisées en pratique clinique. Cependant, chez la fille, l'équation FAO/OMS/UNU paraît être plus précise (3). **L'équation d'Oxford** est plus récente mais n'est pas validée dans la population saine (13). Enfin, la formule issue des travaux de **Holliday et Segar** permet de calculer les besoins énergétiques totaux (26). Elle est largement utilisée en pratique clinique car très simple.

Le calcul (règle des 100/50/25) repose sur la formule du tableau ci-dessous.

Par exemple, un adolescent de 40 kg a des besoins estimés à (10 × 100) + (10 × 50) + (20 × 25) = 2000 kcal/j. Cette formule surestime modérément les besoins énergétiques.

Tableau 6 : Besoins énergétiques de l'enfant évalués par la formule de Holliday-Segar (13).

Poids de l'enfant (kg)	Besoins énergétiques (kcal/kg)
0 – 10	1000 = (10 × 100 = **1000**)
10 – 20	1000 + 50 = (10 × 50 = **1500**)
+ de 20	1500 + 25 = (1500 + 25) = **1525**)

Source : De LUCA A., 2019 (3)

Tableau 7 : Apports énergétiques conseillés (ANC) en énergie estimés en fonction du niveau moyen d'activité usuelle (selon l'Anses, 2001) (ex-Afssa)

Apports conseillés en énergie par jour						
Poids (kg)	**30**	**40**	**50**	**60**	**70**	**80**
Garçons	2 200 kcal	2 500 kcal	2 800 kcal	3 100 kcal	3 400 kcal	3 700 kcal
Filles	2 100 kcal	2 400 kcal	2 600 kcal	2 700 kcal	2 900 kcal	-
Apports conseillés en protéines						
Âge	**13 ans**	**14 ans**	**15 ans**	**16 ans**	**17 ans**	**18 ans**
Garçons	36 g	41 g	47 g	50 g	51 g	50 g
Filles	38 g	42 g	43 g	44 g	43 g	43 g

Source : *Alain Mourey, Manuel de nutrition et diététique, CICR, janvier 2002* (14).

Apports conseillés en macronutriments

Apport en protéines (1)

Il convient de varier les sources de protéines : poisson deux fois par semaine, limiter les poissons panés ou frits, choisir des morceaux maigres de viande (escalope de poulet, steak haché à 5 % de matière grasse, œufs sous toutes leurs formes…).

En pratique, on trouve 18 à 20 g de protéines dans :

- 100 g de viande (bœuf, porc, veau, volaille...) ;
- 100 g de poisson ;
- 2 gros œufs ;
- 3 à 4 produits laitiers : un yaourt, 30 g de camembert, un bol de lait, 125 g de fromage blanc.

Les besoins sont exprimés en protéines de qualité et de digestibilité égales à celles des protéines de l'œuf ou du lait.

Les besoins en protéines sont les suivants selon Alain Mourey (*Manuel de nutrition et diététique*, CICR, janvier 2002, 39) :

- **Adultes (Homme et Femme) :** 0,75 g/kg de poids corporel par jour ;
- **Besoins supplémentaires pour la femme enceinte** : 10 g/j, soit 10,75 g/kg par jour ;
- **Besoins supplémentaires pour la femme allaitant** :
  - ✓ les premiers six mois : 16 g/kg par jour,
  - ✓ les six mois suivants : 12 g/kg par jour ;
- **Besoins supplémentaires pour la grossesse** : 10 g/j ;
- **Besoins supplémentaires pour l'allaitement** :
  - ✓ les premiers six mois : 16 g/j,
  - ✓ les six mois suivants : 12 g/j.

Tableau 8 : Besoins caloriques journaliers chez les enfants de 4 mois à 10 ans

Tranche d'âge	**Besoins caloriques en g/kg de poids corporel/jour**
4 à 6 mois	**1,86** g/kg/j
7 à 9 mois	**1,65** g/kg/j
10 à 12 mois	**1,48** g/kg/j
13 à 18 mois	**1,26** g/kg/j
19 à 24 mois	**1,17** g/kg/j
3e année	**1,13** g/kg/j
4e année	**1 ;09** g/kg/j
5e année	**1,06** g/kg/j
6e année	**1,02** g/kg/j
7e année	**1,01** g/kg/j
8e année :	**1,01** g/kg/j
9e année	**1,01** g/kg/j
10e année	**0,99** g/kg/j

Tableau 9 : Besoins journaliers en protéines chez les enfants de 4 mois à 10 ans

Âge (mois)	**Besoins en protéines (en g/kg/jour)**	**Âge (années)**	**Besoins en protéines (en g/kg/jour)**
4 à 6	1,86	3	1,13
7 à 9	1,65	4	1,09
10 à 12	1,48	5	1,06
13 à 18	1,26	6	1,02
19 à 24	1,17	7 à 9	1,01
		10	0,99

Source : SCHLIENGER JL, 2014 (15)

Tableau 10 : Besoins énergétiques des adolescents de 11 à 18 ans selon le poids et la taille

Âge (ans)	**Poids médian** (kg)		**Taille médiane** (cm)		**Besoins en protéines**	
	Garçons	**Filles**	**Garçons**	**Filles**	**Garçons**	**Filles**
11 – 12	34,5	36,0	144	36,0	1,0	1,0
13 – 14	44,0	46,5	157	46,5	1,0	0,95
15 – 16	55,5	52	168	52,0	0,95	0,9
17 – 18	64,0	54	176	54,0	0,9	0,8

Source : SCHLIENGER JL, 2014 (15).

Apports glucidiques

Si, habituellement la ration glucidique est généralement suffisante, les glucides sont souvent mal choisis. On constate un excès d'apport en glucides simples (souvent couplé à des graisses comme dans les pâtisseries), mais parfois une consommation inadéquate de féculents (18).

Il convient de privilégier les glucides complexes : pain, riz, pâtes, blé, pommes de terre, légumes secs et diminuer les glucides simples (sucreries, pâtisseries, sucre dans le thé). Une quantité de féculents satisfaisante aux repas et collations permet d'éviter la sensation de faim et donc les grignotages qui ne sont pas conseillés.

Apports lipidiques

Ils doivent être compris entre 35 % et 40 % de l'apport énergétique quotidien. Il est nécessaire de varier les matières grasses, limiter le gras d'origine animale et les aliments gras : chips, frites, sauces grasses. D'après les nouveaux apports nutritionnels conseillés (ANC) pour les lipides (Anses, 2012), les apports conseillés en acides gras poly-insaturés pour les adolescents (10–18 ans) sont :

- **Acide linoléique**, 4 % de l'apport énergétique total ;
- **Acide α-linolénique**, 1 % de l'apport énergétique total ;
- 500 mg de DHA + EPA [4] (DHA = Acide docohexaenoïque, EPA = acide eicosopentaénoïque).

Les huiles végétales (colza, soja, noix et olive) et les poissons gras sont également des sources d'acides gras.

Apports en micronutriments

Les apports nutritionnels en Vitamines (Alain Mourey, janvier 2002, 14)

Vitamine B9

La vitamine B9 ou acide folique (on parle plus communément de folates) participe au métabolisme des acides aminés (notamment à la synthèse de la méthionine), à la synthèse de l'ADN et de l'ARN et joue un rôle fondamental dans le métabolisme cérébral et nerveux (synthèse de neuromédiateurs). En période d'activité métabolique importante (grossesse, croissance et adolescence), les besoins en folates sont accrus. Ainsi, une déficience peut provoquer un ralentissement de la

[4] EPA : L'acide eicosapentaénoïque est un Omega 3 qui se transforme en Prostaglandin E 3 (PGE3) aux effets anti-inflammatoires.

multiplication des cellules avec troubles digestifs et neurologiques, atteintes des muqueuses (gencives par exemple) et anémie.
En France, 30 % des femmes en âge de procréer présenteraient un risque (élevé ou modéré) de carence en acide folique et environ 800 grossesses sont atteintes d´anomalies par an (spina-bifida notamment). C'est donc avant la procréation qu'une femme doit se soucier de consommer suffisamment de vitamine B9. À partir de l´adolescence, il est donc recommandé à toutes les femmes de veiller à la couverture de leurs besoins en folates.
Les sources principales de folates dans l'alimentation sont les légumes verts notamment les légumes à feuilles (épinard, salades vertes, haricots verts) et les fruits (agrumes, melon, fruits rouges, banane) et aussi les œufs, le foie, les légumes secs (pois chiche et châtaigne) et les fruits oléagineux (noix et amandes).
Certains aliments ont une teneur faible en folates : pain ou pommes de terre par exemple, mais s'ils sont consommés très régulièrement constituent un appoint. Les folates sont fragiles comme les autres vitamines hydrosolubles (vitamine C notamment) et requièrent les mêmes précautions à l'épluchage, au lavage et à la cuisson.

Vitamine D

La vitamine D est une vitamine liposoluble. C'est une hormone retrouvée dans l'alimentation et synthétisée dans l'organisme humain à partir d'un dérivé du cholestérol ou d'ergostérol sous l'action des rayonnements ultraviolets du soleil.
Elle existe sous deux formes : D2 (ergocalciférol), produite par les végétaux, et D3 (cholécalciférol), présente dans les produits d'origine animale et certains lichens. Le corps humain synthétise aussi la vitamine D3 au niveau de la peau, sous l'effet des rayons ultraviolets (19).
La vitamine D intervient dans l'absorption du calcium et du phosphore par les intestins, ainsi que dans leur réabsorption par les reins, sous l'influence de la PTH. Ses effets sont contrebalancés par la calcitonine. Elle intervient également dans la minéralisation osseuse du squelette et des articulations, ainsi que sur la tonicité musculaire (16).
D'autre part, elle influence plus de 200 gènes (19, 16) et aurait une action de réparation de l'ADN.
La vitamine D est indispensable à la bonne utilisation du calcium par le corps. En effet, le calcium n'est absorbé et fixé sur l'os qu'en présence de vitamine D. Cette vitamine est synthétisée par la peau sous l'effet des rayons ultraviolets (UV). En Afrique en raison de l'ensoleillement les besoins sont largement couverts. Un apport adéquat de vitamine D tout

au long de l'enfance et de l'adolescence est nécessaire pour atteindre un taux de vitamine D qui soit suffisant à une minéralisation normale des os. De plus, les aliments vecteurs de vitamine D sont peu nombreux : poissons gras (hareng, sardine, saumon, truite saumonée, maquereau, flétan et thon) foie de poisson, jaune d'œuf, beurre, laits et huiles enrichis en vitamine D (14).

Tableau 11 : Apports nutritionnels conseillés en minéraux (14).

	Adolescentes 13 à19 ans (en mg)	Adolescents 13 à19 ans (en mg)
Calcium	1 200	1 200
Fer	14	12
Magnésium	370	410
Phosphore	800	830
Zinc	9 à 11 mg	11 à 14 mg

Source : *Alain Mourey, Manuel de Nutrition et diététique, CICR, janvier 2002* (14).

* : pour les adolescentes de 13 à 15 ans

Calcium (14)

Le calcium est indispensable pour le bon fonctionnement de l'organisme humain. Plusieurs études montrent que la consommation de calcium est insuffisante chez les adolescents : environ 20 à 30 % des garçons et surtout 50 % des filles ont des apports inférieurs aux ANC (source : CERIN). Or, l'adolescence est une période-clé pour la construction du squelette : 40 à 45 % de la masse osseuse est acquise pendant la puberté et l'adolescence. À l'âge de 20 ans, le capital osseux sera constitué pour toute la vie et un capital osseux faible pourra être un facteur de risque de développer plus tard une ostéoporose.

Le calcium est l'élément principal de cette édification. D'autre part, il joue un rôle de régulateur dans le rythme cardiaque, la tension artérielle et l'excitabilité neuromusculaire. Les meilleures sources de calcium sont les produits laitiers : 4 portions sont nécessaires quotidiennement pour les adolescents, les alterner en fonction de leur teneur en calcium et de la taille de la portion. Certaines eaux minérales sont également riches en calcium et contribuent à l'apport calcique (14).

Tableau 12 : Aliments riches en calcium

Type de produit laitier	Taille de la portion	Apport en calcium à la portion
Yaourt	125 g (1 pot)	200 mg
Un bol de lait	250 ml	300 mg
Petits-suisses	60 g (2 pots)	70 mg
Fromage blanc	180 g	200 mg
Fromage à pâte molle (ex. : camembert)	30 g	145 mg
Fromage à pâte pressée cuite (ex. : emmental)	30 g	300 mg
Fromage à pâte pressée non cuite (ex. : tomme)	30 g	200 mg
Fromage frais (vache et chèvre)	30 g	30 mg

Source : *Alain Mourey, Manuel de nutrition et diététique, CICR, janvier 2002* (14).

Le fer (14)

L'adolescence, période d'accélération de la croissance et de la maturation sexuelle, accroît les besoins en fer. Le fer est présent dans l'hémoglobine des globules rouges et dans la myoglobine, qui interviennent dans le transport de l'oxygène. Le fer est indispensable à la production de l'adénosine triphosphate (ATP), source première d'énergie. Il participe à plusieurs processus physiologiques vitaux.

Les risques de déficience peuvent exister chez les adolescents et surtout les adolescentes, en cas de restriction alimentaire notamment en viande ou d'absence de « vrais repas » avec grignotages répétés d'aliments gras, sucrés ou salés. En outre, chez les adolescentes, les pertes menstruelles augmentent les pertes en fer.

Le fer existe sous deux formes principales :

- **le fer héminique**, présent dans les aliments de **source animale**. Il est absorbé environ à 25 % dans l'intestin ;
- **le fer non héminique**, présent dans les aliments **d'origine végétale**, moins bien absorbé dans l'intestin (< 10 %).

Les quantités de fer utilisable dans l'organisme sont donc variables selon sa biodisponibilité.

Les aliments les plus riches (fer héminique) sont les produits d'origine animale : viandes et charcuterie, abats (foie, cœur, rognons et tripes) et certains fruits de mer (moule, huître…), poisson, œuf. D'autres aliments végétaux contiennent du fer non héminique : légumes secs (lentilles,

haricots blancs, pois chiche, fèves…), céréales enrichies en fer. À noter que les épinards contiennent du fer, mais il est mal assimilé par l'organisme.
L'absorption du fer varie selon la nature du repas et notamment en raison de facteurs activateurs (présence concomitante de vitamine C : agrumes, jus de citron…) et de facteurs inhibiteurs (phytates des légumes secs, tannins du thé ou du café…)
Globalement, en cas d'alimentation omnivore, la biodisponibilité totale du fer est évaluée en moyenne de 12 à 15 %.

L'alimentation dans des circonstances exceptionnellement difficiles
Les familles et les enfants confrontés à des circonstances difficiles requièrent une attention particulière ainsi qu'un appui concret. Chaque fois que possible, les mères et les nourrissons doivent demeurer ensemble et bénéficier du soutien dont ils ont besoin pour profiter de la meilleure option possible en matière d'alimentation. L'allaitement au sein demeure le mode préféré d'alimentation de l'enfant dans la plupart des situations difficiles, notamment dans les cas suivants :

- Faible poids de naissance ou prématurité ;
- Mères contaminées par le VIH ;
- Mères adolescentes ;
- Malnutrition des nourrissons et des jeunes enfants ;
- Familles souffrant des conséquences de situations d'urgence complexes.

Références

1. Collège des enseignants de nutrition, « Alimentation et besoins nutritionnels de l'enfant », Université médicale virtuelle francophone, support de cours, 2010–2011, 7 p.
2. Baril, G., Ouimet, A., Bergeron, P., Séguin-Tremblay, R et al. (2011), « Ados 12-14 : les dimensions socioculturelles des pratiques alimentaires et d'activité physique des adolescents », Québec, Institut national de santé publique du Québec, 54 p.
3. De LUCA A., « Besoins nutritionnels de l'adolescent », *Journal de pédiatrie et puériculture*, vol. 32, n°°4, août 2019, p. 171–180.
4. UNICEF, « La situation des enfants dans le monde », rapport 2019.
5. Anses, « Les apports nutritionnels conseillés », disponible sur le site www.anses.fr
6. Martin A., *Apports nutritionnels conseillés pour la population française*, Paris, Éd. Tec et Doc Lavoisier, 2001, 605 p.
7. WHO/FAO/UNU (World Health Organization/Food and Agriculture Organization of the United Nations/United Nations University),

"Protein and Amino Acid Requirements in Human Nutrition Report of a Joint WHO/FAO/UNU Expert Consultation", World Health Organ Tech. Rep. Ser., 2007, 935, 1–265.

8. Carpenter A, Pencharz P., Mouzaki M., "Accurate Estimation of Energy Requirements of Young Patients", *J. Pediatr. Gastroenterol. Nutr.*, 2015, 60, 4–10.
9. Schofield WN. Predicting basal metabolic rate, new standards and review of previous work. *Hum. Nutr. Clin. Nutr.*, 1985, 39, 5–41.
10. Harris J. A., Benedict F. G., "A Biometric Study of Human Basal Metabolism", *Proc. Natl. Acad. Sci.*, USA, 1918, 4, 370–373.
11. De Lorenzo A., Bertini I., Puijia A., Testolin G., Testolin C., "Comparison between Measured and Predicted Resting Metabolic Rate in Moderately Active Adolescents", *Acta Diabetol.*, 1999, 36, 141–145.
12. Rodríguez G., Moreno L. A., Sarría A., Fleta J., Bueno M., "Resting Energy Expenditure in Children and Adolescents: Agreement between Calorimetry and Prediction Equations", *Clin. Nutr.*, 2002, 21, 255–260.
13. Henry C. J., "Basal Metabolic Rate Studies in Humans: Measurement and Development of New Equations", *Public Health Nutr.*, 2005, 8, 1133–1152.
14. Alain MOUREY, « Manuel de nutrition pour l'intervention humaine », CICR, janvier 2004.
15. SCHLIENGER JL, 2014.
16. Sreeram V. Ramagopalan, Andreas Heger, Antonio J. Berlanga, Narelle J. Maugeri, Matthew R. Lincoln, Amy Burrell, Lahiru Handunnetthi, Adam E. Handel, Giulio Disanto, Sarah-Michelle Orton, Corey T. Watson, Julia M. Morahan, Gavin Giovannoni, Chris P. Ponting, George C. Ebers et Julian C. Knight, "A ChIP-Seq Defined Genome-Wide Map of Vitamin D Receptor Binding: Associations with Disease and Evolution", *Genome Research.*, 2010 (in http://Vitamine D — Wikipédia (wikipedia.org).
17. BÉDARD B., DUBOIS L., BARALDI R., PLANTE N. et al., 2010, Les jeunes Québécois à table : regard sur les repas et collations, Enquête sur la santé dans les collectivités canadiennes – nutrition (2004), Québec, Institut de la statistique du Québec, 60 p.
18. Koletzko B., De la Guéronnière V., Toschke A. M., von Kries R., "Nutrition in children and adolescents in Europe: What is the Scientific Basis? Introduction", *Br. J. Nutr.*, 2004, 92, S67–S73.
19. "Vitamin D Found to Influence over 200 Genes, Highlighting Links to Disease", *Science Daily*, 24 août 2010 in http://Vitamine D — Wikipédia (wikipedia.org).

Nutrition de la femme enceinte et allaitant

Physiologie et physiopathologie

Les recommandations nutritionnelles évoluent en raison de l'amélioration constante des connaissances concernant les besoins nutritionnels, la composition des aliments et leurs possibles contaminants. Cela est vrai tant en population générale que pour la femme enceinte. Les besoins nutritionnels de la femme enceinte sans pathologie et sans facteur de risque, qui autrefois étaient considérés comme couverts par la simple augmentation des ingesta, semblent pouvoir être optimisés par une alimentation plus adaptée à la grossesse, et certaines supplémentations sont devenues systématiques.

La synthèse des diverses recommandations, en incluant plus particulièrement celles de l'Agence nationale de sécurité sanitaire de l'alimentation, de l'environnement et du travail (Anses) publiées en décembre 2019 qui viennent compléter les recommandations de la Haute Autorité de santé (HAS) de septembre 2007.

On notera que certaines recommandations ont une « fenêtre thérapeutique » étroite pouvant dans la pratique évoquer une injonction contradictoire. C'est le cas en particulier pour la vitamine A et pour la consommation de poisson.

Les besoins en vitamine A sont légèrement augmentés durant la grossesse, mais la vitamine A à forte dose est tératogène, raison pour laquelle la consommation des légumes riches en β-carotène (provitamine A) est conseillée alors que la consommation de foie très (trop ?) riche en vitamine A doit être limitée ;

Les acides gras polyinsaturés de la série n-3 sont reconnus comme bénéfiques pour le développement cérébral du fœtus. C'est la raison pour laquelle la consommation de poissons gras est souhaitable. Toutefois certains poissons étant potentiellement riches en contaminants, il devient important de préciser quels poissons sont préférables et quels sont ceux qu'il convient de déconseiller. On notera enfin que certaines formulations ne sont pas toutes parfaitement cohérentes et que le principe de précaution pousse à la restriction, dont il faudra peut-être un jour vérifier qu'il ne favorise pas certains troubles du comportement alimentaire.

Besoins et apports nutritionnels conseillés (1)

Le besoin physiologique en un nutriment est la plus faible quantité de ce nutriment, sous la forme chimique la plus adaptée, nécessaire à l'organisme pour maintenir un développement et un état de santé normaux, sans perturber le métabolisme des autres nutriments. L'apport alimentaire le plus approprié correspondrait donc à celui qui serait tout juste suffisant, compte tenu de la biodisponibilité, pour couvrir le besoin physiologique en ce nutriment, évitant de solliciter à l'extrême les mécanismes de régulation et d'entraîner une déplétion ou une surcharge des réserves.

Il est aujourd'hui impossible d'évaluer en routine le besoin physiologique en un nutriment chez un individu donné. Cette difficulté tient au fait que sa valeur diffère d'une personne à l'autre et que nous ne disposons d'aucun marqueur suffisamment précis et fiable pour prédire ces variations. En conséquence, il n'est pas possible de définir, pour chaque individu, l'apport alimentaire qui lui serait le plus approprié.

En pratique, on cherche à déterminer la quantité de nutriments qu'il faudrait apporter pour couvrir les besoins de presque tous les individus d'une population donnée afin de la protéger, dans son ensemble, du risque de carence. On appelle cette valeur **« apport de sécurité »** ou **« apport nutritionnel conseillé » (ANC)**. Par définition, les ANC sont donc supérieurs aux besoins de la plupart des membres de la population qu'ils visent, sans que l'on puisse préciser l'ampleur de la différence chez un individu donné. En aucun cas, ils ne **doivent être assimilés à la quantité de nutriment que chaque individu devrait consommer,** même si le terme d'apport "recommandé" a pu prêter à confusion par le passé. Ces valeurs ne permettent pas non plus de juger de la façon dont l'apport alimentaire d'un individu donné couvre ses besoins. Les ANC ne constituent donc qu'un guide utile pour l'alimentation de collectivités.

Besoins nutritionnels au cours de la grossesse et de la lactation

Le coût théorique d'une grossesse est estimé à environ 80 000 kcal, soit 285 kcal/j (3). Trois postes principaux se partagent ses dépenses (3) : (i) la couverture des besoins du fœtus et de ses annexes (10 000 kcal), (ii) l'entretien des nouveaux tissus (35 000 kcal) et (iii) la mise en réserve des lipides dans le tissu adipeux (35 000 kcal). L'extrême diversité des disponibilités alimentaires de par le globe explique le hiatus considérable entre le coût théorique et la quantité d'énergie effectivement consommé par les femmes enceintes (3). Le système endocrinien permet de gérer l'état des réserves et de moduler le niveau du métabolisme de base en conséquence. Lorsque l'alimentation est abondante, les réserves adipeuses ont tendance à augmenter, alors qu'elles peuvent diminuer dans le cas contraire. Chez les femmes fortes en situation d'abondance, le métabolisme de base augmente, les niveaux de réserves adipeuses permettent d'être moins économe (3). Chez les femmes maigres ou malnutris, le métabolisme de base diminue pour épargner l'énergie nécessaire au bon déroulement de la grossesse (3). Cette adaptation a néanmoins des limites. Lorsque les apports énergétiques sont insuffisants (inférieur à 1600 kcal/j), la croissance fœtale peut être compromise. Cette situation est fréquente dans les pays en développement avec des risques importants d'hypotrophie fœtale.

Il est classique de recommander aux femmes enceintes d'enrichir leur ration alimentaire de **150 kcal/**j au cours du premier trimestre et de **250 kcal/j** les deux derniers trimestres (3). Il semble que beaucoup de femmes n'arrivent pas à atteindre ses objectifs en raison de grandes variations inter-individuelles. Le conseil diététique devrait être personnalisé et s'appuyer plutôt sur la courbe de gain pondéral. Le poids de toute femme enceinte en bonne santé augmente au cours de la grossesse d'environ 9 à 12 kg (3). Il n'existe pas de prise de poids idéal, mais ce qui est important c'est le poids du bébé à la naissance, qui constitue le critère essentiel de morbi-mortalité fœtale (3).

Le poids de naissance de l'enfant dépend du gain pondéral de sa mère pendant la grossesse, mais aussi et surtout de sa corpulence avant la grossesse. Les études montrent qu'à prise de poids égal, les femmes minces ont des enfants à poids de naissance inférieur à celui des femmes de corpulence normale ou forte (3). Les femmes maigres ont plus de risque d'avoir des enfants de faible poids. Il convient donc de les assurer des apports énergétiques et une prise de poids suffisants pour optimiser le poids de naissance de leur nouveau-né. Les femmes fortes a priori obèses ont plus de risques médicaux et obstétricaux. Dans ce cas, il faudrait limiter leur prise de poids sans risque d'hypotrophie fœtale.

La prise de poids doit intervenir au bon moment. Au cours des deux premiers trimestres de grossesse, une prise de poids inférieur à 4,5 kg au total, double le risque de retard de croissance in utéro et triple celui du petit poids de naissance (3). Au troisième trimestre, une prise de poids inférieur à 350 g par semaine double le risque de prématurité (3).

Prise de poids attendue pendant la grossesse

L'augmentation du poids pendant la grossesse est en moyenne de 13 kg. Une prise de poids de 1 kg par mois pendant les deux premiers trimestres et de 500 g par semaine au cours du dernier trimestre est considérée comme normale.

Toutefois, le gain pondéral attendu dépend de la corpulence. Une prise de poids supérieure aux recommandations (tableau 48) est associée à un risque accru de poids de naissance élevé chez le nouveau-né. À l'inverse, une prise de poids inférieure aux recommandations est associée à un risque accru de faible poids de naissance et d'accouchement prématuré (4). Ce risque est d'autant plus marqué que l'indice de masse corporelle (IMC) de la mère est faible avant la grossesse. Un faible poids de naissance du nouveau-né (< 2500 g) ou à l'inverse une macrosomie (> 4000 g) sont des facteurs de risque d'obésité et de syndrome métabolique à l'âge adulte (4).

Tableau 13 : Prise de poids recommandée selon l'indice de masse corporelle (IMC)

	IMC avant la grossesse (kg/m²)	**Prise de poids recommandée pendant la grossesse (kg)**
Maigreur	< 18,5	12,5 à 18
Poids normal	18,5 < IMC ≤ 25	11,5 à 16
Surpoids	25 < IMC ≤ 30	7 à 11,5
Obésité	IMC ≥ 30	5 à 9

Source : D'après The Institute of Medecine (IOM) Pregnancy Weight Guidlines

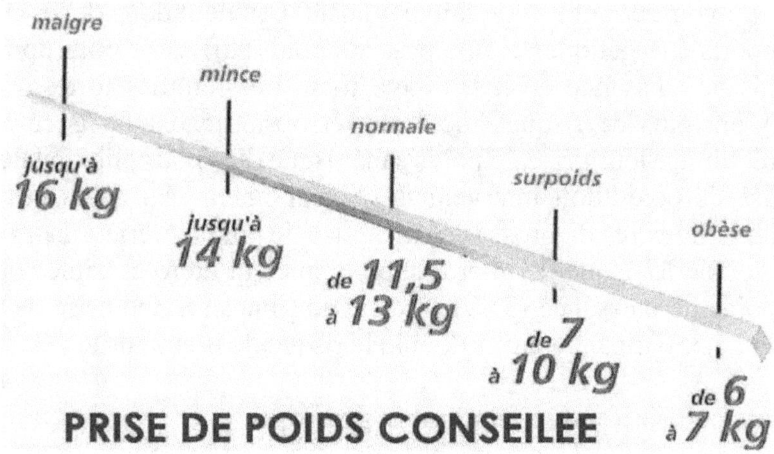

Source : *D'après The Institute of Medicine (IOM) Pregnancy Weight Guidlines*

Figure 15 : Gain de poids recommandé au cours de la grossesse en fonction du type de femme (3)

Les recommandations d'apport en énergie les plus généralement publiées sont dépourvues de toute réalité physiologique. Intervenir sur la quantité d'énergie spontanément consommée par la femme enceinte n'est donc pas justifié, excepté, naturellement, en cas de gain pondéral insuffisant ou excessif. Quant aux autres nutriments, tout indique actuellement que des mécanismes spécifiques d'adaptation permettent à des femmes bien nourries, en bonne santé, ayant à leur disposition une alimentation variée, de mener une grossesse normale à son terme, sans autre ressource que celle que procure l'augmentation spontanée de leur consommation alimentaire. Il n'existe, en particulier, aucune justification à une supplémentation systématique en vitamines et oligoéléments. Dans ces conditions, seul un complément d'acide folique (prévention des défauts de fermeture du tube neural), de vitamine D (prévention des tétanies néonatales) ou de fer (traitement de l'anémie par carence en fer) peut être utile (1). Seules certaines situations, exposant à des risques bien définis, justifient une intervention sous la forme de suppléments plus complexes.

Estimation des besoins

Évaluation à partir des apports : une des approches les plus anciennes consiste à prendre pour référence la consommation spontanée d'énergie et de nutriments de groupes de sujets apparemment en bonne santé. La première faiblesse de cette méthode est précisément de préjuger de la bonne santé des membres du groupe étudié. L'autre est d'admettre a priori que le régime qu'ils consomment est dénué de tout effet indésirable à long terme. Cette supposition appelle de sérieuses réserves, notamment parce que : (i) l'alimentation des premières années de la vie pourrait laisser une « empreinte métabolique » favorisant, à long terme, l'apparition d'hypertension, de diabète, etc. ; (ii) chez l'adulte, les différences de risques de maladies, notamment cardiovasculaires, selon les différentes régions d'Europe recouvrent aussi d'importantes différences de modes de vie et d'habitudes alimentaires.

Enfin, la mesure de la consommation alimentaire demeure très imprécise chez l'enfant comme chez l'adulte, et il n'est pas possible d'en tirer d'information fiable pour certains nutriments, tels les minéraux, les vitamines ou les oligoéléments. Cependant, la méthode reste très utilisée chez le nourrisson allaité exclusivement au sein. De nombreuses raisons conduisent à considérer le lait de femme comme l'aliment complet qui lui est le mieux adapté. Il est possible également de mesurer avec une bonne précision la quantité de lait consommée par des nourrissons en bonne santé, ainsi que sa teneur en nutriments, puis d'en déduire la quantité moyenne apportée pour la prendre en référence (« modèle du lait de femme »).

En réalité, cette méthode ne mesure pas les besoins et aboutit à des valeurs qui les surestiment. D'autre part, les estimations faites au cours de l'allaitement maternel ne sont pas directement transposables aux préparations pour nourrissons, dans la mesure où la biodisponibilité de nombreux nutriments est sensiblement plus élevée dans le lait de femme que dans les préparations dérivant du lait de vache.

Alimentation de la femme enceinte

L'adaptation de l'organisme maternel pendant la grossesse permet de maintenir l'homéostasie maternelle, favoriser les changements anatomiques et physiologiques, aider à la croissance fœtale et préparer la lactation. Le placenta est un tissu métabolique actif. Il est responsable des échanges de nutriments, de gaz, et de produits de catabolisme entre la circulation maternelle et fœtale. Il a pour principale source énergétique le glucose (2).

Les modifications liées à la grossesse nécessitent donc l'adaptation des besoins nutritionnels de la femme enceinte. Ces besoins doivent subvenir aux besoins propres à la femme enceinte, aux besoins de son (ses) fœtus et préparer son organisme à l'allaitement. Ils répondront aux objectifs de bien-être s'il existe une transmission efficace des nutriments entre la mère et le (les) fœtus et si le (les) fœtus est (sont) capable(s) d'utiliser les nutriments reçus.

Les besoins nutritionnels propres à la grossesse

Les besoins énergétiques des femmes enceintes augmentent au cours de la grossesse (de 70, de 260 et de 500 kcal/j en moyenne aux 1er, 2e et 3e trimestres, respectivement) (4). Cette augmentation des besoins énergétiques est habituellement couverte par une augmentation des ingesta. Les repères en macronutriments en proportion de l'apport énergétique total (AET) sont identiques à ceux de la population générale adulte, à la nuance près que le seuil minimal des protéines est porté à 12 % au 3e trimestre de grossesse. Pour mémoire, la fourchette « protéines » est de 10 à 20 % chez l'adulte (Anses, 2016). Les besoins en eau sont augmentés à 2,3–2,5 l/j. Les besoins en certaines vitamines et certains micronutriments sont également augmentés. Une partie de ces besoins sont couverts par l'augmentation des ingesta. Par ailleurs, l'absorption intestinale du fer et du calcium augmente. Toutefois, les habitudes alimentaires étant parfois assez éloignées des standards recommandés pour la population générale, certains besoins (vitamines A, B9, C et D, fer et iode) peuvent ne pas être couverts par la seule augmentation des apports alimentaires. Il conviendra alors de conseiller les aliments riches en ces micronutriments.

La dépense énergétique théorique d'une grossesse est estimée à 80 000 kcal, soit en moyenne 285 kcal/j (2). L'apport doit couvrir les besoins du fœtus et de ses annexes, soit 40 kcal/j, la constitution d'une réserve dans l'organisme maternel, soit 35 000 kcal pour 3 à 4 kg de masse grasse et l'augmentation de plus de 20 % du métabolisme de base à partir du 2e trimestre de la grossesse, soit environ 35 000 kcal (2). Il est à noter que la plus grande partie des dépenses énergétiques n'est pas liée au développement de l'unité fœtoplacentaire. La dépense énergétique liée à la croissance du fœtus varie peu d'une femme à l'autre. Les autres dépenses, c'est-à-dire la constitution de réserves et l'augmentation du métabolisme de base, varient selon le pays de résidence et l'IMC initiale de la mère. Ainsi, il est difficile d'établir une norme concernant les besoins énergétiques. Une carence en apport énergétique peut avoir une incidence sur la croissance fœtale en deçà de 1 600 kcal/j (2).

Apport énergétique total

L'apport énergétique total de la femme enceinte est estimé entre 2 000 à 2 200 kcal/j avec un apport en glucides de 50 %, le glucose étant la source essentielle d'énergie pour le fœtus (2). Le métabolisme glucidique se trouve modifié pendant la grossesse du fait de l'hyperinsulinisme au cours des deux premiers trimestres et de l'insulinorésistance au 3e trimestre. Les apports en glucides doivent donc être supérieurs à 250 g/j en privilégiant les sucres complexes. Le petit déjeuner glucidique est impératif (40 à 50 g d'amidon provenant soit de céréales (60 g) et du pain (80 g par exemple). Les lipides doivent constituer 30 % de l'apport énergétique. Ils permettent le transport des vitamines liposolubles (A, D et E) et interviennent dans le développement des membranes du système nerveux du fœtus. En pratique, il convient de varier les corps gras et d'introduire des oméga-3 (colza et poissons gras). Quant aux protides, ils doivent apporter 20 % de l'énergie totale, soit un apport recommandé pendant la grossesse de 60 à 70 g/j.

Dans l'alimentation, il faudra veiller à associer les protéines animales (viande, œufs, poisson, lait et fromage) aux protéines végétales contenues dans les céréales et les légumineuses. À titre d'exemple, 18 à 20 g de protéines correspondent à une consommation soit de 4 yaourts, 2 œufs, 100 g de viande, volaille ou poisson ou d'un demi-litre de lait.

Tableau 14 : Synthèse des repères alimentaires pour les besoins de la femme enceinte

Groupe	Repères alimentaires
Fruits et légumes	Au moins cinq par jour **en veillant à ce qu'ils soient bien lavés et à éliminer toute trace de terre** (prévention des risques microbiologiques) Privilégier les légumes riches en vitamine B9 (notamment épinards, asperges, salades, choux de Bruxelles, choux-fleurs, brocolis, céleri-rave et betteraves rouges) Privilégier les fruits et légumes riches en **β-carotène** (notamment carottes, patates douces, épinards, potirons, choux, salades, melon, tomates et abricots) Privilégier les fruits et légumes riches en **vitamine C** (notamment cassis, kiwis, fraises, oranges, ananas, pamplemousses, poivrons, brocolis, choux de Bruxelles et choux-fleurs)
Féculents	À chaque repas et selon l'appétit Favoriser les aliments céréaliers complets ou le pain complet Privilégier la variété des féculents : riz, pâtes, semoule, blé, pommes de terre, lentilles, haricots secs, pois chiches, etc.
Légumineuses	Limiter les aliments à base de soja sans dépasser 1 aliment/jour en contenant (limitation des phytoestrogènes) Privilégier les légumineuses riches en vitamine B9 (notamment lentilles, pois cassés et fèves)
Viandes	En quantité inférieure à celle des légumes et des féculents Privilégier la variété des espèces et les morceaux les moins gras (escalope de veau, poulet, steak haché à 5 % de matière grasse) Supprimer les viandes crues, fumées ou marinées (prévention des risques microbiologiques) Privilégier les viandes riches en fer (notamment bœuf, lapin, canard, pigeon et caille)
Charcuterie	Supprimer certaines charcuteries dont les rillettes, les pâtés, le foie gras et les produits en gelée (prévention des risques microbiologiques) Privilégier les charcuteries riches en fer (notamment le boudin noir) Limiter la consommation de foie (riche en vitamine A)
Poissons	Deux portions par semaine dont au moins un poisson gras Diversifier les espèces de poissons (poisson gras : saumon, maquereau, sardine...) et les lieux d'approvisionnement (limiter les polluants) Supprimer les coquillages crus et les poissons crus ou fumés Éviter de consommer des crustacés décortiqués vendus cuits et nécessitant une conservation au froid (prévention des risques microbiologiques) Les poissons de mer, notamment les poissons gras comme le saumon ou le hareng, les œufs de poisson de mer et les fruits de mer sont intéressants pour leur apport en iode Privilégier les poissons et les fruits de mer riches en fer (notamment clam, praire, palourde, poulpe, moule, anchois, calamar et bulot)
Œufs	Consommer immédiatement les préparations à base d'œufs crus (prévention des risques microbiologiques)
Matières grasses	Privilégier les matières grasses végétales (huiles d'olive, de colza...) et favoriser leur variété Limiter les graisses d'origine animale (beurre, crème...) La consommation de margarine enrichie en phytostérols est déconseillée (s'abstenir de consommer des produits enrichis en phytostérols ou en phytostanols)
Produits laitiers	Trois par jour (lait, yaourt, fromage) Privilégier les produits nature, les produits les plus riches en calcium, les moins gras et les moins salés : lait, yaourts, fromage blanc… **Ne consommez que les fromages à pâte pressée cuite et les fromages fondus à tartiner** (prévention des risques microbiologiques) Les produits laitiers sont une source intéressante d'**iode** et de **vitamine A**
Boissons	Éviter la consommation de thé en grandes quantités (> 1 L/j) (diminution de l'absorption du fer) et modérer la consommation de café (deux ou trois tasses par jour) Éviter la consommation de boissons dites énergisantes Abstention de toute boisson alcoolisée
Sel	Utiliser du sel de table iodé

Source : Nutrition, chapitre 4, 2021, Elsevier Masson, SAS (4).

Besoins en fer, minéraux et oligoéléments

Le fer : Le total des besoins en fer durant la grossesse est estimé à 850 mg avec un apport quotidien de 20 mg. Si le fer contenu dans les tissus animaux est relativement bien absorbé (30 à 40 %), celui d'origine végétale ne dépasse pas les 5 % (2). De plus, la caféine et la théine, diminuant l'absorption du fer, sont à consommer à distance des repas et de façon modérée (3 tasses/j). Au cours de la grossesse, les capacités de l'absorption intestinale sont augmentées et constituent une réponse physiologique à la diminution des réserves maternelles. Cette adaptation permet de faire face aux besoins supplémentaires surtout au 2e trimestre de grossesse. L'anémie après 28 semaines d'aménorrhée, correspondant à une carence gravidique, apparaît dépourvue de conséquences néfastes et ne justifie donc pas une supplémentation systématique. Par contre, si les réserves sont insuffisantes en début de grossesse, il existe un risque d'anémie ferriprive chez la mère, avec risque de prématurité et d'hypotrophie fœtale.

Si en début de grossesse, la mère ne présente pas d'anémie (taux d'hémoglobine normal > 12 g/dl), il n'est pas nécessaire de supplémenter en fer ces femmes. Par contre, une supplémentation s'impose pour les patientes présentant une anémie prouvée à la NFS ou un taux faible de ferritine inférieur à 11 g/dl aux 1er et 3e trimestres et inférieur à 10,5 g/dl au 2e trimestre ou avoir un taux de ferritine inférieur à 12 µg (réserves en fer épuisées).

Les facteurs de risque d'anémie ferriprive (grossesse gémellaire, grossesse rapprochée, régime végétarien, dénutrition, facteurs socio-économiques, etc.) nécessitent un dosage de ferritine ou une numération globulaire dès le 1er trimestre de grossesse.

Le calcium : Le calcium contribue à la minéralisation du squelette fœtal. Pendant la grossesse, il y a une augmentation de l'absorption intestinale du calcium. Le statut maternel ne sera pas affecté si les apports calciques sont adéquats soit une consommation quotidienne en termes de consommation d'un demi-litre de lait, d'un yaourt (environ 1 000 mg/j) et pour celles qui en ont les moyens 30 g de fromage pourrait aussi assurer cette supplémentation en calcium.

L'iode : La grossesse augmente les besoins et contribue à l'apparition ou à l'aggravation des déficiences modérées. Il faut encourager dans ce cas, une consommation d'aliments riches en iode (produits laitiers, poissons, crustacés, œufs et sel enrichi).

Le magnésium : L'alimentation est généralement suffisante en magnésium pour faire face à la demande fœtale et la croissance des tissus

maternels. Le magnésium est présent surtout dans le chocolat, les légumes, les fruits secs et les produits céréaliers.
Le zinc : une alimentation riche en protéines animales suffit à couvrir les besoins quotidiens en zinc. Des carences peuvent apparaître en cas d'alcoolisme, de tabagisme, de régime végétarien ou végétalien.
Le fluor : Si l'efficacité de l'administration systématique de fluor de la naissance jusqu'à 12 ans est parfaitement étayée dans la prévention des caries, aucune preuve ne montre que l'administration systématique pendant la grossesse apporte des bénéfices supplémentaires aux dents des enfants.
Les vitamines
Vitamine D : Les besoins journaliers sont de 10 µg/jour durant la grossesse ou 25 µg au dernier trimestre qui sont entièrement couverts par l'ensoleillement dans les pays tropicaux comme le Mali. Dans les pays tempérés, l'alimentation (saumon, sardines, maquereau, œufs et huile de foie de morue) n'apporte que 2 à 4 µg/jour, d'où l'intérêt d'une supplémentation pour ses femmes qui vivent dans les régions peu ensoleillées.
Vitamine B9 ou folates : Il est recommandé d'augmenter les apports en période péri-conceptionnelle par une alimentation riche en légumes verts, levures, abats, céréales, légumineuses et fruits à coques. À défaut, il faut supplémenter de **100 à 200 µg/jour** pendant cette période. En cas d'antécédents d'anomalie de fermeture du tube neural ou de traitement antiépileptique, la supplémentation périconceptionnelle est de **4 à 5 mg/jour.** Pour la prévention de la récurrence des fentes labiopalatines, la femme peut bénéficier d'un supplément de 10 mg/jour, commencé deux mois avant le début de la grossesse et poursuivi trois mois au cours de la grossesse.
Vitamines B1, B6 et B12 : Les besoins sont souvent couverts par une alimentation équilibrée.
Vitamine A : C'est une vitamine indispensable à la différenciation cellulaire. Il est nécessaire de faire attention aux compléments vitaminiques, car il existe un risque d'hypervitaminose A qui est soupçonnée d'être tératogène. La consommation de fruits et légumes permet de couvrir les besoins.
Vitamine E : Les apports sont souvent inférieurs aux recommandations. La principale source est représentée par les matières grasses végétales.
Vitamine C : Les apports sont couverts par l'alimentation. La supplémentation à haute dose est dangereuse et réduit l'assimilation des minéraux (magnésium, cuivre ou zinc).

Prévention du spina-bifida

Une complémentation en acide folique (vitamine B9) est systématiquement conseillée à raison de **400 µg/jour**, 28 jours avant la conception jusqu'à 12 semaines de gestation afin de réduire le risque de malformation du tube neural (anencéphalie et spina-bifida) (4).

Populations à risque nutritionnel pendant la grossesse

Les populations suivantes, à des degrés divers, constituent des populations à risque de carence et/ou de malformation (4) :

- milieux défavorisés ;
- adolescentes ;
- régimes restrictifs ou déséquilibrés ;
- grossesse gémellaire ou grossesses rapprochées ;
- tabagisme, alcoolisme ou autres toxicomanies ;
- excès pondéral, diabète ou troubles du comportement alimentaire ;
- antécédents d'anomalie de fermeture du tube neural ou de fente labiopalatine.

Les situations où l'on peut craindre des carences en micronutriments sont les suivantes :

- les difficultés financières (milieux défavorisés), les régimes restrictifs, les troubles du comportement alimentaire et la toxicomanie limitent la mise en pratique des conseils proposés ;
- les femmes en surpoids à qui l'on demande de moins grossir, donc de moins augmenter leurs ingesta que pour une grossesse « habituelle » ;
- les adolescentes (avec les besoins propres à la croissance qui s'ajoutent à ceux de la grossesse), les grossesses gémellaires (augmentation des besoins) ou rapprochées (réserves non encore reconstituées) constituent des situations dans lesquelles il sera peut-être difficile de couvrir les besoins simplement par l'alimentation.

Les situations où l'on peut craindre des malformations sont les suivantes :

- l'alcool est un des produits d'addiction les plus dangereux pour le fœtus, avec des conséquences tératogènes. L'alcool franchit la barrière placentaire et sa cible est le système nerveux central fœtal. Le risque fœtal en cas d'alcoolisation est présent tout au long de la grossesse et sans dose seuil ;

- un antécédent d'anomalie de fermeture du tube neural ou de la fente labiopalatine augmente le risque de nouvelle anomalie et pourrait être diminué par une forte supplémentation en folates.

Prévention de la listériose et de la toxoplasmose chez la femme non immunisée

Afin de réduire le risque d'infection d'origine alimentaire, il convient d'appliquer les mesures d'hygiène générales et d'éviter la consommation de certains aliments (4) :

- toutes les viandes crues ou peu cuites ;
- les produits de charcuterie cuite nécessitant une conservation au froid (ex. : pâtés et produits en gelée) ;
- les produits de charcuterie à base de foie de porc cru (ex. : saucisse de foie) ou peu cuit ;
- le lait cru ;
- les fromages au lait cru à l'exception des fromages à pâte pressée cuite (comme le gruyère) ;
- les fromages à pâte molle à croûte fleurie (type camembert et brie) ;
- les fromages vendus râpés ;
- les œufs crus et produits à base d'œufs crus ou insuffisamment cuits ;
- les coquillages crus, les poissons crus et les poissons fumés ;
- les crustacés décortiqués vendus cuits et nécessitant une conservation au froid.

Les aliments à risque chez la femme enceinte

La femme enceinte doit éviter de consommer les aliments suivants (4) :

- **Les phytoœstrogènes** sont susceptibles d'avoir des effets indésirables pour le fœtus (augmentation du risque de cancer du testicule ou du sein) et de réduire l'absorption d'iode chez la femme enceinte pouvant affecter le développement neurologique du fœtus. Il est conseillé de ne pas consommer plus de 1 mg/kg de poids corporel par jour de phytoœstrogènes et en pratique de se limiter à un aliment par jour à base de soja. La consommation des margarines et yaourts enrichis en phytostérols doit être aussi évitée.
- **Trop de foie riche en vitamine A** au profit des légumes riches en β-carotène (provitamine A).

Il est recommandé de **s'abstenir de consommer des produits enrichis** (margarine enrichie) en phytostérols ou en phytostanols dans la mesure où ceux-ci induisent une baisse de la concentration de β-carotène dans le sang des nourrissons allaités.

Il est recommandé d'**éviter de consommer des boissons dites « énergisantes »** en raison du risque de retard de croissance du fœtus lié à la caféine. Une consommation raisonnable de café (deux à trois tasses par jour) reste autorisée.

Les poissons étant potentiellement contaminés en dioxines, méthylmercure et polychlorobiphényles dont l'action toxique sur le système nerveux central est particulièrement importante pendant la période périnatale, il est recommandé de varier les espèces de poissons, les origines et les modes d'approvisionnement (sauvage, élevage, lieux de pêche, etc.). La consommation des poissons d'eau douce fortement bioaccumulateurs (anguille, barbeau, brème, carpe et silure) doit être limitée à une fois tous les deux mois.

Références

1. Bresson J. L., Delarue J., Romon M., Simon C., *Cahier de nutrition et de diététique*, 36, hors-série 1, 2001, Collège des enseignants de nutrition, Éd. Masson, 2e cycle.
2. UVMaF, « Nutrition de la femme enceinte », Support de cours 2010-2011, Comité pédagogique de l'UVMAF, Université médicale virtuelle francophone.
3. CERIN, UE, « Alimentation de la femme enceinte : recommandations et conseils pratiques », *Nutrition et grossesses, manger pour deux*, Centre d'étude, de recherche et d'information en nutrition (CERIN), Union européenne.
4. Besoins nutritionnels de la femme enceinte, *Nutrition*, chapitre 4, 2021, Elsevier Masson SAS, p. 48.

Nutrition et vieillissement

Avec le vieillissement, l'acte de se nourrir devient de plus en plus compliqué alors même que certains besoins nutritionnels augmentent. Les apports alimentaires diminuent avec l'âge. Une personne âgée consomme en moyenne 20–25 % d'énergie en moins qu'un jeune adulte en raison de sa mobilité réduite, ce qui fait que ses dépenses énergétiques diminuent. Elle adapte donc naturellement ses apports à ses dépenses. Mais il y a d'autres raisons comme la perte de l'appétit en raison de l'augmentation de facteurs anorexigènes circulants par modifications intestinales…), la satiété plus rapide, la mauvaise dentition pour un plus grand nombre de personnes âgées. Ce sont surtout les besoins protidiques qui sont augmentés, car il y a une baisse de la réponse anabolique à l'apport protéique et un hypercatabolisme lié aux maladies. La personne âgée détruit plus de protéines et répond moins bien aux apports ou les utilise moins bien. La dénutrition concerne 4 à 10 % des seniors vivant à leur domicile et 50 % des personnes âgées hospitalisées (1). Elle conduit chez les personnes âgées à des conséquences multiples et graves comprenant une perte de masse et de force musculaire (sarcopénie), une fragilisation osseuse ainsi qu'un déficit immunitaire induisant une susceptibilité accrue aux infections. Près de 40 % des personnes âgées sont hospitalisées pour des conséquences d'une dénutrition en France (1). Plus globalement, elle accélère la perte d'autonomie et de qualité de vie (2). Il est donc important de prendre en compte la nutrition chez la personne âgée.

Principaux besoins nutritionnels de la personne âgée

Contrairement aux idées reçues, les besoins nutritionnels de la personne âgée sont équivalents, voire supérieurs dans certains cas à ceux des adultes.

Les apports énergétiques

Chez les seniors, les apports recommandés moyens en énergie sont compris entre **25 et 30 kcal/kg par jour** (3). Pour un homme pesant 70 kg, cela représente un apport quotidien moyen de **1 925 kcal**. Toutefois, ces recommandations doivent évidemment être adaptées au niveau d'activité physique et à l'état de santé de chaque personne.

Les protéines

L'apport nutritionnel conseillé (ANC) en protéines est compris entre **1 et 1,2 g/kg par jour** chez le senior bien portant : celui-ci est donc supérieur à la référence de l'adulte, fixée à **0,83 g/kg par jour**. Chez le senior dénutri, les apports recommandés sont de **1,2 à 1,5 g/kg par jour** (3). Cela peut s'expliquer par le fait que la personne âgée présente un métabolisme protéique différent du sujet jeune du fait du vieillissement physiologique. En effet, avec l'âge, une résistance anabolique s'installe et la biodisponibilité des acides aminés alimentaires est diminuée. Ainsi, la stimulation de la synthèse protéique musculaire par l'apport alimentaire est réduite, ce qui explique la perte de masse musculaire observée chez la personne âgée (3).

Les apports en protéines doivent être répartis dans la journée. Il sera plus difficile pour une personne âgée de consommer de la viande ou du poisson à tous les repas : par habitude ou manque d'envie, les portions en protéines animales sont généralement réduites alors que les **besoins en protéines eux augmentent avec l'âge**. Afin de couvrir au mieux les besoins en protéines, il est conseillé aux personnes âgées de prendre un produit laitier au petit déjeuner, en collation et à un repas (généralement le soir), et de maintenir une portion de viande ou de poisson à un repas principal (le midi). Les produits laitiers sont la deuxième source de protéines dans l'alimentation, ils sont source également de calcium et vitamine D. Pour les personnes qui ont moins d'appétit, proposer un enrichissement en protéines (œuf, lait en poudre, crème…) et varier les plaisirs à l'aide de la consommation de produits d'équivalence.

Les lipides

Selon l'Agence nationale de sécurité sanitaire de l'alimentation, de l'environnement et du travail (Anses), la part recommandée en lipides dans l'apport énergétique de la personne âgée est de 35 à 40 % (7). Ces pourcentages permettent d'assurer la couverture des besoins en acides gras essentiels et indispensables tout en prenant en compte la prévention des comorbidités (syndrome métabolique, diabète, obésité, maladies cardio-vasculaires, cancers, notamment sein et côlon, et autres pathologies telles que la dégénérescence maculaire liée à l'âge) (8). Les besoins journaliers de la personne âgée en acide linoléique (oméga 6) sont de 5 à 8 g/j contre 8,5 à 17 chez l'adulte jeune et ceux de l'acide alpha-linolénique (oméga 3) de 0,7 à 1,2 g/j contre 1,4 à 2,8 pour l'adulte jeune (8).

Besoins en vitamines

Vitamine D

Concernant les besoins nutritionnels de la personne âgée en vitamine D, ceux-ci sont également supérieurs à ceux de l'adulte. Ils sont de **10 à 15 µg/j chez le senior** de 75 ans ou plus **contre 5 µg/j chez l'homme adulte**. Parmi les sources de vitamine D, on retrouve le jaune d'œuf, les poissons gras, l'huile de foie de poisson et les produits laitiers. Toutefois, l'exposition solaire constitue également une très bonne source de vitamine D pour notre corps (3,4). Notons que les carences en vitamine D sont exceptionnelles en Afrique en raison de l'ensoleillement source de la fabrication de ladite vitamine.

Calcium

Le calcium est le minéral le plus abondant du corps humain et a un rôle très important dans la formation et solidité des os et des dents ainsi que dans diverses fonctions indispensables de l'organisme (contraction musculaire par exemple). Le calcium est donc essentiel dans l'alimentation de la personne âgée (5). Les **apports nutritionnels conseillés** chez le senior de plus de 75 ans sont de **1 200 mg/j** (3). Parmi les sources les plus riches, on retrouve évidemment les produits laitiers mais aussi les eaux minérales.

Repas équilibrés, variés et réguliers

Outre un moment de plaisir de l'alimentation, le repas représente un facteur de santé déterminant, à condition, toutefois, qu'il soit pris dans de bonnes conditions. S'il est essentiel de suivre les recommandations nutritionnelles pour les personnes âgées, il est tout aussi important de respecter l'équilibre alimentaire (féculents, protéines, fruits et légumes) et d'avoir des repas variés afin de ne pas créer de lassitude et de garder les papilles en éveil. La nutrition chez la personne âgée doit également être associée à une hydratation suffisante (il est recommandé de consommer **1 à 1,5 l d'eau par jour**) et une activité physique régulière (à partir de 55 ans, il est conseillé de pratiquer l'équivalent de 30 minutes de marche rapide par jour, au minimum) (6).

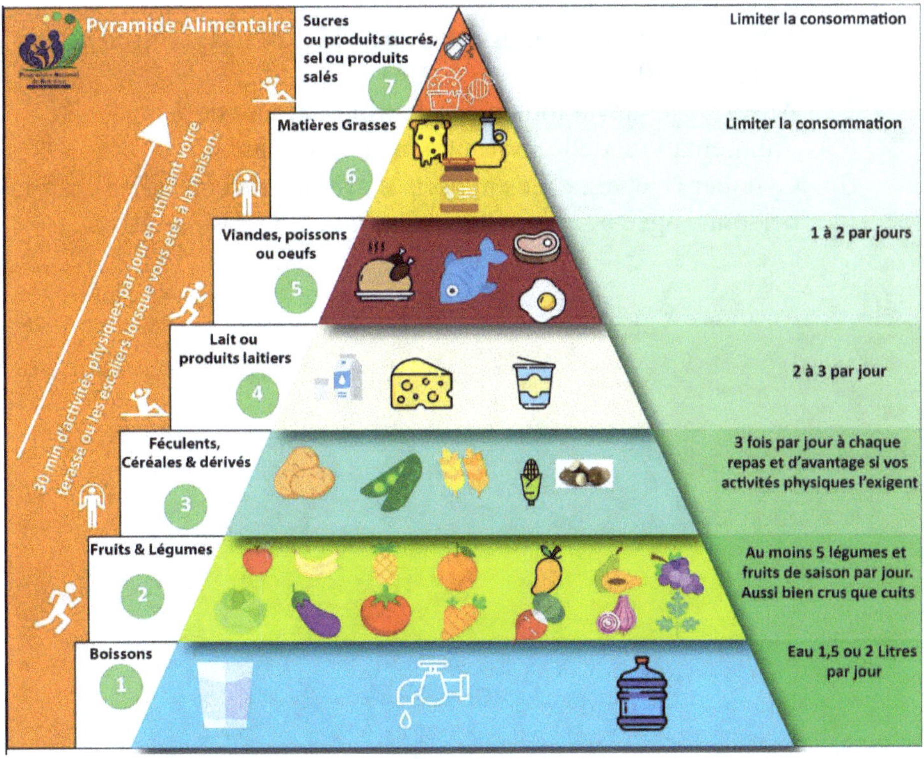

Source : Programme national de nutrition, CI

Figure 16 : Pyramide alimentaire

Références

1. Le collectif de lutte contre la dénutrition.
2. Raynaud-Simon A., « Dénutrition du sujet âgé : Conséquences cliniques », *La Presse médicale*, 2000, 29, 2183–90.
3. Anses, « Actualisation des repères du PNNS : élaboration des références nutritionnelles », 2016.
4. Nutrition générale, https://www.nutripro.nestle.fr/dossier/nutrition-generale/vie-quotidienne-et-equilibre-alimentaire/les-apports-nutritionnels-conseilles-anc/apports-nutritionnels-conseilles-adulte, consulté le 27 février 2022.
5. Anses, « Le calcium », 2020, https://www.anses.fr/fr/content/le-calcium/ consulté le 27 février 2022.
6. Nestlé, https://www.nutripro.nestle.fr/dossier/nutrition-moments-de-vie/seniors/articles/prise-en-charge-

nutritionnelle-des-seniors, publié le 15/02/2021, consulté de 27 février 2022.
7. Anses, Agence nationale de sécurité sanitaire de l'alimentation, de l'environnement et du travail.
8. Cynober L. et al., « Les apports nutritionnels conseillés chez la personne âgée », *Nutr. Clin. Métabol.*, 2000, 14, 3–60.

CHAPITRE III :

CARENCES NUTRITIONNELLES

CARENCES NUTRITIONNELLES

Les **carences nutritionnelles** sont des déficits en apports de nutriments qui sont la cause de sous-nutrition, de malnutrition et secondairement de maladies contribuant à une mauvaise croissance, à des déficiences intellectuelles, à des complications périnatales et à un risque accru de morbidité et de mortalité (1).

Une carence alimentaire se produit rarement seule, et selon les éléments manquant dans l'alimentation, ses effets varient. Certains sont irréversibles si la carence a eu lieu in utero ou durant la petite enfance (2). Les conséquences à long terme des carences se manifestent au niveau de l'individu, de la société et sur le développement socio-économique et culturel. Un cycle de carence est ainsi auto-entretenu d'une génération à l'autre, avec des conséquences épidémiologiques intergénérationnelles. La prévention de ces carences est essentielle et a traditionnellement été réalisée grâce à la supplémentation, à l'enrichissement et à des approches basées sur l'alimentation, y compris la diversification.

Il est largement admis qu'une intervention au cours des 1 000 premiers jours est essentielle pour rompre le cycle de la malnutrition. Cependant, un engagement durable et coordonné visant à renforcer la nutrition au niveau mondial reste nécessaire. Comprendre l'épidémiologie des carences alimentaires est essentiel pour déterminer quelles stratégies d'intervention fonctionneront le mieux dans différentes conditions (3). Le réchauffement climatique pourrait diminuer l'accès à une nourriture saine et suffisante, et on a montré que l'augmentation du taux de change CO_2 atmosphérique, s'il augmente dans une certaine mesure la croissance des arbres et des plantes cultivées, est aussi source d'une baisse de nutriments des céréales, du riz et des pommes de terre (4).

Carence en eau (H_2O)

Il est important de mesurer ou d'estimer la quantité d'eau dont on a besoin. Un humain doit absorber environ deux litres d'eau par jour (1) (davantage en période de sécheresse, de chaleur) qu'il se procure en buvant quotidiennement environ 1,5 l, et en mangeant l'équivalent de 0,5 l d'eau dans ses aliments solides (1). L'apport de sodium (boissons sodées ou aliments contenant du sel) est à considérer. L'eau d'un corps humain se renouvelle en six semaines (1).

Lorsqu'on saute un repas, il faut donc boire l'eau que l'on aurait bue durant les repas, mais aussi celle que l'on aurait consommée sous forme solide.

Une perte en eau de 5 à 6 % engendre une sensation de fatigue, des maux de tête, des nausées et/ou engourdissements. La privation d'eau, à partir de 15 % du stock hydrique humain, est généralement mortelle (3).

Quantité à boire : 40 ml par kilogramme de masse corporelle, à quoi il faut rajouter 1 l par heure d'exercice physique soutenu. Ainsi un joueur de tennis pesant 63,6 kg devrait boire par jour 2,5 l minimum et 4,5 l s'il joue durant 2 h.

En période de déshydratation :

- l'urine est plus foncée, ou la personne ne produit plus d'urine. Ce sont des indices, mais non des moyens pour mesurer avec fiabilité et précision l'état de déshydratation d'un sujet ;
- le test du remplissage capillaire est l'un des tests simples, rapides et non invasifs utilisés pour évaluer l'état de déshydratation.

Déshydratation

La déshydratation représente la contraction d'un ou de plusieurs secteurs liquidiens de l'organisme, consécutivement à des anomalies métaboliques variées. Sa cause principale est la perte de sodium, ion qui fixe les molécules d'eau. Elle est le plus souvent globale (impliquant à la fois le secteur intracellulaire et extracellulaire), mais elle peut aussi être cantonnée à un de ces secteurs, en particulier en début d'évolution. C'est un syndrome fréquent mais qui peut être grave, car la déshydratation entraîne un risque de collapsus (choc hypovolémique) lorsqu'elle est sévère. On retrouve globalement trois schémas de déshydratation : (i) la déshydratation extracellulaire (DEC) ; (ii) la déshydratation intracellulaire (DIC) ; (iii) la déshydratation globale (intra- et extracellulaire).

Déshydratation extracellulaire (DEC)

La déshydratation extracellulaire correspond à un bilan sodé négatif (perte de sodium et donc d'eau associée). Son diagnostic est essentiellement clinique. Il se caractérise cliniquement par les signes physiques de déshydratation extracellulaire (pli cutané, cernes, aisselles sèches, veines plates, hypotension, tachycardie, hypotension orthostatique et perte de poids). Biologiquement, certains signes sont évocateurs sans être spécifiques : hyperprotidémie, hémoconcentration, insuffisance rénale aiguë d'allure fonctionnelle (U/C plasmatique > 100), alcalose métabolique de contraction volémique (réabsorption accrue de bicarbonates au niveau tubulaire proximal en réponse à l'hypovolémie), hyperuricémie.

Les principales causes de déshydratation extracellulaire (DEC) sont classées schématiquement en trois grandes catégories (1) :

- les DEC sur pertes extrarénales avec diarrhées, vomissements, coups de chaleur, forte fièvre, aspirations digestives, fistules digestives ;
- les DEC sur pertes rénales avec insuffisance rénale chronique (IRC) avec régime désodé, néphropathie interstitielle à perte de sel obligatoire, néphronophtise ou sans maladie rénale sous-jacente (hypercalcémie, prise de diurétiques, polyurie osmotique, diabète sucré, perfusion de mannitol et insuffisance surrénalienne aiguë) ;
- les DEC sur troisième secteur : péritonite, occlusion intestinale, pancréatite aiguë.

Déshydratation intracellulaire (DIC)

La déshydratation intracellulaire, bien qu'elle soit souvent accompagnée de signes cliniques peu spécifiques (soif, perte de poids, asthénie, confusion, sécheresse des muqueuses), est objectivée par le diagnostic biologique. Seule la mesure de la natrémie permet de dire s'il existe une atteinte du secteur intracellulaire. Le marqueur de la DIC est l'hypernatrémie (1).

Face à une hypernatrémie, il est essentiel d'évaluer en même temps le contenu extra cellulaire dans le cadre du bilan étiologique. On distingue ainsi :

- les DIC pures : diabètes insipides centraux ou néphrogéniques, hydrodipsie ;
- les DIC associées au DEC : essentiellement par pertes rénales ou extrarénales d'eau ;
- Les déshydratations intracellulaires (DIC) associées aux hyperhydratations extracellulaires (HEC) : prise excessive de sel ou perfusion trop salée chez un patient prédisposé.

Pour lutter contre la déshydratation, l'hydratation à travers l'apport d'eau par voie orale ou en intraveineuse permet de corriger la déshydratation. La déshydratation peut aussi survenir par la prise ou l'injection d'un médicament. Les injections d'interféron pour combattre le virus de l'hépatite C créent ainsi une déshydratation pendant la durée du traitement (24 ou 48 semaines).

Carences en vitamines

Vitamine A

La **vitamine A** est une vitamine liposoluble. Dans l'organisme, elle existe sous forme de rétinol, de rétinal, d'acide rétinoïque (trétinoïne) et de phosphate de rétinyle. Ces molécules sont altérées par l'oxygène de l'air, altérations accélérées par la lumière et la chaleur.

Les aliments d'origine animale (viandes, produits laitiers et surtout foie) contiennent du rétinol et des esters de rétinol alors que les végétaux contiennent essentiellement des carotènes qui sont des précurseurs du rétinol. Une molécule de bêtacarotène, par hydrolyse de la liaison 15-15′ sous l'influence d'un caroténoïde mono-oxygénase (β-carotène 15,15′ mono-oxygénase), donne deux molécules de vitamine A. Par contre, les deux autres carotènes (alpha et gamma) ne donnent naissance qu'à une seule molécule de vitamine A.

Les **besoins quotidiens en vitamine A** pour un **adulte** sont estimés à **2 400 UI** (femme, femme enceinte exceptée) ou à **3 400 UI** (homme) soit de **0,7 à 1 mg environ.**

Une unité internationale de vitamine A correspond à 0,3 μg de rétinol. Le rétinol est considéré comme l'unité de base, le rétinol-équivalent, ce qui permet de comparer l'activité vitaminique des différents dérivés de la vitamine A.

La vitamine A est impliquée dans la croissance des os et la synthèse de pigments de l'œil. Le rétinol est parfois utilisé dans le traitement des acnés sévères.

La vitamine A et la vision

Un sévère déficit en vitamine A peut provoquer une cécité ; il se manifeste par une peau pâle et sèche. Si elle est prolongée, la carence en vitamine A peut être mortelle, tout comme une surdose : le foie de certains animaux, comme celui de l'ours polaire, peut contenir une dose de vitamine A potentiellement toxique pour un être humain.

La vitamine A est une vitamine importante pour la vision. Grâce à ses différentes formes (rétinol/rétinal all-trans/9-cis/11-cis, correspondantes à une isomérie de la chaîne isoprénique) aussi appelées vitamères, elle intervient pour former une photopile dans les cellules nerveuses de l'œil : les bâtonnets. Avec l'opsine, le rétinal 11-cis forme la rhodopsine où l'atome d'oxygène est remplacé par un azote protoné lié au reste de la protéine. Les doubles liaisons forment un système conjugué qui absorbe un photon pour se déplier devenant tous-trans. Le proton lié à l'azote au bout du système conjugué est alors transporté à travers la protéine et déclenche l'influx nerveux. La protéine devient la métarhodopsine II qui se dissocie en opsine et en rétinal all-trans. Après l'action d'une enzyme appelée déshydrogénase, le rétinal all-trans est transformé en rétinol all-trans, subit l'action d'une isomérase et enfin d'une seconde déshydrogénase, pour redonner du rétinal 11-cis et boucler ainsi le cycle visuel. On trouve de grandes quantités de vitamine A dans le lait, les œufs et le foie. La provitamine A se retrouve dans les carottes, les abricots et les épinards.

La vitamine A et la peau

Consommer des aliments riches en vitamine A, comme le foie, la carotte, le melon, l'abricot, la pêche jaune ou la mangue, permettrait d'obtenir un teint hâlé (brun) tout en favorisant l'hydratation de la peau (6,7). Elle stimulerait la production de mélanine, pigment responsable de la couleur de la peau.

Tableau 15 : Teneur en vitamine A des aliments

Provitamine A		Vitamine A	
Aliment	**Teneur en vitamine (mg/100 g)**	**Aliment**	**Teneur en vitamine (mg/100 g)**
Oseille	11,0	Huile de flétan	200
Carotte	5	Huile de foie de morue	180
Épinard	2 à 3	Huile de foie de thon	150
Patate douce	4 à 5	Foie de dinde	33
Abricot	1 à 7,0	Foie de bœuf	7 à 12
Pissenlit	6,0	Foie de poulet	7
Persil	2 à 3	Foie de veau	5
Abricot sec	4,0	Poisson	0,02 à 1
Jaune d'œuf	2,0	Fromage	0,06 à 0,10
Endive	0,65	Huître	0,10
Chou rouge	1,5	Laitue	0,015
Ortie	1,3	Œuf entier	0,30
Pêche séchée	1,2	Beurre	0,60
Laitue	1,0		
Œuf entier	0,6		
Beurre	0,5		
Source :			

Métabolisme de la vitamine A

Absorption : l'absorption se fait par l'intestin et nécessite la présence de graisses et de sels biliaires. La thyroxine la favorise.

Stockage : le stockage s'effectue presque uniquement dans les cellules stellaires (anciennement cellules de Ito) du foie, beaucoup plus accessoirement dans les capsules surrénales, les testicules, les ovaires et les reins.

Taux sanguin : la rétinolémie est normalement comprise entre 100 et 120 UI par litre dans le sérum. En réalité, ce taux peut subir des élévations passagères, en rapport avec les ingestions alimentaires. Au-dessous de 70 UI, on peut admettre une carence. Cependant, le taux sanguin n'est pas un reflet fidèle du taux viscéral, hépatique en particulier. La protéine transporteuse est le RBP4 ((en) *Retinol Binding Protein 4*).

Excrétion : l'excrétion de la vitamine A est nulle chez l'individu sain, elle peut apparaître dans l'urine au cours de certaines maladies (pneumonie, néphrite, diabète et anémie), toujours avec albuminurie.

Métabolisme des carotènes

L'hydrolyse des carotènes avec production de rétinol se ferait classiquement sous l'influence d'une enzyme d'origine hépatique, **la caroténase**. En fait, la transformation des carotènes a avant tout un siège intestinal et le rôle du foie, en tout cas secondaire, n'est pas établi.

Carence en vitamine A

Besoins quotidiens

Pour l'adulte sain, les **besoins quotidiens** sont de l'ordre de **2 500 à 5 000 UI** (8). Ces besoins peuvent être accrus au cours de certaines circonstances physiologiques. Pour l'enfant, ils sont généralement de 2 000 à 4 500 UI de 1 à 12 ans (8) et, pour l'adolescent, de 5 000 à 6 000 UI de 13 à 20 ans (8). Pendant la grossesse et l'allaitement, l'apport quotidien doit atteindre 6 000 à 8 000 UI (8).

Causes de la carence

La carence d'apport est, le plus souvent, responsable de l'hypovitaminose A, en particulier chez le nourrisson soumis à un régime sans lait. Les adultes peuvent également souffrir d'un apport insuffisant lorsqu'ils se soumettent à des régimes stricts, éliminant de leur diététique : laitages, œufs, graisses, légumes verts ou autres légumes (carottes, pommes de terre douces, poivrons, citrouille…) et de fruits (melons, mangues et abricots) (9). À côté de cette carence d'apport, il existe également une carence d'utilisation, car le métabolisme de la vitamine A exige l'intégrité des fonctions hépatiques et intestinales. De plus, les troubles du transit intestinal inhibent la transformation du bêtacarotène en vitamine A.

Symptômes de la carence

Les premiers signes de la carence sont la photophobie et la cécité crépusculaire. Il s'ajoute rapidement des troubles divers portant sur la croissance, entraînant la dédifférenciation des épithéliums avec diminution de la résistance aux infections et affectant certaines glandes endocrines et les divers métabolismes.

Géographie de la carence

En raison de la pauvreté ou d'une alimentation devenue trop industrielle, la population la plus carencée a fortement augmenté dans les pays pauvres du sud (10). Vers 1995, ces carences causaient des cécités, et une morbidité et une mortalité accrues chez environ 200 millions d'enfants. Dans le monde, annuellement, 250 000 à 500 000 enfants devenaient aveugles, dont deux tiers mourant quelques mois plus tard (9).

Surdosage en vitamine A

Les surdosages de la vitamine A sont beaucoup plus rares et d'origine volontaire (supplémentation excessive). Ils peuvent se compliquer d'une hypertension portale. Le diagnostic est essentiellement fait par l'interrogatoire, le dosage du rétinol sanguin ne reflétant pas l'état des stocks (11). Le surdosage en vitamine A peut également être responsable d'hypercalcémies (12).

Indications thérapeutiques de la vitamine A

L'administration de la vitamine A est indiquée non seulement au cours des symptômes de carence mais aussi contre certains troubles métaboliques et en cas de prédisposition aux infections. La vitamine A est également utile à titre prophylactique lors de circonstances physiologiques qui en accroissent les besoins (grossesse car risque d'effet tératogène (13), allaitement et syndrome prémenstruel) mais aussi dans d'autres circonstances telles que : retard de croissance, diminution de la résistance aux infections, photophobie, héméralopie, xérophtalmie, kératomalacie, ichtyose, kératose pilaire, hyperkératose, acné, cheveux secs, ternes et cassants.

Cependant, elle possède des mises en garde, par exemple lors de grossesses, du fait de malformations de l'enfant (effet tératogène) constatées sur des femmes ayant pris trop de vitamine A. La supplémentation systématique chez l'enfant, dans les pays où le déficit est endémique, montre une réduction de la mortalité (14). Par contre, elle semble être inefficace, et peut-être même délétère chez les filles, lorsque la vitamine A est administrée chez le nouveau-né (15). Des recherches menées conjointement par des chercheurs chinois (université de Chongqing) et canadiens (Université de la Colombie-Britannique) ont montré, sur l'animal, qu'en cas de carence en vitamine A les rongeurs sont davantage affectés par la formation de plaques amyloïdes, caractéristiques de la maladie d'Alzheimer, et par des troubles cognitifs, concernant en particulier la mémoire (16).

Références

1. Fourcade J., Cours de néphrologie 2006, Université Montpellier-I, consulté le 27 avril 2012.
2. https://fr.wikipedia.org/wiki/Deshydratation/médecine, consulté le 14 novembre 2021.
3. Barac-Nieto M., Spurr G. B., Lotero H., Maksud M. G. (1978), "Body composition in chronic undernutrition", *Am. J. Clin. Nutr.*, 31, 23–40, in https://fr.wikipedia.org/wiki/Deshydratation/, consulté le 14 novembre 2021.
4. https://fr.wikipedia.org/wiki/Deshydratation/médecine, consulté le 14 novembre 2021.
5. FAO, « Hidden Hunger | Sustainable Development Goals », sur fao.org (consulté le 20 juin 2019).
6. « L'alimentation, votre meilleur atout pour avoir un teint halé », consulté le 25 septembre 2021).
7. Bronzage : 21 aliments qui donnent le teint hâlé naturellement », sur *Biba Magazine*, 7 mai 2021, consulté le 28 septembre 2021.
8. Valnet J., *Se soigner par les légumes, les fruits et les céréales*, Éd. Livre de Poche, p. 68 (ISBN 978-2-253-03655-5.
9. Office of Dietary Supplements – Vitamin A, [archive], sur ods.od.nih.gov (consulté le 11 août 2020).
10. FAO/OMS/ONU réalisée à l'occasion du Sommet mondial de l'alimentation, Rome, 13-17 novembre 1996.
11. Beste L. A., Moseley R. H., Saint S., Cornia P. B., "Too Much of a Good Thing" [archive], *N. Engl. J. Med.*, 2016, 374, 873–878.
12. « SFEndocrino », sur www.sfendocrino.org (consulté le 25 septembre 2019).
13. http://www.cbip.be/GGR/MPG/MPG_NBA.cfm., consulté le 25 novembre 2021.
14. Fawzi W. W., Chalmers T. C., Herrera M. G., Mosteller F., "Vitamin A Supplementation and Child Mortality. A Meta-Analysis", *JAMA*, 1993, 269 :898–903, consulté le 25 novembre 2021.
15. Benn CS., Fisker AB., Napirna BM., Roth A., Diness BR., Lausch KR. et al., "Vitamin A Supplementation and BCG Vaccination at Birth in Low Birthweight Neonates : Two by Two Factorial Randomised Controlled trial", *BMJ*, 2010, 340, c1101.
16. Une carence en vitamine A impliquée dans le déclin cognitif et la maladie d'Alzheimer ; [archive], sur *www.rtflash.fr*, consulté le 25 novembre 2021.
17. SCHLIENGER J.-L., *Nutrition clinique pratique chez l'adulte, l'enfant et la personne âgée*, 3e édition, Elsevier Masson, 2018, 392 p.

Vitamine B1 ou thiamine

La **thiamine** ou **vitamine B₁** (ou encore *aneurine*) est un précurseur métabolique de la thiamine **pyrophosphate** (TPP), une coenzyme essentielle à certaines décarboxylases. Chez les animaux, la thiamine est une vitamine hydrosoluble de la famille des vitamines B qu'ils doivent trouver dans leur alimentation. Elle est en revanche synthétisée par les bactéries, les plantes et les champignons. Elle est indispensable à la transformation des glucides en énergie par le cycle de Krebs et est nécessaire au bon fonctionnement du système nerveux et des muscles. Elle est en effet indispensable à la transformation du pyruvate produit par la glycolyse et toxique pour le système nerveux.

Chez l'être humain, une carence alimentaire en vitamine B_1 cause le béribéri et peut aussi causer une encéphalopathie de Gayet-Wernicke[5] (3).

Découverte par le Japonais Umetarō Suzuki qui cherchait à soigner cette maladie et la nomma *acide abérique* (1), c'est la première vitamine à avoir été isolée par Kazimierz Funk en 1912 (2). Sa formule chimique a été établie en 1931 par Robert R. Williams et Adolf Otto Reinhold Windaus et sa synthèse réalisée par Hans Andersag en 1936 (4).

Besoins en vitamine B_1 ou thiamine

Chez l'être humain, les besoins estimés (3) sont de **1,3 mg à 1,5 mg par jour**. Chez l'adulte en bonne santé, l'absorption digestive est de 4,5 % de la dose ingérée, et baisse à 1,5 % en cas d'alcoolo-dépendance.

---

[5] L'encéphalopathie de Gayet-Wernicke (EGW) est une urgence neurologique secondaire à un déficit en thiamine (vitamine B1) provoquant une atteinte du réseau hippocampo-mamillo-thalamique (circuit de Papez). Elle touche de plus la substance grise au contact de l'aqueduc de Sylvius et du quatrième ventricule. Il s'agit d'une affection neurologique centrale grave avec une mortalité accédant la 30 %.

Tableau 16 : Sources de vitamine A des aliments consommés au Mali

Aliments	Vit. A en µg pour 100 g	Aliments	Vit. A en µg pour 100 g
Groupe 5 : Lait et produits laitiers		**Groupe 7 : Légumes, fruits et produits**	
Lait vache, poudre, enrichie	540	Carotte, crue	500
Formage de chèvre, dur	478	Tomates, séchées, poudre	431
Lait vache, poudre, concentré, pour bébé	300	Tomates, crues	31,7
Formage de Hollande, dur	248	Courge, vapeur	320
Lait entier frais, mouton	115	Mangue, mûre, crue, épluchée	200
Lait entier frais, chameau	94	Épinard, cru	275
Lait entier caillé, vache	42	Salade, crue	162,5
Lait entier frais, vache,	33,7	Courge/citrouille, crue	100
Lait entier frais, chèvre	26	Piment, séché	88,33
Lait entier, chèvre	25	Piment, doux, vert, cru	60,83
		Piment, doux, rouge, cru	53,33
Groupe 6 : Viande, volaille et œufs		Piment, fort, cru	27,5
Bœuf estomac, cru	16353,5	Avocat, crue	33
Bœuf foie, cru	7390	Banane plantain, mûre, crue	33
Mouton foie, cru	175	Gombo, cosse, séché, poudre	24
Œuf de poule, cru	80	Gombo, cosse cru	15,83
Viande de mouton, un peu grasse, crue	17	Gingembre, racine, séchée	10

Tableau 16 : Sources de vitamine A des aliments consommés au Mali (suite)

Aliments	Vit. A en µg pour 100 g	Aliments	Vit. A en µg pour 100 g
Viande de porc, un peu grasse, crue	10	Baobab poudre, pain de singe	37
Groupe 4 : Poissons et produits de la pêche			
		Groupe 2 : Racines et tubercules féculents	
Sardines à huile, conserve#	114		
Carpe, fumée	72	Patate douce, jaune foncé, crue	200
Poisson, fumé	35	Patate douce, jaune, crue	150
Capitaine, perche de Nil, fumée	23	**Groupe 3 : Noix, légumineuses et dérivés**	
Sardine, bouillie *	10	Haricot, écorcé, frais	13
Poisson, cru, maigre*	10	Haricot, vert, bouilli	33
Poisson, bouilli, maigre*	10	Haricot, blanc, séché	15
Poisson, cru, maigre*	10	Haricot noir, cosse jeune verte, crue	19
Poisson, bouilli, maigre*	10	Petits pois, séchés	13
Poisson, bouilli, gras#	5	Soumbala; néré, graine, fermentée ;	17
Groupe 1 : Céréales et produits céréaliers			
Maïs, jaune, noyau entier, séché	33		
Maïs, jaune, non mûr sur l'épi, cru	30		
Maïs, jaune, écrasé	15		
Maïs, jaune, non mûr sur l'épi, cru	13		
Maïs, jaune, noyau entier, séché	10		
Maïs, jaune, écrasé	9		

Source : Barikmo I., Ouattara F., Oshaug A., Table de composition des aliments du Mali (TACAM), 2004 (6)

Mode d'action de la thiamine

La thiamine pyrophosphate, comme coenzyme (5), est une partie intégrante du site actif de l'enzyme qui l'utilise. L'action de la thiamine prend en compte la liaison carbonyle (oxo) qui est électriquement déséquilibrée, si bien que l'oxygène va attirer les électrons. Ces carbones ont donc tendance à être positifs. La thiamine va stabiliser une forme où le carbone qui va perdre le groupe R2 devient négatif : il pourra y avoir alors une réaction entre le carbone + du carbonyle et le carbone stabilisé par la thiamine.

Exemples d'enzymes à thiamine pyrophosphate

Les transcétolases

Ces enzymes appartiennent notamment à la voie des pentoses-phosphate et au cycle de Calvin[6]. Il ne s'agit en aucun cas de cétolases malgré le nom consacré, car, dans une cétolisation, c'est le carbone en alpha de la fonction oxo qui agit sur une autre fonction oxo.

Le complexe pyruvate décarboxylase

Ce complexe enzymatique est composé de plusieurs enzymes. La première, enzyme à thiamine pyrophosphate, réalise la décarboxylation du pyruvate en éthanal (acétaldéhyde) qui est ensuite oxydé. Cette même réaction est réalisée dans la fermentation éthanolique, l'éthanal étant alors réduit en éthanol.

L'alpha-acétolactate synthase

Dans la fermentation butanediolique, une grande partie de l'acide pyruvique est transformé en 2,3-butanediol par l'intermédiaire de la 3-hydroxybutanone. La condensation de deux acides pyruvique (pyruvate) est nécessaire, le composé obtenu étant décarboxylé deux fois. La première étape met en jeu une enzyme à TPP donnant l'alphaacétolactate (2-hydroxy-2-méthyl-3-céto-butanoïque) dont la décarboxylation simple, en raison de la déstabilisation de la fonction carboxylique en β d'une fonction cétone, donne la 3-hydroxybutanone.

---

[6] Le **cycle de Calvin-Benson-Bassham**, indépendamment de la photosynthèse et donc de la lumière, utilise l'énergie de ces transporteurs à courte vie pour transformer le dioxyde de carbone en composés organiques (notamment du glucose) qui peuvent être utilisés par l'organisme. Cet ensemble de réactions est une des voies métaboliques de la fixation du carbone. L'enzyme clé du cycle est appelée Rubisco (Ribulose-1,5-bisphosphate carboxylase/oxygénase). Le cycle se déroule en trois étapes : (i) fixation du dioxyde de carbone, (ii) réduction de l'acide 3-phosphoglycérique (APG) en trioses phosphate (sucre) et (iii) régénération du ribulose-1,5-bisphosphate (accepteur de CO_2).

Références

1. Suzuki Umetarō et Shimamura Tora, « Sur un ingrédient actif du son »], *Tokyo Kagaku Kaishi*, vol. XXXII, n° 1, 1911, p. 4–17, 144–146, 335–358, consulté le 6 juin 202.
2. Kazimierz Funk, *Die Vitamine : Ihre Bedeutung für die Physiologie und Pathologie*, Munich, J. F. Bergmann, 1922, 2e éd., VII-448 p.
3. Soumaya Nasri, Narjisse Aichouni, Mounia Ettayeb, Yassine Mebrouk, Imane Kamaoui, "Encephalopathie de Wernicke : Complication Rare de l'Hyperemensis Gravidum", *The PanAfrican Journal*, 2020, 36, 267.
4. http://www.cbip.be/GGR/MPG/MPG_NBA.cfm, consulté le 25 novembre 2021.
5. Bollet A. J., « Politics and Pellagra : the Epidemic of Pellagra in the U.S. in the Early Twentieth Century », Yale J. Biol. Med., 1992 May–Jun, 65, 211–221.
6. Barikmo I, Ouattara F, Oshaug A. Table de composition d'aliments du Mali Food Composition, Research series No. 9. Akershus University College, Norway 2004

La Malnutrition

La **malnutrition** est un état physiopathologique résultant de l'influence combinée de la sur ou sous-nutrition (déficience ou excès de calories ou d'un ou plusieurs nutriments) et d'autres facteurs (génétiques, inflammatoires…) sur la composition du corps[1] et sur ses fonctions biologiques.

Son origine peut être une quantité de nourriture inadaptée au besoin (apport calorique insuffisant ou excessif) ou l'ingestion d'aliments de mauvaise qualité (carences nutritionnelles ou excès de sucre, de protéines, de sel, de graisses…) ; d'autres facteurs, notamment psychologiques et pathologiques, interviennent également (1).

La maigreur squelettique, symbole habituel de la malnutrition, illustre les effets de la sous-nutrition, mais la malnutrition prend bien d'autres formes, dont l'obésité. Quels que soient la forme et le poids du corps, une personne peut être malnutrie. Et, qu'une personne ait une allure maigre, normale ou obèse n'indique pas l'état de malnutrition (1).

La malnutrition n'est pas la sous-alimentation. Mais la sous-alimentation est l'une des causes de malnutrition.

Dans les pays en développement, elle est souvent liée à la « sous-alimentation » mais partout dans le monde, d'autres formes de malnutrition existent, débouchant notamment sur l'obésité et sur de graves carences. L'ONU parle à ce propos de « faim invisible » ou « faim cachée » (*hidden hunger* en anglais) (2), affectant deux milliards de personnes, carencées en oligoéléments et en vitamines, ce qui peut causer des maladies mortelles. La « faim cachée » (« déficience en micronutriments ») existe aussi dans les pays développés (3) (phénomène de *malbouffe*, décrivant une nourriture à forte densité énergétique et pauvre en éléments nutritifs).

Dans certains contextes, la consommation de certains aliments riches en minéraux (céréales complètes, légumineuses, noix…) n'empêche pas des carences en minéraux, si leurs minéraux sont rendus non biodisponibles par des *anti-nutriments* (tanin, acide phytique, lectines et inhibiteurs d'enzymes) naturellement présents.

Parce qu'elle réduit la qualité de vie, la santé publique et réduit la longévité, la malnutrition fait l'objet de nombreux travaux de recherche. Rien qu'au Royaume-Uni, son coût a été estimé (en 2005) à plusieurs milliards d'euros par an (4).

Une étude menée en 2010 a montré qu'il n'y a pas d'accord entre experts sur la définition précise ou scientifique de la malnutrition (5). Elle est souvent définie comme un état pathophysiologique ou une pathologie systémique aux conséquences et étiologies multiples. Séparer les approches quantitative et qualitative est obsolète et réducteur (6).

L'Organisation mondiale de la santé (OMS), la FAO, les organisations humanitaires s'y consacrant, les experts et les différentes études faites sur le sujet conviennent qu'elle peut être la conséquence de plusieurs facteurs, le plus souvent associés. Les carences alimentaires sont fréquemment à la fois quantitatives et qualitatives, elles sont une cause très fréquente de malnutrition, mais d'autres facteurs entrent très souvent aussi en jeu, allant de la génétique au microbiote intestinal en passant par des processus inflammatoires et des tabous religieux et éléments culturels.

La suralimentation (qui conduit à l'obésité) découle d'un bilan nutritionnel positif. La dénutrition découle d'un bilan nutritionnel négatif (7). Il semble y avoir (en 2010) un consensus sur le fait que la définition de la malnutrition doit inclure au moins les notions de carence en énergie, carence en protéines et diminution de la masse lipidique, de même que des effets sur les fonctions du corps et de l'esprit, et l'inflammation (6). Les relations entre les calories, le sucre, les lipides, les protéines, les oligoéléments (vitamines notamment) et la survenue de maladies courantes ou rares sont de mieux en mieux comprises, de même que l'importance du microbiote intestinal, grâce notamment à un suivi de 150 substances biochimiques fondamentales dans nos aliments par le département américain de l'Agriculture, et à diverses bases de données. Mais une étude récente (8) menée en 2020 basée sur l'apprentissage automatique et l'intelligence artificielle conclut que le régime alimentaire humain comprend au moins 26 000 éléments biochimiques dont la grande majorité est encore inconnue. En 2020, Sharon Friel (8) et ses collègues montrent que le système alimentaire n'est pas juste et que « *le pouvoir du commerce mondial peut l'emporter sur les besoins environnementaux et nutritionnels* » ; le commerce mondial peut entraver les efforts de lutte contre la malnutrition en freinant l'adoption de lois et réglementations pertinentes pour atteindre les objectifs mondiaux en matière de nutrition et de changement climatique, le climat étant l'un des facteurs de production alimentaire), d'autant plus que *« les règles du commerce mondial établies par l'Organisation mondiale du commerce (OMC) sont juridiquement contraignantes pour les pays, alors que les politiques sur le changement climatique ou la nutrition ne le sont souvent pas ».*

Quelques exemples illustrent ce qu'est la malnutrition :

- **Niger (2005) :** les principaux cas de malnutrition rencontrés sont essentiellement dus à une carence majeure en apport alimentaire, du fait de la prolongation de la sécheresse et de l'invasion des zones cultivables par des criquets, ces deux causes ayant conduit à des récoltes très insuffisantes ;
- **Libéria (2004–2005)** : l'apport alimentaire est suffisant pour les populations, à la fois grâce à des récoltes et des importations non négligeables, ainsi que grâce à des distributions alimentaires régulières par le PAM. Mais les taux de malnutrition sont importants, surtout en zone urbaine ; essentiellement en raison de pratiques de soins inadaptées, dont les causes sont multiples. Les mères ne peuvent fournir à leur enfant des soins efficaces, du fait d'un déficit cognitif, de troubles post-traumatiques, d'une relation pathologique avec l'enfant, etc.
- **Afghanistan (2002-2005)** : si les carences alimentaires jouent un rôle important dans la malnutrition du pays, on constate aussi que beaucoup d'enfants refusent les soins (alimentation y comprise) qui leur sont prodigués, du fait d'un traumatisme psychologique important (comme au Rwanda après le génocide, et dans beaucoup de camps de réfugiés et déplacés dont les résidents ont vécu des événements traumatiques).
- **Europe (2006) :** 57 % de la population a un apport insuffisant en iode (11), et 10 % de la population souffre d'anémie (11).
- **États-Unis** : 25 % des enfants sont carencés en magnésium, calcium et vitamines A, D et E (10) et 50 % manquent de vitamines D et E (14).

Ces exemples montrent qu'une approche purement alimentaire de la malnutrition ne peut suffire. La plupart des acteurs internationaux luttant contre la malnutrition ont dû adapter leur prise en charge avec des programmes parallèles, allant de la stimulation psychosociale des mal-nourris à leur prise en charge psychologique. L'obésité relève souvent également de la malnutrition (mais ce n'est pas sa seule étiologie ; des facteurs génétiques peuvent conduire à une sur absorption des nutriments). Des causes anatomiques ou physiologiques acquises (troubles acquis du fonctionnement des organes de la digestion, ou de la mobilité, par exemple) existent aussi, avec un apport alimentaire inadapté étant une conséquence d'un trouble psychologique ou d'un mode de vie. La baisse de nutriments (*great nutrient collapse*) et vitamines, présents dans l'alimentation due à l'élévation du CO2 (14,15,16), des pratiques agricoles intensives (17) et à l'appauvrissement des sols ont également un impact. Le bétail peut aussi être affecté par une carence en minéraux. L'augmentation des carbohydrates dans l'alimentation augmente la production de la triiodothyronine (T3) de la thyroïde, ce qui augmente les besoins en iode (17). Les sources environnementales naturelles d'iode pour la population deviennent alors insuffisantes et la déficience en iode se développe. Depuis la révolution agricole il y a 10 000 ans, l'homme base son apport énergétique sur les carbohydrates dans pratiquement toutes les régions du monde, entraînant une déficience en iode globale (17).

Effets de la malnutrition

Mortalité

La malnutrition serait responsable dans 58 % des cas de mortalités générales dans le monde en 2006 (20). Dans le monde, 62 millions d'individus, pour toutes causes de mort, décèdent chaque année (20). Un individu sur douze dans le monde est mal-nourri (20). En 2006, plus de 36 millions d'individus sont morts de la faim ou de maladies généralement liées à des insuffisances alimentaires (21).

D'après l'OMS, la malnutrition est la plus grande cause de mortalité juvénile, présente dans la moitié des cas (22). Six millions d'enfants meurent de faim chaque année (22). Le sous-poids et les restrictions alimentaires causent annuellement 2,2 millions de décès chez les enfants (22). Une faible lactation ou son inexistante cause 1,4 million de morts par an (22). D'autres insuffisances comme le manque de vitamine A ou de zinc, par exemple, en comptent 1 million (20). Chez les enfants, la malnutrition chronique une fois installée devient irréversible à partir de 2 ans. Ces enfants mal-nourris grandissent avec des complications de santé et des retards scolaires. Leurs propres enfants vont également être de plus petite taille par rapport à la norme. C'est ainsi que s'installe le cercle vicieux de la malnutrition de génération en génération.

Conséquences de la malnutrition

La malnutrition peut avoir d'importantes conséquences chez l'individu :

- Elle diminue l'immunité et augmente donc les risques d'infections et de maladies ; par exemple, elle est un risque majeur dans le développement de la tuberculose (21).
- Elle affecte la capacité de travail et de vie sociale ; là où l'accès à l'eau potable et à une nourriture de qualité est inexistant, une faible énergie physique et psychologique est ressentie, et les victimes sont incapables de remplir les tâches quotidiennes ou fournir ou acquérir une éducation correcte (chez les enfants).

- Elle affecte la santé reproductive et le développement physique, neurocérébral (28) et cognitif (27) du jeune enfant, d'où l'importance accordée à la nutrition de la femme enceinte et allaitant et celle du jeune enfant (22).
- Enfants, personnes âgées (24,25), malades (26) (et patients hospitalisés (26)) y sont plus vulnérables.

Références

1. Barac-Nieto M., Spurr G. B., Lotero H., Maksud M. G. (1978), *Body composition in chronic undernutrition. Am J Clin Nutr*; 31:23–40, in https://fr.wikipedia.org/wiki/Deshydratation/, consulté le 14 novembre 2021
2. Elia M, Stratton R, Russel C, Green C, Pang F (2005) *The costs of disease-related malnutrition in the UK and economic considerations for the use of oral nutritional supplements (ONS) in adults*. Redditch, UK: BAPEN.
3. Stratton RJ, Green CJ, Elia M (2003) *Scientific criteria for defining malnutrition. Disease related malnutrition: an evidence-based approach to treatment.* Cambridge, UK: CABI Publishing, p. 1–34.
4. Meijers J. M, Schols J. M, Soeters P. B & Halfens R. J (2010) *Defining malnutrition: mission or mission impossible?* Nutrition, 26(4), 432-440. |URL=http://www.academia.edu/download/43573704/Defining_malnutrition_mission_or_mission20160309-3289-ytmlud.pdf [archive]
5. Soeters P. B., Reijven P. N., van Bokhorst-de van der Schueren M. A. E., Schols J. M. G. A., Halfens R. J. G., Meijers J. M. M., van Gemert W. G. (2008), "A Rational Approach to Nutritional Assessment", *Clin. Nutr.*, 27 :706–16.
6. Barabási, A., Menichetti, G. & Loscalzo, J. (2010) *The unmapped chemical complexity of our diet [archive].* Nat Food 1, 33–37 |doi :10.1038/s43016-019-0005-1 ; étude conduite à la Northeastern University de Boston (États-Unis, Massachusetts).
7. Éditorial de la revue *Nature* du 14 janvier 2020 : *Imagine a world without hunger, then make it happen with systems thinking ; Feeding the world involves tackling all aspects of the food system [archive].*
8. Friel S., Schram A. & Townsend B. (2020) *The nexus between international trade, food systems, malnutrition and climate change*. Nat Food 1, 51–58 (2020) doi :10.1038/s43016-019-0014-0.
9. « *Guidelines on food fortification with micronutrients* » [archive] [PDF] : « *page 37* ».
10. ↑ (en) « *Iodine deficiency in Europe a continuing public health problem* » [archive] [PDF].

11. Barbara Bush et Hugh Welsh, “Hidden hunger : America’s growing malnutrition epidemic”, *The Guardian*, 10 février 2015 (ISSN 0261-3077, lire en ligne [archive], consulté le 20 juin 2019).
12. « *Hidden shift of the ionome of plants exposed to elevated CO_2 depletes minerals at the base of human nutrition* » [archive].
13. ↑ « *Carbon dioxide (CO_2) levels this century will alter the protein, micronutrients, and vitamin content of rice grains with potential health consequences for the poorest rice-dependent countries* » [archive].
14. Helena Bottemiller Evich, “The Great Nutrient Collapse”, *The Agenda* (consulté le 20 juin 2019).
15. « *The Mineral Depletion of Foods Available to us as a Nation (1940–2002) – A Review of the 6th Edition of McCance and Widdowson** » [archive].
16. “Why mineral deficiency can be a hidden killer in dairy herds” [archive], *Farming Independent* (consulté le 20 juin 2019).
17. “Nutrition, evolution and thyroid hormone levels – a link to iodine deficiency disorders?”, “The dependency of human on starchy food in pratically all regions of the world make IDD a global phenomenon”.
18. ↑Jean Ziegler, *L'Empire de la honte*, Paris, Fayard, 2007, 344 p. (ISBN 978-2-253-12115-2), p. 130.
19. ↑ (en) « *U.N. chief : Hunger kills 17,000 kids daily* » [archive], sur *CNN.com*, 17 novembre 2009.
20. Schaible U. E., Kaufmann S. H., « *Malnutrition and Infection : Complex Mechanisms and Global Impacts* », *PLoS Med*, vol. 4, nº 5, 2007, e115 (PMID 17472433,PMCID 1858706, DOI 10.1371/journal.pmed.0040115, lire en ligne [archive]).
21. Green S., Watson R., *Nutritional screening and assessment tools for use by nurses: literature review*. J Adv Nurs 2005 ;50 :69–83.
22. Baez-Franceschi D., Morley J. E. (1999), *Physiopathology of the catabolism associated with malnutrition in the elderly* in Seiler W. O., Stahelin H. B. (eds), *Malnutrition in the elderly*, New York, Springer, p. 19–29.
23. Chia-Hui Chen C., Schilling L. S., Lyder C. H. A. (2001), “Concept analysis of mal- nutrition in the elderly014”, *J. Adv. Nurs*, 36: 131–142.
24. Corish C. A., Kennedy N. P. (2000), “Protein–energy undernutrition in hospitals in-patients”, *Br. J. Nut.*, 83: 575–91.
25. Corish C. A., Kennedy N. P. (2001), “Undernutrition in hospitals”, *Br. J. Nutr.*, 85: 509–10.
26. Donald G. McNeil Jr, “In raising the world’s IQ the secret is in salt”, *New York Times*, 16 décembre 2006 (lire en ligne [archive]).
27. Lakhan S. E., Vieira K. F., “Nutritional therapies for mental disorders”, *Nutr. J.*, vol. 7, nº 1, 2008, p. 2 (PMID 18208598, PMCID 2248201, DOI 10.1186/1475-2891-7-2, lire en ligne [archive]).

Dénutrition (1)

La **dénutrition** est un état pathologique résultant d'apports nutritionnels insuffisants au regard des dépenses énergétiques de l'organisme. Lorsque les apports sont inadaptés en plus d'être insuffisants, on parle de malnutrition.

La dénutrition est classée dans la section *marasme nutritionnel* de la classification internationale des maladies.

Physiopathologie

La dénutrition peut avoir de multiples origines. L'étiologie est variée et peut associer une affection organique, psychiatrique ou sociale. La dénutrition est dite primaire lorsque celle-ci est induite par une cause directe, et secondaire lorsqu'elle est provoquée des suites d'une autre affection. On distingue deux mécanismes physiopathologiques : la carence d'apports et l'hypermétabolisme.

Dénutrition par carence d'apports

En cas de carence d'apports, se met en place l'état de jeûne, qui évolue selon plusieurs étapes. Les sources d'énergie dans le jeûne sont, pour le métabolisme glucidique, l'utilisation du glycogène hépatique ainsi que la synthèse du glucose et, pour le métabolisme lipidique, l'utilisation des acides gras et la cétogenèse.

- **Jeûne immédiat** : adaptation à la prise discontinue de nourriture depuis moins de 12 heures. La sécrétion d'insuline diminue, tandis que celle de glucagon augmente. Ce jeu hormonal entraîne une stimulation de la lipolyse et de l'oxydation des acides gras, puis une cétogenèse. Afin de maintenir la glycémie, la glycogénolyse est stimulée, de manière exclusive.
- **Jeûne court** : adaptation à l'absence de prise alimentaire sur une durée de 12 heures à 3 ou 4 jours. La sécrétion d'insuline diminue encore. L'épuisement des réserves de glycogène entraîne une baisse de la glycémie. La seule source de glucose de l'organisme devient la néoglucogenèse, qui fabrique du glucose à partir des acides aminés des protéines musculaires en produisant de l'urée comme déchet. L'excrétion de l'urée augmente donc. La cétogenèse se poursuit.
- **Jeûne prolongé** : après 5 jours environ jusqu'à plusieurs semaines. Les corps cétoniques plasmatiques augmentent, tandis que l'excrétion d'urée de stabilise à 50 mg/kg/j. Cette stabilisation est en rapport avec une stabilisation de la protéolyse à visée d'épargne protéique. De nouvelles modifications hormonales se produisent, avec une diminution de la production des hormones thyroïdiennes.

- **phase terminale :** Lorsque les réserves lipidiques sont épuisées, les taux plasmatiques d'acides gras et de corps cétoniques s'abaissent, tandis que la glycémie remonte. En effet, on observe alors un surcroît de mobilisation des protéines des muscles squelettiques pour la néoglucogenèse. Cette dernière entraîne un accroissement de l'excrétion d'urée et d'azote et se solde par une forte morbi-mortalité.

Dénutrition par hypermétabolisme (augmentation des dépenses énergétiques)

En cas d'agression de l'organisme (brûlures étendues, souffrance cérébrale aiguë, intervention chirurgicale lourde, états infectieux sévères, défaillance d'organe aiguë...), le métabolisme de base ou dépense énergétique au repos va augmenter.

Étiologie

Des maladies telles que l'anorexie mentale ou encore l'obésité peuvent conduire à un état de dénutrition. Les décompensations œdémateuses (ascite ou œdème des membres inférieurs), la surcharge hydrosodée dans les tissus extracellulaires induisant la dilution des protéines et leur malabsorption cellulaire représentent des facteurs favorisant de la dénutrition par hypercatabolisme.

La perte d'appétit lié à l'âge ou à un traitement médical peut également conduire à la dénutrition. Différentes maladies altérant à terme la conscience (maladie d'Alzheimer, coma, maladie mentale ou encore syndrome de Korsakoff) sont des facteurs prédisposant à la dénutrition. Le processus de cicatrisation (plaie opératoire, escarre) sollicite des ressources protéiques supplémentaires, et *de facto* peut conduire à un état de dénutrition en l'absence de supplémentation nutritionnelle.

Un mauvais état du système digestif peut conduire à la dénutrition. Les facteurs sont variés et regroupent les affections de la bouche (mucite ou mauvais état dentaire), difficultés à la digestion (nausées, vomissements ou constipation), maladies digestives (ulcère gastroduodénal ou divers syndromes de malabsorption).

D'un point de vue social, de mauvaises conditions d'hygiène alimentaire peuvent conduire à la dénutrition (c'est le cas dans un contexte de famine ou de pauvreté). L'alcoolisme, provoquant primairement un syndrome de Korsakov (une baisse de vigilance), induit également la composante sociale de la dénutrition.

Marasme nutritionnel

Le **marasme nutritionnel** est une maladie qui touche les personnes ayant des carences alimentaires. Ces carences peuvent être de deux types

(2), soit énergétique (carence plutôt liée au marasme), soit protéinique (carence plutôt liée au kwashiorkor).

L'idée que le marasme est lié à un déficit calorique tandis que le kwashiorkor résulte d'un déficit protéique est cependant simpliste comme le précise l'Organisation des Nations unies pour l'alimentation et l'agriculture (3) qui explique que ces deux maladies peuvent non seulement avoir des causes bien plus complexes mais aussi interagir entre elles.

Diagnostic de la dénutrition (1)

Au plan clinique

Le diagnostic clinique repose principalement sur l'observation des variations du poids d'un individu. Ce critère n'est cependant pas franc (notamment dans le cas de l'obésité). D'autres signes comme des signes phanériens (pli cutané), amaigrissement visible, et plainte de la personne sont pris en compte.

L'étude de la valeur et des variations au cours du temps de l'indice de masse corporelle (IMC) permet d'orienter le diagnostic de dénutrition. Les valeurs admises pour l'estimation d'un état de maigreur (et donc de dénutrition) sont :

- pour une personne de 18 à 69 ans, un IMC inférieur à 18,5 ;
- pour une personne de 70 ans et plus, un IMC inférieur à 21 et
- pour la forme sévère, un IMC inférieur à 17 ;

La perte de poids au cours des six derniers mois est essentielle pour le dépistage de la dénutrition :

- une perte de poids > 5 % en un mois ou >10 % en six mois traduit une dénutrition.
- une perte de poids > 10 % en un mois et/ ou >15 % en six mois traduit une dénutrition sévère.

La clinique permet également de déterminer la qualité et la quantité de l'ingesta d'une personne sur une période donnée. En moyenne, les besoins nutritionnels d'une femme adulte sont de 2 000 kcal par jour, et ceux d'un homme de 2 500 kcal. Un bilan nutritionnel permet de comparer la qualité et la quantité des apports (par l'évaluation de la valeur nutritionnelle de chaque aliment) et des pertes et dépenses énergétiques. Un score négatif oriente l'installation d'un état de dénutrition. En outre, la valeur du score permet d'anticiper le traitement à mettre en place et la nature de la supplémentation nutritionnelle à prévoir.

Au plan biologique (1)

L'étude de l'ionogramme, de la glycémie et des réserves protéiques (dosage de l'albumine et de la transthyrétine) oriente le diagnostic.

D'autres paramètres permettent de déterminer les facteurs favorisants (pour un processus inflammatoire, une augmentation de la CRP, pour une évaluation des réserves énergétiques, une baisse de la CPK/CKMM par exemple).

L'albuminémie, en l'absence de syndrome inflammatoire et d'hémodilution, est utilisée pour le dépistage de la dénutrition, bien qu'en réalité elle soit plus prédictive de la morbi-mortalité que d'un diagnostic de certitude de la dénutrition :

- pour les **personnes de moins de 70 ans**, la dénutrition est atteinte si l'albuminémie est **inférieure à 30 g/l**. Une grave dénutrition est diagnostiquée à moins de 20 g/l ;
- pour **les personnes de 70 ans et plus**, la dénutrition est atteinte si l'albuminémie est **inférieure à 35 g/L.** Une grave dénutrition est diagnostiquée à moins de 30 g/l (1).

Traitement de la dénutrition

Le traitement de la dénutrition est à la fois étiologique, préventif, et de l'état de dénutrition en lui-même. Le traitement des étiologies est aussi varié que la nature des causes.

Le traitement de la dénutrition consiste quant à lui en la prévention de la dénutrition, au dépistage, à l'évaluation et à la surveillance de l'état de dénutrition, en une supplémentation nutritionnelle au besoin, voire *in fine* une éducation thérapeutique aux bonnes pratiques alimentaires.

Une recommandation de l'Afssaps en France prévoit que pour une personne hospitalisée, un apport de 30 kcal/jour/kg est une valeur de référence afin de prévenir la dénutrition. Des suites d'un bilan nutritionnel, la stratégie thérapeutique peut s'orienter sur une assistance nutritionnelle dans les formes les moins graves (enrichissement protéino-énergétique de l'alimentation, compléments nutritionnels, et fractionnement de la prise alimentaire) ou encore vers une nutrition entérale ou parentérale.

Prévention

La prévention de la dénutrition est possible notamment chez la personne âgée. Ces dénutritions sont souvent liées à la maladie, à l'âge mais surtout à une sous-alimentation. Chez la personne âgée, l'involution de tous les organes notamment digestifs, la mauvaise dentition, l'absence de perte de la soif sont les facteurs les plus fréquents de sa dénutrition. Un outil conçu par Didier Buffet : le « **Diagramme Iso-Nutritionnel ou DIN** » permet de dépister, prévenir et suivre les patients âgés. Cet outil utilise quatre critères : l'albuminémie, la CRP, la variation du poids et l'IMC. En 2019, les sociétés savantes se dirigent vers la suppression de l'albuminémie comme critère de dépistage de la dénutrition, car celle-ci n'est pas spécifique. C'est bien l'anthropométrie (notamment le poids) qui doit être le critère principal de dépistage. Une perte de poids inexpliquée doit immédiatement poser la question d'un risque de dénutrition et occasionner des recherches d'étiologie.

Supplémentation orale

Il est possible d'augmenter les apports en énergie et en protéines en :

- enrichissant les plats en protéines et calories (fromages, viande, matières grasses, lait concentré) et ne pas limiter la consommation de produits gras, sucrés et riches en protéines, sauf si la personne âgée présente une pathologie qui entraîne la restriction des aliments sucrés et salés ;
- fractionnant la prise alimentaire, en instillant une convivialité lors des repas avec selon la situation mise en place d'aide physique ou psychologique ;
- utilisant des compléments nutritionnels oraux industriels (en général, 1 à 2 kcal/ml et riches en protéines).

Supplémentation entérale ou parentérale

L'alimentation entérale est indiquée en cas de dénutrition sévère ou d'échec de la supplémentation orale. Elle nécessite une hospitalisation de quelques jours, et s'effectue grâce à la pose d'une sonde nasogastrique lorsque la durée prévue est inférieure à 6 semaines ou par sonde de gastrostomie ou de jéjunostomie lorsque la durée prévue est supérieure à 6 semaines, ce qui permet ainsi d'aider à couvrir les besoins protéinoénergétiques. Le patient doit être en position semi-assise afin d'éviter une pneumopathie de déglutition par reflux gastro-œsophagien.

La nutrition parentérale est indiquée lorsque le tube digestif est non fonctionnel (occlusion digestive, iléus complet, intestin court, nausées/vomissements sévères) : la nutrition parentérale est alors totale. Lorsque les apports oraux et entéraux sont insuffisants, on parle d'*assistance nutritionnelle*.

Conséquences de la dénutrition

- **Altération de l'état général :** amaigrissement, asthénie et anorexie sont très fréquents ;
- **Troubles psychiques :** confusion mentale, apathie, syndrome dépressif ;
- **Troubles digestifs :** diarrhée ou fécalome (pouvant aboutir à l'occlusion intestinale si non pris en charge) ;
- **Escarres :** apparition ou entretien d'escarre ;

- **Chutes et fractures :** diminution de la masse musculaire favorisant les chutes, le manque de calcium et de protéines fragilisant l'os qui casse ainsi plus facilement ;
- **Perte d'autonomie :** diminution de la masse musculaire pouvant affecter l'autonomie de la personne dénutrie à court, moyen et long terme ;
- **Complications post-opératoires :** selon la nature de la chirurgie.

Kwashiorkor

Le **kwashiorkor** est un syndrome de malnutrition par carence en protéines. Le terme, qui signifie enfant *(kwashi)* rouge *(orkor)* dans la langue des Ashanti du Ghana, fait référence à la rougeur de la peau des enfants qui en sont touchés.

Le kwashiorkor touche principalement les jeunes enfants qui, âgés de six mois à trois ans, à la naissance d'un second enfant dans leur famille, sont brutalement sevrés du lait maternel et passent à une alimentation trop pauvre en protéines.

Il se caractérise par la fonte musculaire, des œdèmes des membres inférieurs, une ascite, une hépatomégalie et une hypoalbuminémie à la prise de sang (responsable des œdèmes).

Historique

En 1929, Lieurade (4), médecin de brousse au Cameroun, écrit : « *Je fus frappé de rencontrer presque constamment des enfants dont l'aspect très particulier m'était jusqu'alors inconnu et affectés de ce que je prenais d'abord pour des anomalies congénitales de pigmentation. L'enfant est "rouge et blond. Il a deux à cinq ans, il est souffreteux et hébété ; en raison d'un œdème des joues et des paupières, sa tête paraît plus volumineuse ; l'abdomen, distendu par une ascite, contraste-lui aussi avec des membres graciles ; la peau est amincie, vernissée, craquelée ou saignotant, la diarrhée fréquente, etc.* »

Lieurade élimine une cause parasitaire, mais ne retrouve pas l'étiologie de ce tableau. Il est le premier à donner la description clinique parfaite d'une maladie qui sera décrite plus tard au Ghana sous le nom de **kwashiorkor**.

Cette origine carentielle fut déjà évoquée en 1925 par Normet, en Indochine, chez les enfants atteints de la « bouffissure d'Annam » (5), décrite par Guillon en 1913 (7).

L'origine alimentaire et pluricarentielle de ces troubles est éclaircie en 1950 par des missions en Afrique (Brock et Autret) et en Amérique centrale (Autret et Béhar) (7). Raoult et Bergeret mettent au point des procédés cliniques et biochimiques de détection précoce de ces malnutritions. Rapidement entrepris, le traitement approprié fait chuter la mortalité de 80 à 20 % (7).

Causes

Le kwashiorkor fait partie des malnutritions et touche annuellement des millions d'enfants, particulièrement dans les pays en voie de développement. Il touche les enfants de deux ou trois ans, quelques mois après un sevrage brutal. Contrairement au lait maternel, riche en protéines, le régime adulte ne couvre plus les besoins en protéines de l'enfant.

Le kwashiorkor n'est pas dû au seul déficit protidique. On a également constaté une baisse des taux sanguins de magnésium, de potassium, de fer, de zinc, des vitamines. Malgré les traitements, le taux de mortalité des enfants atteints de formes avancées de la maladie reste important. Cicely Williams, premier médecin à décrire la maladie en 1935 (publié au Lancet), discrédita le manque protéique comme cause principale du kwashiorkor (6).

Répartition géographique

Cette maladie se rencontre presque toujours chez des enfants habitant des pays pauvres ou en voie de développement, dans lesquels les conditions de vie sont précaires et les populations sous-alimentées : Afrique, Amérique du Sud, Inde ainsi que la Corée du Nord. L'Afrique tropicale et équatoriale est particulièrement touchée.

Épidémiologie

Tous les ans, plus de 12 millions d'enfants vivant dans des pays en voie de développement meurent à cause de pathologies infectieuses, bactériennes ou parasitaires (7). Sur ces 12 millions, 56 %, soit 6,7 millions d'enfants décèdent de la malnutrition, en raison d'une plus grande fragilité aux infections (7). Dans certaines régions défavorisées, le kwashiorkor est responsable de la mort de 30 % des enfants de moins de 5 ans (7).

Facteurs de risque

La prévalence de la maladie dépend de plusieurs facteurs :

- faible accès à l'eau potable : l'eau polluée véhicule les bactéries (*Salmonella*, *Vibrio*…), des parasites (*Entamoeba*, *Fasciola*, *Giardia*…) et des virus (hépatite), susceptibles de s'attaquer aux enfants affaiblis ;
- l'inefficacité de l'agriculture : qualité des sols, importance des précipitations ;

- la fréquence des catastrophes naturelles : inondations, sécheresses, invasions de locustes… ;
- le poids des coutumes : les femmes ont 8 ou 10 enfants. Dans certaines ethnies elles doivent arrêter d'allaiter après la conception d'un nouvel enfant. Un sevrage précoce peut entraîner un kwashiorkor ;
- les conflits ethniques ou religieux et les guerres : rationnement alimentaire, raréfaction des denrées, mort des parents ;
- le niveau de vie : la pauvreté et le prix élevé des protéines animales entraînent de mauvaises pratiques alimentaires (7) ;
- l'économie de la nation : l'instabilité politique nuit au développement du pays.

Symptômes

Les symptômes généraux sont très précoces : anémie, apathie, fatigue, irritabilité et léthargie.

Si la carence perdure, on constate une hypoprotéinémie et de nombreux troubles surviennent.

Les signes de gravité sont :

- croissance retardée ou arrêtée ;
- diminution de la masse musculaire, amaigrissement ;
- ascite et œdèmes des extrémités ;
- atteinte des cheveux et de la peau (éclaircissement ou rubéfaction, fragilisation, desquamation, dermatite, vitiligo, lésions) ;
- troubles digestifs (diarrhée, gastro-entérite) ;
- atteinte du foie (hépatomégalie) ;
- atteinte de la fonction rénale ;
- immunodéficience ;
- troubles mentaux.

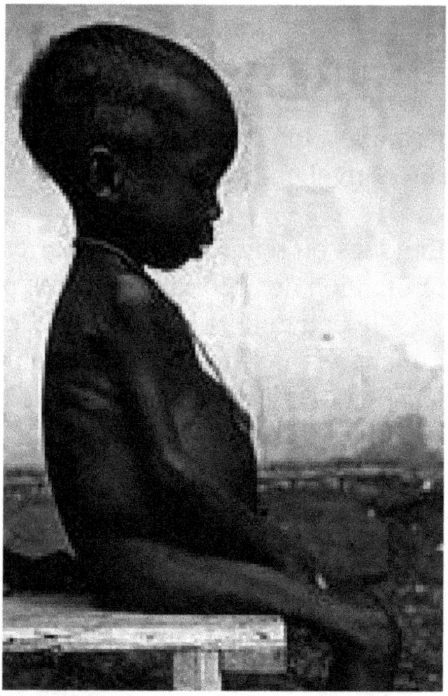

Image 11 : Enfant atteint de kwashiorkor marastique.

À un état avancé, les fonctions vitales sont atteintes, ce qui entraîne un état de choc, le coma puis la mort.

Pronostic

Les troubles disparaissent habituellement après un traitement précoce. Si le traitement est tardif, la santé générale de l'enfant est améliorée mais des séquelles physiques (taille réduite) et intellectuelles (incapacités mentales) sont à craindre. Sans traitement ou si le traitement survient trop tard, la mort est inévitable. Un haut risque de décès est identifié par un périmètre brachial inférieur à 11 cm ou par un seuil de l'indice poids-taille inférieur à –3 écart type. En pratique, les enfants malnutris avec des œdèmes sont atteints de malnutrition grave potentiellement mortelle.

Traitement

Afin d'éviter des problèmes, l'organisme doit être réadapté avec des rations petites mais fréquentes, données toutes les deux à quatre heures. Durant une semaine, l'alimentation, d'ordinaire hyperglucidique, est progressivement enrichie en protéines ainsi qu'en éléments essentiels : lait sucré avec sels minéraux et vitamines. Le régime peut comporter des lactases – pour que les enfants ayant développé une intolérance au lactose puissent ingérer des produits laitiers et des antibiotiques pour compenser l'immunodéficience. Après deux à trois semaines, le lait est remplacé par des bouillies de céréales enrichies en minéraux et vitamines, jusqu'à ce que la masse de l'enfant atteigne au moins 80 % de la masse normale. La nourriture traditionnelle peut alors être réintroduite. L'enfant est considéré guéri lorsque sa masse atteint 85 % de la normale.

Prévention

L'éducation et l'alphabétisation peuvent éviter le kwashiorkor à travers :

- alphabétisation des filles : diffusion d'informations sur les moyens de lutte (dépliants, affiches…) ;
- éducation des parents : connaissance des besoins alimentaires des enfants en fonction de l'âge ; contrôle des naissances afin de différer les maternités et, ainsi, d'éviter un sevrage trop rapide ;
- surveillance : la pesée régulière de l'enfant permet de juger de la normalité de sa masse et de sa croissance. Un circonférence du bras mesurée sous l'épaule, nettement inférieur à 13 cm, signe la maladie.

La prise en charge médicale sera traitée dans le chapitre Prise en charge de la malnutrition aiguë.

Références

1. http://www.has-sante.fr/portail/upload/docs/application/pdf/denutrition_recos_2006, consulté le 14 novembre 2021
2. Vulgaris-Médical.com, Marasme : Classification, consulté en 14 novembre 2021.
3. Michael C. Latham. La nutrition dans les pays en développement, Organisation des Nations unies pour l'alimentation et l'agriculture, 2001, chapitre 12 in http://www.has-sante.fr/portail/upload/docs/application/pdf/denutrition_recos_2006,_
4. ASNOM - Pédiatrie, in https://fr.wikipedia.org/wiki/Kwashiorkor, consulté le 25 novembre 2021
5. http://www.danoneinstitute.be/files/pdf/chairs/monographies/mono6.pdf, in https://fr.wikipedia.org/wiki/Kwashiorkor, consulté le 25 novembre 2021
6. Waterlow JC, « Kwashiorkor revisited : the pathogenesis of oedema in kwashiorkor and its significance », Transactions of the Royal Society of Tropical Medicine and Hygiene, vol. 78, n° 4, 1984, p. 436–441, In consulté le 25 novembre 2021
7. https://fr.wikipedia.org/wiki/Kwashiorkor, consulté le 25 novembre 2021

Anémie nutritionnelle

Épidémiologie

L'anémie est définie par l'Organisation mondiale de la santé (OMS) comme le problème de santé publique le plus fréquemment rencontré dans le monde et en particulier dans les pays en développement (Kassebaum N. J., 2014, 1). L'anémie est l'un des dix problèmes de santé les plus sérieux du monde moderne qui affecte les populations des pays riches et pauvres. Elle constitue la forme de carence en micronutriments la plus répandue dans le monde (OUZENNOU N., 2018, 2).

L'anémie affecte la croissance physique, le développement cognitif, la reproduction et la capacité de travail physique, ce qui aboutit à une diminution de la performance humaine (OUZENNOU N., 2018, 2). Les groupes les plus vulnérables sont les enfants, les adolescents et les femmes enceintes. Une anémie chez ces dernières accroît la morbidité et la mortalité maternelle, l'hémorragie du post-partum et constitue un facteur de retard de croissance fœtale (OUZENNOU N., 2018, 2).

Dans le monde, il y a environ 1 milliard de cas d'anémie ferriprive et près de 30 à 50 % de ces anémies sont de type ferriprive (Lopez A., 2016, 4). La carence en fer est la première cause d'anémie. Il peut exister une carence en fer sans anémie et sa prévalence est double de celle de l'anémie ferriprive (Camaschella C., 2015, 3). Près de 20 % des femmes en âge de procréer auraient une anémie ferriprive (Camaschella C., 2015, 3).

L'OMS rapporte que 38 % de femmes enceintes dans le monde présentent une anémie, ce taux se situant entre 20 et 25 % dans les pays développés et s'élevant à 56 % dans les pays en voie de développement (OUZENNOU N., 2018, 2).

La carence en fer est la principale cause de l'anémie dans le monde (Camaschella C., 2018, 3). Les carences en folates, en vitamine B12, en divers minéraux sont aussi des causes fréquentes d'anémie (Camaschella C., 2018, 3). L'anémie au cours de la grossesse est définie par une hémoglobinémie inférieure à 11 g/dl (Camaschella C., 2018, 3). Elle affecte plus de 3,5 milliards d'individus dans les pays en développement (Kassebaum N. J., 2014, 1). Soit 38 % de la population des pays en développement sont anémiques contre seulement 8 % dans les pays développés. Les femmes en âge de procréer, notamment les femmes enceintes et les enfants sont les groupes à plus haut risque. Dans ces groupes, les prévalences observées dans les pays en développement sont élevées ; 50 à 60 % des enfants âgés de 1 à 5 ans, 20 à 40 % des femmes en âge de procréer et 35 à 75 % des femmes enceintes (Lopez A., 2016,4).

Différentes études effectuées à Bamako ont montré que 30 à 65 % des femmes enceintes étaient anémiques (Kassebaum N. J., 2014, 1). Une enquête menée en 2005 dans le district de Bamako rapporte que 73 % des cas d'anémie chez les femmes sont largement dus à une carence en fer. Une autre enquête menée à Bandiagara rapporte une prévalence de 40,1 % d'anémie chez les femmes enceintes avec 12,8 % chez les primipares (Nemeth E., 2004, 5). La première cause d'anémie maternelle recensée en Afrique est la carence en fer et en folates. Il arrive que 70 à 80 % des femmes enceintes des régions impaludées sont anémiques (Galesloot T. E., 2011, 6). Les résultats d'une étude menée en Afrique et en Asie montrent que la prévalence de l'anémie est surtout élevée chez les enfants en âge scolaire avec plus de 40 % (8).

Mécanismes de l'anémie nutritionnelle

Les **besoins** en fer du sujet normal sont de l'ordre de **9 mg par jour chez l'homme** et de **7 à 30 mg par jour chez la femme et l'enfant**. La presque totalité de cette quantité est consommée par l'érythropoïèse. Les érythroblastes obtiennent essentiellement leur fer de la transferrine, protéine transporteuse qui est présente dans le plasma à la concentration normale de 2 500 mg/l et qui, habituellement, n'est saturée de fer qu'au tiers environ.

Le taux de **fer sérique** est normalement de l'ordre de **1 200 µg/l chez l'homme** (à cause de son imprégnation androgénique) et de **1 000 µg/l chez la femme et l'enfant**. Les érythroblastes possèdent un mécanisme actif d'extraction du fer de la transferrine qui leur permet de couvrir leurs besoins même si le taux de saturation de cette protéine descend à –10 %, c'est-à-dire jusqu'à un taux critique de fer sérique de l'ordre de 20 à 300 µg/l.

Lorsque les besoins de fer cessent d'être couverts par l'alimentation, l'organisme fait appel à ses réserves, constituées par la ferritine, l'hémosidérine du foie (hépatocytes et cellules de Kuppfer) et les cellules réticulaires de la rate et de la moelle osseuse. Cette mobilisation est effectuée par un échange de fer entre la ferritine des cellules et la transferrine du plasma, cette dernière étant devenue fortement désaturée par l'activité des érythroblastes.

L'anémie ferriprive ne se produit que lorsque les réserves sont vidées et que le taux de saturation de la transferrine s'abaisse en dessous du taux critique de 20 à 300 µg/l.

Les réserves en fer de l'organisme et les pertes quotidiennes sont respectivement de 1 200 mg et de 1 mg chez l'homme, de 600 mg et 1,5 mg chez la femme.

Dans les pays industrialisés, les besoins sont normalement couverts par l'alimentation. La ferritine donne une estimation des réserves de fer de l'organisme. Son interprétation doit d'abord éliminer un état inflammatoire chronique, une affection maligne, une cytolyse ou une hyperthyroïdie, situations où la ferritine s'élève indépendamment de l'état des réserves.

Lorsque vient à manquer le fer, la synthèse de l'hème et donc celle de l'hémoglobine (Hb) deviennent insuffisantes, mais la production de globules rouges (G.R.) est relativement peu affectée. L'anémie ferriprive sera par conséquent :

- hypochrome, les hématies paraissent pâles et l'indice de coloration (IC) est inférieur à l'unité ;
- microcytaire, car la concentration sanguine en hémoglobine entre pour un tiers dans le volume du globule rouge normal et surtout, la concentration en hémoglobine globulaire sera abaissée.

Les carences martiales entraînent une augmentation de l'absorption du fer, qui de 10 % peut passer à 30 %. Cette absorption nécessite un pH gastrique acide pour maintenir le fer sous forme de fer ferreux. L'anémie témoigne d'un déficit profond des réserves de l'organisme au point que la synthèse de l'hème s'en trouve ralentie. Chaque érythroblaste subit un nombre excessif de mitoses, d'où une diminution du volume globulaire.

L'hepcidine joue également un rôle important dans le métabolisme du fer. Elle se fixe sur la ferroprotéine, entraînant son internalisation intracellulaire. Le taux sanguin de l'hepcidine est corrélé avec celui de la transferrine (7). En cas de carence martiale, le taux d'hepcidine chute, permettant une meilleure absorption digestive et le relargage du fer par les réserves de l'organisme.

Chez la femme, les besoins exigés pour une grossesse sont de 650 mg. Au cours du dernier trimestre de grossesse, on assiste à l'apparition d'une anémie de dilution.

Chez le nourrisson, les besoins quotidiens sont de 1 mg/kg. De plus, il existe chez lui une microcytose avec hypochromie physiologique avec une concentration en hémoglobine avoisinant les 11 g/l.

Causes de l'anémie nutritionnelle

Les différentes variétés cliniques de l'anémie ferriprive relèvent d'une combinaison en proportions variables des deux causes fondamentales acquises : l'insuffisance d'apport de fer et les accroissements des besoins en fer.

Chez la femme en âge de procréer, les principales causes d'anémie ferriprive sont la menstruation et la perte de fer associée à la grossesse (8,9).
La déficience en fer cause une neurotransmission dopaminergique anormale et peut contribuer aux troubles du comportement (10). Il existe d'exceptionnelles causes génétiques créant une anémie et rendant le traitement de fer par voie orale inefficace : par mutation du gène *TMPRSS6*, par dérégulation de l'hepcidine (10, 11). Une mutation du TMPRSS6 causant l'anémie par carence en fer réfractaire au traitement de fer (11, 12).

Insuffisance d'apport de fer

Une insuffisance d'apport de fer peut être due à :

- un apport alimentaire insuffisant (ce qui peut être le cas dans le cadre d'un régime végétarien trop strict) ;
- une mauvaise utilisation alimentaire :
    - soit par manque d'acidité gastrique (qui normalement rend le fer plus résorbable en l'amenant à l'état ionisé) ; ce facteur joue chez les gastrectomisés et dans les gastrites avec anacidité,
    - soit par malabsorption intestinale dans les stéatorrhées chroniques de toute nature et chez les sujets porteurs de résections intestinales ou d'une chirurgie bariatrique dans la maladie cœliaque et dans les colites ulcéreuses.

Accroissement des besoins en fer

Un accroissement des besoins en fer peut survenir :

- physiologiquement, entre 4 mois et 2 ans, âge où l'enfant investit 6 à 8 mg de fer par jour dans son érythropoïèse ;
- physiologiquement encore, chez la femme enceinte et pendant l'allaitement : chaque grossesse coûte environ 750 à 1 000 mg de fer, soit un cinquième des réserves normales ;
- Surtout, dans les états hémorragiques chroniques parce que les réserves de fer sont généralement épuisées dans ces cas. Au contraire, une hémorragie aiguë isolée, à moins d'avoir été très abondante, ne laisse derrière elle qu'un bref épisode où le sang présente le tableau d'anémie ferriprive :
    - l'augmentation des périodes de menstruation chez la femme entraîne des carences en fer. La réduction des naissances entraînant des menstruations régulières peut être une cause d'anémie,

- o le raccourcissement de la période l'allaitement entraîne une augmentation de la fréquence des menstruations. Dans les sociétés traditionnelles, par exemple les inuits, les enfants étaient allaités 3 ans en moyenne pour les femmes préhistoriques c'était 5 ans. Or, allaiter entraîne une aménorrhée de lactation, soit une absence de menstruation et des besoins en fer de 9 mg par jour, soit 2 fois moins qu'une femme avec menstruation. Une étude indique qu'obtenir 18 mg de fer par jour peut rarement être atteint avec les aliments ordinaires disponibles. Dix-huit milligrammes de fer sont l'équivalent de 750 g de steak par jour (2,4 mg de fer dans 100 g de steak) ;

- ▪ de multiples dons de sang.

Variétés cliniques
Dans le cadre des anémies ferriprives, il est possible d'individualiser quelques syndromes particuliers.
Anémie post-hémorragique chronique
Parmi les causes les plus fréquentes de l'anémie ferriprive, il y a les hémorragies chroniques qui sont le plus souvent :

- **d'origine digestive** (ulcère gastrique, cancer gastrique, hernie hiatale par roulement, hémorroïdes et ankylostomiase…) ;
- **d'origine gynécologique** (ménorragies et métrorragies, une menstruation normale représente en moyenne une perte de 50 mg de fer).

Il existe d'autres causes d'hémorragies chroniques plus rares :

- **la chlorose (ou anémie hypochrome de la puberté féminine)**
  Propre au sexe féminin et survenant chez les adolescentes de 14 à 20 ans, la chlorose était très fréquente au début du XXe siècle mais a aujourd'hui pratiquement disparu. Même sans traitement, le pronostic est bénin. Trois facteurs interviennent dans sa pathogénie :
  - l'établissement des premières règles qui sont quelquefois trop abondantes,
  - la poussée de croissance de la puberté qui va de pair avec un développement parallèle de la masse sanguine et crée à ce moment critique un accroissement momentané des besoins en fer,

- un régime très pauvre en fer dû aux habitudes alimentaires. C'est certainement cet élément diététique qui est le plus important dans la cause de la rareté actuelle de ce syndrome ;

- **l'anémie dite « hypochrome essentielle » ou la chlorose tardive ou encore la choranémie achylique de Kaznelson**

  Plus fréquente que la chlorose, elle est, comme la chlorose pratiquement liée au sexe féminin (9 cas sur 10). Cette anémie frappe surtout les femmes entre 30 et 50 ans, ainsi que les personnes ayant une alimentation pauvre en fer.

  Sa pathogénie comprend une combinaison en proportions variables des facteurs suivants :

  - des grossesses et allaitements répétés,
  - fréquemment l'une ou l'autre affection gynécologique (myome, endométrite ou hyperplasie glandulo-kystique) responsable de ménométrorragies chroniques,
  - un régime quelquefois déficient en aliments riches en fer,
  - l'achlorhydrie (ou l'hyposécrétion) gastrique. Ce dernier facteur se retrouve avec une fréquence particulière. On a d'ailleurs noté le caractère souvent familial de l'affection ainsi que la fréquence avec laquelle, dans les familles atteintes, s'observent des cas d'anémie pernicieuse de Biermer.

Anémie hypochrome de la grossesse

Fréquente, même dans les classes aisées, elle s'observe plus souvent chez les plurigravides que lors d'une première grossesse. Sa fréquence, qui dépasse de loin celle de l'anémie hyperchrome de la grossesse, justifie la libéralité avec laquelle on peut administrer le fer aux femmes enceintes pendant la seconde moitié de la grossesse.

En fin de grossesse, on observe une dilution du sang sous action humorale, si bien que l'hémoglobine peut atteindre 120 g/l, mais on ne peut la laisser descendre en dessous. De toute façon, la découverte d'une hypochromie pose l'indication formelle pour la thérapeutique martiale.

Anémie hypochrome du nourrisson

Le « clampage » précoce du cordon ombilical prive le nouveau-né d'une partie du fer que le placenta aurait pu lui fournir dans les trois premières minutes suivant la naissance, mais il diminue un peu le risque d'ictère nécessitant une photothérapie. Selon une revue d'étude récente, le rapport coût/bénéfice pour le bébé pourrait être en faveur d'un clampage retardé (trois minutes après la naissance), sans effet négatif pour la mère (14).

Le colostrum et le lait maternel sont assez pauvres en fer. De plus, lors de l'accouchement, le clampage précoce du cordon ombilical prive le nouveau-né d'une quantité significative de fer et d'hémoglobine qu'il aurait sinon reçue du placenta dans les trois minutes suivant l'accouchement (14). Enfin, comme la masse sanguine du bébé se développe rapidement la première année de la vie, les réserves du foie, constituées durant la vie fœtale, s'épuisent rapidement après la naissance. Dès que l'alimentation comprend des jus de viande et autres sources de fer, en particulier après la 2e année, le danger d'anémie ferriprive est écarté, mais elle est assez souvent observée entre 4–6 mois et 2 ans, y compris (avec ou sans anémie) dans les pays dits « développés » (3, 4, 8).

Cette carence est fréquente et peut être grave chez l'enfant prématuré ou chez les jumeaux, car ils naissent avec des réserves en fer insuffisantes. L'enfant trop longtemps soumis à un régime lacté intégral peut aussi être concerné. Même le nourrisson normal présente une chute du taux de fer sérique après l'âge de 6 mois, ce pourquoi il est recommandé de donner du jus de viande et des légumes dès cet âge.

Chez le nourrisson, une carence en fer a été associée à des problèmes de retard mental (15) et à des altérations du développement psychomoteur (15, 16, 17) qui persistent malgré un traitement de fer à long terme même jusqu'à 19 ans (18).

Une revue d'études faites en 2004 a conclu qu'un clampage plus tardif du cordon ombilical pourrait réduire l'anémie ferriprive des nourrissons nés à terme, même dans les pays industrialisés, et ainsi d'éviter pour ces enfants les conséquences listées ci-dessus, pour toutes ou parties, irréversibles à long terme (19).

Chez le nourrisson, le taux de ferritine et la mesure du volume de globules rouges en circulation mesurent mieux les effets hématologiques de la carence en fer que l'hématocrite du sang (20, 21). Le délai entre la naissance et le clampage du cordon ombilical affecte aussi ces indicateurs, car le nouveau-né peut encore recevoir du sang du placenta (20), notamment si le clampage est « retardé », c'est-à-dire que la section du cordon est pratiquée non pas dans la minute, mais après deux à trois minutes après la naissance ou quand les pulsations du cordon ont cessé (15), avec en revanche une augmentation du risque d'ictère nécessitant une photothérapie (22) ; avec un transfert de sang atteignant 80 ml une minute après la naissance et près de 100 ml trois minutes après la naissance (23, 24).

L'anémie est plus fréquente chez les patients avec un trouble psychiatrique chronique (25).

Anémie ferriprive des affections gastro-intestinales

Elle peut s'observer dans les affections qui suppriment l'acidité gastrique (gastrectomie, achylies de toute nature) ou interfèrent avec la résorption intestinale (stéatorrhées, fistules gastrocoliques, résections étendues, etc.). Plus souvent cependant ces affections s'accompagnent d'une anémie macrocytaire due, généralement, à une déficience en acide folique. La découverte d'une anémie microcytaire hypochrome chez des sujets entrant dans cette catégorie devra inciter à rechercher une cause d'hémorragies chroniques (ulcère d'une bouche d'anastomose, cancer, etc.).

Anémie de l'ankylostomiase (ankylostome duodénal)

L'ankylostomiase se manifeste dans une atmosphère chaude et humide, en particulier dans les pays tropicaux. Elle n'entraîne de l'anémie que si le régime alimentaire du sujet est pauvre en fer. S'il y a très peu d'ankylostomes, on observe une stimulation de l'érythropoïèse mais si, par contre, il y a beaucoup de parasites, on observe une anémie très grave (les ankylostomes mangent littéralement les villosités du duodénum).

Symptômes cliniques

L'anémie ferriprive s'installe de manière insidieuse, habituellement bien tolérée. Ses symptômes sont ceux de l'anémie pure. Le syndrome anémique associe à des degrés variables : pâleur, asthénie, dyspnée, céphalées, vertiges, acouphènes et lipothymie, peau pale, pied et mains moites, ongles cassants, manque d'appétit (25) ; faiblesse musculaire, épuisement rapide, anorexie, difficulté à se concentrer, céphalées, palpitations, angine de poitrine (27) ; hypotension (tension basse, perlèche, glossite, koïlonychie (28), lipothymie (28), des troubles du cycle menstruel chez la femme (durée du cycle irrégulier ou d'une durée anormale, dysménorrhée, syndrome prémenstruel) (29), diminution de l'acidité gastrique (29), atrophie villositaire ou pica (géophagie et pagophagie) (26, 29).

Les symptômes sont insidieux et peuvent arriver lentement sur plusieurs mois ou années (29).

Le teint est habituellement blanchâtre, exempt de nuance ictérique. La rate n'est en général pas palpable. On peut cependant sentir une pointe de rate dans 33 % des anémies hypochromes essentielles.

Une anisocytose, différence de taille entre plusieurs cellules sanguines d'une même lignée cellulaire, est souvent présente an cas de carence en fer avec ou sans anémie. L'anisocytose est détectée par l'indice de distribution des globules rouges ou IDR supérieur à 15, de l'hémogramme.

Asidérose

La carence en fer étend ses effets à toutes les cellules de l'organisme qui ont besoin de ce métal pour la synthèse d'un grand nombre d'enzymes, notamment des cytochromes. Cette carence se manifeste par le syndrome d'asidérose, lequel frappe particulièrement les épithéliums qui, du fait de leur régénération continuelle, sont de grands consommateurs de fer. Les symptômes principaux sont d'ordre digestif et tégumentaire.

Signes digestifs

L'anémie ferriprive peut causer des altérations de la muqueuse buccale de type une candidose orale, une perlèche ou chéilite angulaire (30).

La **glossite** est fréquente, se manifestant par une sécheresse de la bouche, des sensations de brûlure (31). La langue peut devenir lisse et luisante et peut présenter de petites ulcérations douloureuses. Dans l'ensemble, la glossite sidéropénique est moins grave que celle qui accompagne l'anémie pernicieuse ou l'anémie de Biermer.

L'œsophagite est fréquente aussi et donne lieu au syndrome de Plummer-Vinson, encore appelé « **dysphagie sidéropénique de Waldenström** ». Il s'agit d'une sensation de brûlure rétrosternale et d'une sensation d'arrêt des aliments dans le haut de l'œsophage, deux symptômes qui se manifestent immédiatement après chaque déglutition. À la radiographie, on peut noter un petit défaut de remplissage de l'œsophage entre l'empreinte du cartilage cricoïde et l'empreinte de l'aorte. Ces signes cliniques et radiologiques disparaissent rapidement lors de la thérapeutique martiale, faisant ainsi la preuve de la cause.

Au niveau stomacal, on observe une hyposthénie gastrique, c'est-à-dire une diminution du processus fermentatif de l'estomac se traduisant par des fermentations « anormales » plus fréquentes et plus intenses, une dilatation atonique de l'estomac et une sécrétion chlorhydrique moindre. L'examen du suc gastrique après les repas révèle de l'achlorhydrie dans 85 % des cas, et celle-ci est histamino-réfractaire dans la moitié des cas. L'endoscopie haute trouve une gastrite superficielle ou atrophique dans 80 % des cas. La constipation est fréquente.

Signes tégumentaires

La peau est sèche. Elle présente parfois de petits troubles de la pigmentation (par exemple du vitiligo, ou encore, pour les peaux noires, une teinte grisâtre due à une dépigmentation diffuse). Il existe souvent des crevasses au dos de la main et au niveau des commissures labiales. Un prurit rebelle a été également signalé mais paraît rare. Les cheveux et les poils se raréfient et grisonnent prématurément. Les ongles cassent facilement et présentent un aspect caractéristique : ils deviennent concaves, mats et striés dans le sens de la longueur. On peut également observer une coloration bleutée des sclérotiques.

Troubles psychiatriques

La déficience en fer cause une neurotransmission dopaminergique anormale et peut contribuer aux troubles du comportement (10).

Un faible taux de ferritine chez l'enfant et l'adolescent est associé à des troubles psychiatriques (10,32) : la schizophrénie à l'âge adulte (33), des troubles émotionnels et psychosociaux (37) ; autisme, trouble du déficit de l'attention, trouble de l'humeur ou trouble du développement (32).

Les patients souffrant des troubles psychiatriques suivants : trouble bipolaire (24), trouble dépressif (24), trouble obsessionnel compulsif (10), trouble de conversion, trouble d'anxiété généralisé (24)[4] ou schizophrénie (10) sont plus à risque de souffrir d'anémie.

Les troubles de l'humeur, habituellement imputés aux changements hormonaux pendant les règles, pourraient être causés par des niveaux de fer réduits (38). L'anémie entraîne un risque plus élevé de dépression post-partum (34). Les symptômes dépressifs dans l'anorexie et les troubles alimentaires pourraient être liés à la déficience en fer (35). Chez les anémiques avec dépression, il existe une plus grande fréquence de troubles gastro-intestinaux tels que reflux, ballonnements, halitose, dyspepsie ou constipation (36).

Autres signes

Signe osseux

La carence en fer avec et sans anémie serait un facteur de risque d'ostéopénie et d'ostéoporose (38,39,40,41).

Un faible taux de ferritine chez l'enfant a été associé à :

- Une altération de la mémoire de reconnaissance auditive (42) ;
- Une moindre réussite aux tests mentaux et psychomoteurs à 5 ans (36) ;
- Des troubles de l'attention visuelle et de l'acquisition des concepts (44) ;
- Un risque plus élevé d'asthme (45) ;
- Les troubles du sommeil (à long terme) (37) ;
- Des problèmes de maturation neuronale (46) ;
- Un clignotement plus lent des yeux (47) ;
- Des problèmes moteurs dans les extrémités supérieures des membres (50),
  Une altération à long terme de la réponse à la prolactine (48) ;
- Des troubles auditifs et de la réponse visuelle (49).

Chez les sujets carencés en fer, il a été signalé de nombreux dérangements endocriniens, particulièrement une insuffisance génitale sous forme d'aménorrhée chez la femme, et d'impuissance sexuelle chez l'homme. Cette carence peut également favoriser l'apparition d'un syndrome des jambes sans repos (27).

Diagnostic biologique

Examen hématologique

Mesures courantes

L'hémogramme montre que le nombre des globules rouges est diminué, mais dans les cas légers, il peut rester dans les limites de la norme. Il est rare qu'il descende en dessous de 3 millions/mm^3. Le taux sanguin d'hémoglobine s'abaisse davantage, l'anémie ferriprive étant hypochrome. L'indice de coloration (IC) est donc inférieur à 1, et le taux d'hémoglobine globulaire est généralement compris entre 15 et 20 pg (picogramme) ($n = 29 \pm 2$ pg). L'hématocrite est également plus affecté que le nombre d'hématies et se situe entre 20 et 35 % du fait du caractère microcytaire de l'anémie. Le volume globulaire moyen est souvent de l'ordre de 55 à 75 microns^3 ($n = 87 \pm 5$ %), du fait de la minceur et de la diminution du diamètre des globules. La concentration moyenne d'hémoglobine globulaire est abaissée, se situant souvent entre 25 et 30 % (microns = 34 ± 2 %).

Frottis sanguin

On notera surtout la pâleur de coloration des hématies, pauvre en hémoglobine susceptible de fixer l'éosine du colorant. Certains globules sont presque dépourvus d'hémoglobine et présentent une teinte polychromatophile. Beaucoup d'hématies ont un aspect « en anneau » du fait que leur hémoglobine n'occupe que la périphérie du disque globulaire, laissant tout l'espace central décoloré. On observe une microcytose mais, du fait de l'anisocytose, on peut rencontrer une minorité d'éléments de diamètre normal ou même augmenté, portant une charge en hemoglobine normale. La poïkilocytose est courante.

Taux de réticulocytes

Le taux de réticulocytes d'une anémie ferriprive non traitée est souvent normal, quelquefois abaissé ; il s'élève après une hémorragie et se maintient à des valeurs modérément élevées en cas de persistance du saignement.

Résistance osmotique

La résistance osmotique des hématies est souvent normale ou légèrement accrue.

Globules blancs et plaquettes

Il existe souvent une légère leucopénie avec lymphocytose relative, sauf après une hémorragie où il se produit une réaction leucocytaire neutrophile. Le nombre des thrombocytes est en général normal ou élevé, avec une thrombocytose réactionnelle.

Examen de la moelle osseuse

La ponction médullaire ramène en général une moelle richement cellulaire, dans laquelle le rapport granulo-érythropoïétique est abaissé par suite d'une forte hyperplasie de la lignée rouge. On s'aperçoit ainsi que la pauvreté du sang en hématies repose sur un blocage de la maturation.

Données métaboliques

Le taux du fer sérique est extrêmement abaissé, tombant souvent en dessous de 25 µg/100 ml. La concentration de la transferrine est au contraire augmentée, jusqu'au quadruple, de sorte que son taux de saturation devient minime. Le taux de ferritine est diminué. La protoporphyrine globulaire est augmentée. La bilirubinémie est basse à cause de la réduction de la masse d'hémoglobine à cataboliser. Le plasma peut devenir quasi incolore. Les urines ont une teinte normale.

Un cas plus délicat est l'association d'une vraie carence martiale avec une maladie inflammatoire, cette dernière élevant le taux de ferritine sanguin.

Diagnostic

L'anémie ferriprive est la principale cause d'anémie, mais non la seule anémie hypochrome microcytaire. Elle partage ces caractères avec les thalassémies, les anémies sidéro-achrestiques et quelques syndromes très rares. Elle se distingue de ces affections par deux caractères faciles à vérifier : le taux sanguin très bas du fer sérique et la réponse favorable au traitement martial. On peut noter une crise réticulocytaire dès les premiers jours de traitement. Le diagnostic d'anémie ferriprive est fréquemment suggéré par le contexte clinique (hémorragies).

L'anémie inflammatoire est aussi hyposidérémique arégénérative et parfois microcytaire mais un taux de transferrine abaissé ou même normal élimine une carence martiale.

Le dosage de l'hepcine est attendu dans le futur dans le but de différencier une carence en fer vraie d'une carence en fer par séquestration[13].

Traitement de l'anémie nutritionnelle

Fer

Le seul traitement valable, qui est remarquablement efficace, consiste en l'administration de fer (« thérapeutique martiale »). On le donnera par voie orale sous une forme chélatée à une petite molécule organique qui

assurera son passage aisé à travers les cellules épithéliales de l'intestin grêle (fumarate, ascorbate, gluconate, citrate ammoniacal de fer et complexe fer hydroxyde-polymaltose). Les sels ionisés sont plus irritants pour le tube digestif et ne sont pas mieux résorbés que les chélates.
Pour améliorer la tolérance digestive, on commence par une dose faible que l'on augmentera graduellement. Les comprimés seront ingérés au moment des repas : la résorption est moins bonne, mais la tolérance est meilleure.
L'excès de fer peut passer dans les selles et les colorer en noir (sulfure de fer).
L'ingestion de sels de fer par de petits enfants peut avoir des suites mortelles (dose létale = 900 mg de fer-métal par kilogramme). L'antidote est la desferrioxamine.
La réponse à la thérapeutique se manifeste dès les premiers jours par l'apparition de réticulocytes. La montée du taux d'Hb est plus lente : on gagne en général 0,17 g/100 ml d'hémoglobine par jour, soit environ 1 g/100 ml par semaine. Le succès thérapeutique est assuré, mais peut exiger plusieurs mois.
Les indications de la voie parentérale se limitent aux quatre cas suivants :

- Fer *per os* = insuffisamment résorbé ;
- Intolérance digestive telle que l'état de nutrition du malade en est compromis ;
- Patient incapable d'assurer lui-même la régularité de son traitement : déficients intellectuels, etc. ;
- Pas d'urgence (par exemple anémie ferriprive constatée à la fin de la grossesse).

L'administration du fer par voie parentérale se fait uniquement par injections intramusculaires en effet ; par voie sous-cutanée, il y a décomposition sur place d'une bonne partie du chélate ; et par voie intraveineuse, le fer est très toxique comme les autres métaux lourds (ceci est valable même pour les chélates). Un des médicaments utilisés est le carboxymaltose ferrique.
Il existe une forme d'anémie rare (*Iron-refractory iron deficiency anemia)* dans laquelle le traitement de fer par voie oral n'a aucun impact, seule l'administration intraveineuse permet de corriger partiellement l'anémie (51).

Traitement accessoire

Les transfusions sont généralement superflues à moins qu'il n'y ait urgence ou en cas d'hémorragies persistantes.

Si un traitement oral n'apporte pas le succès escompté ou n'est pas toléré par le patient, un traitement intraveineux est justifié (42).
On ne donnera au début ni Vitamine B12, ni acide folique, ni aucun autre facteur érythropoïétique, généralement inutiles et susceptibles de brouiller l'interprétation de la réponse au traitement martial. L'exception est le syndrome de malabsorption intestinale, où la déficience porte davantage sur l'acide folique que sur le fer.
Dans le cas de menstruations abondantes, avec anémie ou carence en fer sans anémie, l'hystérectomie ou la pose d'un stérilet hormonal au lévonorgestrel entraîne un taux de ferritine normal au bout de cinq ans (52).

Surveillance du traitement martial

Une crise réticulocytaire est observée à partir du cinquième jour. La seule correction de l'anémie ne suffit pas. Il faut également qu'il y ait normalisation de la transferrine et de la ferritine. La persistance de l'anémie avec correction du syndrome biochimique doit faire rechercher une autre pathologie, par exemple une thalassémie mineure (électrophorèse de l'hémoglobine). La persistance de l'anémie et du syndrome biochimique suggère un problème d'adhésion au traitement ou une malabsorption. L'injection IM, deux fois par semaine, de chélate de fer permet d'obtenir la guérison.

Références

1. Kassebaum N. J., Jasrasaria R., Naghavi M. et al., "A Systematic Analysis of Global Anemia Burden from 1990 to 2010", *Blood*, 2014, 123, 615–624.
2. Nadia Ouzennou, Kabira Tikert, Ghizlane Belkedim, Fatim Ezzahra Jarhmouti, Abdellatif Baali, « Prévalence et déterminants sociaux de l'anémie chez les femmes enceintes dans la province d'Essaouira », *Maroc santé publique* 2018/5, vol. 30, p. 737–745.
3. Camaschella C., "Iron-Deficiency Aanemia", *N. Engl. J. Med.*, 2015 ;372 :1832–1843.
4. Lopez A., Cacoub P., Macdougall I. C., Peyrin-Biroulet L., "Iron Deficiency Anaemia", *Lancet*, 2016, 387, 907–916.
5. Nemeth E., Tuttle M. S., Powelson J. et al., "Hepcidin Regulates Cellular Iron Efflux by Binding to Ferroportin and Inducing its Internalization", *Science*, 2004, 306, 2090–2093.
6. Galesloot TE, Vermeulen SH, Geurts-Moespot AJ et al., "Serum Hepcidin : Reference Ranges and Biochemical Correlates in the General Population", *Blood*, 2011, 117, e218–e225.

7. "Iron deficiency during your period can raise risk of mood disorders", sur *Mail Online*, 6 novembre 2018, consulté le 24 octobre 2019.
8. "Iron Deficiency Without Anemia – Common, Important, Neglected" [archive], sur *www.oatext.com*, consulté le 22 novembre 2019.
9. Marc Payet, « Médecine Carence en fer : la cause enfin trouvée », sur *leparisien.fr*, 4 avril 2002, consulté le 26 octobre 2019.
10. Le Lostec Z., Kannengiesser C., Gury B. et Frenkiel N., « Anémie par carence en fer résistant au traitement par voie orale : l'ère des mutations des gènes régulateurs de l'hepcidine », */data/revues/*, 20 mai 2009, consulté le 29 octobre 2019.
11. Du X., She E., Gelbart T. et al., "The Serine Protease TMPRSS6 Is Required to Sense Iron Deficiency", *Science*, 2008, 320, 1088–1092.
12. Dallman P. R., "Prevalence and Causes of Anemia in the United States, 1976 to 1980", consulté le 1er novembre 2019 ; "Iron deficiency anemia [...] in Women, Menstrual Blood Loss and the Iron Losses Associated with Pregnancy Are the Major Factors".
13. Netgen, « Marqueurs diagnostiques de la carence en fer : lequel choisir ? » [archive], sur *Revue médicale suisse*, consulté le 29 octobre 2019.
14. Hugh Rushton D., Julian Barth H., "What Is the Evidence for Gender Differences in Ferritin and Haemoglobin ?", *Critical Reviews in Oncology/Hematology*, vol. 73, n° 1, janvier 2010, p. 1–9, consulté le 1er novembre 2019.
15. Dommergues J. P., Archambeaud M. P., Ducot B., Gerval Y., Hiard C., Rossignol C., Tchernia G., "Iron Deficiency and Psychomotor Development Tests. Longitudinal Study between 10 Months and 4 Years of Age", *Arch. Fr. Pediatr.*, 1989, 46, 487–90.
16. Beltrán-Navarro B., Matute E., Vásquez-Garibay E., Zarabozo D., "Effect of Chronic Iron Deficiency on Neuropsychological Domains in Infants", *Child Neurol.*, 2011 Aug 29.
17. Carter R. C., Jacobson J. L., Burden M. J., Armony-Sivan R., Dodge N. C., Angelilli M. L., Lozoff B., Jacobson S. W., "Iron Deficiency Anemia and Cognitive Function in Infancy", *Pediatrics*, 2010, 126, e427–34.
18. Lozoff B., Jimenez E., Smith J. B., "Double Burden of Iron Deficiency in Infancy and Low Socioeconomic Status : a Longitudinal Analysis of Cognitive Test Scores to Age 19 Years, *Arch. Pediatr. Adolesc. Med.*, 2006 november, 160, 1108–13.
19. Van Rheenen P., Brabin B. J. Emma, "Late Umbilical Cord Clamping as an Intervention for Reducing Iron Deficiency Anaemia in Term

Infants in Developing and Industrialised Countries : a Systematic Review", *Ann. Trop. Paediatr.*, 2004 March, 24, 3–16.
20. Strauss R. G., Mock D. M., Johnson K., Mock N. I., Cress G., Knosp L., Lobas L., Schmidt R. L., "Circulating RBC Volume, Measured with Biotinylated RBCs, Is Superior to the HCT to Document the Hematologic Effects of Delayed versus Immediate Umbilical Cord Clamping in Preterm Neonates ; Transfusion, 2003 August, 43, 1168–72.
21. Kazal L. A. Jr, "Failure of Hematocrit to Detect Iron Deficiency in Infants" *J. Fam. Pract.*, 1996 March, 42, 237–40.
22. Abalos E., *Moment du clampage du cordon ombilical chez le nouveau-né à terme : effet sur les résultats maternels et néonatals : Commentaire de la BSG* (dernière révision : 2 mars 2009), Bibliothèque de santé génésique de l'OMS, Genève, Organisation mondiale de la Santé.
23. Linderkamp O., Nelle M., Kraus M., Zilow E. P., "The Effect of Early and Late Cord-Clamping on Blood Viscosity and other Hemorheological Parameters in Full-Term Neonates", *Acta Paediatrica*, 1992, 81, 745–750.
24. Yao A. C., Lind J., "Placental Transfusion", *Am. J. Dis. Child.*, 1974, 127 128–141.
25. « VIDAL – Anémie ferriprive de l'adulte – Prise en charge » [archive], sur *www.vidal.fr*, consulté le 25 octobre 2019.
26. "Iron Deficiency During your Period Can Raise Risk of Mood Disorders" [archive], sur *Mail Online*, 6 novembre 2018, consulté le 24 octobre 2019.
27. « Anémies ferriprives chez les personnes âgées de 65 ans et plus : étude d'une cohorte de 102 patients » in www.wikipedia/anemie_ferriprive, consulté le 31 octobre 2019.
28. "Anemia : Does it Have Effe/ct on Menstruation ?", consulté le 3 novembre 2019.
29. Dominique PLANTAZ, « Anémie par carence martiale chez l'enfant », novembre 2004.
30. Shin-Yu Lu, "Perception of Iron Deficiency from Oral Mucosa Alterations that Show a High Prevalence of Candida Infection", *J. Formos. Med. Assoc.*, vol. 115, n° 8, 1er août 2016, p. 619–627, consulté le 20 octobre 2019.
31. Wu Y. C., Wang Y. P., Chang J. Y., et al., "Oral Manifestations and Blood Profile in Patients with Iron Deficiency Anemia", *J. Formos. Med. Assoc.*, 2014 ;113 :83–87.
32. Mu-Hong Chen, Tung-Ping Su, Ying-Sheue Chen et Ju-Wei Hsu, "Association Between Psychiatric Disorders and Iron Deficiency

Anemia among Children and Adolescents : a Nationwide Population-Based Study", *BMC Psychiatry*, vol. 13, 4 juin 2013, p. 161, consulté le 24 octobre 2019.
33. Insel B. J., Schaefer C. A., McKeague I. W., Susser E. S., Brown A. S., "Maternal Iron Deficiency and the Risk of Schizophrenia in Offspring" *Arch. Gen. Psychiatry*, 2008 October, 65, 1136–44.
34. "Anaemia and Depletion of Iron Stores as Risk Factors for Post-Partum Depression : a Literature Review", consulté le 24 octobre 2019.
35. Rafal W. Wojciak, "Effect of Short-Term Food Restriction on Iron Metabolism, Relative Well-Being and Depression Symptoms in Healthy Women", *EWD*, vol. 19, n° 3, 2014, p. 321–327, consulté le 24 octobre 2019.
36. Tamura T., Goldenberg R. L., Hou J., Johnston K. E., Cliver S. P., Ramey S. L., Nelson K. G., "Cord Serum Ferritin Concentrations and Mental and Psychomotor Development of Children at Five Years of Age", *Pediatr.*, 2002 February, 140, 165–70.
37. Peirano PD, Algarín CR, Chamorro R, Reyes S, Garrido MI, Duran S, Lozoff B., "Sleep and Neurofunctions Throughout Child Development : Lasting Effects of Early Iron Deficiency", *J. Pediatr. Gastroenterol. Nutr.*, 2009 March, 48, S8–15.
38. "Iron Deficiency During your Period Can Raise Risk of Mood Disorders » [archive], sur *Mail Online*, 6 novembre 2018, consulté le 24 octobre 20190.
39. Mei-Lien Pan, Li-Ru Chen, Hsiao-Mei Tsao et Kuo-Hu Chen, "Iron Deficiency Anemia as a Risk Factor for Osteoporosis in Taiwan : a Nationwide Population-Based Study", *Nutrients*, vol. 9, n° 6, 16 juin 2017, consulté le 24 octobre 2019 ; "Compared with individuals without IDA, patients with a history of IDA had a near two-fold risk for osteoporosis".
40. Toxqui L. et Pilar Vaquero M., "Chronic Iron Deficiency as an Emerging Risk Factor for Osteoporosis : a Hypothesis", *Nutrients*, vol. 7, n° 4, 2 avril 2015, p. 2324–44, consulté le 24 octobre 2019.
41. "Relationship between the Presence of Anemia and the Risk of Osteoporosis in Women with Rheumatoid Arthritis" *Revista de Osteoporosis y Metabolismo Mineral Publicación Oficial SEIOMM*, 12 avril 2018, consulté le 24 octobre 2019.
42. Netgen, « L'anémie du sujet âgé : une pathologie fréquente à ne pas banaliser » [archive], sur *Revue médicale suisse* (consulté le 1er novembre 2019) : « des taux d'hémoglobine de 140 g/l chez l'homme et de 130 g/l chez la femme seraient des facteurs prédictifs d'ostéoporose ».

43.Siddappa A. M., Georgieff M. K., Wewerka S., Worwa C., Nelson C. A., Deregnier R. A., “Iron Deficiency Alters Auditory Recognition Memory in Newborn Infants of Diabetic Mothers”, *Pediatr. Res.*, 2004, June, 55, 1034–41.
44.Kobe J., “The Effect of Iron Deficiency and Mental Stimulation on Indonesian Children's Cognitive Performance and Development, *Med. Sci.*, 1995 April, 41, 1–17.
45.Ramakrishnan K., Borade A, “Anemia as a Risk Factor for Childhood Asthma”, *Lung India*, 2010 April, 27, 51–3.
46.Walter T. (2003), “Effect of Iron-Deficiency Anemia on Cognitive Skills and Neuromaturation in Infancy and Childhood”, *Food Nutr. Bull.*, 2003 December, 24, S104–10.
47.Lozoff B., Armony-Sivan R., Kaciroti N., Jing Y., Golub M., Jacobson S. W., “Eye-Blinking Rates Are Slower in Infants with Iron-Deficiency Anemia than in Nonanemic Iron-Deficient or Iron-Sufficientinfants”, *J. Nutr.*, 2010 May, 140, 1057–61, Epub 2010 March 24.
48.Felt B., Jimenez E., Smith J., Calatroni A., Kaciroti N., Wheatcroft G., Lozoff B., “Iron Deficiency in Infancy Predicts Altered Serum Prolactin Response 10 Years Later”, *Pediatr. Res.*, 2006 November, 60, 513–7, Epub 2006 September, 11.
49.Algarín C., Peirano P., Garrido M., Pizarro F., Lozoff B., “Iron Deficiency Anemia in Infancy : Long-Lasting Effects on Auditory and Visual System Functioning, *Pediatr. Res.*, 2003 February, 53, 217–23.
50.Shafir T., Angulo-Barroso R., Su J., Jacobson S. W., Lozoff B., “Iron Deficiency Anemia in Infancy and Reach and Grasp Development, *Infant. Behav. Dev.*, 2009 December, 32, 366–75, Epub 2009 July 9.
51.De Falco L., Sanchez M., Silvestri L. et Kannengiesser C., “Iron Refractory Iron Deficiency Anemia”, *Haematologica*, vol. 98, n° 6, juin 2013, p. 845, consulté le 29 octobre 2019.
52.Peuranpää P., Heliövaara-Peippo S., Fraser I. et Paavonen J., Hurskainen R., “Effects of Anemia and Iron Deficiency on Quality of Life in Women with Heavy Menstrual Bleeding”, *Acta Obstetricia et Gynecologica Scandinavica*, vol. 93, n° 7, juillet 2014, p. 654–660, consulté le 24 octobre 2019.

Troubles dus à la carence en iode

Épidémiologie

Les troubles dus à la carence en iode (TDCI) regroupent tous les effets cette carence sur la croissance et le développement du fœtus, du nouveau-né, de l'enfant, de l'adolescent et de l'adulte (1). La carence en iode est la cause la plus commune d'arriération mentale qui puisse faire l'objet d'une prévention. En 1999, l'OMS estimait que sur ses 191 États membres, 130 ont eu des problèmes de TDCI, près de 740 millions de personnes étaient affectées par le goitre (5, 6).

La carence en iode est responsable non seulement du goitre endémique et du crétinisme, mais également d'un retard de la croissance et du développement intellectuel, entre autres. On réunit maintenant ces pathologies sous le nom de troubles dus à la carence en iode (TDCI). Leur importance tient à plusieurs points, environ un quart de la population mondiale a un apport en iode insuffisant, ce trouble a un impact majeur sur l'individu et sur la société et des quatre carences majeures, celle-ci est la plus facile à contrôler.

Le goitre endémique et le crétinisme grave ne sont que la partie émergée de l'iceberg des troubles dus à la carence en iode (TDCI). Ce sont des anomalies visibles dans les populations où elles sont fréquentes et leur diagnostic clinique est facile pour le personnel de santé. L'immense partie immergée de l'iceberg comprend les hypertrophies plus discrètes de la thyroïde et toute une gamme d'autres anomalies. Dans de nombreuses régions d'Asie, d'Afrique et d'Amérique latine, les TDCI sont à l'origine de retards mentaux et empêchent les enfants de se développer psychologiquement comme leur potentiel initial le permettrait. Les TCI sont aussi associés à des fausses-couches plus fréquentes, à une mortinatalité plus élevée, à la surdimutité, à différentes anomalies congénitales, notamment neurologiques (2).

De nombreux pays d'Asie, d'Afrique et d'Amérique latine ont encore un problème important de carence en iode, bien que certains aient fait de grands progrès dans la réduction de la prévalence du goitre. En Chine et en Inde, le goitre endémique est toujours très fréquent. On ne dispose pas de données pour toute l'Afrique, mais on sait que les TDCI existent toujours en Éthiopie, au Nigeria, en République-Unie de Tanzanie, au Zaïre, au Zimbabwe et dans d'autres pays. Dans les Amériques, le goitre endémique a été presque totalement éliminé aux États-Unis et au Canada, mais il persiste en Bolivie, en Colombie, en Équateur et au Pérou, accompagné d'un certain taux de crétinisme. Les TDCI existent aussi en Amérique centrale et dans certaines régions du Brésil (2).

Lors d'une enquête réalisée dans les années 1960 sur les plateaux Ukinga en République-Unie de Tanzanie, 75 % des personnes examinées avaient un goitre. C'était la prévalence la plus élevée jamais rapportée en Afrique. Cependant, des prévalences de plus de 60 % ont été rapportées dans plusieurs pays d'Asie, d'Afrique et d'Amérique latine (2).
En général, on considère comme faible une prévalence de goitre endémique de 5 à 19,9 %, comme modérée une prévalence de 20 à 29,9 % et comme grave une prévalence supérieure à 30 %. Mais, même si elle n'est que de 10 ou 15 %, il faut agir et quand elle est grave, il faut agir de toute urgence (2).
Depuis plusieurs décennies, la prévention repose sur l'iodation du sel qui, lorsqu'elle a été bien conduite, s'est révélée très efficace dans de nombreux pays et relativement bon marché. Plusieurs réunions internationales, dont la Conférence internationale sur la nutrition qui a eu lieu à Rome en 1992, ont plaidé pour l'élimination virtuelle des TCI en 2000. Cet objectif aurait pu être atteint si les efforts consentis avaient reçu un soutien international et si chaque pays concerné par les TCI avait fait preuve d'un réel engagement.
L'iode est un oligoélément présent en faible quantité chez l'homme adulte dont 10 à 20 mg sont concentrés dans la glande thyroïde. L'iode est essentiellement apporté par l'alimentation (poissons marins, crustacés, œufs, laitages et sel iodé). Absorbé par le tube digestif, l'iodure est concentré dans la thyroïde grâce au symporteur iode/sodium, et son élimination est essentiellement urinaire et corrélée aux apports alimentaires. Le seul rôle connu de l'iode dans l'espèce humaine est de constituer l'élément essentiel nécessaire pour la synthèse des hormones thyroïdiennes, thyroxine (T4) et triiodothyronine (T3). Les hormones thyroïdiennes participent aux grandes fonctions vitales de l'organisme et ont un rôle important lors du développement et de la croissance du cerveau chez le fœtus et le nouveau-né.
Les besoins en iode sont variables selon l'âge, le sexe et l'état physiologique. Ainsi, les apports recommandés en iode chez le nouveau-né et l'enfant avant l'âge de 10 ans sont de 90 à 100 µg/j. Au cours de la grossesse et de l'allaitement, ils sont de 200 à 300 µg/j (3).
Afin de maintenir une physiologie thyroïdienne normale chez la mère et le fœtus au cours de la gestation, les besoins en iode sont majorés (3, 4). En effet, il existe une augmentation de la clairance rénale de l'iode sous l'effet de l'augmentation de la filtration glomérulaire secondaire à l'hyperestrogénie et un transfert transplacentaire d'une fraction de l'iode inorganique maternel au cours de la deuxième partie de la grossesse, afin

d'assurer la synthèse des hormones thyroïdiennes par la glande thyroïde fœtale. Dans le même temps, il existe une augmentation de la synthèse maternelle des hormones thyroïdiennes, secondaire à une augmentation de la *thyroxine-binding globulin* (TBG), afin de maintenir la concentration de la T4 libre normale à une stimulation thyroïdienne sous l'effet de l'hormone gonadotrophine chorionique (HCG) et à l'activité de la désiodase placentaire de type II au cours de la seconde moitié de la grossesse (3).

Des études épidémiologiques menées en France en rapport avec les apports iodés au cours de la grossesse et chez le nouveau-né ont montré chez les femmes enceintes qu'au cours de la grossesse les apports moyens en iode correspondent à moins de 50 % des apports nutritionnels conseillés dans cette situation. En 1993–1994, dans la région Midi-Pyrénées, chez 347 femmes enceintes âgées de 28,0 ± 0,3 ans, l'iodurie médiane était de 50 µg/l au cours du premier trimestre de la grossesse et de 54 µg/l lors du 9e mois de la gestation. Plus de 75 % des femmes enceintes avaient une iodurie inférieure à la moyenne (3).

Tableau 17 : Gravité et signification des TCI en termes de santé publique

Gravité	Signes cliniques*			Prévalence typique du goitre (%)	Iode urinaire médian µg/l	Besoin d'action
	Goitre	Hypothyroïdie	Crétinisme			
Faible (stade I)	+	0	0	5-19,9	50-99	Important
Modérée (stade II)	++	+	0	20-29,9	20-49	Urgent
Grave (stade III)	+++	+++	++	>30	< 20	Critique

Source : Adapté de OMS, 1994.
*** : 0 = absent, + = faible, ++ = modéré, +++ = grave.**

Au Mali, tous comme les autres pays affectés, les TDCI constituent un handicap pour le développement économique. Cette perte était estimée à 138 milliards de francs CFA (276 millions de dollars US) sur dix ans en 1997 pour le Mali *(Profiles macro-international décembre 1997)*. Les femmes enceintes et les enfants constituent les groupes les plus à risque pour l'évaluation des TDCI à cause de leur vulnérabilité.

La première enquête sur le goitre endémique au Mali a été menée sous la direction de Léon Pales (14), alors directeur général de la Santé de l'Afrique-Occidentale française (AOF). Elle a montré que la zone d'endémie goitreuse couvrait toute la région montagneuse ouest-africaine située au sud du 14ᵉ parallèle de latitude nord avec des poches d'hyperendémicité à Badiangara et à Tominian (14). À partir de 1974, des enquêtes et des études multidisciplinaires ont été effectuées par les chercheurs et étudiants de l'École nationale de médecine et de pharmacie (FMPOS) et l'Institut national de recherche en santé publique (INRSP).

Au Mali, peu d'études sur la prévalence des troubles dus aux carences en iode ont été réalisées sur le plan national en dehors de 1974 et 2004. En 1974 la population à risque des TDCI était estimée à 80 % de la population du Mali et la prévalence globale du goitre était estimée à 30 % (14). Depuis 1966 des enquêtes épidémiologiques et de nombreuses études réalisées au Mali par des chercheurs de L'ORANA, de l'École nationale de médecine et de pharmacie (ENMP) et de l'Institut national de recherche en santé publique (INRSP) ont décrit des zones de carence iodée sévère sur les plateaux dogons et les cercles de San et de Tominian. Des résultats parcelles dans les zones de forte prévalence ont été réalisés sous la direction du Professeur Abdoulaye AG RHALY. La prévalence la plus élevée de 90,87 % a été observée à Sirao en 1980, et les plus faibles 15,7 % et 16,7 % ont été trouvées dans le district de Bamako en 1999 (AG Rhaly A., 15). À Tominian, la prévalence du goitre chez les femmes est passée de 70,2 % en 1990 à 32,4 % en 1999, soit 9 ans après l'administration de capsules d'huile iodée à presque à l'ensemble de la population et 3 ans après le lancement officiel de la stratégie d'iodation du sel sur l'ensemble du territoire (15). Peux de données n'ont été trouvé chez les femmes dans les régions du Nord, hormis 1979 l'enquête du Gourma réalisée en 1979 qui trouve une prévalence totale de goitre de 0,05 % (15).

Au Mali, les troubles dus à la carence en iode (TDCI) affectent la qualité de la vie et la survie de l'enfant. L'iodation universelle du sel qui consiste à enrichir en iode le sel destiné à la consommation humaine et animale reste ainsi, selon l'Organisation mondiale de la santé (OMS), l'approche la plus fiable pour prévenir et combler la carence en iode. C'est ce qui justifie l'adoption en 1993 de la politique d'iodation universelle du sel par cette institution de référence en matière de santé. Dans le même sens, une résolution de la CEDEAO a été prise en 1994 rendant obligatoire l'iodation du sel dans tous les États membres de la CEDEAO.

Depuis 1996, la proportion de ménages disposant de sel iodé (> 0 ppm, évaluée à l'aide de kits de test rapide [RTK]) a évolué de façon progressive jusqu'en 2013. Même si la tendance a changé à partir de cette année, elle tournait autour de 90 % jusqu'en 2018. En 2019, le Mali a enregistré une chute brutale de la disponibilité du sel iodé dans les ménages passant à 65 %. Cette baisse serait peut-être due à une baisse de la qualité du sel en provenance du Sénégal et une importation illégale du sel de la Mauritanie (16).

La dernière enquête TDCI remonte à 2005. Celle-ci a montré que le statut en iode des enfants d'âge scolaire 69 µg/l), était insuffisante. Cependant, seize années, plus tard, ces données sont obsolètes et ne permettent plus d'orienter efficacement le programme. Il importe d'avoir des données actualisées sur le statut en iode de la population (16).

Le Gouvernement malien a mis à jour en 2019 l'arrêté interministériel fixant les dispositions relatives à l'iodation universelle du sel. Cette nouvelle législation s'aligne plus sur les recommandations régionales. Toutefois, il n'est pas connu de tous les acteurs du contrôle et de l'importation et de la distribution du sel iodé. Bien que des décrets soient pris pour la mise en place de comités de fortification, leur fonctionnalité n'est pas optimale. Les actions des acteurs du système de contrôle ne sont pas synergiques (16).

La majorité du sel provient du Sénégal et de la région de Kayes qui constitue la porte d'entrée du sel au Mali. Un renforcement des contrôles par un équipement adéquat et une formation adéquate contribuera certainement à une meilleure qualité du sel au Mali. Le Mali sur le contrôle n'a plus grand effort à faire. Un guide de contrôle existe depuis 2013, il faut l'utiliser en s'assurant que les ressources matérielles et financières pour le contrôle soient disponibles.

Les acteurs du système d'approvisionnement et de distribution ne sont plus tous sensibilisés sur l'importance de l'iodation. Une grande partie du sel importé est humide. Les stockages ne sont pas conformes. La consolidation d'un plan de sensibilisation peut être d'un grand avantage d'une part pour garantir l'importation d'une meilleure qualité de sel et d'autre part, pour améliorer les conditions de stockage (16).

Au Mali, il existe une production locale de sel. Le sel gemme est extrait de façon artisanale et aucune étape d'iodation n'est opérée ni sur le site de production, ni sur le site de vente. Il existe des allégations non vérifiées que ce sel serait naturellement iodé et qu'il aurait de nombreuses vertus sur la santé humaine. Même si les capacités de production de ce sel ne sont pas connues, le gisement est important et peut favoriser une autosuffisance sur le sel.
Avec près de 50 boulangeries et pâtisseries concentrées à Bamako, le pain est probablement un contributeur important à l'apport en sodium et en iode. Toutefois, afin de mieux évaluer cet apport, il est important de générer des données sur le niveau de consommation de cet aliment (16).
En 1996, à l'orée des premiers efforts de la lutte contre les troubles dus à la carence en iode au Mali, la disponibilité du sel iodé était de 8,8 %. Cette disponibilité a évolué jusqu'à atteindre 94,7 % en 2013. La disponibilité du sel iodé a stagné autour de 90 % de 2013 à 2018 avant de chuter jusqu'à 65 % en 2019. Cette baisse brutale pourrait être imputée à une baisse de la qualité du sel importé ainsi qu'à des défaillances au niveau du stockage du sel.
La dernière enquête SMART de 2020 indique que la disponibilité du sel iodé dans les ménages maliens est de 76,1 %. Pour toutes les enquêtes mentionnées sauf pour l'enquête TDCI de 2005, les tests furent réalisés avec les testeurs rapides. Il n'est donc pas possible de tirer une conclusion sur le niveau d'adéquation de l'iode dans le sel. Sur les 76,1 %, on ne sait pas quelle proportion est adéquatement iodée.

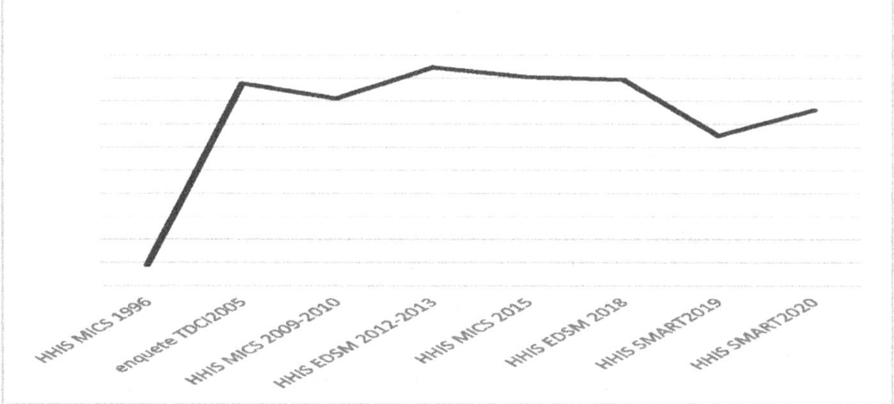

Figure 17 : Disponibilité du sel iodé selon l'enquête SMART, 2021 (16)

Cette enquête ne donne aucune indication sur la disponibilité du sel iodé dans les ménages, ni selon le niveau de revenu ni sur les zones urbaines et rurales. Toutefois, sous cette médiane nationale de 76,1 % se cachent beaucoup de disparités si on considère les données granulaires au niveau régional. En effet, on note qu'un premier groupe de régions constitué de Koulikoro, de Ségou, de Mopti, de Sikasso, de Bamako et de Tombouctou a une disponibilité de sel iodé proche ou supérieure à 90 %. À côté de cela, on note la région de Gao avec une disponibilité de sel iodé de 19 %, et les régions de Ménaka (73,8 %), de Kayes (71,2) et de Kidal (65,2 %).

On note toutefois que les résultats de la SMART contrastent grandement avec ceux des autres enquêtes surtout celle de l'EDSM 2018. En effet, entre 1996 et 2019 les régions de Kidal et de Gao ont toujours eu une faible disponibilité du sel iodé. Il est donc surprenant d'y noter une augmentation brusque allant jusqu'à 65 % pour Kidal et 19 % pour GAO en pratiquement une année. Ceci est d'autant plus surprenant qu'en 2019 on a assisté à une baisse de la disponibilité au niveau national.

La brusque remontée de la disponibilité de l'iode dans les ménages dans la région de Ménaka en 2019 de même que dans celles de Taoudenni et de Kidal en 2020 attire également l'attention. Il sera intéressant de comprendre les moteurs de cette remontée surtout si les mêmes facteurs peuvent également agir sur la région de GAO. Avec ces variations brutales entre les enquêtes SMART et les autres, il pourra être important de se questionner sur les méthodologies et la comparabilité de ces différentes enquêtes (16).

Iodurie

Le Mali ne dispose pas de données récentes sur la médiane de l'iode urinaire de la population. L'unique donnée disponible date de 2005. Elle donne la concentration médiane urinaire de l'iode (CMUI) de 69 µg/l chez les enfants en âge scolaire de 6 à 12 ans (NTAMBWE, 2005). Cette enquête a également révélé que pour cette faible iodurie, la disponibilité du sel iodé dans les ménages était de 87,6 (par titrimétrie) ce qui laisserait entrevoir que la difficulté ne serait peut-être pas liée à une indisponibilité du sel iodé (16).

En 2005, alors que le Mali était dans une phase nette de la progression de la disponibilité du sel iodé au niveau des ménages, la CMUI était de 69 µg/l, ce qui traduisait un apport en iode insuffisant. Seize ans plus tard, bien que cette donnée ne soit plus représentative de l'état de la population, il y a lieu de penser que la CMUI pourrait avoir encore baissé. Ceci du fait de la forte baisse de la disponibilité du sel iodé enregistrée depuis 2018 (16).

Les données actuelles ne permettent pas de renseigner l'état iodé de la population. Toutefois, avec la baisse de la disponibilité du sel iodé dans les ménages, on pourrait envisager que la situation n'a pas évolué dans le meilleur sens. Il est donc d'une grande urgence que le Mali génère des données actualisées sur l'indicateur de la concentration médiane urinaire en iode. Ce dernier étant le seul indicateur qui renseigne sur le statut iodé de la population (16).

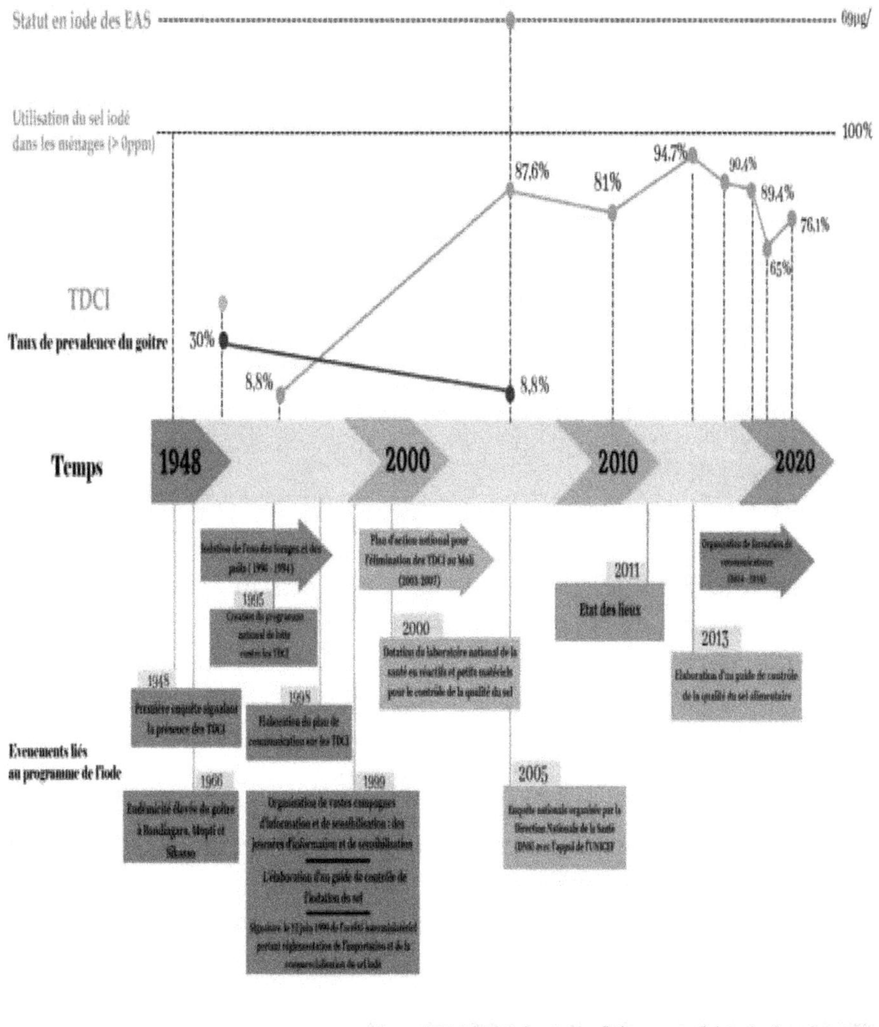

Source : MSDS, UNICEF, Analyse situationnelle du programme d'iodation du sel au Mali, Sept 2021

Schéma 1 : Chronologie historique des TDCI au Mali (16)

Manifestations cliniques

L'hypertrophie de la thyroïde est la manifestation la plus fréquemment décrite et la plus évidente de la carence en iode (2). On estime que, lorsque l'apport d'iode devient inférieur à 50 µg par jour chez un adulte, la thyroïde commence à compenser cette carence en augmentant progressivement de volume (2). Quand cette carence en iode est chronique, cette augmentation de volume débute souvent dès l'enfance et s'accentue à la puberté, surtout chez les filles. Dans les zones d'endémie, pratiquement toute la population a une hypertrophie à des degrés variables.

Les hormones thyroïdiennes sont essentielles au métabolisme et à la croissance. La glande se compose de follicules remplis d'une substance colloïde, les acini. Chacun de ces acini fabrique, stocke et sécrète les hormones dans le courant sanguin en fonction des besoins. L'hormone principale est la thyroxine dont la quantité sécrétée est contrôlée par la TSH (hormone stimulant la thyroïde) hypophysaire. La fonction de la thyroïde s'apparente à celle du thermostat d'un système de chauffage dans une maison. Elle contrôle le niveau du métabolisme et le métabolisme de base ainsi que, à un moindre degré, la fréquence cardiaque et la croissance des enfants.

Hyperthyroïdie

La diminution de la sécrétion des hormones thyroïdiennes entraîne une baisse du métabolisme basal et des signes cliniques d'hypothyroïdie qui peuvent évoluer jusqu'au myxœdème. Chez l'adulte, l'hypothyroïdie se manifeste par des traits plus grossiers, une peau sèche et parfois un visage bouffi. Le patient prend du poids, a un pouls lent et se sent léthargique. Des examens montreraient un métabolisme basal abaissé et une diminution du taux sanguin des hormones thyroïdiennes.

À l'inverse, une thyroïde hyperactive produit une hyperthyroïdie ou maladie de Basedow. Le patient maigrit, est nerveux et a un pouls rapide, notamment pendant le sommeil. De même, les examens montrent un métabolisme basal élevé et un taux sanguin élevé d'hormones thyroïdiennes. Les porteurs de goitre ont souvent une compensation suffisante et une fonction normale, appelée euthyroïdie. Mais dans les zones de goitre endémique, les cas d'hypothyroïdie sont fréquents, même s'ils ne vont pas tous jusqu'au tableau clinique de myxœdème, les sujets ont un métabolisme basal faible, une productivité plus faible et un ralentissement mental.

L'hypothyroïdie des enfants entraîne à la fois un retard mental et un ralentissement de la croissance. Le retard mental peut être grave et évident ou plus modéré et passer inaperçu mais, dans les zones de prévalence élevée, ce sont des milliers d'enfants qui n'atteindront pas leur plein développement intellectuel à cause d'un quotient intellectuel (QI) et de performances scolaires inférieurs à celles d'enfants vivant dans des zones exemptes de TDCI (2).

Crétinise

Le crétinisme endémique qui comprend une surdimutité et un retard mental commence dès les premiers mois de la vie. Cet état peut exister dès la naissance si la mère a subi une carence en iode pendant sa grossesse. L'enfant peut paraître normal à la naissance, mais sa croissance va être lente de même que son développement. Tous ses apprentissages vont être ralentis et retardés. Ces enfants sont souvent sourds et muets. À mesure que l'enfant grandit, son aspect physique se rapproche du crétinisme typique qui comprend une peau épaisse, des traits grossiers, une ensellure nasale, une grosse langue proéminente et souvent un strabisme (c'est-à-dire un défaut de parallélisme des yeux). Souvent, l'enfant est encore incapable de marcher seul à l'âge de 2 ans et de parler ou de comprendre des ordres simples à 3 ans.

Le crétinisme peut se présenter sous deux formes, neurologique ou hypothyroïdienne, mais la majorité des victimes présente un peu des deux. La forme neurologique comporte un retard mental profond, l'aspect caractéristique correspond à une incapacité à marcher ou une démarche traînante, des difficultés à contrôler les mouvements précis des mains et des pieds (spasticité) et, parfois, un goitre avec ou sans signes d'hypothyroïdie.

Dans la forme hypothyroïdienne par contre, les signes d'hypothyroïdie sont flagrants : pouls lent, visage bouffi, peau épaisse, retard marqué de la croissance staturale, âge osseux, développement mental et métabolisme basal abaissé. Dans la majorité des pays asiatiques, en Amérique du Sud et en Europe, c'est la forme neurologique qui prédomine, alors que dans l'est du Zaïre, par exemple, c'est la forme myxœdémateuse qui peut être liée à la consommation de manioc. Dans les deux cas, les lésions neurologiques, le retard mental et le nanisme ne sont pas réversibles avec le traitement. On peut seulement éviter l'aggravation, mais pas corriger les dégâts survenus pendant la grossesse. C'est pourquoi il est si important de mettre l'accent sur la prévention et de s'assurer que les femmes en âge de procréer ne soient pas sujettes aux carences en iode.

Retard mental

La conséquence la plus grave au niveau des communautés touchées par la carence en iode n'est pas tellement le goitre endémique ou le crétinisme flagrant, mais l'incapacité d'un grand nombre de personnes à atteindre leur plein potentiel physique et mental bien qu'elles n'aient pas l'aspect caractéristique des crétins. Certains peuvent avoir des troubles neurologiques. On a de plus en plus de preuves que la carence en iode est une cause majeure de retard scolaire qui empêche aux enfants de développer tout leur potentiel, même parmi ceux qui n'ont pas un retard mental flagrant. Enfin, la carence en iode a également un impact négatif sur les animaux domestiques. Le bétail, les ovins et la volaille ont une croissance médiocre et se reproduisent mal.

Diagnostic biologique

L'examen le plus utilisé est le dosage de l'iode urinaire, idéalement sur les urines de 24 heures. Sur le terrain, il est difficile de recueillir les urines de 24 heures. On peut se contente donc d'échantillons et on rapporte la concentration de l'iode à celle de la créatinine (µg d'iode par g de créatinine). Si ce rapport est en dessous de 50 µg/g, on considère qu'il y a un problème de TCI dans la population, en dessous de 20, le problème est grave. Dans les urines de 24 heures (ou en l'absence de dosage de la créatinine), on soupçonne des TCI en dessous de 5 mg/dl.
Les autres examens mesurent la fonction thyroïdienne : le taux de thyroxine sérique (T4) et de plus en plus le dosage de TSH, de préférence par radio-immuno-essai.
On peut recueillir du sang du cordon ou du talon sur papier filtre pour dépister tous les bébés. En effet, environ un enfant sur 4 000 est hypothyroïdien parce que sa thyroïde ne s'est pas correctement développée. En l'absence de dépistage et de traitement, cet état aboutirait notamment à un retard de développement. Mais cette forme congénitale n'a aucun rapport avec une carence en iode. On considère qu'un traitement est nécessaire quand la T4 est inférieure à 4 µg.
Enfin, on peut mesurer le taux de captage de l'iode 131 radioactif pour évaluer « l'avidité » de la thyroïde pour l'iode. En cas d'hypothyroïdie, plus de 90 % de l'iode vont être captés. Certains praticiens recommandent de faire une échographie de la glande, qui permet d'évaluer sa taille avec

plus de précision. Cette méthode a l'avantage d'être non invasive et inoffensive, contrairement à la radiographie.

Système de contrôle de l'iodation du sel

Les laboratoires Mérieux et le LNSP ont été identifiés par la sous-direction de la nutrition comme laboratoires de référence.

Le laboratoire Mérieux est un laboratoire du centre d'infectiologie Charles Mérieux du Mali. C'est un laboratoire d'analyse biologique de non-profit. Il est accrédité ISO 15189. Il n'est pas impliqué dans le contrôle de l'iodation du sel au Mali. Il ne réalise pas non plus le dosage de l'iode dans l'urine, car ce n'est pas un test demandé par les médecins. Toutefois, si le besoin se fait sentir, ce laboratoire dispose de capacités techniques et de ressources humaines pouvant mettre un protocole d'analyse en place. Dans le cadre d'études, ceci dépendra également, de l'effectif et de la portée de l'étude.

En effet, dans le cadre d'une étude, si la taille de la cohorte n'est pas conséquente, les laboratoires Mérieux peuvent acheminer les échantillons à analyser vers le laboratoire Biomnis en France avec lequel existe un partenariat entre les deux institutions pour les examens spécialisés.

Il existe également un laboratoire national de santé. Ce laboratoire également ne réalise pas le dosage de l'iode dans l'urine. Toutefois, il teste le taux d'iode dans les échantillons de sel apporté par les importateurs, désireux de se faire établir une intention d'importation.

Traitement

Préventif

Il est évidemment préférable de prévenir la carence en iode dans une communauté ou un pays que de traiter chaque sujet porteur d'un goitre. La mesure la plus utilisée, et souvent la meilleure, est l'iodation du sel qui va réduire la prévalence et la gravité des goitres dans un temps assez court parmi les personnes qui consomment ce sel.

Curatif

Dans le cas d'un goitre simple ou colloïde pas très important, le traitement est simple et gratifiant : 6 mg d'iodure de potassium ou du Lugol (1 goutte/jour, soit 6 mg d'iode pendant 10 jours puis 1 goutte/semaine) amèneront rapidement une réduction du goitre. Chez des enfants des écoles primaires en République-Unie de Tanzanie, plus de 60 % de ceux qui avaient un goitre de degré 1 l'ont vu disparaître après 12 semaines de traitement par Lugol, et les goitres plus importants avaient nettement diminué. On peut également recourir aux extraits thyroïdiens ou à la thyroxine, mais sous contrôle médical. Les gros goitres nodulaires et ceux qui ne répondent ni à l'iode ni à la thyroxine justifient une exérèse surtout s'ils exercent une pression sur la trachée ou derrière le sternum. La thyroïdectomie requiert un bon chirurgien et un bon suivi post-opératoire. Les patients qui ont subi une thyroïdectomie totale doivent recevoir des hormones thyroïdiennes pour le reste de leur vie.

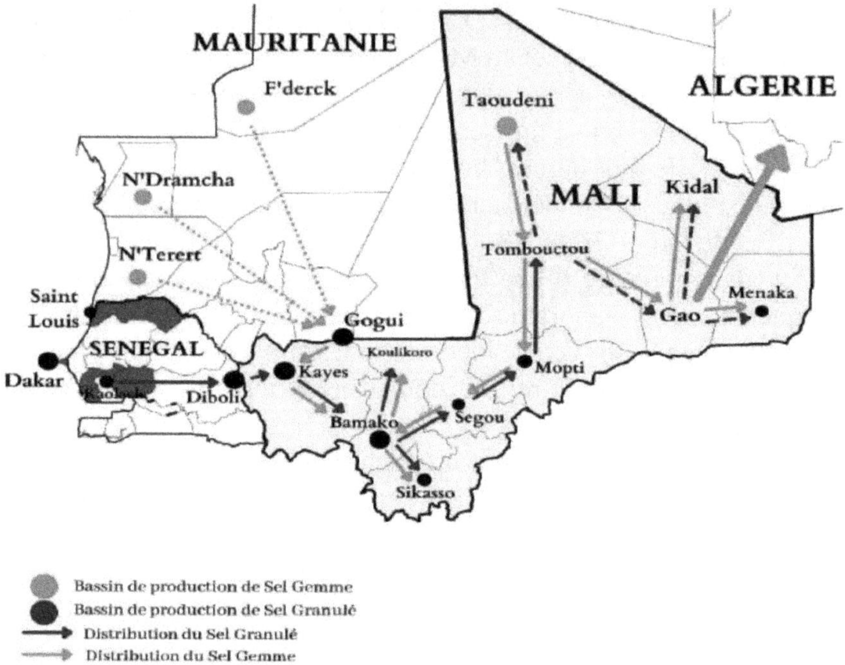

Image 12 : Carte de l'approvisionnement du sel au Mali (16)

Références

1. Hetzel B., "The Story of Iodine Deficiency: an International Challange in Nutrition", *Oxford Medical Publication,* Oxford, New York, Tokyo, 1989.
2. FAO, « La nutrition dans les pays en développement » in https://www.fao.org/.htm, consulté le 17 janvier 2024.
3. Caron P., « Carence iodée : épidémiologie, conséquences, prophylaxie au cours de la grossesse et l'allaitement », *Journal de pédiatrie et de puériculture*, vol. 20, February 2007, p. 9–13.
4. Pouessel G., Bouarfaet K., Soudan B. et al., « Statut en iode et facteurs de risque de déficit en iode chez des enfants vus en consultation de protection maternelle et infantile dans le département du Nord », *Arch. Pediatr.*, 2003.

5. OMS/ UNICEF/ICCIDD, *Assessment of Iodine Deficiency Disorders and Monitoring their Elimination, a Guide for programme managers*, OMS 2e edition, Genève, 2001.
6. OMS/ UNICEF/ICCIDD, *Indicateurs d'évaluation des TDCI et de la lutte contre ces troubles par l'iodation du sel*, OMS, 1e édition, Génève1994.
7. Caron P. et Glinoer D. "The Regulation of Thyroid Function in Pregnancy : Pathways of Endocrine Adaptation from Physiology to Pathology", *Endocr. Rev.*, 1997.
8. Caron P., Hoff M., Bazzi S., et al.,"Urinary Iodine Excretion during Normal Pregnancy in Healthy Women Living in the Southwest of France : Correlation with Maternal Thyroid Parameters", *Thyroid*, 1997.
9. Brucker-Davis F., « Carence iodée et grossesse », *Med. Therapeut. Endocrinol. Reprod*, 2004.
10. Valeix P., Preziosi P., Rossignol C., et al., "Iodine Intakes Assessed by Urinary Iodine Concentrations in Healthy Children Aged Ten Months, two Years, and Four Years", *Biol. Trace Elem. Res.*, 1992.
11. Glinoer D., "Pregnancy and iodine", *Thyroid*, 2001.
12. Escobar G. M., M. Obregon, F. E. D. Rey et al.,"Is Neuropsychological Development Related to Maternal Hypothyroidism or to Maternal Hypothyroxinemia ?, *J. Clin. Endocrinol. Metab.*, 2000.
13. Haddow J. E., Palomaki G. E., Allan W. C., et al., "Maternal Thyroid Deficiency during Pregnancy and Subsequent Neuropsychological Development of the Child", *N. Engl. J. Med.*, 1999.
14. Awa D., « Étude des connaissances, attitudes et pratiques du personnel sociosanitaire et de la population générale face aux troubles dus aux carences en iode, Doctorat d'État en médecine, ENMP, 2007, 117 p.
15. Mariétou H. D., « Évolution des troubles dus aux carences en iode chez les femmes et les enfants au Mali de 1968 à 2005 », Doctorat d'État en médecine, ENMP, 2007, 117 p.
16. MSDS, UNICEF, Analyse situationnelle du programme d'iodation universel du sel au Mali, septembre 2021, 56 p.

CHAPITRE IV :

ENVIRONNEMENT ET NUTRITION

EAU, ASSAINISSEMENT, HYGIÈNE (WASH) ET NUTRITION

Relation entre l'environnement sanitaire et le statut nutritionnel

Ces dernières années, on observe un recul des décès dus aux maladies infectieuses, telles que la diarrhée et le paludisme, qui sont souvent liées à un environnement sanitaire inadéquat (Humphrey, 2009, 1). Néanmoins, les mauvaises conditions sanitaires sont toujours à l'origine d'un nombre important de décès (néonatals et postnatals) et de maladies chez les enfants de moins de cinq ans. Ce fléau touche principalement les enfants des pays à revenu faible et intermédiaire (Humphrey, 2015, 2). Certaines études donnent un aperçu des connaissances existantes fondées sur des preuves au sujet des liens entre environnement sanitaire et nutrition. Ceci explique également comment les interventions WASH, en luttant contre les maladies et leur propagation, contribuent à réduire la prévalence de la sous-nutrition par l'intermédiaire des trois causes sous-jacentes de la sous-nutrition, à savoir l'alimentation insuffisante ou inadaptée, les pratiques de soin inappropriées et les maladies, sont liées à l'accès à l'eau, l'assainissement et l'hygiène (3). La figure ci-dessous présente les différents mécanismes, directs et indirects, qui montrent l'interdépendance entre le statut nutritionnel et l'environnement sanitaire.

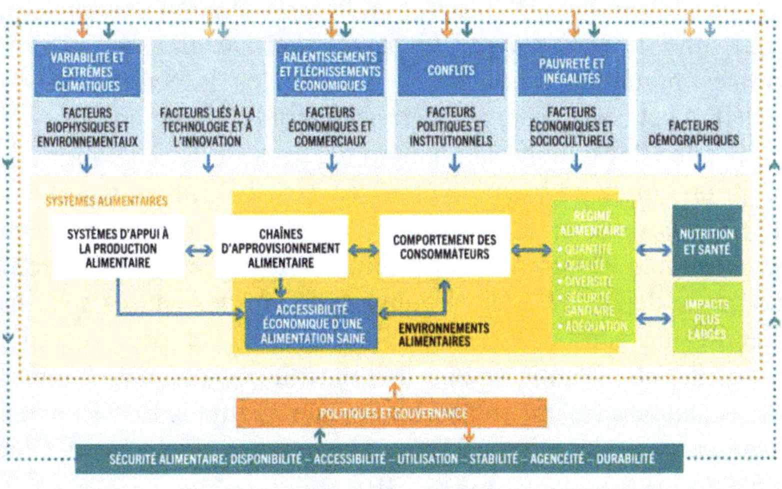

SOURCE: Adapté de HLPE. 2020. *Sécurité alimentaire et nutrition: énoncé d'une vision globale à l'horizon 2030*. Rapport du Groupe d'experts de haut niveau sur la sécurité alimentaire et la nutrition du Comité de la sécurité alimentaire mondiale. Rome.

Figure 18 : Facteurs ayant une incidence sur la sécurité alimentaire, le WASH et la Nutrition

Un environnement sanitaire inadéquat augmente le risque d'ingérer des pathogènes fécaux qui provoquent des pathologies comme la diarrhée, les vers intestinaux et la dysfonction entérique environnementale. Ceci affecte directement la capacité du corps à résister et se défendre contre les maladies, car ces pathologies ralentissent l'absorption des nutriments et affaiblissent le système immunitaire (Bery et al., 2015, 4). D'autres maladies hydriques ou liées à l'environnement sanitaire, comme le paludisme, la dengue, la leishmaniose, la trypanosomiase, la fièvre jaune ainsi que les intoxications chroniques dues à la qualité chimique de l'eau, contribuent également à la dégradation du statut nutritionnel (Erdhart et al., 2006, 5). Hormis les maladies transmissibles par voie fécale (MTF), comme la diarrhée, les parasites intestinaux et la dysfonction entérique environnementale (DEE), il existe d'autres maladies liées à l'environnement sanitaire connues pour affaiblir le système immunitaire et entraîner la sous-nutrition. Les études montrent que le paludisme donne lieu à plusieurs carences en nutriments et à un sous-poids chez les enfants de moins de cinq ans. Quantité d'enfants souffrent et meurent du paludisme en raison de carences en protéines, zinc, vitamine A et autres micronutriments. Comme pour la diarrhée, le paludisme et la sous-nutrition forment un cercle vicieux entre la maladie et la dégradation du statut nutritionnel (Parkinson J., 2009, 10).
Un environnement sanitaire inadéquat, comme la présence d'eau stagnante en raison d'un mauvais drainage ou de réservoirs non couverts, accroît le nombre de sites propices à la reproduction des moustiques et favorise ainsi la propagation du paludisme. De manière analogue, les mauvaises pratiques d'hygiène aggravent les infections respiratoires aiguës (IRA) et conduisent à une perte de poids. Un enfant sous-alimenté atteint d'une IRA comme la pneumonie, aura un taux de mortalité plus élevé qu'un enfant en bonne santé (UK Aid, 2013, Fewtrell et al., 2005, 11, 12). Un environnement sanitaire insalubre favorise la propagation et la transmission des maladies tropicales négligées (MTN) comme le trachome, la dengue, le chikungunya qui sont des causes sous-jacentes du retard de croissance, de l'émaciation et des carences en micronutriments. Parallèlement, une nutrition inadéquate augmente les risques de contracter une maladie tropicale négligée. Le lien entre celle-ci et sous-nutrition participe à perpétuer le cercle vicieux entre maladie, sous-nutrition et pauvreté (OMS, 2014, 13).
L'assainissement et les bonnes pratiques d'hygiène constituent la « barrière primaire » essentielle permettant d'isoler les matières fécales de l'environnement au sens large. En effet, si des matières fécales sont

présentes dans l'environnement, les agents pathogènes peuvent se propager de manière directe (*via* des hôtes) ou de manière indirecte (*via* les doigts, les mouches, les liquides, les champs ou les sols). Il est donc nécessaire d'ériger des « barrières secondaires » pour éviter que la population ne soit exposée à ce type de contamination. Les bonnes pratiques d'hygiène, et particulièrement le lavage des mains avec du savon, sont des barrières secondaires vitales pour empêcher la propagation des maladies diarrhéiques et respiratoires, voire d'autres maladies infectieuses. En effet, ces barrières hygiéniques empêchent les agents pathogènes de contaminer l'environnement domestique et la nourriture, permettant ainsi d'éviter leur ingestion (Brown et al., 2011,14).

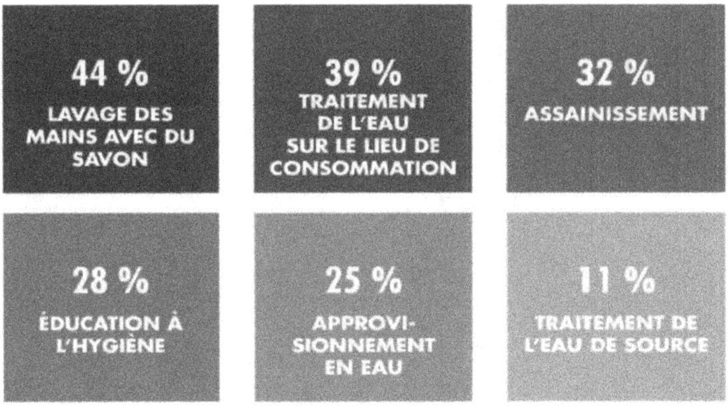

Source : Fewtrell et al. (2005)

Figure 19 : Baisse de morbidité due aux maladies diarrhéiques en pourcentage en fonction du type d'intervention

Il est essentiel, en amont d'une intervention, de bien comprendre les voies de transmission orofécales des maladies. Le type d'intervention WASH à mettre en œuvre dépend des voies de transmission (liquides, doigts, mouches, etc.). Si plusieurs voies œuvrent collectivement à transmettre les maladies, alors les interventions visant une seule voie auront des effets minimes. C'est particulièrement vrai en situation d'urgence ou d'épidémie, où les conditions environnementales favorisent la propagation des maladies transmissibles. Dans ces situations, il se peut que l'amélioration de la qualité de l'eau et/ou de l'approvisionnement en eau n'aboutissent qu'à des effets minimes, à moins de les accompagner de mesures pour la gestion améliorée des excréments et le respect des comportements hygiéniques (Pruss-Ustun A. et al., 2008, 15). Il convient de préciser que les voies de transmission de la diarrhée sont multiples et interdépendantes, par conséquent, l'efficacité des interventions WASH passe par une bonne coordination et un taux de couverture suffisamment large (Strunz et al., 2014, 16).

Il existe des preuves solides des bienfaits des interventions WASH sur la morbidité diarrhéique, surtout chez les enfants de moins de cinq ans (Luby, 2005, 17). Comme indiqué dans la figure ci-dessous, le moyen le plus efficace pour réduire les risques de maladies diarrhéiques (jusqu'à 73 %) est de disposer d'installations fournissant de l'eau potable salubre en continu par un système d'adduction (canalisations) et d'un réseau d'eaux usées permettant d'éliminer les excréments de l'environnement domestique et communautaire (OMS, 2016, 18). D'autre part, une méta-analyse menée sur des études portant sur le lavage des mains dans les pays en développement a permis de montrer que le fait de se laver les mains avec du savon réduit le risque de diarrhée de 48 % (19).

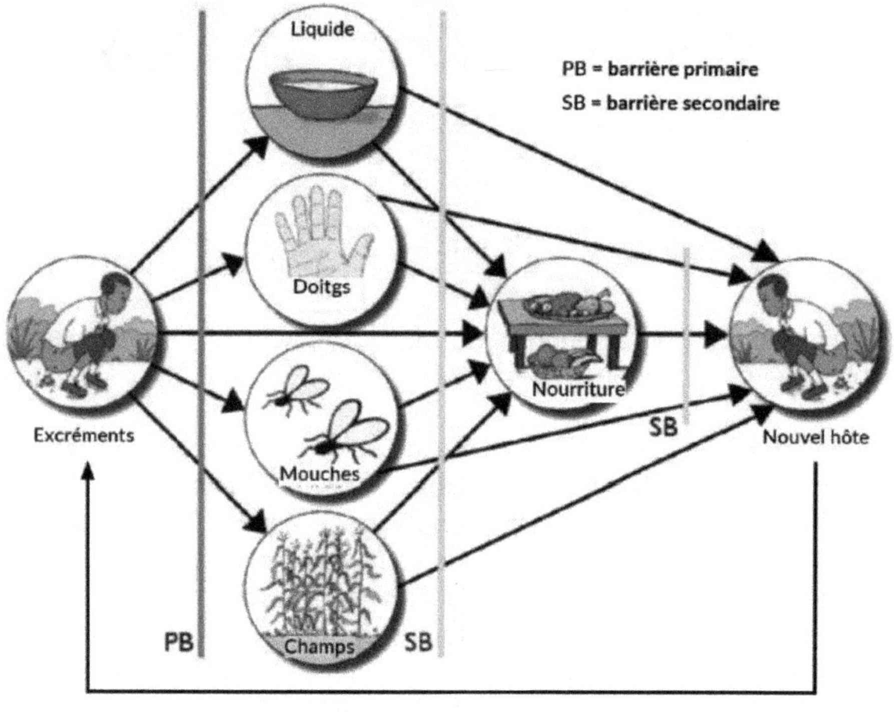

Figure 20 : Voie de transmission orofécales et barrières hygiéniques

Des études récentes confirment que les interventions portant sur l'eau, l'assainissement et l'hygiène permettent de limiter les infections liées aux parasites intestinaux et autres maladies liées aux conditions sanitaires insalubres (Ramos M. et Kendle A., 2014, 20). Par exemple, l'accès et l'utilisation d'installations permettant la gestion hygiénique des excréments humains réduisent le risque de transmission des nématodes par le sol de 34 % (Ramos M. et Kendle A, 2014, 20). L'utilisation d'une eau traitée réduit ce risque de 54 % (OMQ, 2016, 21). Au sein des ménages disposant de savon et qui ont été sensibilisés au lavage des mains, l'incidence de la pneumonie chez les enfants de moins de cinq ans est réduite de 50 %. (OMS, 2014, 22). Environ 42 % des cas de paludisme pourraient être évités par une meilleure gestion de l'environnement sanitaire, notamment en éliminant des eaux stagnantes ou en améliorant le drainage (ACF, 2011, 23). L'étiologie de la dysfonction entérique environnementale (DEE) est encore relativement floue. Plusieurs facteurs semblent favoriser son apparition à savoir les carences nutritionnelles (notamment en zinc et en vitamine A), le dérèglement de la flore intestinale (présence d'Helicobacter pylori, croissance bactérienne excessive), les mycotoxines et le VIH. Selon plusieurs études la DEE pourrait provoquer un ralentissement de la croissance. Ceci permet d'émettre l'hypothèse que la DEE, plutôt que la diarrhée ou les helminthes transmis par le sol, serait le mécanisme principal qui permettrait d'expliquer la corrélation entre les conditions sanitaires insalubres et le retard de croissance (Dangour et al., 2013, 24).

Intégration WASH-Nutrition

Le fait d'intégrer les programmes WASH et Nutrition permet de maximiser les impacts, d'améliorer le rapport coût/efficacité et la durabilité, et d'offrir de plus grands avantages aux bénéficiaires. Il existe plusieurs façons de procéder à l'intégration d'éléments WASH et Nutrition dans les programmes. Le degré d'intégration doit être défini en fonction des capacités des secteurs et des conditions propres au contexte. Même si les possibilités de synergie sont réduites, à cause des contraintes financières ou de calendriers programmatiques incompatibles ne permettant pas aux différents secteurs d'envisager un programme unique, il existe toujours un moyen d'harmoniser les interventions à condition que la coordination, la communication et la collaboration entre les secteurs se fassent correctement.

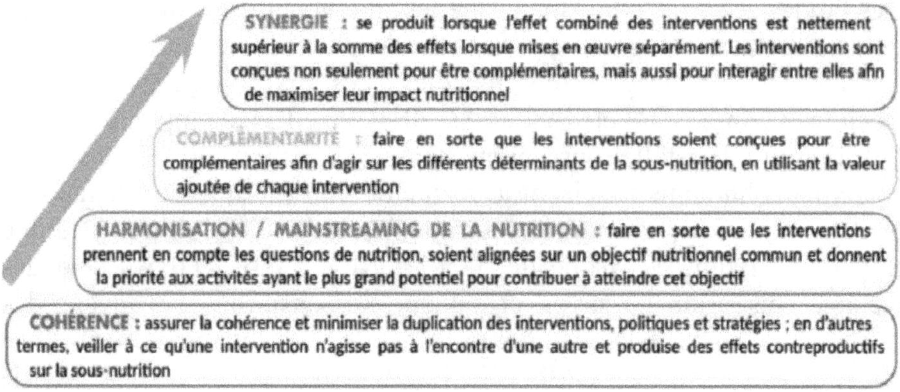

Source : ACF (2014) "Politique Sécurité Nutritionnelle"

Figure 21 : Degrés d'intégration multisectorielle

La figure ci-dessus montre les différents degrés et types d'intégration selon les circonstances. D'un point de vue opérationnel, les secteurs WASH et Nutrition travaillent en synergie lorsque :

La planification et l'analyse de la situation sont réalisées conjointement ;

- Certains éléments des programmes sont communs aux deux secteurs dans le but de prévenir/réduire la sous-nutrition : un ou plusieurs indicateurs d'un secteur sont intégrés aux objectifs des projets de l'autre secteur et/ou il existe un objectif spécifique commun aux deux secteurs ;
- Les interventions ayant lieu dans les mêmes zones géographiques et ciblant les mêmes bénéficiaires (individus, ménages, communautés) doivent être synchronisées et organisées de manière conjointe ;
- La communication entre les acteurs WASH et Nutrition est régulière et constructive ; le pilotage et le format de reporting sont bien coordonnés ;

Le suivi et l'évaluation des activités sont réalisés de manière conjointe.

Ces dix dernières années, on observe un recul des décès dus aux maladies infectieuses, telles que la diarrhée et le paludisme, qui sont souvent liées à un environnement sanitaire inadéquat (OMS, 2016, 21). Néanmoins, les mauvaises conditions sanitaires sont toujours à l'origine d'un nombre important de décès (néonatals et postnatals) et de maladies chez les enfants de moins de cinq ans. Ce fléau touche principalement les enfants des pays à revenu faible et intermédiaire (OMS, 2014, 22). Les connaissances existantes fondées sur des preuves au sujet des liens entre environnement sanitaire et nutrition permettent d'expliquer également comment les interventions WASH, en luttant contre les maladies et leur propagation, contribuent à réduire la prévalence de la sous-nutrition. Les trois causes sous-jacentes de la sous-nutrition, à savoir l'alimentation insuffisante ou inadaptée, les pratiques de soin inappropriées et les maladies, sont liées à l'accès à l'eau, l'assainissement et l'hygiène (ACF, 2011, 23). La figure 28 ci-dessous présente les différents mécanismes, directs et indirects, qui montrent l'interdépendance entre le statut nutritionnel et l'environnement sanitaire. Un environnement sanitaire inadéquat augmente le risque d'ingérer des pathogènes fécaux qui provoquent des pathologies comme la diarrhée, les vers intestinaux et la dysfonction entérique environnementale. Ceci affecte directement la capacité du corps à résister et à se défendre contre les maladies, car ces pathologies ralentissent l'absorption des nutriments et affaiblissent le système immunitaire (Dangour et al., 2013, 24). D'autres maladies hydriques ou liées à l'environnement sanitaire, comme le paludisme, la dengue, la leishmaniose, la trypanosomiase, la fièvre jaune ainsi que les intoxications chroniques dues à la qualité chimique de l'eau, contribuent également à la dégradation du statut nutritionnel (ACF, 2011, 25).

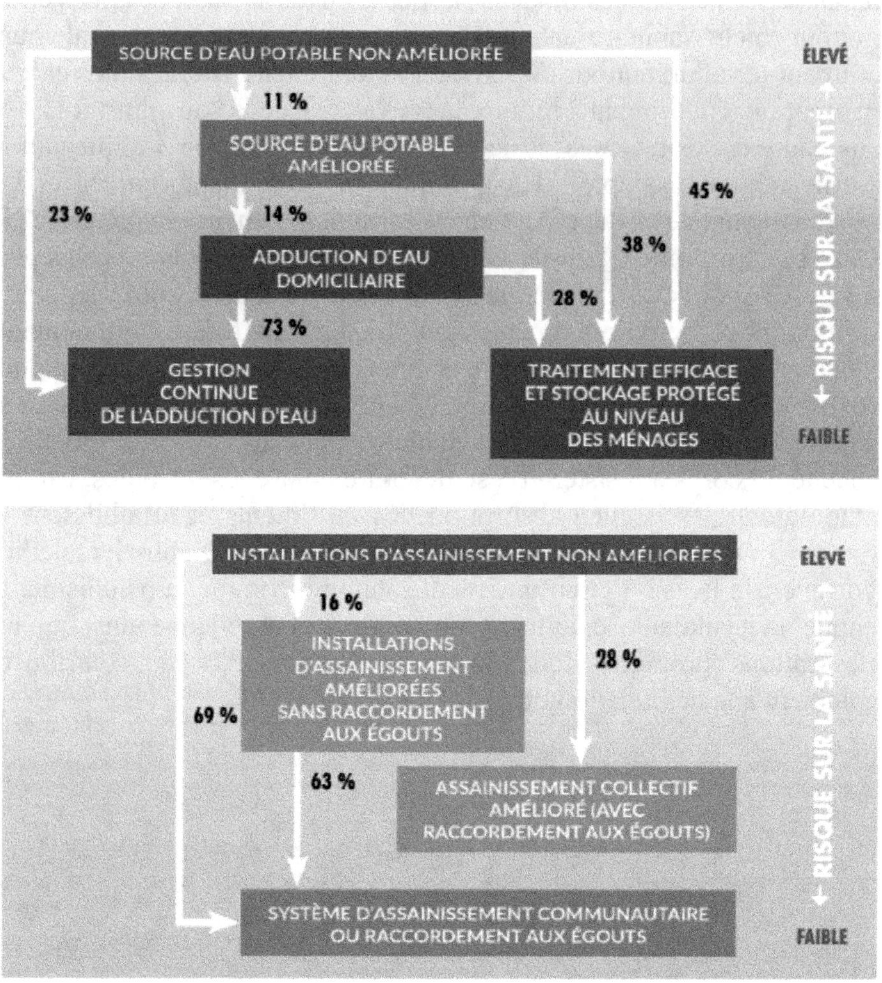

Source : OMS, 2014

Figure 22 : Sources d'amélioration de l'eau potable et de l'assainissement

Une source d'eau non potable augmente, si elle est traitée efficacement et bien stockée, réduit de 45 % de risque sur la santé et de 23 %, si la gestion de l'adduction d'eau se fait de façon continue. De même, les risques sur la santé sont réduits de 11 % en améliorant la source d'eau, de 14 % si celle-ci se fait au niveau intradomiciliaire et de 73 % si l'eau domiciliaire est continuellement bien gérée.

Alimentation saine issue de production durable (26)

Pour une alimentation de la planète en santé, « La transformation vers une alimentation saine d'ici 2050 nécessitera d'importants changements dans nos régimes alimentaires. La consommation mondiale de fruits, légumes, noix et légumineuses devra doubler et la consommation d'aliments tels que la viande rouge et le sucre devra être réduite de plus de 50 %. Une alimentation riche en plantes et contenant moins d'aliments d'origine animale confère de nombreux avantages à la fois pour la santé et pour l'environnement » (Walter W. et al., 2019, 26). Aucun levier n'est plus puissant que l'alimentation afin d'optimiser la santé humaine et la durabilité de l'environnement. Cependant, le système agroalimentaire actuelle menace à la fois la santé humaine et la stabilité de la planète. Le défi actuel auquel nous faisons face est énorme à savoir fournir à une population mondiale croissante un régime alimentaire sain fondé sur des systèmes de production durables. Alors que la production alimentaire mondiale de calories a généralement suivi le rythme de la croissance démographique, plus de 820 millions de personnes n'ont toujours pas accès à suffisamment de nourriture, 2,4 milliards de personnes surconsomment au total, environ la moitié de la population mondiale consomme un régime alimentaire en carence de nutriments (Walter W. et al., 2019, 26).

Un régime alimentaire malsain représente un risque plus élevé de morbidité et de mortalité prématurées que celui causé par la somme des rapports sexuels non protégés, l'alcool, les drogues et le tabac tout compris (26). La production alimentaire mondiale menace la stabilité de notre système climatique et la résilience des écosystèmes, et constitue le principal facteur de dégradation environnementale et de transgression des frontières planétaires. Il est urgent de transformer radicalement le système alimentaire mondial. Sans action, le monde risque de ne pas atteindre les objectifs de développement durable (ODD) et l'Accord de Paris pour le climat. Les enfants d'aujourd'hui hériteraient alors d'une planète gravement dégradée où une grande partie de la population souffrirait de plus en plus de malnutrition et de maladies évitables (26).

De nombreuses preuves scientifiques établissant des liens entre le système alimentaire, la santé humaine et la durabilité de l'environnement (26). Cependant, l'absence d'objectifs scientifiques convenus à l'échelle mondiale en matière de régimes alimentaires sains et de production alimentaire durable nuit aux efforts coordonnés visant à transformer le système alimentaire mondial. Pour répondre à ce besoin critique, la

Commission EAT-Lancet a réuni 37 scientifiques de renom issus de 16 pays, et dotés d'expertise dans diverses disciplines, dont la santé publique, l'agriculture, les sciences politiques et la durabilité environnementale, afin de définir des objectifs scientifiques mondiaux pour une alimentation saine et une production alimentaire durable. Cette Commission marque la première tentative de définir un ensemble d'objectifs scientifiques universels pour le système alimentaire au service de la santé humaine et la durabilité de la planète (26). L'alimentation est le levier le plus puissant pour optimiser la santé humaine et la durabilité environnementale en tandem. Une alimentation saine doit optimiser la santé humaine.
Une quantité de recherches scientifiques ont été menées sur les impacts environnementaux de divers régimes alimentaires. La plupart des études concluent qu'un régime riche en plantes (fruits, légumes, noix et graines complètes) et contenant une plus petite proportion d'aliments d'origine animale confère des avantages à la fois pour la santé et l'environnement (26). Dans l'ensemble, la littérature scientifique indique que de tels régimes sont « gagnant-gagnant », signifiant qu'ils sont bons à la fois pour la santé ainsi que pour l'environnement. Cependant, il n'existe toujours pas de consensus à l'échelle mondiale concernant comment définir une alimentation saine issue d'une production durable, ni concernant la possibilité d'atteindre un « régime de santé planétaire » pour une population mondiale de 10 milliards d'habitants d'ici 2050 (Walter W et al., 2019, 26).

En évaluant les preuves scientifiques existantes, la Commission a défini des objectifs scientifiques mondiaux en matière de régimes alimentaires sains et de production alimentaire durable. La Commission a intégré ces objectifs scientifiques universels dans un cadre commun lequel définit un « espace hors danger » pour les systèmes alimentaires, afin qu'un régime santé planétaire (à la fois sain et respectueux de l'environnement) puisse être identifié. Cet espace hors danger pour l'alimentation est défini par des objectifs scientifiques d'une part propres à la consommation de groupes d'aliments spécifiques (par exemple 100 à 300 g par jour de fruits) afin d'optimiser la santé humaine et, d'autre part, propres à différentes catégories d'impact sur l'environnement afin de parvenir à une production alimentaire durable assurant un système terrestre stable.
Les limites de l'espace « hors-danger » pour le système alimentaire sont placées à la limite inférieure de la marge d'incertitude scientifique. Si ces limites sont transgressées, cela pousserait l'humanité dans une zone

d'incertitude caractérisée par une montée de risques pour la santé publique ou la stabilité de l'environnement. Opérer en dehors de cet espace pour tout processus du système terrestre (par exemple, taux élevé de perte de biodiversité) ou groupe alimentaire (par exemple, consommation insuffisante de légumes) augmente le risque d'atteinte à la stabilité du système terrestre et à la santé humaine. Considérés ensemble comme un programme intégré pour la santé et la durabilité, ces objectifs scientifiques définissant un espace d'opération sûr pour les systèmes alimentaires permettent d'évaluer quels régimes et quelles pratiques de production alimentaire permettront de réaliser les ODD et l'Accord de Paris pour le climat (Walter W. et al., 2019, 26).

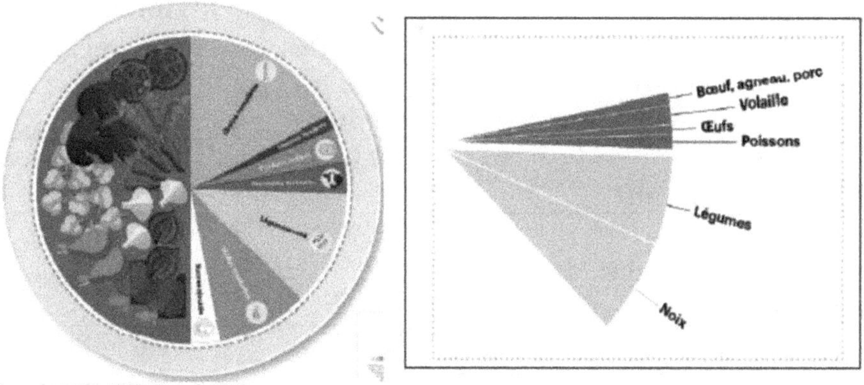

Source : Walter Willett et al, 2020

Figure 23 : Composition d'une assiette santé planétaire

Une assiette santé planétaire doit comprendre en volume environ une demi-assiette de fruits et légumes ; et l'autre moitié, exprimée en calories, est constituée principalement de grains entiers, de protéines végétales, huiles végétales non saturées et (éventuellement) protéines animales en quantités modérées.

Régimes sains

Les régimes alimentaires sains se caractérisent par un apport calorique optimal et se composent principalement d'une diversité d'aliments d'origine végétale, de faibles quantités d'aliments d'origine animale, de graisses insaturées plutôt que saturées et de quantités limitées de céréales raffinées, d'aliments hautement transformés et de sucres ajoutés.

Les changements de régimes alimentaires actuels vers des régimes sains sont susceptibles d'avoir des effets bénéfiques importants sur la santé.

La Commission a analysé l'impact potentiel de changements diététiques sur la mortalité liée à l'alimentation, employant trois approches. Celles-ci démontrent toutes les trois que les changements diététiques de régimes actuels vers des régimes sains sont susceptibles d'avoir des effets bénéfiques majeurs sur la santé. Cela inclut la prévention d'environ 11 millions de décès prématurés par an, ce qui représente entre 19 et 24 % du nombre total de décès chez les adultes (26).

Tableau 18 : Estimation du nombre de décès évités par an en assumant une adoption mondiale d'un régime alimentaire santé planétaire.

APPROCHE	**Pourcentage de décès évités parmi les adultes**	**Nombre de décès évités parmi les adultes**
Approche 1 : **Risque comparatif**	19,0%	11,1 millions
Approche 2 : **Fardeau mondial de la maladie**	22,4 %	10,8 millions
Approche 3 : **Risque de la maladie empirique**	23,6 %	11,6 millions

Production alimentaire durable (26)

Les processus bio géophysiques qui interagissent au sein du système terrestre en particulier entre le système climatique et la biosphère règlent l'état de la planète. La Commission se focalise sur six d'entre eux, lesquels constituent les principaux systèmes et processus atteints par la production alimentaire et pour lesquels la base scientifique permet de fournir des objectifs quantifiables. Ces systèmes et processus sont de plus en plus reconnus comme des paramètres nécessaires à une définition systémique d'une production alimentaire durable. Pour chacun de ces domaines, la Commission propose des limites dans lesquelles la production alimentaire mondiale devra rester afin de réduire le risque de changements irréversibles et potentiellement catastrophiques dans le système terrestre. Ces limites planétaires propres à la production alimentaire définissent, conceptuellement, la limite supérieure durable des impacts environnementaux issus de la production alimentaire globale.

En ce qui concerne la limite du changement climatique provoqué par la production alimentaire, l'hypothèse sous-jacente appliquée par la Commission est que le monde suivra l'Accord de Paris pour le climat (qui s'engage à maintenir le réchauffement planétaire bien en dessous de 2 °C et visant de demeurer en dessous de 1,5 °C) et décarbonisera le système énergétique mondial d'ici 2050. Nous avons également supposé que l'agriculture mondiale évoluerait vers une production alimentaire durable, ce qui transformerait l'utilisation des terres d'être une source nette de carbone à en devenir un puits net. L'estimation des limites est donc une évaluation de la quantité maximale émissible de gaz à effet de serre autres que le CO_2 (c'est-à-dire le méthane et l'oxyde nitreux) qui ont été jugés à la fois nécessaires et difficiles à réduire davantage, surtout avant 2050 afin de parvenir à une alimentation saine pour tous ainsi que les objectifs de l'Accord de Paris pour le climat.

Stratégies pour une grande transformation alimentaire

Cinq stratégies ont été identifiées pour une grande transformation alimentaire au niveau mondial. Les données sont à la fois suffisantes et solides pour justifier une action immédiate. Retarder l'action n'augmentera que la probabilité de conséquences graves, voire désastreuses.

Stratégie 1 : Un engagement international et national pour une transition vers une alimentation saine

Les objectifs scientifiques définis par cette Commission fournissent un cadre indiquant les changements alimentaires nécessaires. Ces premiers prescrivent une **augmentation générale de la consommation d'aliments à base de plantes y compris fruits, légumes, noix et grains entiers, tout en limitant considérablement la consommation de viande**. Cet engagement concerté peut être atteint en rendant les aliments sains plus disponibles, accessibles et abordables au lieu d'alternatives moins saines, en améliorant l'information et la commercialisation des aliments, en investissant dans l'information sur la santé publique et l'éducation sur la production durable, en mettant en œuvre des directives alimentaires fondées sur la science nutritionnelle, et en employant les services de soins publique afin de fournir conseils et interventions diététiques.

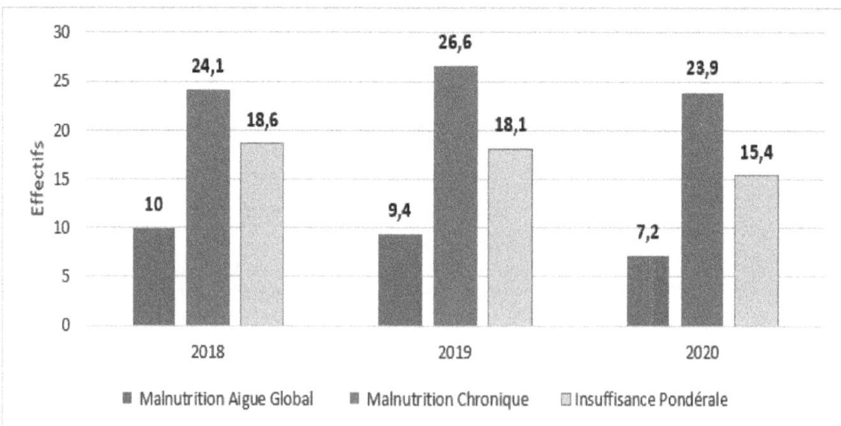

Source: INSAT, SMART (21, 24,25).

Figure 23 : Évolution prévue de la production alimentaire de 2010 à 2050

Le pourcentage par rapport à la ligne de base en 2010 pour les scénarios assumant un futur « attendu sans intervention » (ASI) sans réduction des pertes de déchets, celui assumant l'adoption d'un régime de santé planétaire sans pertes de déchets, et celui assumant l'adoption d'un régime de santé planétaire avec une réduction par moitié des pertes de déchets.

Stratégie 2 : Réorienter les priorités agricoles d'une production de quantités à une production de qualité

L'agriculture, la pêche et la pisciculture doivent non seulement produire suffisamment de calories pour nourrir une population mondiale croissante, mais aussi produire une diversité d'aliments qui favorisent la santé humaine et soutiennent la durabilité de l'environnement. Parallèlement aux changements dans l'alimentation, les politiques agricoles et marines doivent être réorientées vers des pratiques de production qui améliorent la biodiversité plutôt que de viser uniquement à augmenter le volume d'un faible nombre de cultures, dont une grande partie est actuellement utilisée pour l'alimentation animale. La production animale doit être envisagée dans des contextes spécifiques.

Stratégie 3 : Intensifier la production alimentaire durable pour augmenter la production de haute qualité

Le système alimentaire global actuel nécessite une nouvelle révolution agricole basée sur une intensification durable, guidée par les sciences environnementales et l'innovation systémique. Cela impliquerait une réduction d'au moins 75 % des écarts de rendement sur les terres cultivées actuelles, une amélioration radicale de l'efficacité de l'utilisation des engrais et de l'eau, le recyclage du phosphore, la redistribution globale d'azote et de phosphore, la mise en œuvre d'options de réduction du changement climatique, y compris des changements dans la gestion des cultures et élevages de bétail, ainsi que l'amélioration de la biodiversité dans les systèmes agricoles. En outre, pour atteindre des émissions négatives au niveau mondial conformément à l'Accord de Paris pour le climat, le système alimentaire mondial doit devenir un puits net de carbone dès 2040.

Stratégie 4 : Gouvernance stricte et coordonnée des terres et des océans

Une gouvernance stricte est requise permettant d'alimenter l'humanité sur les terres agricoles existantes, c'est-à-dire en appliquant une **politique d'expansion agricole nulle dans les écosystèmes naturels et les forêts riches en espèces, en visant des politiques de restauration et reboisement de terres dégradées**, en mettant en place des mécanismes internationaux de gouvernance, et en adoptant une stratégie pour préserver « la moitié de la terre » intacte pour la conservation de la biodiversité (c'est-à-dire conserver au moins 80 % des espèces en protégeant 50 % des terres restantes sous forme d'écosystèmes intacts). En outre, il est nécessaire d'améliorer la gestion des océans pour que les pêches n'affectent pas les écosystèmes marins, que les stocks de poissons soient exploités de manière responsable et que la production aquacole mondiale se développe de manière durable.

Stratégie 5 : Réduire au moins de moitié les pertes et les déchets alimentaires, conformément aux objectifs de développement durable des Nations unies

Il est essentiel de réduire considérablement les pertes alimentaires dans la production et les déchets alimentaires dans la consommation pour que le système alimentaire mondial reste dans un espace d'activité sûr. Des solutions technologiques appliquées tout au long de la chaîne d'approvisionnement alimentaire jointes à la mise en œuvre de politiques publiques sont nécessaires pour parvenir à une réduction globale de 50 % des pertes et de gaspillage alimentaire, conformément aux objectifs du développent durable (ODD). Les actions recommandées comprennent une amélioration des infrastructures après récolte, du transport, de la transformation et de l'emballage de produits alimentaires, une collaboration accrue tout au long de la chaîne d'approvisionnement, ainsi que de former et équiper les producteurs et d'éduquer les consommateurs.

Conclusions

L'adoption mondiale de régimes alimentaires sains issus de systèmes alimentaires durables (ce que nous appelons des « régimes alimentaires santé planétaire ») permettrait de protéger la planète et d'améliorer la santé de milliards de personnes.

La manière dont notre alimentation est produite, le choix de produits que nous consommons, et la quantité perdue ou gaspillée sont autant de facteurs qui influent lourdement sur la santé humaine et de la durabilité de la planète. La Commission EAT-Lancet présente un cadre global et intégré qui pour la première fois, définit des objectifs scientifiques quantitatifs pour une alimentation saine et une production alimentaire durable. La Commission montre qu'il est à la fois possible et nécessaire de nourrir 10 milliards de personnes avec une alimentation saine, dans des limites d'activité sûres pour la production alimentaire.

Les données sont à la fois suffisantes et solides pour justifier une action immédiate.

Cela démontre également que l'adoption universelle d'un régime alimentaire sain pour la planète permettrait d'éviter une dégradation grave de l'environnement ainsi qu'environ 11 millions de décès humains prématurés par an (26). Cependant, pour sauvegarder les systèmes et processus naturels dont l'humanité dépend et qui déterminent fondamentalement la stabilité du système terrestre, il ne faudra pas moins d'une transformation majeure du système alimentaire. La Commission plaide en faveur d'une action multisectorielle et multiniveau à échelle mondiale, notamment (i) une transition vers des habitudes alimentaires saines, (ii) une forte réduction des pertes et gaspillages alimentaires (iii) et de majeures améliorations des pratiques de production alimentaire. Les données sont à la fois suffisantes et suffisamment solides pour justifier une action immédiate.

L'alimentation sera un enjeu déterminant du XXIe siècle. Libérer son potentiel catalyserait la réalisation des ODD et de l'Accord de Paris. Il existe une opportunité sans précédent de développer nos systèmes alimentaires en tant que fil conducteur entre de nombreux cadres de politiques internationales, nationales et commerciales visant à améliorer la santé humaine et celle de l'environnement. Établir des objectifs scientifiques clairs pour guider cette transformation du système alimentaire est une étape cruciale dans la réalisation de cette opportunité.

Nutrition et enjeux nutritionnels (27)

Nous vivons actuellement une période déterminante pour le respect de la biodiversité et la limitation du réchauffement climatique. La situation s'accélère ces dernières années et les données de littérature scientifique sont de plus en plus précises, bien qu'alarmantes (27).

Au regard de nombreuses études sur les effets de l'agriculture sur la nutrition, il en ressort un point commun : la disparité des résultats. Certains s'appuient sur la part importante de l'élevage dans les émissions de gaz à effet de serre (GES) pour prôner une alimentation totalement végétale. Les conditions de vie des animaux issus d'élevage intensif accroissent les effets négatifs sur la qualité nutritionnelle de la viande ou du lait, augmente les risques d'antibiorésistance, émet de plus grandes quantités de méthane, altère la biodiversité, la qualité des sols et leur acidification, il n'en reste pas moins que l'élevage a toute sa place dans l'agriculture.
Au-delà de son impact socio-économique sur les agriculteurs, la consommation de la viande de qualité peut tout à fait s'intégrer dans un modèle alimentaire équilibré, voire améliorer le statut nutritionnel des hommes, à l'image de l'augmentation des teneurs en oméga 3 par l'apport de lin ou de colza dans l'alimentation animale. Un élevage extensif, fondé sur une alimentation de qualité exerce un effet positif sur l'environnement, y compris sur la fertilisation des sols.

L'intérêt d'une alimentation d'origine biologique est évident, qu'il s'agisse de culture ou d'élevage. Le maintien d'une rotation de cultures respectueuses de la terre, la diminution, voire la suppression de l'usage des pesticides et des fongicides, des engrais chimiques responsables d'eutrophisation et d'érosion des sols, de la déforestation destinée à libérer des terres pour produire notamment du soja OGM, méritent d'être soutenus.
Une alimentation 100 % biologique confronte en effet la planète à des questions relatives aux baisses de rendement, à la modification de l'occupation des sols, à des contraintes de gestion des adventices majeures, en particulier concernant les cultures céréalières. L'évolution du mode de culture doit être associée à une forte diminution de la consommation de viande et du gaspillage, mais aussi et surtout à une reforme générale et massive du modèle agricole. L'agroécologie et la permaculture représentent en ce sens des leviers majeurs, incroyablement puissants pour concilier les enjeux nutritionnels et environnementaux (27). Ils représentent un espoir sur lequel il convient d'insister.
Un système alimentaire résilient et durable n'est pas concevable sans lui permettre d'interagir positivement avec son environnement.

Références

1. Humphrey (2009) “Child Undernutrition, Tropical Enteropathy, Toilets, and Hand Washing”.
2. Humphrey (2015) “Preventing Environmental Enteric Dysfunction Through Improved Water, Sanitation and Hygiene : an Opportunity for Stun-Ting Reduction in Developing Countries”.
3. CMAM Forum (2014) “Environmental Enteric Dysfunction- an Overview”.
4. Bery et al. (2015) “Horizontal Challenges : WASH and Nutrition Integration”.
5. Ehrhardt S. et al. (2006) “ Lien entre la diarrhée, le paludisme et la sous-nutrition, in Guide pratique pour un meilleur impact nutritionnel grâce aux programmes intégrés WASH et Nutrition à l’attention des praticiens de l’aide l’humanitaire et du développement, Funded by Europeen Union, UNICEF, p.39.
6. Ehrhardt S. et al. (2011) Lien entre maladies non transmissibles et sous-nutrition, in Guide pratique pour un meilleur impact nutritionnel grâce aux programmes intégrés WASH et Nutrition à l’attention des praticiens de l’aide l’humanitaire et du développement, Funded by Europeen Union, UNICEF, p. 39.
7. Rahman M. et al. (2016) “Acute Respiratory Infections Prevent Improvement of Vitamin A Status in Young Infants Supplemented with Vitamin A”.
8. Global Network on Neglected Tropical diseases (2015) “Hunger, Nutrition and NTDs”.
9. World Bank Group (2015) “Sanitation and Hygiene : Why they Matter ?”.
10. Parkinson J. (2009) “Review of the Evidence Base for WASH Interventions in Emergency Responses”.
11. UK Aid (2013) “Water, Sanitation and Hygiene Evidence Paper”.
12. Fewtrell Lorna, Rachel B. Kaufmann, David Kay, Wayne Enanoria, Laurence Haller, and John M. Colford Jr, “Water, Sanitation, and Hygiene Interventions to Reduce Diarrhoea in Less Developed Countries: a Systematic Review and Meta-Analysis”, *Lancet Infect Dis* 2005, 5: 42–52.
13. OMS (2014) “Preventing Diarrhea through Better Water, Sanitation and Hygiene: Exposures and Impacts in Low-and Middle-Income Countries”.

14. Brown et al. (2011). Water, sanitation, hygiene and enteric infections in children.
15. Prüss-Üstün A., Bonjour S., Corvalán C. (2008) “The Impact of the Environment on Health by Country : a Meta-Synthesis”.
16. Strunz Eric, Davis G., Addis Meredith E et al. “Water, Sanitation, Hygiene and Soil-Transmitted Helminth Infection: a Systematic Review and Meta-Analysis”, mars 2014, *Journal Plos*, 1001620.
17. Luby Stephen P., Mubina Agboatwalla, Daniel R. Feikin, John Painter, Ward Billhimer M. S., Arshad Altaf, Robert M. Hoekstra, “Effect of Handwashing on Child Health: a Randomised Controlled Trial, *The Lancet*, vol. 366 July 16, 2005, p. 225-233.
18. OMS (2016) “Preventing Disease Through Healthy Environments : a Global Assessment of the Burden of Disease from Environmental Risks”.
19. “BabyWASH and the 1000 days, a practical package for stunting reduction”, ACF-Espagne, 2017.
20. Ramos M. and Kendle A., ECHO Amman and Save the Children (2014) “Integrated programming : Mapping of nutrition and WASH”.
21. OMS (2016) “Preventing Disease Through Healthy Environments : a Global Assessment of the Burden of Disease from Environmental Risks”.
22. OMS (2014) “Mortality and Burden of Disease from Water and Sanitation”.
23. ACF (2011) « Politique Eau, Assainissement et Hygiène ».
24. Dangour AD, Watson L, Cumming O, et al (2013). Interventions to Improve Water Quality and Supply, Sanitation and Hygiene Practices, and their Effects on the Nutrition Status of Children (Review)” 5.
25. ACF (2011) « Politique Eau, Assainissement et Hygiène ».
26. Willett W. et Rockström J. Alimentation Planète Santé, une alimentation saine issue de production durable, Rapport de synthèse de la commission EAT, *Lancet, 2020, 32p.*
27. Nutrition et enjeux nutritionnels, une réflexion générale. https://www.sante-et-nutrition.com/reflexion-nutrition-environnement/15 déc. 2019.

CHAPITRE V :

NUTRITION COMMUNAUTAIRE

COMMUNICATION POUR LE CHANGEMENT DE COMPORTEMENT

Définition de la communication pour le changement de comportement

La communication est un processus dynamique qui consiste à établir une relation ou une liaison avec autrui afin transférer, partager ou diffuser des informations à travers la linguistique en vue d'aboutir à une compréhension commune, d'une situation donnée, d'un problème donné et d'agir conjointement sur cette situation ou sur ce problème. Il s'agit de l'émission d'un message (émetteur) vers un récepteur (celui qui reçoit le message). Ce processus d'échange de messages, d'informations et de connaissances en particulier dans le domaine de la nutrition permet le suivi des flux d'informations qui circulent entre les différents acteurs que ce soit internes ou externes en vue de mieux appréhender la situation en vue d'y apporter les éléments correctifs. Cet échange d'information (communication) peut être établi à travers des outils de télécommunication ou des technologies d'information appropriées aux différentes situations.

Une communication efficace en matière de santé ou de nutrition devrait être adaptée au public et à la situation, pour ce faire elle affiner les stratégies de communication pour obtenir l'adhésion des cibles (public) sur les moyens d'améliorer leur état de santé ou de nutrition ou éviter les risques sanitaires ou nutritionnels spécifiques.

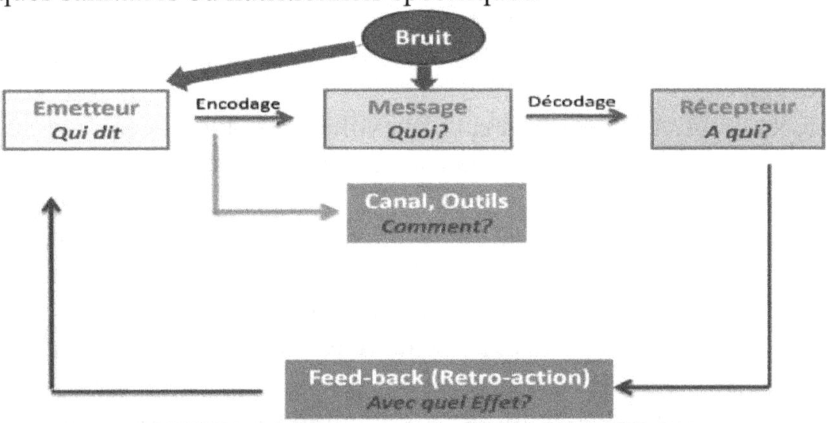

Source : AG IKNANE A et al. Cours communication, MSPNut, MFOS/DERSP, 2000

Schéma 2 : Éléments du processus de communication

Objectifs de la communication

La communication en matière de nutrition peut viser divers objectifs :

- accroître les connaissances et la sensibilisation du public à un problème de nutrition ;
- influencer les comportements et les attitudes à l'égard d'un problème de nutrition ;
- démontrer de bonnes pratiques saines en matière de nutrition ;
- démontrer les avantages des changements de comportement par rapport à l'utilisation des pratiques liées à l'alimentation sensible à la nutrition ;
- défendre les bonnes stratégies en matière de développement de la nutrition sensible et spécifique à la nutrition ;
- accroître la demande ou le soutien au financement des plans et programmes sensibles et/ou spécifiques à la nutrition ;
- présenter ou faire connaître les bonnes pratiques en matière de nutrition (success stories) ;
- diffuser les bonnes informations et combattre les fausses idées dans le domaine de la nutrition.

Historique de la communication

Le XXe siècle a été marqué par d'énormes changements, mais, vraisemblablement, aucun n'aura été aussi rapide et aussi généralisé que la révolution dans le domaine des technologies de communications (Williams Cara, 2001, 11). Les changements qui se sont produits au cours des 100 dernières années ont transformé la manière de percevoir les choses, la rapidité des actions et même des attentes. Au début du siècle, il fallait parfois des semaines pour communiquer à distance et radiodiffuser des événements. (Williams Cara, 2001, 11). Aujourd'hui, il est possible de visionner des images ou correspondre avec des gens de presque partout dans le monde, et ce, instantanément (Williams Cara, 2001, 11).

Les technologies de communications évoluent et, durant ce processus, il se produit un chevauchement au cours duquel certaines technologies succèdent à d'autres ou viennent les compléter. Par exemple, si l'introduction du téléphone au Canada remonte à plus de 100 ans et celle des journaux, à plus de 200 ans, tous deux demeurent des éléments essentiels des stratégies de communication d'aujourd'hui (Williams Cara, 2001, 11). En revanche, le télégraphe, l'ancêtre de bon nombre des technologies modernes, est aujourd'hui révolu.

On peut diviser les technologies de communications en trois catégories distinctes (Williams Cara, 2001, 11) :

- **la première catégorie** comporte les technologies qui servent à la **diffusion unilatérale d'information** (comme les journaux, la radio et la télévision) et qui atteignent généralement le grand public ;
- **la deuxième catégorie** englobe les **communications bilatérales ou interactives**, lesquelles se font dans un cadre semi-public ou privé. Ces médias incluent la poste, le télégraphe et le téléphone ;
- **la troisième catégorie** concerne les modes de communication à la fois **unilatérale et bilatérale** servant à l'échange et à la diffusion d'information. C'est le cas de l'internet et du courrier électronique.

Depuis les années 1960, la publicité et la communication ont beaucoup évolué. Seul l'objectif reste le même : attirer. Il existe de nos jours de nombreux supports de communication papier et digital (Léa Giannini, 2021, 12).

Début de la communication dans les années 1960/1970

Avec le développement de la télévision et de la radio, la publicité a connu un véritable essor. L'information est devenue internationale et ne possède plus de frontières. C'est notamment grâce à cette évolution que les informations des pays parvenaient rapidement à tous les autres. La presse évolue également en même temps avec l'arrivée et le développement de la presse d'entreprise (Léa Giannini, 2021, 12). Ce développement fait naître de nouvelles professions et un tout nouveau domaine très populaire : la communication. C'est alors qu'avec beaucoup de logique on observe l'apparition de nouvelles écoles de communication. La démocratisation du langage permet également de donner une tout autre couleur à cette communication (Léa Giannini, 2021, 12).

Communication destinée à la publicité

Là où la communication publicitaire fait succès, des métiers commencent à tendre vers une communication globale : marketing, commercial et politique. Avec l'arrivée de davantage de liberté, l'émergence de nouvelles radios libres, et le début de nouvelles émissions, le secteur de la communication prend une tout autre dimension : la course à l'audimat. Les chiffres et les bénéfices deviennent un sujet moteur de ces métiers et il devient alors essentiel de proposer le contenu le plus pertinent possible afin de récolter l'audimat le plus important. Les médias, digitaux et papiers commencent alors à proposer leurs analyses et se construisent comme « garants de la démocratie » (Léa Giannini, 2021, 12).

Du côté des entreprises, c'est la communication de crise qui commence à voir le jour. Au fur et à mesure des années, la population a compris que la communication n'était ainsi pas que destinée à des fins publicitaires, mais bel et bien à diffuser des informations sur n'importe quel sujet. Une observation de l'évolution de la communication se fait alors ressentir.

Communication de 2000 à nos jours

À l'arrivée d'internet, la communication n'a cessé d'évoluer en même temps que les canaux d'expressions qui se sont multipliés. L'émergence des plateformes digitales a proposé une toute nouvelle manière de communiquer : le public prend désormais la parole. Il devient en effet coacteur de l'évolution de son entreprise en mettant en lumière celle-ci. L'arrivée du digital apporte une toute nouvelle manière de communiquer (Léa Giannini, 2021, 12). On observe l'apparition du storytelling qui adapte la publicité à internet, ce qui a alors développé l'expérience client. Ces changements ont fait évoluer la communication vers que ce que l'on appelle l'instantanéité (Léa Giannini, 2021, 12). C'est-à-dire la diffusion rapide et variée des éléments de communication. Il est aujourd'hui possible d'utiliser les supports papier, comme les supports radio ou télé, ainsi que les supports digitaux tels que la vidéo, les audio, les réseaux sociaux, entre autres.

Schématiquement, la communication dans le domaine de la santé a évolué en termes de concepts, d'approche et de perception des utilisateurs comme suit :

- **Entre 1960–1970 :** le concept de communication s'appuyait sur l'**information, l'éducation et la Communication (IEC)** avec comme approche, la dissémination de l'information utilisant la communication sociale, en direction des interlocuteurs ou 'récipiendaires passifs' de l'information comme cible ;
- **Entre 1980–1990 :** le concept d'IEC est remplacé par la **Communication pour le Changement de comportement/Marketing social**, qui met l'accent sur les Connaissances, Attitudes et Prratiques individuelles comme approche avec comme interlocuteurs, le feedback des « cibles » considérées nécessaires pour la conception des campagnes ;
- **De 1991 à nos jours**, l'utilisation du concept de **Communication pour le développement (C4D)** qui met l'accent sur les individus et communautés dans le contexte des normes socioculturelles et des réseaux. Elle utilise les approches participatives, impliquant les communautés dans l'analyse, l'identification des actions à entreprendre.

Tableau 19 : Évolution des approches de communication

Approche ancienne	Approche actuelle
Messages	Dialogue
Changement individuel	Changement social collectif
Les solutions proviennent des experts	Les solutions proviennent des communautés
Ad hoc	Stratégique basé sur les preuves et le long terme

Taxonomie de la communication

Tableau 20 : Classification de la communication

Type de communication	Forme de communication	Stratégie/moyen de communication	Canaux de communication
Verbale Non verbale	Interpersonnelle De masse De groupe	Causeries Entretien Visite à domicile Counseling Dialogue communautaire Éducation nutritionnelle CCC/CCSC Mobilisation sociale Plaidoyer Marketing social C4D	Radio, Télé (spot), Théâtre utile, Revues (journaux)

Types de communication

La communication verbale et la communication non verbale :

La **communication verbale** s'établit à travers la discussion utilisation de la parole. Ce type de communication exige une rétroaction, c'est-à-dire un feedback pour assurer la réception du message. Par contre, la **communication non verbale** est celle exprimée implicitement sans l'utilisation des langues telle que l'art (l'écriture, la musique, le dessin, la façon de s'habiller [les couleurs]), etc. Dans ce cas, il n'y a pas d'utilisation de la parole, mais des gestes, de l'écriture, de la gestuelle et des médias.

La communication peut être interne ou externe à une structure (entreprise, département et école).

La communication traditionnelle et moderne

Il existe plusieurs moyens traditionnels de communiquer. C'est le cas du crieur public, qui à l'aide d'un instrument sonore (tambour) porte le message aux habitants d'un village en le parcourant pour délivrer le message. Il s'agit là d'un modèle de communication verbale, mais sans possibilité de feed-back le plus souvent.

Le concept de participation est à la base de tout processus de communication. Dans tout processus de communication, la participation des personnes ou des communautés concernées est une condition sine qua non à la réussite de tout programme de développement.

Formes de communication :

La **communication utilise** diverses formes de communication (interpersonnelle, de groupe ou de masse, moderne ou traditionnelle) en vue d'aboutir à une compréhension commune d'une situation donnée, d'un problème donné et d'agir conjointement sur cette situation ou sur ce problème.

La communication interpersonnelle

C'est la communication directe entre deux personnes, c'est-à-dire un émetteur et un récepteur. C'est la discussion orale entre les individus qui constituent l'essence de la vie sociale. Ce type de **communication** nécessite la rétroactivité qui va assurer la continuité des conversations. Cette forme de communication peut être verbale ou non verbale.

La communication de masse

Cette forme de communication correspond à l'émission d'information en public ; à un nombre illimité de récepteurs. Ce type de **communication** ne nécessite pas obligatoirement la présence de feedback. C'est le cas de la conférence de presse, des avis et communiqué, des déclarations, etc.

La communication de groupe

La communication de groupe consiste en l'émission d'un message par un émetteur à un groupe ciblé. C'est le cas d'un nombre de récepteurs bien défini, par exemple la publicité, la communication interne dans un département, ou dans une entreprise.

Stratégies et moyens de communication

La communication utilise plusieurs moyens ou stratégies pour faire passer les messages. Il peut s'agir de causeries-débats, d'entretiens, de visites à domicile, de counseling, de dialogue communautaire, d'éducation nutritionnelle, de communication pour le changement de comportement social et culturel, de plaidoyer, de marketing social et de la communication pour le développement (C4D).

Communication pour le changement de comportement

Cette stratégie vise à informer, influencer et soutenir les individus, les ménages, les groupes communautaires et les leaders d'opinion pour l'adoption et la pratique soutenue de comportements souhaités, tout en tenant compte des croyances, connaissances, attitudes et pratiques. Les techniques de communication pouvant être utilisées seront la communication interpersonnelle (CIP) : visite à domicile (VAD), counseling, consultation au centre de santé, les groupes de soutien.

La stratégie de communication se base sur le changement de comportement social et culturel (CCC), qui se caractérise par un processus interactif de modification des conditions sociales et des comportements individuels. Elle possède trois éléments clés ou stratégies de base qui combinent, la CCC pour le renforcement des compétences et des stratégies pour créer un environnement propice au changement.

Les trois éléments clés qu'elle combine sont :

- le **plaidoyer** pour mobiliser des ressources et l'engagement des dirigeants politiques et sociaux pour les objectifs relatifs au changement ;
- la **mobilisation sociale/communautaire** pour une plus grande participation et appropriation ;
- la **communication pour le changement du comportement (CCC)** pour l'évolution des connaissances, attitudes et pratiques des participants/publics spécifiques aux programmes.

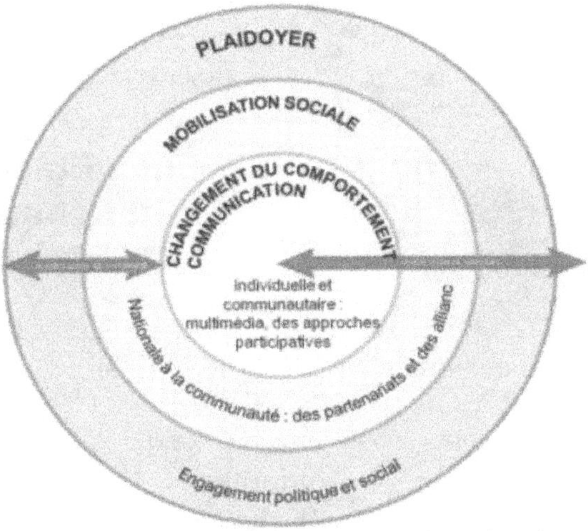

Schéma 3 : Composantes de la communication pour le changement de comportement social et culturel

L'obtention d'un changement de comportement social et culturel (CCSC) se fait en cinq étapes successives à savoir :

- la phase de précontemplation qui correspond au fait que l'individu n'est pas au courant du problème (ne pas savoir) dans ce cas il s'agit de donner l'information ;
- la phase de contemplation, l'individu est au courant du problème et du changement de comportement souhaité (savoir), il s'agit de l'encourager ;
- la phase de préparation, l'individu a l'intention de prendre des mesures de changement (devient motivé pour changer), il s'agit de le conseiller et l'aider à résoudre le problème ;
- la phase de l'action, l'individu pratique et adopte le comportement souhaité (adoption du nouveau comportement), il s'agit de l'encourager ;
- la phase d'entretien, l'individu adopte le changement et aide au soutien du changement de comportement (maintenir le comportement), il s'agit de poursuivre la discussion avec l'individu pour le soutenir et le complimenter afin qu'il ne puisse pas relâcher.

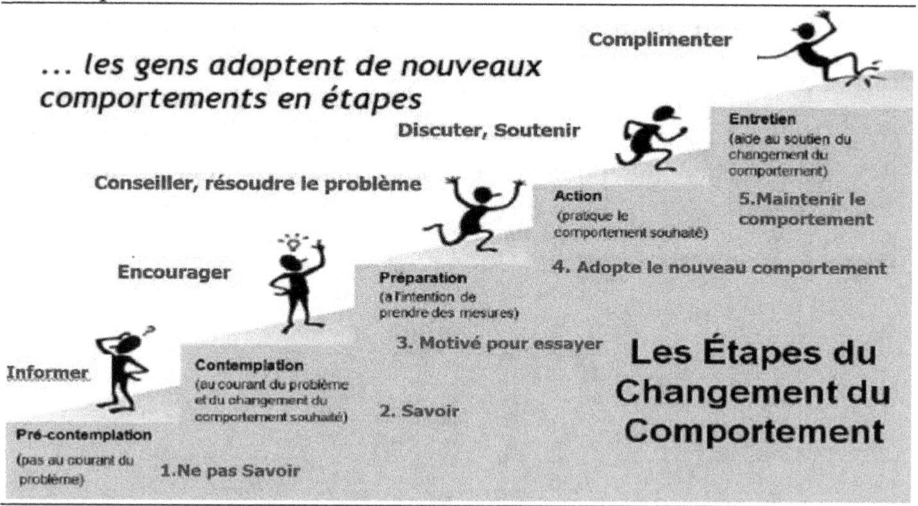

Schéma 4 : Les étapes du changement de comportement

De nombreux comportements peuvent être très efficaces pour résoudre un problème d'alimentation et de nutrition, mais certains bien que prioritaires peuvent être difficiles à pratiquer. Par exemple, certains types de produits d'origine animale sont à forte teneur en nutriments, mais peu accessibles financièrement pour certains ménages. C'est pour cette raison qu'il convient d'identifier des comportements susceptibles d'avoir le plus grand impact et la plus grande faisabilité. En général, les programmes de nutrition les plus réussis sont ceux qui ne sont axés que sur quelques comportements, car il n'est pas réaliste de vouloir tout faire à la fois. Dans le schéma ci-dessous, les deux comportements/petites actions réalisables étaient l'intégration d'œufs et de farine de pois dans le repas des enfants (Adapté de Alive & Thrive, 2018) (13).

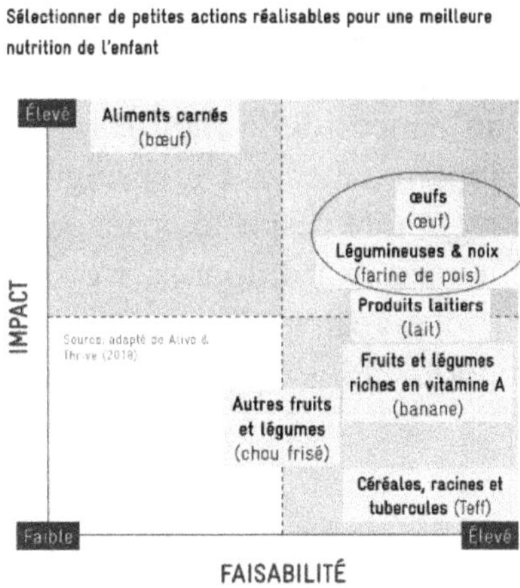

Schéma 5 : Impact de changement social et de comportement (18).

Les conditions des théories de changement de comportement

Les théories pour le changement de comportement sont au nombre de huit :

1. La personne se sent plus positive que négative au sujet de l'adoption du comportement ;
2. La personne sent une ferme intention d'agir ;
3. Il n'existe pas de contrainte environnementale ;
4. La personne a les compétences nécessaires pour adopter le comportement ;
5. La personne croit en sa capacité propre à adopter le comportement ;
6. La personne croit que les avantages/bénéfices l'emportent sur les inconvénients du changement ;
7. La personne reçoit plus de pression sociale pour adopter que de ne pas adopter le changement de comportement ;
8. La personne perçoit que le comportement est conforme à l'image de soi-même et de ses standards personnels.

Facteurs influant le changement de comportement

Les facteurs pouvant influencer le changement de comportement se trouvent à cinq niveaux comme indiqué dans le schéma ci-dessous : (i) le niveau individuel en raison de ses propres croyances et du respect de certaines valeurs propres, (ii) le niveau familial avec les groupes d'influences de la famille et des pairs, (iii) le niveau de la communauté d'appartenance ou s'enseignent et se vivent les normes sociales qui doivent être respectés par tous les membres de ladite communauté, (iv), le niveau institutionnel avec les ONG locales et internationales et enfin (v) le niveau politique avec l'intervention des instruments politiques impliquant les normes internationales comme celles de l'OMS.

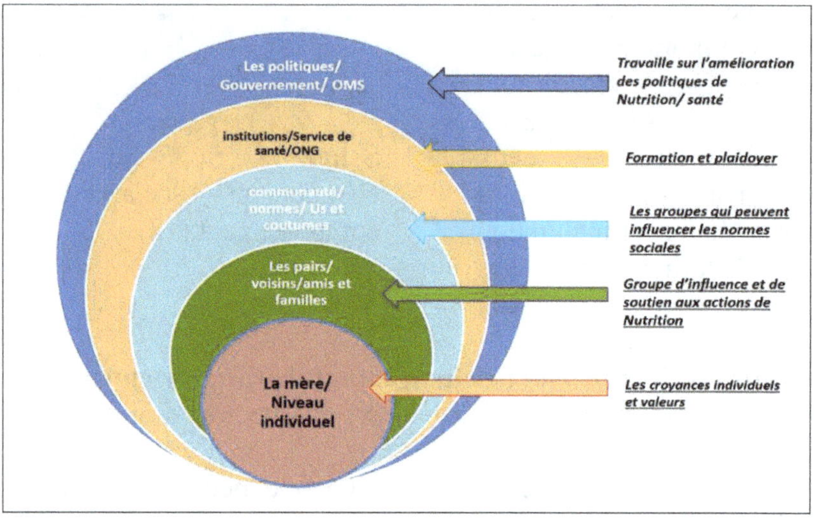

Schéma 6 : Facteurs influant le changement de comportement

Éducation nutritionnelle

L'éducation nutritionnelle est l'ensemble des activités de communication visant la modification volontaire des pratiques qui ont une incidence sur l'état nutritionnel de la population dans la perspective d'une amélioration de celui-ci. Il s'agit d'une gestion de la communication dans ces aspects relatifs à la nutrition.

Mobilisation sociale

La mobilisation sociale désigne un processus de coordination des activités des membres d'un groupe souhaitant défendre ses intérêts communs. Elle requiert des membres de se mobiliser et d'associer leurs capacités et énergie à celles d'autres personnes ou acteurs en vue d'obtenir un résultat positif (10).

C'est un processus par lequel les ministères, les bailleurs de fonds, les partenaires de mise en œuvre et les communautés collaborent stratégiquement pour sensibiliser et créer et accroître la demande pour un objectif commun (10). La mobilisation sociale a été utilisée par exemple pour accroître les connaissances, faciliter le changement de comportement et générer de la demande pour les services de planification familiale, généralement en utilisant des canaux de communication stratégiques, y compris, la communication interpersonnelle (dans la formation des agents de santé communautaires), la communication de masse (sous forme de chansons, de jeux radiophoniques et de médias similaires) et le plaidoyer au niveau communautaire (en engageant les communautés et leurs dirigeants dans les réunions avec les décideurs) (10).
La mobilisation sociale est un élément des stratégies de communication pour le changement social de comportement, une stratégie de développement des communautés locales, à travers laquelle tous les acteurs concernés sont invités à devenir des agents de changement solidaires. Elle consiste surtout en un mouvement d'ensemble, c'est-à-dire agir en commun, en même temps, au même moment par le même langage sur un thème bien déterminé.

Principes de la mobilisation sociale
La mobilisation sociale pour qu'elle soit efficace, repose sur è principes clés à savoir, la prise de conscience des acteurs, l'autoanalyse à travers la réflexion et la concertation des principaux acteurs, l'appropriation par tous les acteurs concernés de la cause à défendre, leur responsabilisation commune, la solidarité dans l'action, l'apport de savoir et de connaissance et le respect du savoir local dans la mise en œuvre de la stratégie de communication sociale.

Avantages de la mobilisation sociale :

- peut atteindre des personnes qui ne peuvent entrer en contact avec le système de santé, en particulier les groupes marginalisés et les hommes ;
- amener les gens à parler de leur problème de santé fonction des groupes de population (jeunes, femmes et personnes âgées) ;
- sensibiliser le grand public à leurs préoccupations en matière de santé ou de nutrition ;
- utiliser des situations réelles dans les langues locales pour décrire les avantages de leur demande ;

- peut élargir la portée des messages à d'autres thématiques intéressant les populations ;
- réduire et éliminer les mythes et les idées fausses sur le sujet objet de la communication ;
- peut aider à créer des solutions culturellement adaptées et durables en collaborant avec les communautés afin d'identifier leurs connaissances, leurs perceptions, leurs attitudes et leurs besoins.

Cibles :

- toute personne concernée par le thème de la mobilisation sociale et en mesure d'apporter sa contribution au changement souhaité ;
- des individus ou des groupes qui ont les mêmes réalités.

Acteurs de la mobilisation sociale :

- les organisations communautaires de base ;
- les organisations non gouvernementales (ONG) et de la société civile (OSC) ;
- les leaders syndicaux ;
- les organisations professionnelles.

Comment mobiliser

Pour assurer une bonne mobilisation, il convient de :

- définir avec la communauté le **mobile** (identifier le problème) qui constitue le motif, la cause, la raison d'agir collectivement ;
  Exemple de mobile : est que tous les enfants de la communauté puissent être supplémentés en vitamine A (6 à 59 mois) et être déparasités (12 à 59 mois) ;
- choisir le bon **moment** de mobiliser : parce que les gens ont besoin de s'organiser en vue d'initier des actions collectives.
  Exemple : Le bon moment pourrait être une semaine avant le début des activités de la semaine d'intensification des activités de nutrition (SIAN) et durant toute la semaine ;
- mettre en place un **noyau** de personnes capables d'assurer un leadership soutenu (groupe d'action). Ces gens doivent être capables d'agir et d'influencer la communauté.
  Par exemple, pour lutter contre la malnutrition au niveau communautaire on mobilise des femmes engagées, dynamiques, influentes et capables de promouvoir et propager le mobile des messages sur la supplémentation en vitamine A, sur l'allaitement exclusif ;

- développer des **partenariats** avec d'autres acteurs de la communauté (groupement des jeunes, des femmes, leaders communautaires, crieurs publics, religieux, etc.).

Quand mobiliser ?

- **Former les acteurs** sur l'importance de la mobilisation, pourquoi et comment ils doivent se mobiliser où se remobiliser, fixer les objectifs de la mobilisation et les résultats attendus. Les acteurs, une fois formés, peuvent rechercher des alliances avec d'autres acteurs de la communauté pour faciliter leur travail tels que les leaders religieux, des crieurs publics, les radios, etc.
- **Élaborer un plan de mobilisation budgétisé ;**
- **Mobiliser les ressources y compris les ressources propres issues de la communauté ;**
- **Mettre en œuvre le plan d'action ;**
- **Suivi/évaluation.**

Plaidoyer

Le plaidoyer est un mot qui a beaucoup de significations. Alors qu'il n'y a qu'un seul mot en anglais pour ce concept : advocacy. Il n'existe pas de définition univoque et universelle du plaidoyer. Plusieurs définitions peuvent être avancées selon le contexte et l'objectif du plaidoyer. Des idées-forces se dégagent de toutes ces définitions.

Le plaidoyer est un **ensemble de techniques** et de **méthodes d'actions** visant à aboutir à un changement positif et durable aux plans économique, social, politique, culturel, et environnemental, sur la **base d'un dialogue** avec une gamme variée.

Il consiste à influencer ceux qui ont le pouvoir de décider, mobiliser les intéressés avec des arguments pour convaincre tous les acteurs et persévérer dans les efforts afin d'avoir le soutien des autres personnes d'influence.

Un plaidoyer efficace peut réussir à influencer la prise de décisions et la mise en œuvre de politiques par le biais d'information et/ou de formation des dirigeants, des décideurs et ceux qui appliquent les politiques. Il peut aboutir à réformer les politiques des lois et des budgets existants pour les rendre plus adaptés aux réalités, formuler de nouveaux programmes, rendre les structures et les procédures décisionnelles plus démocratiques, ouvertes et responsables.

Cibles du plaidoyer

Le plaidoyer se fait à tous les niveaux de prise de décision, car les décisions prises au sommet touchent les personnes au bas de l'échelle, et les actions de celles-ci affectent les concernés à tous les niveaux.

Les cibles du plaidoyer peuvent être **:**

- **Des individus**, des groupes d'individus tels que les leaders politiques, religieux, communautaires, les médecins, les journalistes ;
- **Des personnes morales** : institutions, organisations telles que les institutions administratives, gouvernementales, les entreprises, les syndicats, les associations ;
- **Des décideurs**, qui sont susceptibles d'influencer de manière significative une prise de décision ou d'assurer une médiation efficace.

Cinq niveaux sont à considérer en matière de prise de décision :

- **Niveau régional** : Pour faire évoluer les budgets décentralisés en direction des services sociaux ;
- **Niveau local ou communautaire** : pour faire évoluer les us, coutumes, directives, décisions et pratiques traditionnelles… ;
- **Niveau familial** : pour les changements de comportements, d'attitudes et de pratiques dans des domaines variés comme l'allaitement exclusif, l'aliment du nouveau-né, le sevrage, l'alimentation du jeune enfant, des femmes enceintes, allaitant et des personnes âgées.

Acteurs du plaidoyer

Pour connaître les acteurs du plaidoyer, il faut identifier les partisans et les adversaires effectifs ou potentiels de l'action de plaidoyer et arrêter une modalité efficace de leur participation aux différentes étapes du plaidoyer.

Les parties prenantes comprennent les institutions ou réseaux professionnels, les responsables d'associations, des organisations communautaires ou de programmes, des groupes d'intérêt ponctuel, des personnes directement concernées par le problème, etc.

Les parties prenantes peuvent être regroupées en trois catégories :

- **Les parties prenantes primaires** (bénéficiaires) qui sont les parties affectées positivement ou négativement par les actions dans le domaine ;

- **Les parties prenantes secondaires** (intervenants directs) qui sont les acteurs dans la mise en œuvre des actions dans le domaine : les ONG et autres acteurs au développement ;
- **Les parties prenantes indirectes ou intermédiaires** qui influent sur le succès des actions. Exemple, les leaders religieux dans le domaine de la prévention contre la malnutrition.

Étapes de la prise de décision

- **Étape 1 : Création d'idées/propositions** de changement au sein de l'entité décisionnelle que vous cherchez à influencer.
- **Étape 2 : Introduction formelle** de la proposition de changement au processus décisionnel. Il est important de respecter la hiérarchie.
- **Étape 3 : Examen et délibération** : la proposition est discutée et débattue, voire modifiée au sein de l'institution.
- **Étape 4 : La prise de décision** : le changement proposé est approuvé ou rejeté. La prise de décision peut se faire par vote ou par consensus.
- **Étape 5 : Le suivi de la décision** : la mise en œuvre du changement ou le retour à l'étape précédente selon qu'il est approuvé ou rejeté.

Comment influencer la prise de décision ?

Pour influencer la prise de décision, il faut :

- **Poser le problème** dans le but de sensibiliser les publics décideurs. Il importe de bien choisir le moment opportun pour poser le problème, la personne la mieux indiquée et la bonne manière de le faire (contenu et format) ;
- **Convaincre** les publics cibles **de la pertinence**. Les formes de présentation des messages ainsi que leur contenu doivent être adaptés au contexte ;
- **Convaincre** les publics cibles **du gain potentiel** pour eux et pour toute la communauté (le marketing social est la stratégie principale) ;
- **Introduire officiellement** le problème : bien choisir la forme, la personne concernée et la voie la mieux adaptée ;
- **Suivre la phase de l'examen** interne du problème : recourir à l'assistance des publics secondaires (personnes influentes), prendre contact avec les Hommes pouvant influencer la prise de décision ;

- **convaincre ces personnes du bénéfice attendu** : opter pour une formulation appropriée et tenir compte des délais ;
- **Suivre la mise en œuvre de la décision prise** : recourir aux personnes influentes et rester persévérant et perspicace.

Lobbying

Le lobbying est une activité menée par un lobby, c'est-à-dire un groupe de pression. Il constitue une stratégie d'influence d'un groupe sur un autre généralement considéré comme décideur. Ce dernier groupe est souvent celui qui dispose d'un pouvoir important dans le processus de prise de décision et dans la gestion de la chose commune. Par exemple, les hommes politiques, les conseils d'administration, les responsables de l'administration à divers niveaux, directeurs des sociétés, les multinationales, etc.

Différence entre lobbying et plaidoyer

Le **lobbying** utilise le système politique en place et tente d'influer le processus décisionnel.

Ce n'est pas un travail de masse. Il se fait généralement silencieusement, dans les coulisses des centres de décisions, par de petites équipes qui savent s'adapter aux opportunités offertes par le système en place. Le **plaidoyer** en revanche est plutôt une action menée au grand jour par un groupe de personnes, qui pourrait être nombreux et disparate dans sa composition. Son orientation vise à infléchir une action politique au grand jour (pas d'action secrète).

Communication pour le développement (C4D)

La communication pour le développement, connue sous le sigle C4D correspondant à l'anglais Communication for Development, est un processus basé sur des évidences scientifiques, visant à promouvoir les changements de comportement et le changement social d'une manière mesurable afin d'accélérer l'atteinte des résultats d'un programme de développement, en particulier dans le domaine de la santé ou la nutrition pour ce qui nous concerne. Plusieurs définitions sont données.

La communication pour le développement est un processus social axé sur le dialogue et ayant recours à un large éventail d'outils et de méthodes. L'objectif est de chercher à apporter des changements à différents niveaux, tels que l'écoute, la relation de la confiance, le partage des connaissances et des compétences, l'application de politiques, le débat et l'apprentissage de changements importants et durables. Il ne s'agit aucunement de déployer des campagnes de relations publiques ou de communication institutionnelle (Congrès mondial sur la C4D, Rome, 2006). La communication pour le développement comprend de nombreux médias et approches médias populaires et groupements sociaux traditionnels, radio rurale pour le développement communautaire, modules vidéo et multimédia pour la formation des agriculteurs, et l'internet pour raccorder les chercheurs, les éducateurs, les vulgarisateurs et les groupements de producteurs entre eux ainsi qu'aux sources d'information mondiales. Que les villages soient raccordés au monde externe par des réseaux modernes de télécommunications, apprennent les soins de santé à partir de dictons et de chants populaires ou écoutent les émissions de radio sur les meilleures pratiques agricoles, les processus sont les mêmes, les gens communiquent et apprennent ensemble (FAO).

La communication pour le développement est un outil d'influence sociale et politique. Elle favorise la participation et le changement social grâce aux méthodes et aux instruments de la communication interpersonnelle, aux médias communautaires et aux technologies modernes de l'information. La C4D ne constitue pas un complément à la gestion de projets mais bien une activité transversale dont le but est de renforcer le dialogue avec les bénéficiaires, les partenaires et les autorités afin de favoriser l'appropriation des programmes au niveau local et de produire un impact durable (10).

La C4D doit être différenciée de la communication institutionnelle. Cette dernière présente les activités, les objectifs et les résultats de la coopération au développement. D'une part, elle vise à rendre des comptes aux contribuables ainsi qu'à la population et aux autorités du pays partenaire. La communication institutionnelle s'inscrit dans le cadre d'une politique d'image et de visibilité institutionnelle. En effet, une institution dont les résultats sont connus et reconnus par le public est mieux placée pour instaurer un dialogue politique et peser sur les processus de développement du pays (10).

Communication institutionnelle vise à informer, à rendre des comptes, à générer de la visibilité et à établir des relations publiques par contre la communication pour le développement quant à elle vise à faciliter l'accès à l'information par l'implication et la participation des communautés, afin de les rendre plus fortes *(empowerment)* dans l'optique d'influer sur les politiques publiques (10).

Tableau 21 : Différences entre la C4D et la communication institutionnelle

	COMMUNICATION INSTITUTIONNELLE	COMMUNICATION POUR LE DÉVELOPPEMENT
Modèle	Vertical, descendant (top-down)	Horizontal
Orientation	Unidirectionnelle	Bi- / multidirectionnelle
Cible	Produits	Processus
Contenu transmis	Information, messages cognitifs/ cérébraux	Information et émotion, messages destinés aux sens
Objectif principal	Image institutionnelle	Influence sociale et politique
Canaux	Publications papier, web, bulletins électroniques, conférences	Evénements publics, médias communautaires, réseaux sociaux/ multimédia
Responsabilité	Communicateurs, responsables de la coopération	Mission partagée entre les spécialistes en développement et les communicateurs

Source : C4D, DDC-Suisse, 2016 (10)

La C4D pour être efficace utilise des théories du changement démontrées et les résultats de la recherche formative dans le cadre d'un processus bi - ou multidirectionnel. Elle va au-delà des informations et s'appuie sur une combinaison d'outils et canaux de communication.

Elle favorise la participation et la capacitation des enfants, leurs familles et leurs communautés. La C4D s'efforce à comprendre les communautés, leurs croyances et leurs valeurs, ainsi que les normes sociales et culturelles qui influencent leurs comportements. Elle permet d'engager les communautés et écouter les groupes marginalisés pendant que ceux-ci identifient les problèmes, proposent des solutions et passent à l'action. Elle fournit un levier et de la valeur ajoutée aux interventions des programmes de développement tout en intégrant dès le début le processus de suivi-évaluation.

Axes stratégiques

- ***Communication pour le changement comportemental et social***
  - Communication participative pour informer et influencer des individus, des familles et des communautés.
  - Engager et habiliter les communautés et réseaux à influencer ou renforcer les normes sociales.
  - Utiliser une combinaison de médias (interpersonnelle, groupe et masse).
- ***Mobilisation sociale***
  - Engager la société civile (ONG, institutions religieuses, groupement de jeunes, etc.) autour d'une cause commune.
- ***Plaidoyer***
  - Lie les perspectives, les problèmes et les voix des enfants, femme, hommes des groupes marginalisés avec le dialogue politique en amont.

Groupe de participants et niveau de participants

Trois groupes principaux de participants :

- groupes de participants au niveau primaire (ceux dont le comportement doit changer) ;
- groupes de participants au niveau secondaire (ceux qui ont une influence sur les participants au niveau primaire) ;
- groupes de participants au niveau tertiaire (les institutions locales qui ont un rôle dans l'organisation d'activités communautaires comme des organisations communautaires, leaders communautaires, représentants des groupes vulnérables, etc.).

Trois niveaux :

- **micro :** groupes de participants (primaire, secondaire et tertiaire) ;
- **méso :** partenaires qui assurent la mise en œuvre, les autorités aux niveaux décentralisés ;
- **macro** : politiques, niveau national.

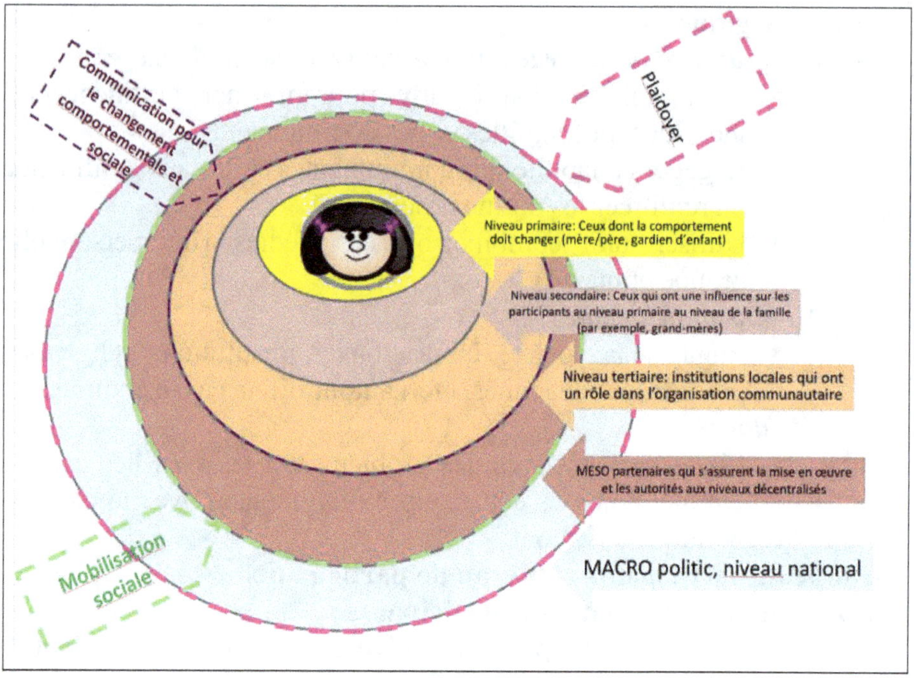

Schéma 7 : Les différentes stratégies de communication de la C4D par niveau

Le niveau d'utilisation des stratégies de communication varie selon le niveau macro, méso et micro. Ainsi au niveau macro, le plaidoyer est le moyen de communication le plus adapté, car il s'adresse au niveau politique au plan international ou national. Au niveau méso, la mobilisation sociale est plus adaptée, car elle s'adressera aux partenaires et autorités qui assurent la mise en œuvre des plans et programmes. Au niveau micro, la communication pour le changement comportemental et social sera utilisée des sphères d'influence secondaires que sont les familles et primaires au niveau individuel.

Références

1. Bauer K. D., Liou D., Sokolik C. A (eds) *Nutrition counseling and education skill development (Conseils nutritionnels et développement des compétences d'enseignement)*, 3e éd., California, Cengage Learning, 2015.
2. Principes de base en matière de compétences en communication et en conseil en nutrition : Interventions dans le processus de soins nutritionnels, disponible à l'adresse : http://www.jblearning.com/samples/Snetselaar_4e_Ch1.pdf, consulté le 16 septembre 2016.

3. "Child & Adolescent Obesity Provider Toolkit" (Outils pour la gestion de l'obésité de l'enfant et de l'adolescent) 2011-2012, disponible à l'adresse : http://www.thecmafoundation.org/ Portals/docs/ obesity/ Child-Adolescent-Obesity-Provider-Toolkit.
4. Thompson F. E., et al. in Coulston A. M., Boushey C., Ferruzzi M. (eds), "Nutrition in the Prevention and Treatment of Disease" (La nutrition dans la prévention et le traitement des maladies) 4e édition, Academic Press : Elsevier Inc, 2017, p. 5–46.
5. Schwartz R. P., "Motivational Interviewing" (Entretiens motivationnels), 2015, disponible à l'adresse : http://www2.aap.org/oralhealth/docs/appendixf_mi.pdf.
6. Mocciaro F., Tarantino I. et Di Mitri R. et al., "Is Diagnostic Accuracy of Fine Needle Aspiration on Solid Pancreatic Lesions Aspiration-Related? A Multicentre Randomised Trial", *Dig. Liver Dis.*, 2014, 46, 893–7.
7. Whitlock E. P., et al., « Interventions de conseil comportemental : une approche fondée sur des données probantes », 2015, disponible à l'adresse : http://www.uspreventiveservicestaskforce.org/Page/Name/behavioral-counseling-interventions-an-evidence-based-approach#the-five-a39s-organizational-construct-for-clinical-counseling.
8. Writing Group of the Nutrition Care Process/Standardized Language Committee (Groupe d'écriture sur le processus de soins de nutrition/Comité de langage normalisé), *J. Am. Diet. Assoc.*, 2008, 108, 1113–7.
9. Poisson M., « Le diagnostic de santé communautaire », 2008, in http://www.Cours.ifcs-brunopoupin.wifeo.com, consulté le 8 septembre 2022.
10. Anonyme Communication pour le développement, un guide pratique, direction du développement et de la coopération suisse (DDC), juillet 2016, p. 10.
11. Williams C., « L'évolution des communications, tendances sociales canadiennes » printemps 2001, Statistique Canada, n° 11-008, in https://www150.statcan.gc.ca/n1/fr/pub/11-008-/pdf/ consulté le 7 septembre 2022.
12. Giannini L., « L'évolution de la communication depuis sa création », août 2021, in https://www.realisaprint.com/blog/conseils/levolution-de-la-

communication-depuis-sa-creation, consulté le 7 septembre 2022.

13. Petr Schmied, Prostejev. Changement de comportement social et comportemental, Petspectives et pratiques, Guide du praticien, GIZ, 2019, 48p.

LE DIAGNOSTIC COMMUNAUTAIRE

Définitions

Selon San Marco (Poisson M., 2008, 1), faire de la santé publique, c'est laisser le rôle de décider et de faire aux seuls professionnels de santé, par contre faire de la santé communautaire, c'est laisser le rôle de décider aux seuls membres de la communauté, les professionnels de santé devenant des personnes ressources.

Le diagnostic communautaire est uni instrument visant à modifier des situations problématiques, à concevoir et à conduire un processus de changement participatif et collaboratif dont le but vise à faire une évaluation des constats (problèmes) et des besoins de la population ou de la communauté dans un territoire donné et chercher à faire une analyse la plus fine possible des ressources disponibles et des problèmes inhérents au secteur (nutrition) en terme de causes et conséquences dans le cadre d'un processus participatif et collaboratif entre les populations et les professionnels de santé afin de résoudre leurs problèmes. Le diagnostic communautaire est donc un processus aux mains des communautés, de type recherche-action centré sur la résolution d'un problème particulier. Les personnes concernées sont à la fois, objet et sujet de recherche, donc pouvant être considérées comme chercheurs. Ils visent à identifier les principaux problèmes au sein de la communauté avec sa participation et les ressources envisagées pour résoudre le problème. Le diagnostic communautaire est donc à la fois un processus dynamique (le problème évolue en fonction de la dynamique de l'environnement), multi-institutionnel (regroupant le sanitaire, le social, l'éducation) et pluridisciplinaire (santé, développement social, économie, etc.).

Le diagnostic communautaire vise l'établissement d'un « état des lieux » de la qualité de vie des personnes au sein d'une communauté donnée ainsi que l'évaluation des possibilités d'actions adaptées à l'environnement. Il est élaboré avec les habitants ainsi que les institutions et associations en présence. Les données objectives sont éclairées par le vécu des personnes, faisant ainsi ressortir les préoccupations qui leur sont propres, leurs besoins et leurs envies. Si un diagnostic communautaire prépare la mise en place d'autres actions visant un « mieux vivre » des communautés, la démarche en elle-même, par la mise en réseau qu'elle suscite, est porteuse de changement.

Les étapes d'une démarche communautaire prennent en compte : le diagnostic, la prise d'initiatives, la décision, l'évaluation et le suivi. Le diagnostic, étant le facteur le plus important dont découleront les autres étapes notamment les prises de décision et le suivi-évaluation, vise à

construire une connaissance fine des problèmes d'une communauté. La façon dont il est construit doit permettre, ultérieurement, d'initier l'action. Le but du diagnostic n'est donc pas d'obtenir une réponse à une question mais bien des pistes d'actions à un problème (2).
Le diagnostic communautaire porte sur quatre éléments : les problèmes et les besoins, les ressources, les déterminants de la santé, les valeurs culturelles et les représentations de la communauté. Les problèmes de santé sont définis comme étant « un état de santé jugé déficient par l'individu, le médecin ou la collectivité » (Pineault et al., 2000, 3).
L'étape du diagnostic doit permettre d'identifier les ressources qui peuvent être mobilisées pour satisfaire les besoins exprimés par la population. Les ressources peuvent être de nature différente selon les structures, les services, les compétences ou pouvoir de certains individus, le matériel, les finances entre autres (2).
Les valeurs culturelles et les représentations peuvent fortement varier suivant l'âge, le sexe, la profession, le niveau de vie des différents acteurs de la communauté. Ces différences peuvent représenter un frein à la communication dans le groupe mais sont également un formidable levier pour peu qu'elles soient identifiées lors du diagnostic.

But du diagnostic communautaire

Le diagnostic de santé communautaire a pour but de faire une évaluation des constats et des besoins de la population dans un territoire donné. Il cherche à faire une analyse la plus fine possible des ressources disponibles (d'un point de vue matériel et humain) et des problèmes inhérents à ce secteur, aussi bien en ce qui concerne les causes que les conséquences. Cette démarche est l'occasion d'initier un processus de participation et de collaboration des habitants et des professionnels d'un quartier ou d'un territoire. Cette étape est un instrument de connaissance mais aussi de changement, c'est la première étape d'une recherche-action. Elle est capitale pour la mise en mouvement des acteurs de cette communauté et la dynamique locale. Le principe fondamental de ce modèle est de considérer le diagnostic communautaire comme **« un instrument visant à modifier des situations problématiques, à concevoir et à conduire un processus de changement »** (Bury J., 1998, 5).
Les conditions de réalisation du diagnostic communautaire dépendent de l'analyse des besoins d'un individu comme d'une communauté doit procéder d'une attitude de respect et d'écoute qui exclut les jugements a priori (6). Le Diagramme de VEN qu'utilise études anthropologiques

permettent de fixer les éléments recueillis concernant la famille et les liens entre ses différents membres.

Notions de besoins, de demande et réponse en matière de santé

La détermination des besoins d'une population va au-delà de l'identification des problèmes de santé ou de nutrition, elle requiert une analyse des services et des ressources humaines et financières disponibles. Une analyse situationnelle permet d'estimer les besoins de santé ou de nutrition, mais aussi les besoins en services et en ressources humaines, logistiques et financières. Après avoir passé en revue les facteurs qui influent sur la santé ou la nutrition, il est important d'identifier les besoins des populations en matière de santé ou de nutrition. Les notions de problème et de besoin semblent souvent proches, mais différentes.

Le besoin : Selon Hogarth J. (7), « Le besoin est une déficience ou absence de la santé déterminée à partir de critères biologiques ou épidémiologiques et commandant des mesures de prévention, de traitement, de contrôle et d'éradication ». D'après Pineault Raymald (8), le besoin se définit comme « un écart, une différence entre un état optimal défini de façon normative et l'état actuel ou réel ». Il représente ce qui est requis pour remédier au problème identifié. Pour Brown et al., le besoin de santé est un état de maladie perçu par l'individu et défini par le médecin (8) par contre Donabedian A. le définit comme une perturbation de la santé et du bien-être (8). Bien qu'il existe une similitude entre besoin et problème, ces deux concepts ne devraient pas être confondus. Le problème de santé correspond alors à un état de santé jugé déficient par l'individu, le médecin ou par la collectivité (8).

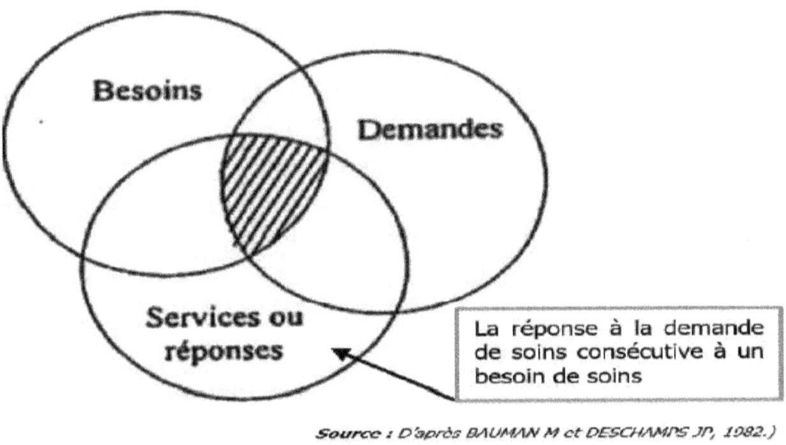

Schéma 8 : Interrelation entre besoins, demande et services

Le problème peut être défini comme l'écart entre une situation présente ou actuelle et celle souhaitée, c'est-à-dire la différence entre ce qui est et ce qui devrait être. Le besoin quant à lui peut naître lorsqu'on constate une différence entre une situation jugée ou considérée comme optimale et une situation observée actuellement que l'ont souhaité réduire. L'existence d'un problème peut se concevoir en dehors d'une situation problématique. Les actions de prévention contre la malnutrition par exemple sont conçues d'après une logique différente de celle des actions qui visent au traitement d'un problème de malnutrition. Dans ces cas, on peut parler de besoin de prévention sans qu'un problème précis ait été identifié pour autant. L'écart dans ce cas ne se manifeste pas de la même manière que lorsqu'il avait un problème préalablement identifié de malnutrition.

Dans le domaine de la prévention, le besoin se définit comme étant « ce qui est requis pour maintenir la santé dans son état optimal », cet état correspondrait à une situation souhaitée. Tout problème de santé ou de malnutrition identifié fait naître un besoin de santé ou de bonne nutrition qui fait naître un besoin de service qui engendre à son tour un besoin de ressources qu'elles soient matérielles, financières ou humaines. Problème et besoin sont donc des notions connexes, le besoin étant en quelque sorte la traduction du problème en termes plus opérationnels. Le besoin est ce qu'il faut faire pour que la situation problématique (l'état nutritionnel actuel) en vienne à correspondre à la situation désirée (l'état nutritionnel de la cible). Malgré tout, le besoin demeure un concept relatif, sa définition dépendant de ceux qui l'interprètent.

Diagnostic des besoins

Selon **Bradshaw J.** (9), la taxonomie des besoins s'illustre par différentes perspectives selon lesquelles le besoin peut être défini. Il classe les besoins en plusieurs types :

- **le besoin normatif**, habituellement défini par un expert, un professionnel de santé ou un administrateur par rapport à certaines normes de désirabilité ou d'optimalité. Les normes existantes devraient faire référence et être partagées par tous, si non un consensus d'experts devrait fixer ces normes ;
- **le besoin ressenti** *(felt needs)* se rapporte aux perceptions qu'ont les individus de leurs problèmes ou de ce qu'ils désirent comme service de santé ;
- **le besoin exprimé** équivaut à la demande concrète en services sociaux et de santé. Ce besoin peut être exprimé ou non par la population, mais le professionnel de santé ou l'expert doit savoir

l'identifier. Il ne correspond pas nécessairement à l'ensemble du besoin de santé. Certaines personnes ne recourent pas aux services de santé malgré qu'ils en ressentent un besoin, d'autres ne perçoivent pas qu'ils ont un besoin même si ce dernier est présent. Finalement, certains expriment ce besoin, mais ne voient pas nécessairement leur demande immédiatement satisfaite ou de la façon dont ils l'espéraient ;

- **le besoin latent** (non perçu initialement et ne le devient que suite à une observation et une analyse par les professionnels), les problèmes liés à une carence en micronutriments (fer et vitamine A), à la toxicomanie ou au Sida, ceux-ci correspondent à un problème de santé publique, mais la plupart des gens ne se sentent pas concernés ;
- **le besoin réel** est la synthèse du besoin ressenti et du besoin déduit (par exemple, l'éducation à la santé concernant l'alimentation ou relatif au tabac) ;
- **le besoin comparatif**, il s'agit d'un pronostic. Ici, on suppose qu'un individu, un groupe ou une communauté devrait avoir le même besoin que celui d'autres individus, groupes ou communautés dans la mesure où tous, représentent les mêmes caractéristiques qu'un autre individu ou groupe pour lequel on a identifié un besoin. La méthode utilisée pour identifier les enfants à risque à partir d'indicateurs basé sur les conditions de la naissance, sur l'état de la mère, ainsi que sur sa relation avec l'enfant en est un exemple (9).

Afin de déterminer quels sont les besoins prioritaires, le professionnel de santé ne doit pas agir seul avec la population mais aussi en fonction des données épidémiologiques et les priorités de santé. Une autre classification prend en compte les besoins sanitaires, affectifs, sociaux, éducatifs, biologiques et psychosociaux.

Selon **Gaudet**, les besoins d'une communauté peuvent s'apprécier différemment. Il les classe en trois types :

- **le besoin vécu ou ressenti** qui correspond à un besoin latent très souvent non perçu initialement mais pouvant être réel en fonction des réalités, mais quelques fois correspond à un besoin comparatif, parce qu'exprimé par une autre communauté ou un autre individu. Ce type de besoin difficile à identifier avec précision, souvent flou, ne peut être réalisé au vu non seulement de la difficulté de sa satisfaction ; il est trop large ;
- **le besoin manifesté ou observé**, il est plus précis que le précédent. Il correspond à une demande de service (hiérarchisation de sa situation administrative, besoin de soins de santé de qualité, besoin

d'acquisition d'un meuble par exemple. Il est plus facile à satisfaire comparativement au besoin ressenti ;

- **le besoin diagnostiqué**, qui correspond à une demande très précise, c'est pour cette raison qu'il est dit diagnostiqué, ou mesuré ou objectivé. Il correspond à un besoin normatif, le plus souvent validé par les professionnels. Par exemple, il pourrait s'agir du besoin d'un traitement hormonal pour une femme, d'une cure de hernie ou d'une antibiothérapie.

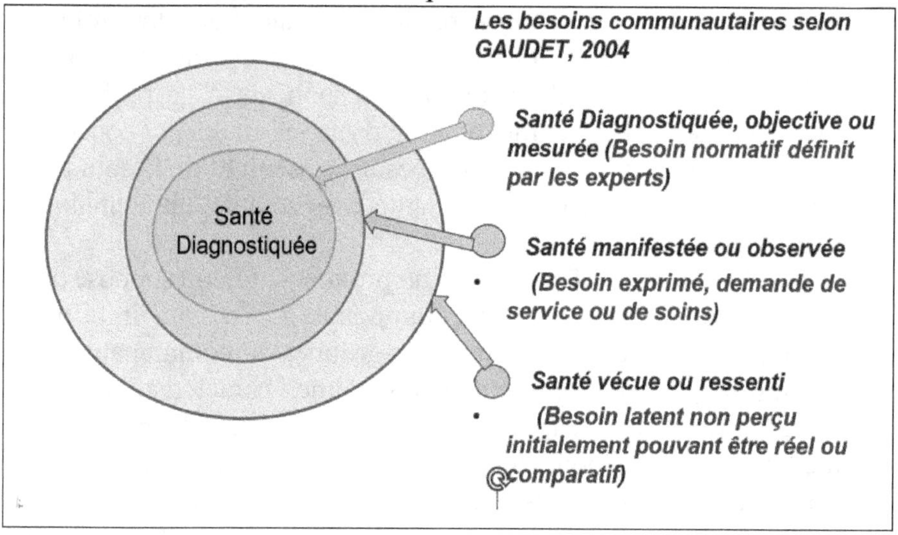

Schéma 9 : Diagnostic des besoins communautaires selon Gaudet.

Identification des besoins

L'identification des besoins répond à trois types de logiques différentes à savoir, celles des problèmes identifiés, des acteurs en jeu et du système en place.

Logique des problèmes

La logique la plus évidente est celle de l'identification des besoins en fonction des problèmes de santé par exemple qui se posent à la communauté. Le besoin pouvant être défini comme étant la différence entre un état de santé idéal et l'état de santé dans lequel se trouve la population, il s'agit donc d'un « manque à gagner ».

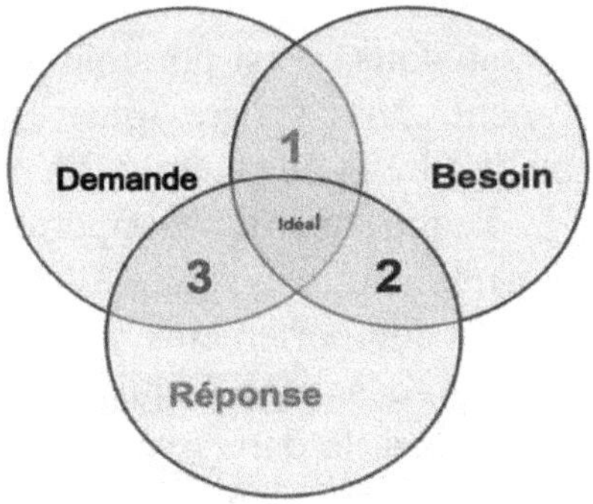

- **Territoire 1:** Besoin et demande exprimés, mais pas de réponse ⟹ *Risque de frustration* et de *mécontentement*
- **Territoire 2:**Pas de demande, mais Besoin a eu une réponse ⟹ *Travail de sensibilisation et conscientisation sur le problème*
- **Territoire 3: demande a eu une réponse sans expression de besoins** ⟹ ***La mise en place de l'action entraine risque de gaspillage et inefficacité***

Source : POISSON M, Diagnostic communautaire, 2008.

Schéma 10 : Identification des besoins selon la logique du problème

Hiérarchie des besoins selon Maslow

Pour Maslow, les motivations et les besoins sont en quelque sorte les mêmes et se répartissent plus ou moins dans les mêmes catégories. Les besoins sont structurés en degrés, et selon cette échelle de besoins, on ne peut pas passer à l'étape suivante si ceux d'un degré inférieur ne sont pas satisfaits en premier. Il existe donc une structure hiérarchique des besoins dans laquelle l'individu est représenté comme la somme de tous ces besoins : la reconnaissance de ces besoins permet de centrer l'assistance sur l'individu. La structure de la pyramide de Maslow Albert (4) est considérée comme une structure hiérarchique, dans laquelle se trouvent les besoins les plus élémentaires, qui doivent être satisfaits pour conduire ensuite à la réalisation des étapes supérieures. Ils sont hiérarchisés comme suit (4) :

- **Besoins physiologiques**

  Ils représentent les besoins de base et la base de la vie, car ils concernent tout ce qui concerne la subsistance et la reproduction. Ces besoins sont les premiers à être satisfaits, car ils ont le désir de se préserver. Si ces besoins physiologiques ne sont pas satisfaits, leur réalisation deviendra la principale motivation du comportement, et il n'y aura pas de place pour tout autre besoin (cela s'applique à la fois aux humains et aux animaux). Régulièrement, il y aura de l'espace et du temps pour se consacrer à d'autres types de besoins si ceux-ci sont comblés. Ces besoins sont manger, boire, se vêtir et se reproduire.

- **Besoins de sécurité**

  Une fois les besoins primaires satisfaits, il est possible de faire certains besoins qui concernent une sphère plus sociale permettant d'établir un système d'ordre et de sécurité. Même ces besoins peuvent conduire à l'adoption de comportements spécifiques, qui peuvent varier d'une culture à l'autre. Il convient de noter, en fait, que de nombreux comportements sociaux que chaque communauté impose sont des règles qui servent à maintenir l'ordre, la stabilité et la sécurité dans la croissance de l'individu. Il s'agit de besoins de sécurité, de travail, de stabilité, de bonne santé et de protection.

- **Besoins d'appartenance sociale**

  Si les besoins de sécurité représentent déjà en quelque sorte des comportements sociaux, c'est dans cette troisième phase que l'on peut parler de la satisfaction des besoins sociaux liés à l'entreprise : donc la nécessité d'avoir de l'entreprise et de recevoir de l'affection. Par conséquent, cette étape concerne la nécessité d'avoir de précieuses relations sociales et interpersonnelles. Ainsi, le désir d'avoir des amitiés, des relations amoureuses solides et structurées, et d'avoir des connaissances ou des collègues qui nous apprécient, entrent dans cette étape. Il s'agit donc d'avoir des amis, communiquer, recevoir de l'affection, faire partie d'un groupe et d'une communauté et se savoir accepter par les autres.

- **Besoins d'estime (et d'estime de soi)**

  Dans cette étape également, nous trouvons des aspirations qui peuvent être considérées comme sociales. En particulier, ces besoins se réfèrent au besoin de l'individu d'être perçu par sa communauté comme un être apprécié, estimé et digne. Les évaluations communautaires peuvent également affecter l'auto-évaluation (même si elle n'est pas toujours conforme à ce que disent les autres). En fait, il y a des individus qui, malgré qu'ils soient beaucoup estimés par les autres, pressentent de véritables limites. Cette catégorie comprend des besoins tels que leur grande estime ; leur estime de soi n'est pas en excellente santé, tandis que d'autres peuvent se sentir avoir du prestige, se sentir appréciés, se démarquer au sein d'un groupe, avoir du respect pour soi et se donner de la valeur.

- **Besoin de réalisation de soi**
  Cette étape est la partie de l'échelle de Maslow qui a reçu le plus de critiques en général, comme nous l'avons vu, car il n'est pas possible de classer de manière aussi pragmatique, essentielle et hiérarchique, toutes les nuances qui sous-tendent la découverte de soi. C'est la partie la plus psychologique et individuelle, et sa réalisation se produit une fois que tous les autres besoins sont satisfaits. Afin d'atteindre la réalisation de soi, il est non seulement nécessaire de développer les étapes précédentes, mais il est également nécessaire d'avoir des caractéristiques personnelles ainsi que des compétences techniques et sociales très raffinées. En effet, la réalisation de soi est un processus compliqué qui nécessite du temps et de l'art. Par exemple, certaines caractéristiques concernent la capacité à s'accepter, la spontanéité, l'autonomie, les relations humaines positives, l'originalité et la créativité.

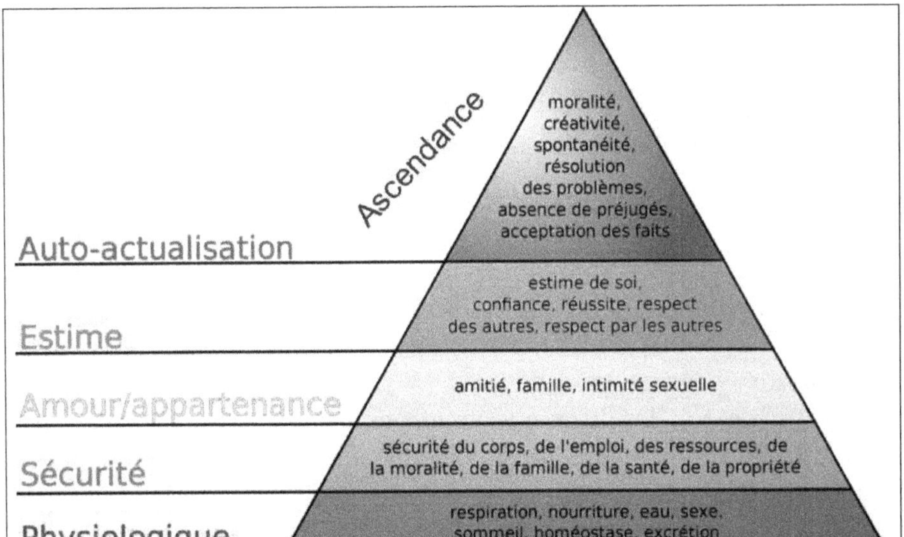

Source : Maslow A, la théorie des besoins

Schéma 11 : Hiérarchie des besoins selon Maslow

La réponse pertinente pour l'identification du besoin selon la logique du problème se trouve dans le territoire 1, dans lequel, le besoin existe, mais n'a pas eu de réponse, dans ce cas se pose le risque de frustration et de mécontentement de la communauté. Pour que la réponse au besoin réponde véritablement au desiderata des communautés, il faudrait que leur demande corresponde à leurs besoins.

Logique des acteurs

Dans cette logique chaque acteur (institution, expert, personne ou communauté) privilégie une stratégie d'action selon la logique propre de chaque acteur en fonction de ses intérêts avoués ou non. La logique de la personne qu'il soit citoyen, militant ou personne lambda se heurte à celle de l'expert qui est censé être le dépositaire du savoir-faire pour mieux orienter la décision avec celle de l'autre partie prenante, l'institution. Un jeu d'intérêt entre les parties prenantes fera balancer la décision au détriment le plus souvent du citoyen. Par contre, si les besoins de l'institution coïncident avec ceux du citoyen (personne), alors le 1 triomphera, ce qui donnera satisfaction à l'institution et au citoyen.

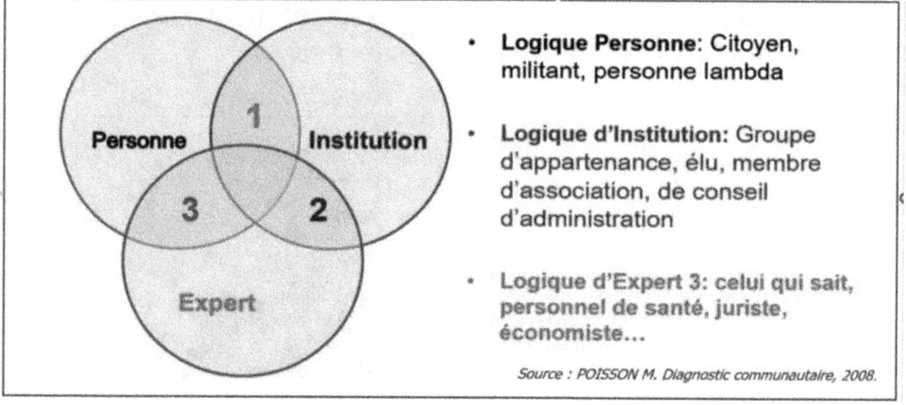

Schéma 12 : Identification des besoins selon la logique des acteurs

Logique du système

Dans cette logique, les différents acteurs en présence (État, société civile et le marché) vont s'affronter afin que chacun puisse faire triompher ses besoins. L'idéal qui correspond au 1 pour triompher il va falloir que les besoins des trois systèmes coïncident, sinon c'est soit la société civile u le marché qui sortiront perdant.

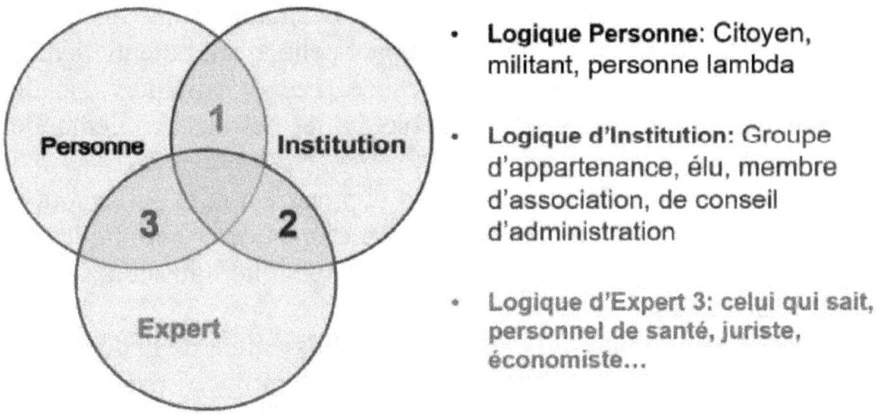

Source : POISSON M, Diagnostic communautaire, 2008.

Schéma 13 : Identification des besoins selon la logique du système

Ces trois logiques (du problème, des acteurs, du système) sont constamment à l'œuvre dans notre vie de tous les jours. Il est donc utile et très important que les trois niveaux d'analyse déterminent le choix de chacun en fonction des différentes logiques pour répondre au problème de santé posé. C'est seulement un travail d'articulation, de coopération, voire de lobbying et de plaidoyer qui doivent être menés pour arriver à des solutions acceptées et favorables aux communautés. L'intervention de pratiques de communication efficaces et ciblées en direction des différents acteurs mis en action entre les différentes logiques permettra d'asseoir la solution la mieux adaptée au profit des populations, quitte à négocier un compromis acceptable pour toutes les parties en jeu.

Diagnostic communautaire proprement dit

En élaborant le choix des besoins prioritaires de la communauté, il est possible de formuler un diagnostic communautaire qui s'appuie sur :

1. **la découverte de la structure** ;
   Le plan des locaux, la place de la structure dans son environnement géographique sont repérés ainsi que le personnel qui y travaille, l'organigramme, le nombre, les qualifications, les horaires, l'organisation du travail, le mode d'accueil de la population ;
2. **l'approche anthropologique** : Cela consiste à observer la population dans son milieu de vie, découvrir le savoir des gens, savoir-faire, culture, tradition, croyances et représentations symboliques, ensuite leurs ressources. C'est aussi découvrir les ressources économiques, sociales, les associations auxquelles ils appartiennent ;

3. **l'épidémiologie du milieu** : À partir de situations, le diagnostic individuel et communautaire (regroupant celle ayant potentiellement les mêmes préoccupations) sera réalisé. Les dynamiques sociales internes selon l'âge, le sexe, le problème, les besoins, les demandes seront observées et analysées ;
4. **une analyse de situation** : Il s'agit d'apprendre à faire parler tout ce que l'on a découvert, comprendre les représentations symboliques des gens à partir d'un problème qui se pose à eux, relier plusieurs sources de connaissances ;
5. **une recherche-action** qui constitue l'aboutissement de la démarche. À partir des demandes et des suggestions exprimées par des non-chercheurs, il s'agit de recueillir des propositions d'action. Avec la participation d'une partie de la population, un projet précis sera élaboré prenant en compte tous ensemble les actions prioritaires. Il contribue à la mise en place des actions et leur évaluation selon la méthode prévue. La restitue les résultats à la population sera faite afin de convenir la suite à donner.

Étapes du diagnostic communautaire

Le diagnostic communautaire est un processus dynamique de recherche-action mettant en jeu plusieurs disciplines et dont la mise en œuvre est multi-acteurs. Pour être efficace, le diagnostic communautaire doit suivre impérativement les cinq étapes comme indiqué dans la figure ci-dessous à savoir l'étape du diagnostic social, le diagnostic épidémiologique, comportemental et environnemental, éducationnel et organisationnel et administratif et politique. Pour la mise en œuvre de ses différentes étapes, il est important de procéder au choix du lieu, des participants, ensuite surviendront la collecte des données, le traitement et la restructuration des informations et leur validation et enfin la rédaction d'un rapport par étape. La mise en place d'un processus complet de diagnostic communautaire peut prendre suffisamment de temps, voire des mois, mais une fois mis en place, la réponse à la situation problématique étant bien étudiée, sa mise en œuvre et le financement de l'action seront plus aisés.

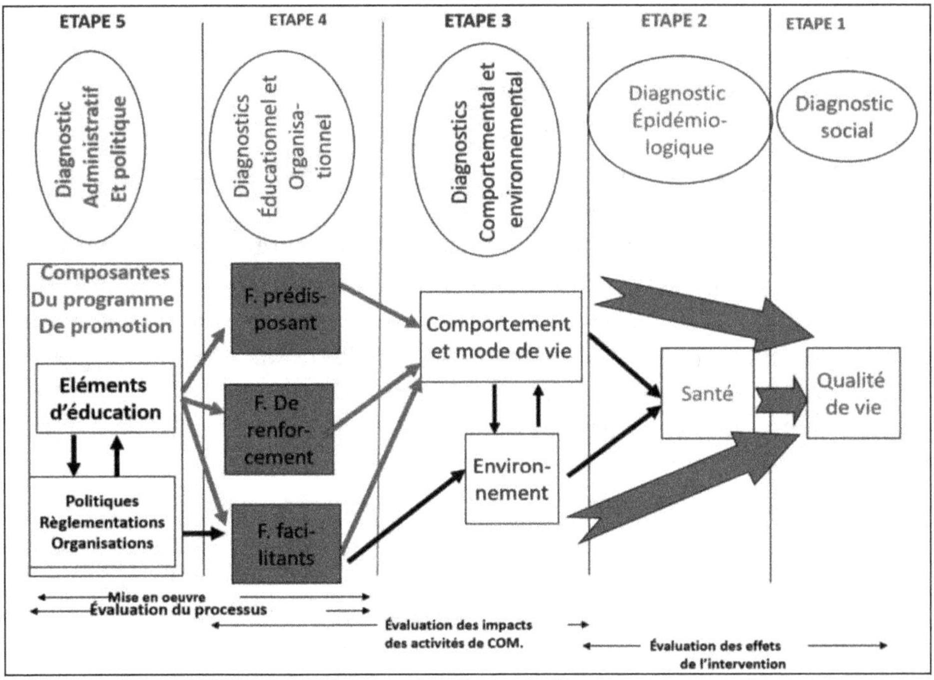

Figure 14 : Différentes étapes du diagnostic communautaire

Références

1. Le diagnostic communautaire in https://www.institut-numerique.org/, consulté le 8 septembre 2022.
2. Pineault & Davehuy cité par Bantuelle, 2000, p. 11.
3. Maslow A., La pyramide de Maslow : la théorie des besoins in http://www, consulté le 8 septembre 2022.
4. Mobilisation sociale in https://tciurbanhealth.org/wp-content/uploads/2018/05/Social-Mobilization-Fr.pdf, consulté le 9 septembre 2022.
5. Bury J., Éducation pour la santé, enjeux, planifications, *Savoir et Santé*, 1988.
6. Colloque Santé communautaire, Le diagnostic de santé communautaire, octobre 1998, coll. : Santé communautaire et promotion de la santé, Bruxelles.
7. Hogarth J., "Glossary of Health Care Terminology", regional office for Europe, OMS, Copenhague, 1978, 253 p.
8. Pinault R. et Daveluy C., *La Planification de la santé : concepts, méthodes, stratégie*, 1995, Éditions Nouvelles, Montréal, Canada, p. 74–76, 480 p.
9. BRASHAW J. "The Concept of Social Need" in Gilbert N. et Specht H., *Planning for Social Welface : Isues, Models and Tasks*, Prentice Hall, Englewood Cliffs, New Jersey, 1977, p. 290–6.

PLANIFICATION DES PROGRAMMES DE NUTRITION

Contexte

La malnutrition reste de nos jours encore un grave problème de santé publique dans de nombreux pays et au Mali en particulier. Elle touche principalement les enfants de moins de 5 ans et provoque près de 56 % de décès chez ces enfants dont 83 % sont attribués à la malnutrition légère ou modérée et non à la malnutrition sévère (1). Son apparition progressive et insidieuse et très souvent méconnue des familles semble indiquer que les facteurs jouant un rôle important sont le manque d'aliments ou sa mauvaise distribution, les pratiques inadéquates d'allaitement maternel ou d'alimentation de complément mal conduites, le tout aggravé par les maladies. À cela s'ajoute le faible accès des familles à l'eau potable et à un assainissement du milieu inapproprié.

Pour répondre efficacement à cette situation de malnutrition, il est important que les communautés concernées s'impliquent et mobilisent pour jouer un rôle essentiel et actif dans la mise en place des programmes de nutrition communautaire. Ces programmes, bien pensés et bien conduits avec la participation active et volontaire des communautés, assureront l'amélioration durable de l'état nutritionnel des enfants dont les conditions socio-économiques sont précaires.

Pour résoudre les différents problèmes de nutrition qui se posent, il est souhaitable de développer au profit des communautés des interventions en Eau et Assainissement (WASH), en Sécurité alimentaire (SA) et favoriser leur accès à des services de santé de qualité. Le programme ciblant des activités sensibles et spécifiques à la nutrition constitue la meilleure solution.

Un programme de nutrition nécessite la mise en place d'un Paquet minimum de nutrition (PMN) avec comme socle une stratégie d'intervention développée en vue de promouvoir six conduites/comportements nutritionnels et de santé, positifs portant sur l'amélioration à trois niveaux différents : le ménage, la communauté et les services de santé de base.

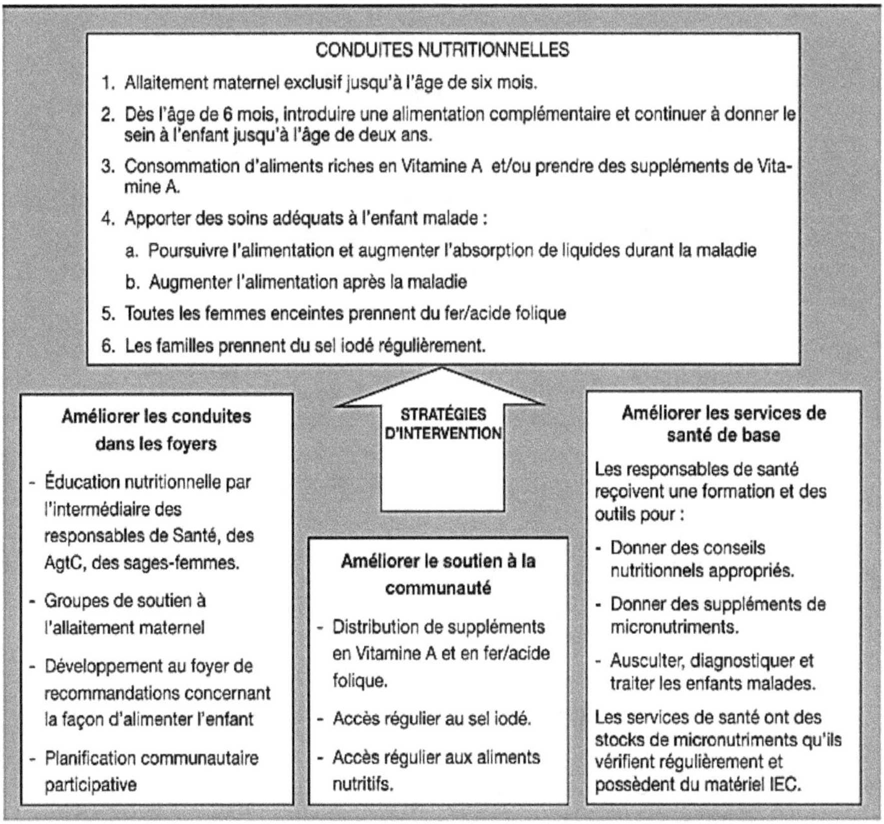

Source : Tina Sanghvi & John Murray. Improving Chile Nutrition through Nutrition : The Nutrition Minimum Package, BASICS, 1997

Schéma 15 : Niveaux d'intervention sur les conduites nutritionnelles (1)

Pour chacune des conduites nutritionnelles, on mettra l'accent sur les points suivants :

1. **Allaitement exclusif** jusqu'à l'âge de 6 mois.
    - Importance d'allaiter l'enfant immédiatement après l'accouchement.
    - Immunité de l'enfant grâce à la teneur en anticorps du colostrum.
    - Économique et toujours disponible.
    - Renforce les liens entre la mère et l'enfant.
    - Contient suffisamment d'eau. Il n'est pas nécessaire de donner de l'eau à l'enfant avant l'âge de six mois.
    - Donner le sein à l'enfant chaque fois qu'il le demande.
    - Assure une nutrition optimum de l'enfant.
2. **Alimentation de complément**, dès l'âge de 6 mois, introduire une alimentation de complément et continuer à donner le sein à l'enfant jusqu'à l'âge de deux ans.

- Augmenter la quantité de nourriture selon l'âge et le poids de l'enfant.
- Augmenter la fréquence des repas en fonction de l'âge :
  - De 6–8 mois : 2–3 repas/jour ;
  - De 9–23 mois : 3–4 repas/jour ; 1–2 snack.
- Varier les repas afin d'assurer une ingestion correcte de nutriments comprenant :
  - Viande, volaille, poisson ou œufs tous les jours ou chaque fois que cela est possible ;
  - Fruits et légumes contenant de la vitamine A (tous les jours) et quantité suffisante de lipides ;
  - Eviter les boissons peu nutritives (café, thé…) ;
  - L'alimentation complémentaire doit être introduite de façon progressive, en petites quantités et sous forme de purée ou semi-solide.

3. **Consommation d'aliments riches en Vitamine A** (foie, poisson, œufs, mangue, papaye, carotte…) et/ou prendre des suppléments de Vitamine A.
4. **Apporter des soins adéquats** à l'enfant malade :
   - Poursuivre l'alimentation et augmenter les liquides durant la maladie ;
   - Augmenter l'alimentation après la maladie jusqu'à ce que l'enfant récupère le poids perdu ;
   - Si allaitement maternel, ne pas l'interrompre ;
   - les liquides devront être donnés à la cuiller mais de façon régulière.
5. **Supplémentation** : Toutes les femmes enceintes prennent du fer/acide folique au début de la grossesse et jusqu'à six mois après l'accouchement. Inciter les femmes enceintes à consommer des aliments riches en fer (foie, poissons, viande, abats, céréales, fruits, manioc, épinards…).
6. **Les familles prennent du sel iodé** régulièrement afin d'éviter des carences en iode.

Il faudra cependant encourager ces conduites nutritionnelles et de santé à travers des messages appropriés et culturellement acceptés, utilisant les canaux de communication locaux disponibles et adaptés. Pour les techniques de planification d'un programme, se reporter à AG Iknane A. et al., Politiques et systèmes de santé, organisation et gestion, Éditions Edipresse SARL, 2015 (2).

Évaluation et suivi d'un programme de nutrition

Introduction

Il est important de rappeler que l'évaluation d'un programme n'est pas une étape finale de ce dernier, en ce sens qu'elle ne peut s'organiser que lorsque le programme est terminé.
Un système de suivi-évaluation d'apprentissage solide (SEA) (Figure 36), qui s'appuie sur un processus de suivi et évaluation conventionnel pour promouvoir les prises de décisions fondées sur des éléments factuels est nécessaire afin de pouvoir contrôler si un plan multisectoriel de nutrition (PMSN) et/ou un Cadre commun de résultats (CCR) est en bonne voie pour atteindre ses cibles (3). Le système de suivi-évaluation d'apprentissage (SEA) doit être géré de manière à encourager l'apprentissage, à favoriser la redevabilité et à soutenir les prises de décisions fondées sur des éléments factuels (3). Il doit appuyer la synthèse, l'utilisation et le partage des informations découlant de la mise en œuvre ou des éléments factuels issus d'évaluations et de recherches. Il doit également instaurer une transparence et une redevabilité des résultats.

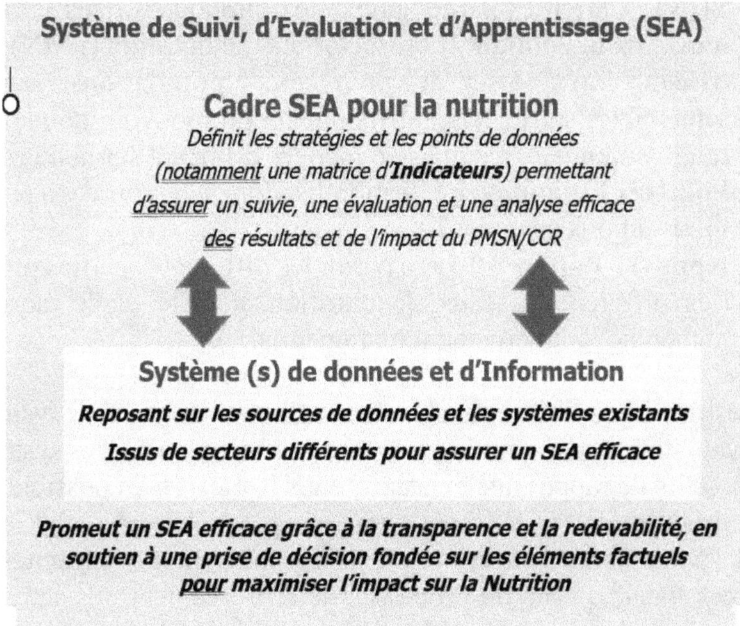

Source : UKAID, Boîte à outils MQSUN+, Mdule 5, 2020 (3).

Schéma 16 : Architecture d'un système de suivi-évaluation d'apprentissage

De manière spécifique, ce cadre suivi-évaluation est un document narratif généralement assorti d'une matrice d'indicateurs présentant les indicateurs, les processus et les outils qui desservent cinq objectifs clés pour aider les parties prenantes à prendre des décisions éclairées à divers niveaux concernant la mise en œuvre du plan (3).
Les cinq objectifs sont :

1. **Aider à déterminer si le plan multisectoriel** de nutrition est sur la bonne voie pour atteindre ses cibles en matière de produits, de résultats et d'objectifs et les aspects auxquels il faut envisager d'apporter des changements, et soutenir des prises de décisions opportunes afin de remédier aux contraintes ou aux problèmes rencontré(e)s dans la mise en œuvre ;
2. **Soutenir les prises de décisions** fondées sur des éléments factuels (par exemple, en ce qui concerne la mobilisation de ressources, l'allocation des ressources, l'amélioration de la qualité des services, le renforcement des capacités, la formulation ou la révision de politiques et de plans) par la Cellule nationale de nutrition (CNN) ou les réseaux du Mouvement pour le renforcement de la nutrition (mouvement Scaling Up Nutrition, SUN) et d'autres parties prenantes impliquées dans la mise en œuvre de la Politique multisectorielle de nutrition (PMN) ;
3. **Mieux harmoniser l'appui aux populations** qui sont vulnérables sur le plan nutritionnel et promouvoir la redevabilité relativement aux résultats en matière d'impact sur la nutrition ;
4. **Soutenir le plaidoyer** et la mobilisation de ressources à partir des informations générées ;
5. **Appuyer l'apprentissage** parmi les différentes parties prenantes (les différents réseaux de nutrition, société civile, académie-recherche, gouvernement, partenaires…).

L'un des principes directeurs clés de la mise en œuvre d'un système de suivi-évaluation pour la nutrition consiste à s'appuyer sur les systèmes et les dispositifs de rapportage existants, dans la mesure du possible, plutôt que d'introduire des systèmes et processus parallèles qui pourraient être difficiles à maintenir ou trop complexes compte tenu des capacités et des ressources locales. Lors du processus de renforcement des activités du système de suivi-évaluation pour la nutrition, il est extrêmement important de tenir compte des aspects transversaux clés : la communication, le plaidoyer, le genre et le renforcement des capacités des acteurs.

Types d'évaluation
Il existe plusieurs types d'évaluation. Cependant, d'une manière générale, une intervention, quelle qu'elle soit, peut faire l'objet de deux types d'évaluation : l'évaluation normative et la recherche évaluative. Le schéma 17 ci-dessous est une synthèse efficace des différents types d'évaluation.

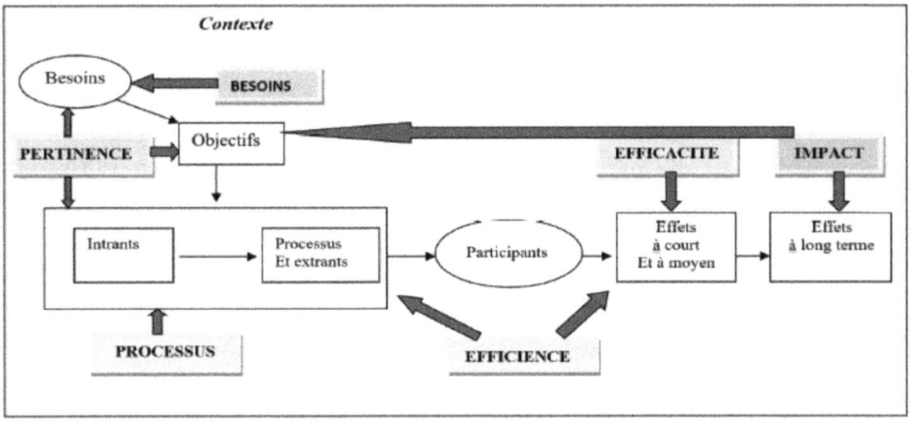

Source : Valéry Ridde et Christian Dagenais (4)

Schéma 17 : Types d'évaluation et leurs relations avec les composantes d'un programme

Suivant cette figure, les types d'évaluation sont définis par rapport à l'objet sur lequel porte le jugement de l'évaluateur. Dans notre cas précis, c'est-à-dire dans le cas d'un programme de nutrition, cet objet peut être soit une composante du programme ou soit la relation entre ses composantes.

Évaluation normative
L'évaluation normative consiste à apprécier chacune des composantes de l'intervention ou du programme suivant des critères et des normes bien définis. En d'autres termes, il s'agit de savoir si ce qu'il fallait faire a été fait de façon souhaitable et dans le respect des normes retenues. Ainsi l'évaluation normative porte un jugement sur les :

- structures, c'est-à-dire les ressources mises en œuvre et leur organisation ;
- processus (services et biens produits) ;
- résultats de l'intervention en regard de certaines normes/critères prédéfinis.

Les évaluateurs débutants pensent généralement que ce type d'évaluation est simple. À notre sens, c'est ignorer très souvent les deux enjeux y afférents.

- **Le premier enjeu** concerne **l'objet de l'observation** : que va-t-on observer au juste et comment opérationnaliser l'observation des structures, des processus et des résultats ?
- **Le second enjeu** concerne le **choix des normes adéquates** : quelles normes va-t-on choisir ? et où les trouver ? Ainsi, on comprend aisément que la validité des conclusions d'une appréciation normative repose sur la pertinence et la justesse des normes retenues et sur la force du lien causal entre les structures, les processus et les résultats. Elle ne fait pas directement appel à une démarche scientifique, mais les normes utilisées seront plus convaincantes et valides si elles sont issues d'une recherche scientifique.

L'appréciation normative cherche à répondre à trois questions relatives aux résultats :

- Les ressources sont-elles adéquates pour obtenir les résultats visés ?
- Les services sont-ils adéquats pour obtenir les résultats ?
- Les résultats obtenus correspondent-ils à ceux qui étaient visés ?

Les cinq critères suivants permettent de répondre à ces questions :

1. **La fidélité**

   Est-ce que le programme ou l'intervention a été implanté(e) comme on le prévoyait ? Cette question porte sur la structure et le processus. On détermine si les moyens prévus initialement ont été mis en place et si les activités se déroulent suivant le planning prévu.

2. **La couverture**

   Est-ce le programme/intervention a atteint les cibles prévues ? (Question sur le processus). Elle permet de révéler ce qu'on appelle les biais de participation sélective.

3. **La qualité**

   Le produit réalisé *(output)* correspond-il aux spécifications du produit initialement prévu ? Le processus est fondamentalement concerné dans ce cas. La question s'adresse également à la structure et aux résultats mais de façon indirecte. La qualité ayant plusieurs dimensions, cela donnera également lieu à des indicateurs et à des mesures différentes. Ainsi, l'analyse prendra en compte les dimensions techniques (qualité technique des services) du processus des soins et des services, la continuité et globalité des soins. Au plan organisation du système, l'appréciation de la qualité portera sur l'accessibilité, la coordination et l'intégralité et la permanence des services.

4. **Les coûts**

   Le programme/intervention pourra-t-il être réalisé au coût prévu ? À ce niveau, on s'intéresse à la structure ou au processus. Il s'agit essentiellement de documenter les coûts de l'intervention. Aucune relation entre les coûts et les services rendus, ou entre les coûts et les effets observés, ne se fait.

5. **Les effets**

   Le programme/intervention a-t-il donné les effets escomptés ? Cette question fondamentalement porte sur les résultats.

L'appréciation normative repose beaucoup plus sur les critères et normes. Alors, qu'est-ce un critère ? Qu'est-ce une norme ? Où peut-on avoir ces normes ?

Critères et normes

Les critères sont des indicateurs, des caractéristiques mesurables. À titre d'exemple dans la majeure partie de nos pays, l'accessibilité géographique à un centre de santé est estimée à travers le critère « distance en kilomètre » séparant les bénéficiaires dudit centre. La **norme**, ou le standard en ce moment, devient la valeur acceptable du critère, en fonction du contexte. Généralement dans nos pays un rayon de 5 km est accepté comme norme pour l'accessibilité aux services de santé. Les critères et normes peuvent être implicites ou explicites, spécifiés à l'avance ou a posteriori.

Les critères et normes sont dits implicites, lorsque l'évaluation se déroule sans qu'aucune structure soit imposée. Dans ce cas, l'expert lui-même détermine les normes et critères d'évaluation. Les normes et critères sont explicites, lorsque l'information requise et les règles de jugement sont spécifiées.

La question de savoir où avoir les normes est très importante en évaluation. Il existe plusieurs sources :

- Les textes officiels (lois ou réglementations) ;
- La consultation des experts de la question. À ce niveau, on peut accéder facilement à des connaissances scientifiques. N'oublions pas aussi que l'identification d'un vrai expert n'est pas toujours évidente. On peut également consulter la population en général ou les usagers. Là, il s'agit de la perception que ces derniers ont de la qualité. On peut également faire recours à une conférence de

consensus, qui consiste à mettre plusieurs experts ensemble afin qu'ils aboutissent à un consensus sur le type d'indicateur en question qui n'a pas de référentiel reconnu en tant que tel ;

- Observation des pratiques. Il s'agit de fixer des normes en fonction de ce qui se passe ailleurs. Par exemple pour mesurer l'accessibilité organisationnelle d'un établissement en fonction du temps d'attente, on peut comparer cette attente avec le temps moyen d'attente dans les autres hôpitaux ou structures de santé. On pourrait le faire aussi uniquement avec des témoins sélectionnés en provenance d'organisations que l'on estime comparables. Il est aussi possible de comparer une pratique avec ce qui se fait des mieux dans le domaine. C'est ce qu'on appelle une évaluation par balisage *(benchmarking)* ;
- La littérature spécialisée, contenant généralement des opinions, des résultats de recherche ou des résultats d'évaluation. Mais faisons attention, car tous les écrits n'ont pas la même valeur.

  NB. : suivant le contexte dans lequel on se trouve, on peut être amené à choisir entre deux types de normes ; représentatives (normes moyennes) ou élitistes (ce qui se fait de mieux).

Recherche évaluative

La recherche évaluation consiste à analyser, par des méthodes scientifiques valides et reconnues, le degré d'« adéquation » (la justesse des liens) entre les différentes composantes d'une intervention. Elle vise de façon spécifique à analyser la pertinence, la logique, la productivité, les effets et l'efficience d'une intervention, ainsi que les relations existantes entre l'intervention et le contexte dans lequel il se déroule.

La recherche évaluative peut se décomposer en six types d'analyse faisant recours à des méthodes de recherche différentes :

1. **L'analyse stratégique** : apprécie la pertinence de l'intervention.
2. **L'analyse logique** qui examine la cohérence (le bien-fondé et la validité opérationnelle).
3. **L'analyse de la production** s'intéressant à la productivité et aux déterminants de la qualité des processus.
4. **L'analyse de l'efficience** attestant de l'efficience globale de l'intervention, c'est-à-dire sa capacité d'atteinte des objectifs fixés à moindre coût.
5. **L'analyse de l'implantation** qui examine les interactions entre l'intervention et le contexte d'implantation dans la production des effets produits par cette intervention.

Analyse stratégique
L'analyse stratégique vise à déterminer la pertinence de l'intervention ou sa raison d'être, c'est-à-dire la justesse du lien entre les objectifs explicites de l'intervention et la nature du problème qu'elle est censée résoudre ou prendre en charge. En d'autres termes, il s'agit de la question centrale du choix du problème retenu. À cet effet, au cours de cette évaluation, trois types de question doivent être répondus.

1. Était-il pertinent d'intervenir sur ce problème (exemple carence en iode) en particulier en regard de l'importance des autres problèmes et de l'impact potentiel de l'intervention (faisabilité technique et sociale) ?
2. Était-il pertinent d'intervenir de cette façon ? Autrement dit, les facteurs déterminants du problème ont-ils été ciblés ? Était-il pertinent de cibler la population concernée ? Les objectifs étaient-ils adéquats pour résoudre la situation problématique et répondre aux besoins ?
3. Est-il pertinent que les responsables de l'intervention agissent comme ils le font, compte tenu de leur place et de leur rôle ?
   Répondre à ces questions, revient à s'interroger de nouveau sur la priorisation des problèmes d'une part et, d'autre part, sur la priorisation des facteurs déterminants le problème.

Analyse logique
L'analyse logique consiste à évaluer le bien-fondé de l'intervention. En d'autres termes, il s'agit de déterminer l'adéquation entre, d'une part, les différents objectifs de l'intervention et, d'autre part, les objectifs et moyens (ressources, services ou activités) mis en œuvre pour les atteindre. Deux questions essentielles doivent être répondues par cette évaluation :

1. Le modèle théorique de l'intervention est-il adéquat ?
2. La qualité et la quantité des ressources et des activités sont-elles suffisantes ? Sont-elles bien organisées ?

Analyse de la production
Cette analyse étudie les relations entre les ressources utilisées (moyens) et le volume et la qualité des services produits (activités). Deux aspects peuvent être pris en compte : l'analyse de la productivité et l'analyse de la qualité. Cette dernière s'intéresse aux relations entre les ressources et leur organisation d'un côté, et la qualité des services produits de l'autre.
La question centrale de ce type d'analyse est la suivante : *les ressources sont-elles employées de façon à optimiser la quantité et la qualité des services produits ?* Cette question donne lieu aussi à deux sous-

questions : (a) *Est-il possible, avec les mêmes ressources, de produire plus de services ou des services de qualité supérieure ?* (b) *Est-il possible de produire, avec moins de ressources, une même quantité de services de qualité identique ?*

Dans beaucoup de domaines, la productivité se mesure en unités physiques ou financières. C'est dire que dans ces domaines, il est possible de définir parfaitement la production de l'intervention, ce qui est souvent difficile dans le domaine de la santé. Par contre, on peut aisément déterminer le nombre d'enfants malnutris sauvés, le nombre d'enfants récupérés et à quel coût.

Analyse des effets

L'approche, analyse des effets, cherche à mesurer l'efficacité de l'intervention, à savoir l'influence des services (ou activités) sur les états de santé. Pour ce faire, deux questions importantes sont nécessaires :

1. *Quels sont les effets observables ?*
2. *Les effets observables sont-ils imputables à l'intervention ou à d'autres facteurs ?*

On retiendra qu'il existe des effets voulus (parmi lesquels les résultats attendus de l'intervention) et les effets non attendus (externalités positives ou négatives).

Si l'analyse des effets est incontournable, elle présente cependant des limites, car ne vise que la production ou la non-production des effets de l'intervention (qu'est-ce qui a été produit), et non pas le processus de production des effets (que s'est-il passé ?). Elle ne permet pas de comprendre ce qui s'est réellement passé, et notamment de savoir dans quelle mesure l'implantation de l'intervention a été efficace. Ainsi, pour cette raison il est souhaitable de faire appel à des approches plus qualitatives pour analyser l'implantation et, surtout, d'interpréter les résultats de l'analyse des effets à la lumière de la discussion sur la théorie de l'intervention lors de l'analyse logique.

Analyse de l'efficience

Elle porte sur les relations entre les ressources et les effets observés. Elle permet de comparer les interventions en examinant le rapport entre les résultats obtenus et les moyens mis en œuvre, rapport exprimé par les coûts (inputs) rapportés aux conséquences (outcomes) des interventions. L'analyse de l'efficience est centrale en évaluation économique.

La question centrale d'une évaluation économique est la suivante :

1. *Est-il possible d'obtenir de meilleurs effets à un coût équivalent ou inférieur ?*
2. *Est-il possible d'obtenir les mêmes effets à moindre coût ?*

Il existe trois types d'évaluation économique : l'analyse coût-bénéfice (coût-avantage), l'analyse coût-efficacité et l'analyse coût-utilité.
Dans l'analyse coût-bénéfice, tous les coûts et tous les bénéfices de l'intervention sont exprimés en termes monétaires.
Dans l'analyse coûts-efficacité et coût-utilité, les coûts sont exprimés en termes monétaires et les conséquences en valeur réelle (unités physiques ou naturelles telles que maladies évitées).

Analyse de l'implantation

Elle porte sur les relations entre l'intervention, ses composantes et le contexte, en regard de la production des effets. L'implantation peut être définie comme le transfert d'une intervention sur le plan opérationnel.
Quatre types de questions guident l'analyse de l'implantation :

1. *Comment expliquer la transformation de l'intervention dans le temps ?*
2. *Quelle est l'influence du milieu d'implantation sur le degré de mise en œuvre d'une intervention ?*
3. *De quelle manière les variations dans la mise en œuvre de l'intervention influencent-elles les effets observés ?*
4. *Quelle est la contribution de chacune des composantes du programme dans la production des effets ?*
5. *Quelle est l'influence de l'interaction entre le milieu d'implantation et l'intervention sur les effets observés ?*

Approches évaluatives

Le terme approche renvoie ici à la manière dont les évaluateurs interagissent avec les individus concernés par l'évaluation. L'approche est définie également comme étant la façon dont l'évaluateur assume son rôle. Dans une évaluation, l'approche varie en fonction des situations, de l'organisation dans laquelle l'évaluateur évolue, de ses caractéristiques personnelles et des besoins précisés par les personnes concernées. Il n'y a pas d'approche qui soit *a priori* meilleure qu'une autre. Il s'agit de choisir celle qui paraît la plus pertinente dans le cas étudié.
Nous distinguons les approches suivantes :

1. **L'approche directive**
   Dans le cas de cette approche, l'évaluateur joue un rôle d'expert. À ce titre, il dirige l'ensemble des opérations et prend les décisions. Les différents acteurs sont impliqués tout juste pour fournir des informations. Seul l'évaluateur a l'autorité pour juger de la valeur et du mérite du programme.
2. **L'approche axée sur le développement d'un programme**

Dans cette approche, les résultats et le processus mêmes de l'évaluation sont utilisés pour faire évoluer le programme au cours de sa mise en œuvre. L'expert en évaluation est membre à part entière de l'équipe du projet et participe aux prises de décisions, tant sur le plan de l'évaluation que sur celui du développement du projet. Cette approche est moins connue et d'un emploi moins répandu.

3. **L'approche participative**

   Dans le cas de cette approche, la mise en œuvre du processus d'évaluation se fait suivant une démarche de coopération entre l'évaluateur qui est l'expert à la matière et des personnes concernées, mais non évaluatrices professionnelles. Cette façon de faire se justifie par : (i) son caractère pragmatique (accroître les chances de réussite du processus et maximiser l'utilisation des résultats), (ii) un souci politique (souci démocratique de participation citoyenne et d'émancipation), (iii) une raison épistémologique (il n'existe pas de réalité unique, et la pluralité des points de vue est importante pour la construction d'un argument). On distingue deux tendances au sein de l'approche participative :

   - ***L'évaluation pratique*** servant à résoudre des problèmes, à améliorer un programme et à prendre des décisions. Elle se réalise dans le cadre d'un partenariat égalitaire entre l'évaluateur et les parties prenantes, ces dernières étant essentiellement les personnes devant prendre les décisions ;
   - ***L'évaluation émancipatrice*** qui constitue un moyen, mais aussi, dans une certaine mesure, une fin en soi. Les décisions à l'égard du processus évaluatif sont exclusivement prises par les parties prenantes, et non par l'évaluateur (Cousins et Whitmore, 1998, 6 ; Ridde, 2006, 7).

L'application de cinq dimensions aux différentes pratiques de l'évaluation participative permet à Weaver et Cousins (2005, 6) d'évoquer l'existence de trois formes d'évaluation participative.

- La première approche de **l'évaluation participative** est qualifiée de **pluraliste**, à défaut d'une meilleure traduction du terme *stakeholder-based evaluation* (Weiss, 1998). Cette manière de faire est conseillée lorsque l'on soupçonne l'existence de certains conflits de valeurs entre les différentes parties prenantes du programme. L'évaluateur, tout en ayant un grand contrôle sur le processus, doit s'assurer de comprendre et de prendre en compte l'ensemble des éléments liés au programme en ayant recours à une pluralité de perspectives et de points de vue afin de conserver une *responsive disposition* (Stake, 2004, 13) à l'égard du contexte.

- La deuxième est **l'évaluation participative** de type **pratique**. Sa mise en œuvre vise essentiellement la résolution de problèmes particuliers, l'amélioration de programmes mis en œuvre, et la prise de décision organisationnelle. L'évaluation est réalisée dans le cadre d'un partenariat égalitaire entre l'évaluateur et les parties prenantes, ces dernières étant essentiellement les personnes devant prendre les décisions. Les relations de pouvoir entre les acteurs sont relativement neutres, et les participants interviennent de manière intensive au cours du processus.
- La troisième forme est celle de **l'évaluation émancipatrice**, qui cherche à faire en sorte que le processus évaluatif favorise l'accroissement du pouvoir d'agir *(empowerment)* des parties prenantes, dans une perspective de justice sociale. L'*empowerment* s'entend ici dans sa définition individuelle et non communautaire ou organisationnelle (Ninacs, 2002, 11), puisque l'accompagnement dans l'évaluation s'organise essentiellement à l'intention des *non-evaluators*. Cette précision permet de répondre aux critiques formulées à l'encontre des tenants de l'*empowerment evaluation*, car il ne serait jamais clairement indiqué *« who is really empowered »* (Scriven, 1997, 14).

Tableau 22 : Échelle des valeurs des dimensions du processus d'évaluation participative

	Dimensions du processus	*Questionnement*	*ÉCHELLE* 5	1
1	Contrôle des décisions techniques	Comment la répartition des décisions techniques liées au processus évaluatif est-elle effectuée?	Parties prenantes	Évaluateur
2	Diversité des parties prenantes participantes	Quelle est la diversité des participants permettant d'accroître la pluralité des perspectives?	Variée	Limitée
3	Relation de pouvoir entre les parties prenantes participantes	Quelle est la nature des relations de pouvoir entre les participants?	Neutre	Conflictuelle
4	Fluidité de la mise en œuvre de l'évaluation	Comment est caractérisée l'administration du processus évaluatif?	Fluide	Rigide
5	Profondeur de la participation	Quelle a été la profondeur de participation des non évaluateurs dans le processus?	Profonde	Consultation

Source : Vallery Riddle, 2006

Tableau 23 : Proposition de cotation des dimensions du processus selon les formes d'évaluation participative

		Formes du processus		
	Dimensions du processus	*Pluraliste*	*Pratique*	*Emancipatrice*
1	Contrôle des décisions techniques	1	3	3
2	Diversité des parties prenantes participantes	4	3	5
3	Relation de pouvoir entre les parties prenantes participantes	2	3	2
4	Fluidité de la mise en œuvre de l'évaluation	4	3	2
5	Profondeur de la participation	2	5	4

Source : Vallery Riddle, 2006

Références

1. ACF, International network programme, Programme stratégique d'intervention en nutrition communautaire, guide pratique pour les coopérants sur le terrain, 2008, p. 11.
2. AG Iknane A., Diawara A., Sangho H. et al., Politiques et systèmes de santé, organisation et gestion, Édition *Edipresse SARL*, juillet 2015, p. 334–345.
3. UKAID, from the British people, Suivi, évaluation et apprentissage pour la nutrition, Boîte à outils MQSUN+ sur la planification multisectorielle pour la nutrition, 2020, _MS-Planning-Toolkit_Module-5, consulté le 16 septembre 2022.

4. Brousselle A., Champagne F., Contandriopoulos A.-P. et Hartz Z., « L'évaluation : concepts et méthodes », Presses de l'université de Montréal, Canada, 300 p.
5. Ridde V. et Dagenais, C., « Approches et pratiques en évaluation de programme », Presses de l'université de Montréal, Canada, 458 p.
6. Cousins J. B. et Whitmore E.,"Framing Participatory Evaluation" in E. Whitmore (Éd.), *Understanding and practicing participatory evaluation*, 1998, 80, p. 5–23.
7. Ridde V., Pluye P. et Queuille L., « Évaluer la pérennité des programmes de santé publique : un outil et son application en Haïti », *Revue d'epidémiologie et de santé publique*, 2006 in Valéry Ridde, Jérôme Baillargeon, Patrick Ouellet et Sylvie Roy, « L'évaluation participative de type *empowerment* : une stratégie pour le travail de rue », journal *Service social*, vol. 50, n°°1, 2003, p. 263–279.
8. Ridde V., « Suggestions d'améliorations d'un cadre conceptuel de l'évaluation participative », *The Canadian Journal of Program Evaluation*, 2006, vol. 21, n° 2, p. 1–23.
9. Absil G., Vandoorne Ch., « L'évaluation émancipatrice, l'évaluateur et les formes de la communauté », *L'Observatoire*, 2022, n°°111.
10. Ninacs W. A., « Types et processus d'*empowerment* dans les initiatives de développement économique communautaire au Québec », PhD Thesis, École de service social, Université Laval, Québec, 2002.
11. Weiss C. H., *Evaluation: Methods for Studying Programs and Policies* (2e éd.), Upper Saddle River, *NJ* : Prentice Hall, 1998.
12. Stake R. E., *Standards-Based & Responsive Evaluation*, Thousand Oaks, CA : Sage, 2004.
13. Scriven M., "Empowerment Evaluation Examined", *Evaluation Practice*, 1997, 18, 165–175.

NUTRITION ET SPORT

Introduction

L'apport en glucides (ou CHO) au cours de l'exercice est un facteur important de la performance dans les épreuves olympiques d'endurance d'une durée supérieure à 30 minutes. Bien que cette constatation puisse s'appliquer à de nombreuses activités sportives, ce tour d'horizon de la littérature existante s'intéressera particulièrement aux activités d'endurance et, dans une moindre mesure, aux activités intermittentes (Asker Jeukendrup et Lindsay Baker).

Afin de répondre aux besoins en hydrates de carbone des muscles actifs, il est possible de mettre en place une stratégie nutritionnelle individualisée en fonction de la durée et de l'intensité de l'exercice. Alors que les bienfaits des CHO sur la performance en endurance sont reconnus depuis les années 1980, leurs modalités d'ingestion (type et quantité optimale) n'ont été étudiées qu'au cours des dix dernières années. Les recherches réalisées entre 1980 et 1990 montrent que les glucides ingérés pendant l'exercice sont oxydés à un taux de 60 g/h. Ces hydrates de carbone pourraient être divisés en deux catégories : ceux oxydés lentement, tels le fructose, le galactose et l'amidon insoluble ; ceux oxydés rapidement, tels le glucose, le sucrose, le maltose et les maltodextrines. Cependant, même avec des apports très importants en CHO, l'oxydation des CHO exogènes ne va pas au-delà de 250 cal/h-1, alors que la dépense énergétique, dans de nombreuses activités, peut facilement dépasser 1 000 cal/h. Il s'est alors avéré évident que l'absorption intestinale constituait le principal facteur limitant la fourniture des muscles actifs en hydrates de carbone exogènes. Cette limitation peut être en partie surmontée par le recours à différents types de glucides transportables dont l'ingestion accélère l'absorption par l'intestin et l'oxydation (jusqu'à 105 g/h), ce qui permet d'améliorer la performance en endurance. Tout récemment, des études ont tenté de démontrer une relation de dose-réponse entre le taux d'oxydation des CHO exogènes et la performance ; elles ont suggéré que celle-ci pouvait être améliorée par une augmentation des apports. Selon ces études, une ingestion de 90 g/h d'hydrates de carbone au cours d'efforts de plus de 2 h 30 permettrait d'obtenir le meilleur compromis entre praticité et effet ergogène. Il semble également possible d'accroître la capacité d'absorption de l'intestin en adoptant une ration riche en CHO. Certes, de nombreuses questions restent sans réponses, mais il est possible de développer plusieurs stratégies afin d'améliorer la fourniture en CHO et, par là même, la performance en endurance. Ces stratégies doivent aussi

viser à maintenir un statut hydrique optimal (éviter une perte supérieure à 2 % de masse corporelle) afin de prévenir l'apparition de la fatigue.
Il est établi, depuis un certain temps maintenant, que l'ingestion de CHO au cours de l'effort peut améliorer la performance. Initialement, on considérait que cette amélioration intervenait au cours d'efforts qui duraient deux heures ou plus. Plus récemment, on a constaté qu'elle pouvait également se produire au cours d'exercices plus courts et plus intenses, avec des mécanismes complètement différents. Dans la mesure où de nombreux sports olympiques se pratiquent sur une durée au moins égale à 30 minutes, nous tenterons de démontrer, dans cet exposé, les effets bénéfiques des CHO sur les résultats sportifs, d'apporter des recommandations pratiques et de présenter les fondements scientifiques.

L'activité physique ou sportive entraîne des dépenses énergétiques et hydriques qu'il faut compenser. Comme pour tout individu, l'alimentation pour un sportif devra avant tout être variée et équilibrée. Associée à un entraînement adapté et à une hygiène de vie saine, l'alimentation permet d'optimiser le niveau de performance, de favoriser la récupération et de bénéficier des bienfaits de l'activité physique. L'alimentation du sportif doit être envisagée sous les deux aspects qualitatif et quantitatif.

- **Du point de vue qualificatif**, il s'agit d'optimiser la répartition des trois catégories de nutriments (glucides, lipides et protides) et l'apport d'eau, de vitamines et de sels minéraux.
- **Du point de vue quantitatif**, il faut assurer l'apport énergétique quotidien, qui peut aller de 2 000 à 6 000 kcal par jour et qui varie en fonction de la nature de l'activité, de l'âge, du sexe, des conditions climatiques, etc.

L'alimentation des individus, leur pratique d'activité physique ainsi que l'ensemble des comportements de santé de manière générale ne peuvent pas être considérés comme le simple résultat de choix personnels réfléchis et pris en plein état de conscience (1). Ils vont en réalité être déterminés par leur environnement socio-économique (Figure 13), composé à la fois de facteurs individuels et de facteurs contextuels (facteurs issus du microenvironnement de l'individu, facteurs interpersonnels, sociétaux, culturels, économiques, politiques, territoriaux et législatifs) sur lesquels les individus vont avoir une emprise relative, et pour lesquels existent des inégalités sociales qui vont s'accumuler tout au long de la vie (1).

Sollicitation physiologique et nutritionnelle de l'activité sportive

Les sollicitations physiologiques générées par l'activité sportive influencent les besoins nutritionnels. La fourniture en énergie et le maintien d'une bonne hydratation sont, dans de nombreux sports, les deux enjeux probablement les plus importants. Au cours de la plupart des situations de compétition sportive, le glycogène musculaire et le glucose sanguin sont les principaux substrats pour les muscles en contraction (Romijn et al., 1993). Lors d'exercices prolongés, la fatigue éprouvée est souvent associée à une déplétion des réserves en glycogène musculaire, à une diminution de l'oxydation des CHO et/ou à une réduction des concentrations en glucose sanguin. On a constaté qu'une ingestion régulière de CHO permettant le maintien de leur oxydation constituait une stratégie effective pour retarder l'apparition de la fatigue.

Outre la déplétion en glycogène, la déshydratation peut, elle aussi, altérer la performance en endurance (Sawka et al., 2007). La sudation intervient pour dissiper la chaleur générée durant l'exercice. L'enjeu nutritionnel, à ce niveau, est d'éviter une déshydratation importante (supérieure à 2 %) et, ce faisant, de contribuer à prévenir la fatigue (Shirreffs, 2011). Cet enjeu est corroboré par les récentes recommandations du Collège américain de médecine du sport (ACSM) qui préconise d'éviter une déshydratation supérieure à 2 % de la masse corporelle et une ingestion de boisson excédant les pertes sudorales, pour prévenir tout risque d'hyponatrémie (Sawka, 2007). Dans cet article, nous aborderons principalement les apports en CHO au cours de l'exercice.

Ingestion de glucides au cours de l'exercice et performance

Généralement, au cours d'un effort supérieur à 2 heures, les effets des CHO sont, par nature, principalement métaboliques. Cependant, et même si les mécanismes exacts ne sont pas encore complètement compris, il est maintenant établi que l'ingestion de CHO en cours d'effort permet d'augmenter la capacité d'exercice et d'améliorer la performance (Jeukendrup, 2008 et 2010), notamment lorsque cet exercice est d'intensité élevée (supérieure à 75 % de la $\dot{V}O_{2max}$) et qu'il dure relativement longtemps (environ une heure). On sait, à présent, que les mécanismes responsables de l'effet ergogène des CHO durant ce type d'exercices ne sont pas métaboliques, mais agissent davantage sur le système nerveux central. Le rinçage de la bouche avec de l'eau sucrée permet également d'obtenir une amélioration des performances (Jeukendrup et Chambers, 2010). Les effets bénéfiques d'une absorption de CHO durant l'exercice ne seraient donc pas limités aux avantages métaboliques classiques, mais serviraient aussi de signaux positifs afférents, capables de modifier la commande motrice (Gant et al., 2010). Ces effets sont spécifiques des CHO et indépendants de la saveur (Chambers et al., 2009). Les récepteurs présents dans la cavité buccale ne sont pas encore clairement identifiés, de même que le rôle exact de différentes aires du cerveau.

D'autres recherches s'avèrent donc encore nécessaires si l'on veut mieux comprendre les voies de détection et de transduction pour les CHO simples et complexes, et constater comment elles diffèrent d'une espèce à l'autre chez les mammifères et, plus particulièrement, comment elles interviennent chez les humains. Cependant, il a été démontré de façon concluante que les CHO étaient détectés dans la cavité buccale grâce à des récepteurs, et que ce mécanisme pouvait être relié à l'amélioration des performances (Jeukendrup et Chambers, 2010). Les nouvelles recommandations doivent donc prendre en compte ces avancées (figure ci-dessous).

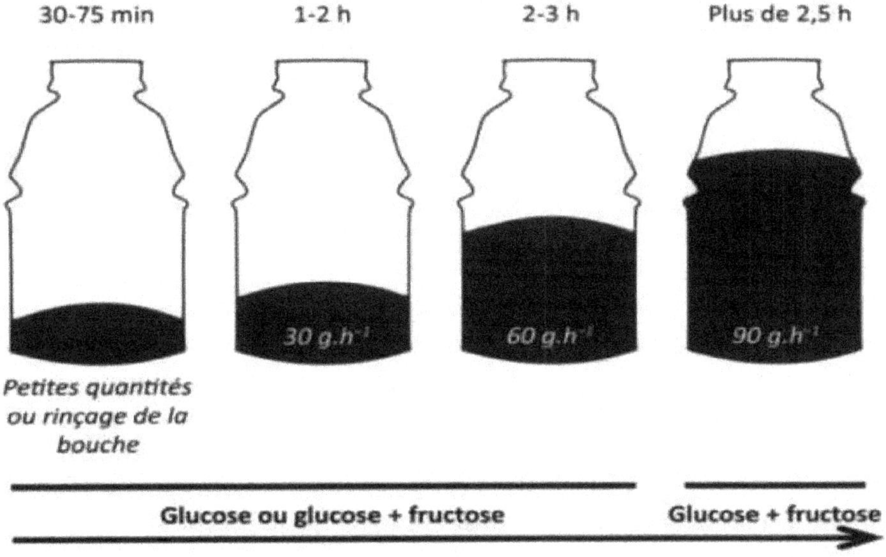

Schéma 18 : Apport recommandé en hydrates de carbone en fonction de la durée d'exercice.

Ces valeurs sont applicables à des athlètes de haut niveau et doivent être ajustées à la baisse pour des niveaux de pratique plus faibles.

Au vu des résultats ci-dessus, on peut déduire qu'il n'est pas nécessaire d'ingérer de grandes quantités de CHO au cours d'un exercice durant de 30 minutes à une heure : de petites quantités suffisent pour obtenir des effets profitables sur la performance. D'autant plus que, si l'ingestion complète d'une boisson ne présente pas de désavantage, il arrive pourtant que certains athlètes rencontrent des problèmes gastro-intestinaux à absorber de grandes quantités de liquides. Quant au rinçage de la bouche, plusieurs études s'accordent à montrer qu'il est tout autant bénéfique que l'ingestion complète d'une boisson riche en CHO (figure 1). En revanche, lorsque l'exercice est prolongé (2 heures ou plus), les CHO deviennent essentiels : dans ce cas, il est indispensable de les consommer et de ne pas se contenter d'un simple rinçage de bouche. De plus, comme nous le verrons, certains exercices prolongés requièrent même une augmentation des apports en CHO.

Les différents CHO ingérés au cours de l'exercice peuvent être utilisés à différentes vitesses (Jeukendrup, 2010) ; pourtant, jusqu'à une étude décisive (quoique discutée plus tard) parue en 2004 (Jentjens *et al.* 2004), on s'accordait à dire que les CHO ingérés au cours de l'exercice ne pouvaient être oxydés qu'à un taux maximum de 1 g/min-1 (60 g/h-1), et ce, indépendamment du type de CHO. C'est ce qui ressort des recommandations de l'ACSM selon lesquelles les athlètes effectuant un exercice d'endurance (supérieur à une heure) devaient ingérer entre 30 et 60 g/h-1 de CHO (Sawka et al., 2007) ou 0,7 g/kg/h-1 (Rodriguez, 2009).

L'oxydation des CHO exogènes est limitée par l'absorption intestinale. L'absorption du glucose s'effectue grâce un transporteur SGLT1 dépendant du sodium, qui se trouve saturé par un apport en CHO d'environ 60 g/h-1. Lorsque le glucose est ingéré à ce taux et qu'un autre CHO (fructose) utilisant un autre type de transporteur est absorbé simultanément, le taux d'oxydation peut facilement dépasser 1 g/min-1 (1,26 g/min-1) [Jentjens et al., 2004]. Une série d'études parues ultérieurement ont tenté de déterminer le taux maximal d'oxydation des CHO exogènes. Elles proposaient un taux d'ingestion ainsi que des types et des combinaisons de CHO variés. Toutes confirmèrent que les multiples CHO transportables conduisaient (et ce jusqu'à 75 %) à des taux d'oxydation supérieurs à ceux obtenus avec les CHO utilisant uniquement le transporteur SGLT1 (Jeukendrup, 2008 et 2010). Il est intéressant de remarquer que de tels taux d'oxydation peuvent être atteints non seulement avec des CHO ingérés dans une boisson, mais également avec ceux absorbés sous forme de gel (Pfeiffer et al., 2010a) ou de barres énergétiques pauvres en lipides, protéines et fibres (Pfeiffer et al., 2010b).

Hydrates de carbone au cours de l'exercice et performance : dose-réponse

Très peu de recherches ont étudié de façon vraiment rigoureuse l'impact, sur les résultats sportifs, de l'ingestion de CHO au cours de l'exercice. Beaucoup d'entre elles, anciennes, présentent en outre des problèmes méthodologiques importants qui limitent la possibilité d'établir une vraie relation de dose-réponse entre la quantité de CHO ingérés et la performance. D'entrée de jeu, il était admis que les athlètes avaient besoin d'une quantité minimale de CHO (probablement 20 g/h-1, selon une étude), mais aucune relation de dose-réponse n'était envisagée (Rodriguez et al., 2009).

Au cours d'une étude portant sur une large cohorte de cyclistes, Smith et al. (2010) ont analysé la relation entre le taux d'ingestion des CHO et la performance chronométrée, afin d'identifier une gamme de taux d'ingestion de CHO susceptibles d'améliorer la performance. Cette étude, effectuée sur quatre sites de recherche, a réuni 51 cyclistes et triathlètes qui se sont soumis à quatre sessions d'exercices consistant en 2 heures de cyclisme à une intensité modérée à élevée. Au cours de ces exercices, douze boissons différentes (comprenant du glucose et du fructose dans des proportions de 2 pour 1) étaient comparées à douze doses différentes de CHO (de 10 à 120 g de CHO/h-1). Sur les quatre sites, un placebo artificiellement sucré, coloré et savoureux, mais ne contenant pas de CHO, était également fourni aux sujets testés. Les différentes boissons étaient présentées de manière aléatoire sur chaque site (trois sur chacun d'entre eux). Immédiatement après l'épreuve de cyclisme à charge constante, les participants devaient effectuer le plus rapidement possible une épreuve chronométrée de 20 km simulée par un ordinateur. L'ingestion des CHO améliorait de manière significative la performance selon une relation de dose-réponse, la plus grande amélioration constatée correspondant à un taux d'ingestion compris entre 60 et 80 g/h-1 de CHO. Sur la base des études mentionnées précédemment, des recommandations sur l'apport en CHO peuvent être formulées dans le cas d'exercices plus prolongés (supérieurs à 30 minutes).

Il est important de noter que toutes les recommandations concernant l'apport en CHO au cours de l'exercice sont exprimées en grammes par heure d'exercice et ne sont pas rapportées à la masse corporelle. Puisque la quantité de CHO ingérée est indépendante de la masse corporelle ou de la masse musculaire, mais dépend de l'absorption et, à un certain degré, de l'intensité absolue de l'exercice (à de très faibles intensités d'exercice, des taux faibles de CHO peuvent aussi restreindre l'oxydation des CHO exogènes), les recommandations données aux athlètes doivent être exprimées en quantité absolue.

Entraîner l'intestin

Dans la mesure où l'absorption des CHO limite l'oxydation des CHO exogènes et que l'oxydation de ces derniers semble liée à la performance, une stratégie potentielle serait, à l'évidence, d'augmenter la capacité d'absorption de l'intestin. Des données recueillies auprès d'athlètes laissent à penser que ce dernier est entraînable, et que les individus qui consomment régulièrement des CHO à l'entraînement ou au quotidien ont une capacité d'absorption augmentée. Une étude de Lambert et al. (2008) a notamment montré une amélioration du confort intestinal après des prises répétées d'une boisson riche en glucose-électrolytes au cours d'une course à pied. Il est également possible d'augmenter la mobilisation des transporteurs intestinaux des CHO : ainsi, on a pu observer un accroissement de l'expression des transporteurs protéiques pour les CHO chez des animaux dont la ration était enrichie en CHO (Ferraris, 2001). Concernant les humains, cependant, les données ne sont pas assez nombreuses. Dans une récente étude, Cox et al. (2010) s'efforcent d'établir comment la modification de l'apport journalier en CHO pouvait affecter l'oxydation des substrats et, en particulier, l'oxydation des CHO exogènes : ces derniers se sont révélés supérieurs au terme d'un régime riche en CHO (la ration glucidique quotidienne était de 5 g/kg-1/j-1 auxquels était ajouté 1,5 g/kg-1 par heure d'exercice, fourni sous forme de complément en CHO durant l'entraînement). Selon cette étude, l'intestin est capable de s'adapter, et cette faculté peut être utilisée comme une méthode pratique pour augmenter l'oxydation des CHO exogènes. Nous avons suggéré récemment que cela pouvait être particulièrement pertinent pour l'athlète d'endurance et pouvait même constituer un prérequis pour la première personne qui briserait la barrière des deux heures au marathon.

Maintien de l'équilibre hydrique au cours de l'exercice

Le meilleur moyen de prévenir la baisse de performance associée à la déshydratation est certainement de demander aux athlètes de se peser régulièrement pour mesurer les pertes liquidiennes durant l'entraînement et la compétition, et de boire suffisamment pour éviter une perte de plus de 2 % de masse corporelle. À part cela, il est difficile de donner des conseils précis à cause des différences entre les individus et de la variabilité des distances de courses, des profils, et des conditions environnementales. On signalera, toutefois, l'apport en sodium et en

CHO dans les boissons sportives, généralement recommandé pour améliorer l'absorption de l'eau.
Alors que les boissons hypertoniques tendent à ralentir l'absorption intestinale (Stellingwerff et Jeukendrup, 2011) et que la densité énergétique est peut-être le facteur le plus important dictant le taux de la vidange gastrique (Noakes et al., 1991 ; Brouns et al., 1995), l'utilisation de divers CHO transportables peut aider à maintenir ce taux à un niveau élevé et améliorer la fourniture en liquides (Jeukendrup et Moseley, 2010). Bien qu'il soit difficile de tirer des conclusions, presque toutes les études signalent qu'à ces niveaux d'apport (supérieurs à 1 g/min-1), la tolérance aux boissons contenant divers CHO transportables est bien meilleure que pour celles comportant un seul type de CHO.
Pour résumer, nous dirons qu'il est important que soit conservé un équilibre entre le maintien du statut hydrique et la fourniture en CHO pour les muscles actifs. La vitesse d'absorption des liquides est étroitement liée à la concentration en CHO de la boisson ; si de fortes concentrations en CHO transportables perturbent la fourniture en liquides, leur multiplicité, au contraire, peut améliorer cette fourniture.

Besoins alimentaires du sportif
Les macronutriments, source d'énergie (2, 3)

Les Glucides
Les Glucides doivent constituer **50 à 60 % de l'apport énergétique**. Il s'agit du carburant essentiel du muscle et du cerveau. Ils sont stockés dans le foie et les muscles. Les réserves sont faibles et s'épuisent rapidement (environ 1 heure).
Il existe deux types de glucides :

- **Les glucides simples** qui ont un goût sucré (sucre de table, miel, sirop, jus) ont un index glycémique élevé. Ils sont rapidement assimilés et fournissent une énergie immédiatement disponible.
- **Les Glucides complexes** (céréales, féculents, légumes secs) qui sont stockés dans le foie et les muscles sont une source d'énergie de réserve disponible lors des efforts de longue durée.

Les lipides
Les lipides (graisses) doivent constituer **25 à 35 % de l'apport énergétique**. Il s'agit du carburant d'appoint. Ils ne sont pas utilisables immédiatement. Leurs stocks sont quasiment inépuisables. Ils sont utilisés lors d'efforts de longue durée ou d'intensité modérée. Ils sont constitués d'acides gras saturés (charcuterie, beurre) ou insaturés

(poisson, huile de tournesol) qui contiennent des omégas 3 et des omégas 6 qu'il faudra privilégier.

Les protides

Les protides doivent constituer environ **15 % de l'apport énergétique**. Leur rôle essentiel est structurel, c'est-à-dire qu'ils permettent la construction musculaire et la réparation cellulaire après l'effort. L'unité de base est l'acide aminé. Il n'y a pas de réserve disponible et certains acides aminés dits essentiels ne sont pas synthétisés par l'organisme. On trouve les protéines essentiellement dans des produits d'origine animale (poisson, viande, œufs, produits laitiers). Les sources végétales se trouvent dans les légumes secs (lentilles, haricot, pois). Les protéines animales sont de meilleure qualité. Il est important de savoir que pendant l'effort, il y a une diminution de la synthèse protéique et une augmentation de sa dégradation. Enfin, les besoins en protéines sont différents en fonction du type de sport pratiqué. Un sportif d'endurance aura besoin de 1,2 g de protéines par kilogramme de poids et par jour et, un sportif de force aura besoin de 2 à 3 g de protéines par kilogramme de poids et par jour, pendant une période limitée.

Les micronutriments

Les vitamines et les sels minéraux

Il s'agit de substances organiques ou minérales nécessaires à l'organisme. Les besoins sont satisfaits par une alimentation variée et équilibrée. Les aliments à forte densité nutritionnelle sont à privilégier (fruits, légumes, œufs, poissons).

- La vitamine B est apportée préférentiellement par les produits laitiers, la viande et les céréales.
- La vitamine D est apportée en grande partie par les poissons et les œufs.
- La vitamine C est apportée majoritairement par les fruits et les légumes.

Les principaux minéraux indispensables sont le calcium, le zinc, le fer et le magnésium. Une supplémentation ne se justifie que si un déficit est constaté (déficit en fer chez la femme par exemple).

Les compléments alimentaires

Sauf exception (pour certains sports de force), l'intérêt des compléments alimentaires n'est pas prouvé. En revanche, les risques de mauvais usages sont réels.

L'hydratation
L'eau est indispensable pour le métabolisme cellulaire et nécessaire pour évacuer la chaleur générée par la contraction musculaire. C'est le système de refroidissement du corps à l'effort. Une bonne hydratation est confirmée par l'émission d'urines claires. L'organisme contient environ 60 % d'eau. À l'effort, la perte hydrique peut aller de 0,5 à 2 l/h. Elle dépend notamment :

- du type d'effort (sa durée, son intensité) ;
- des conditions climatiques ;
- de l'équipement vestimentaire du sportif.

La sensation de soif est souvent tardive. Il ne faut pas l'attendre pour s'hydrater, car 1 % de déshydratation entraîne une baisse de performance de 10 %. Pour un effort de moins d'une heure, l'eau seule suffit. Au-delà d'une heure d'effort, il faut ajouter des glucides : 40 à 80 g de glucides sont nécessaires par litre d'eau, en fonction de la température extérieure. La phase privilégiée pour reconstituer ses réserves se situe environ 30 minutes après un effort intense et prolongé. Durant cette période, il faudra associer les boissons sucrées et les protéines (type Yaourt à boire par exemple). Il ne faut pas confondre les boissons énergétiques adaptées aux sportifs et les boissons énergisantes fortement déconseillées.

Les différents groupes d'aliments du sportif (3,5)
Les différents groupes d'aliments utilisés par les sportifs sont les mêmes que pour les personnes non sportives. Seules les modalités de leur utilisation diffèrent par la quantité d'aliments absorbés, le nombre de repas consommés dans la journée et l'heure de la prise de ces repas (en fonction du type de compétition, de la saison sportive, etc.).
Ainsi, un sportif pourra consommer, avec les indications suivantes, des aliments provenant de six groupes :

- **les produits laitiers** : consommer trois produits laitiers par jour (du lait, du fromage, des yaourts, etc.) dont un au petit déjeuner ;
- **les céréales et les féculents** : consommer à chaque repas des céréales ou des féculents (des pâtes, du riz, du pain, des pommes de terre, des légumes secs, etc.) ;
- **la viande, le poisson et les œufs** : consommer une à deux fois par jour des aliments de ce groupe. La consommation de poissons est à privilégier au moins deux fois par semaine ;
- **les corps gras** : limiter la consommation des aliments contenant des acides gras saturés (beurre, chips) et privilégier les graisses végétales (olive, colza) à consommer à chaque repas ;

- **les fruits et les légumes** : consommer crus ou cuits, voire surgelés, des fruits et des légumes à chaque repas ;
- **les sucres et produits sucrés** : limiter la consommation des produits sucrés (viennoiseries, barres chocolatées, glaces).

Alimentation du sportif en pratique (3, 4)

Alimentation du sportif au quotidien

Le sportif doit consommer à chaque repas :

- 1 portion de légume cru ou cuit ;
- 1 portion de protéine ;
- 1 portion de féculent ;
- 1 cuillère à soupe d'huile de colza (assaisonnement).

Le sportif doit avoir consommé au cours des trois repas et de la collation répartis sur la journée :

- 3 produits laitiers au moins ;
- 2 fruits au moins ;
- Il aura bu régulièrement.

Le sportif doit adapter le volume de son assiette au volume de son activité physique.

Alimentation du sportif quelques jours avant la compétition

- Pas de restriction.
- Favoriser le stockage des réserves énergétiques en optant pour des sucres complexes.
- Favoriser les apports en vitamines et minéraux.
- Privilégier les viandes maigres.
- Réduire les graisses.

Alimentation du sportif le jour de la compétition

- Choisir des aliments digestes.
- Privilégier les aliments riches en glucides.
- Respecter l'intervalle classique des 3 heures entre le dernier repas et l'activité.
- Limiter les aliments riches en graisse ou fibres pour éviter les troubles digestifs.

La boisson d'attente avant la compétition

Elle est recommandée surtout pour les sportifs sujets à un stress précompétitif important. Une heure avant la compétition, boire par petites gorgées du jus de fruit dilué à 50 % ou du fructose afin de maintenir le niveau d'hydratation et maintenir la glycémie (le stress est consommateur de glucides).

L'alimentation du sportif pendant la compétition

- L'eau est indispensable.
- Si la durée de l'exercice est inférieure à 1 h l'eau suffit.
- Au-delà d'une heure, il est nécessaire d'apporter des glucides (40 à 60 g/l d'eau).
- Plus il fait chaud, plus la boisson devra être diluée et inversement.
- Pour des exercices de longue durée, il faudra manger des glucides.

L'alimentation du sportif après la compétition

La période de récupération doit commencer une demi-heure après l'effort, elle est fondamentale et comprend trois phases :

- **la réhydratation** : boire 1,5 l d'eau, correspondant au volume perdu pendant l'effort ;
- **la recharge en glucides** : boire du jus de fruit, manger des barres de céréales, du pain d'épices, des barres chocolatées, etc. ;
- **la recharge en protéines :** pour réparer les lésions musculaires survenues à l'effort et reconstituer les réserves. L'idéal est d'associer des protéines rapides et lentes.

Conclusion

L'alimentation du sportif ne consiste pas en un régime particulier à suivre. C'est un équilibre alimentaire individuel qui s'inscrit dans la durée, où le plaisir doit l'emporter sur la contrainte. Une alimentation bien conduite permettra au sportif de bien supporter les séances d'entraînement, d'éviter le surmenage et les risques de blessure, de bien récupérer, de maîtriser son poids, et ainsi d'éviter des dérives possibles vers des conduites dopantes ou le dopage. Les sportifs de haut niveau ont le plus souvent dans leur équipe d'encadrement des personnes très compétentes (entraîneur, préparateur, équipe médicale ou paramédicale), prenant en charge les facteurs nutritionnels de la performance dans le but d'optimiser leur préparation. Les recommandations de *La Pyramide alimentaire pour adulte en bonne santé* de la Société suisse de nutrition (2005), complétées par les indications spécifiques à l'attention des sportifs afin de tenir compte du surcroît d'énergie et de substances nutritives que nécessite l'activité physique (7). Tous les sportifs, y compris ceux qui ont une pratique récréative ou occasionnelle, pourront également s'inspirer des recommandations publiées dans le cadre du Plan national nutrition santé pour optimiser leur alimentation (8).

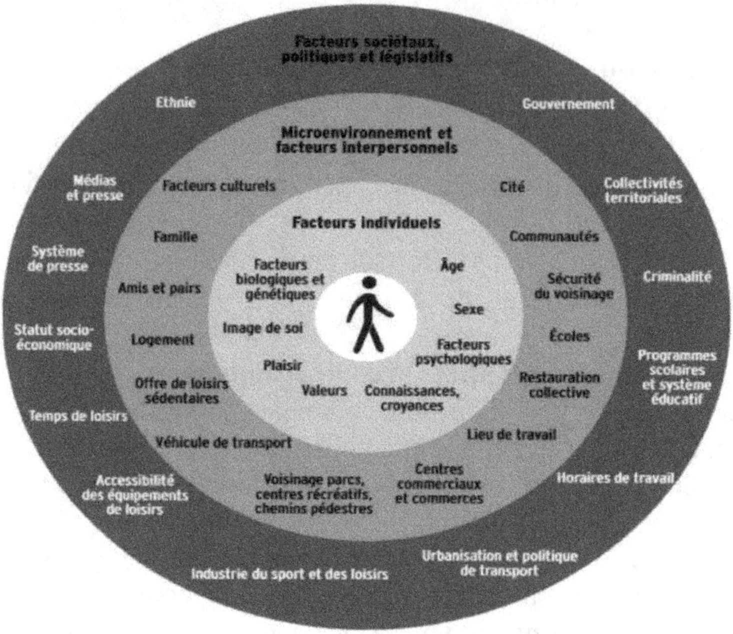

Schéma 19 : Déterminants de l'activité physique et de l'alimentation d'après Booth et al. (6)

Références

1. Affret A., « Évaluation de l'alimentation en épidémiologie et étude de l'évolution de l'alimentation selon l'environnement socio-économique et la survenue de cancer », *Santé publique et épidémiologie*, Université Paris-Saclay (Com UE), 2017, F.
2. AFVP, CROS, *L'Alimentation du sportif : quelques notions de base*, Édition décembre 2019.
3. MATON F. et Bacquaert P., *La Nutrition du sportif. Du loisir à la compétition. Santé, bien-être et performance*, coll. : « Sport et santé », Édition Chiron, 2009.
4. Cascua S. et Rousseau V., *Alimentation pour le sportif : de la santé à la performance*, Édition Amphora, 2005.
5. Bigard X. et Guezennec Ch.-Y., *Nutrition du sportif*, Elsevier-Masson, 2017.
6. Booth S. L., Sallis J. F., Ritenbaugh C. et al., "Environmental and societal factors affect food choice and physical activity : rationale, influences, and leverage points, *Nutr Rev* 2001 ;59 : S21–S39.

7. Swiss Forum for Sport Nutrition, 2008, Office fédéral du sport de la Confédération suisse, www.mobilesport.ch/actualite/nutrition-la-pyramide-alimentaire-des-sportifs.
8. Plan national nutrition santé, recommandations pour optimiser leur alimentation, www.mangerbouger.fr.
9. Brouns F., Senden J., Beckers E. J., Saris W. H. (1995) "Osmolarity Does not Affect the Gastric Emptying Rate of Oral Rehydration Solutions, *J. Parent. Enteral Nutr.*, 19, 403-406, DOI : 10.1177/0148607195019005403.
10. Chambers E. S., Bridge M. W., Jones D. A., "Carbohydrate Sensing in the Human Mouth : Effects on Exercise Performance and Brain Activity", *J. Physiol.*, 2009, 587, 1779–1794, DOI : 10.1113/jphysiol.2008.164285.
11. Cox G. R., Clark S. A., Cox A. J., Halson S. L., Hargreaves M., Hawley J. A., Jeacocke N., Snow R. J., Yeo W. K., Burke L. M., "Daily Training with High Carbohydrate Availability Increases Exogenous Carbohydrate Oxidation During Endurance Cycling", *J. Appl. Physiol.*, 2010, 109, 126–34.
12. Ferraris R. P., "Dietary and Developmental Regulation of Intestinal Sugar Transport", *Biochem. J.*, 2001, 360, 265–276, DOI : 10.1042/bj3600265.
13. Gant N., Stinear C. M., Byblow W. D., "Carbohydrate in the Mouth Immediately Facilitates Motor Output". *Brain Res.*, 2010, 1350, 151–158, DOI : 10.1016/j.brainres.2010.04.004.
14. Jentjens R. L., Moseley L., Waring R. H., Harding L. K., Jeukendrup A. E., "Oxidation of Combined Ingestion of Glucose and Fructose during Exercise", *J. Appl. Physiol.*, 2004, 96, 1277–84, DOI : 10.1152/japplphysiol.00974.2003.
15. Jeukendrup A. E., "Carbohydrate Intake during Exercise and Performance", *Nutrition*, 2004, 20, 669–677, DOI : 10.1016/j.nut.2004.04.017.
16. Jeukendrup A. E., "Carbohydrate feeding during exercise", *EJSS*, 2008, 8, 77–86, DOI : 10.1080/17461390801918971.
17. Jeukendrup A. E., "Carbohydrate and Exercise Performance: the Role of Multiple Transportable Carbohydrates", *Curr. Opin. Clin. Nutr. Metab. Care*, 2010, 1, 3, 452–457, DOI : 10.1097/MCO.0b013e328339de9f.
18. Jeukendrup A. E. et Chambers E. S., "Oral Carbohydrate Sensing and Exercise Performance", *Curr. Opin. Clin. Nutr. Metab. Care*, 2010, 13, 447–451, DOI : 10.1097/MCO.0b013e328339de83.
19. Jeukendrup A. E. et Moseley L., "Multiple Transportable Carbohydrates Enhance Gastric Emptying and Fluid Delivery",

Scand. J. Med. Sci. Sports, 2010, 20, 112–21, DOI : 10.1111/j.1600-0838.2008.00862.x.

20. Lambert G., Lang J., Bull A., Eckerson J., Lanspa S. et O'Brien J., "Fluid Tolerance while Running: Effect of Repeated Trials", *Int. J. Sports Med.*, 2008, 29, 878–82, DOI : 10.1055/s-2008-1038620.
21. Noakes T. D., Rehrer N. J., Maughan R. J., "The Importance of Volume in Regulating Gastric Emptying", *Med. Sci. Sports Exerc.*, 1991, 23, 307–13, DOI : 10.1249/00005768-199103000-00008.
22. Pfeiffer B., Stellingwerff T., Zaltas E., Jeukendrup A. E., "CHO Oxidation from a CHO Gel Compared with a Drink during Exercise", *Med. Sci. Sports Exerc.*, 2010a, 42, 2038–45, DOI 10.1249/MSS.0b013e3181e0efe6.
23. Rehrer N. J., Brouns F., Beckers E. J. et Saris W. H. M., "The Influence of Beverage Composition and Gastrointestinal Function on Fluid and Nutrient Availability during Exercise", *Scand. J. Med. Sci. Sports*, 1994, 4, 159–72.
24. Rodriguez N. R., Di Marco N. M. et Langley S., "American College of Sports Medicine Position Stand. Nutrition and Athletic Performance" *Med. Sci. Sports Exerc.*, 2009, 41, 709–31.
25. Sawka M. N., Burke L. M., Eichner E. R., Maughan R. J., Montain S. J. et Stachenfeld N. S., "American College of Sports Medicine Position Stand. Exercise and FLuid Replacement", *Med. Sci. Sports Exerc.*, 2007, 39, 377–90.
26. Shirreffs S. M. et Sawka M. N., "Fluid and Electrolyte Needs for Training, Competition and Recovery", *J. Sports Sci.*, 2011, 29, S39–46, DOI : 10.1080/02640414.2011.614269.
27. Smith J. W., Zachwieja J. J., Peronnet F., Passe D. H., Massicotte D., Lavoie C., Pascoe D. D., "Fuel Selection and Cycling Endurance Performance with Ingestion of [13C] Glucose: Evidence for a Carbohydrate Dose Response, *J. Appl. Physiol.*, 2010,108, 1520–29.
28. Smith J. W., Zachwieja J. J., Horswill C. A., Pascoe D. D., Passe D., Ruby B. C. et Stewart L. K. "Evidence of a Carbohydrate Dose and Prolonged Exercise Performance Relationship", *Med. Sci. Sports Exerc.*, 2010, 42, 84.
29. Stellingwerff T., Jeukendrup A. E., Authors Reply to Viewpoint by Joyner et al., entitled "The Two-Hour Marathon: Who and When?", J. Appl. Physiol., 2011, 110, 278–93.

CHAPITRE VI :

NUTRITION ET INFECTIONS

La relation entre maladies infectieuses et nutrition est connue de longue date, notamment sur le versant des risques liés à la conservation des aliments (Éric Bertin, 2020, 1). La malnutrition est impliquée dans plusieurs maladies et infections. Les données cliniques et épidémiologiques indiquent que la sous-nutrition prédispose aux infections. L'inverse qui stipule que l'infection pourrait conduire à la malnutrition est aussi vrai. La protection contre les infections est favorisée par une bonne nutrition, d'où le lien entre nutrition et infection.

Nutrition, santé et maladie

Le rôle de la nutrition dans la prévention est essentiel pour une bonne santé de la conception à la vieillesse (Guoya Wu et al., 2004, 1). Une mauvaise nutrition a été associé à certaines maladies chroniques comme les syndromes métaboliques, l'asthme bronchique, l'allergie, les maladies néoplasiques et les maladies cardiovasculaires pour citer que quelques-unes (Cesar G. et al., 2008, 12). Les nutriments (macros et micronutriments) doivent être consommés en quantité et qualité appropriée pour être utile. Plusieurs raisons expliquent pourquoi l'accès aux nutriments de qualités n'est pas toujours optimal dans les économies limitées surtout chez les enfants vivants dans ces communautés. La pauvreté et l'ignorance sont les raisons majeures. L'insécurité alimentaire et les maladies surtout infectieuses contribuent fortement à l'installation de la malnutrition. La plupart du temps le déficit nutritionnel est malheureusement mis en emphase avec les macronutriments (les hydrates de carbone, lipides et protéines). Bien que ces macronutriments soient utiles, l'on ne devrait pas oublier que les micronutriments (vitamines et sels minéraux) même en très petites quantités (zinc, sélénium et iode) améliorent la fonction des macronutriments à cause de leurs interactions synergiques. Par exemple le métabolisme des hydrates de carbone est amélioré par la thiamine (Vitamine B1) et, lorsqu'elle est absente, cela conduit au béribéri. Pour une meilleure prévention de la malnutrition, l'attention doit être focalisée sur la consommation des macronutriments et des micronutriments.

Malnutrition, infection et immunologie

La défense naturelle contre l'infection dépend du statut immunologique spécifique et des facteurs non spécifiques de la défense. Le bras immunologique est constitué de l'immunité humorale ou les cellules B (dérivé de la moelle osseuse) et cellulaire avec le bras des cellules T (dérivé du thymus). Les cellules B sont responsables de la production des immunoglobulines avec les fonctions spécifiques et la production des anticorps. Les cellules T sont responsables de l'immunité cellulaire telle que, l'hypersensibilité, le rejet des greffes et les réactions cytotiques. Les cellules T et B et leurs produits ainsi que les macrophages, le système des compléments sont important dans la lutte contre l'infection. Le mécanisme d'action utilise les enzymes qui sont les protéines. Ce mécanisme a besoin des récepteurs et les microéléments comme le zinc, le fer et les minéraux tels que le magnésium et le calcium. Le mécanisme a aussi besoin de l'énergie provenant des hydrates de carbone et des graisses. Tout ceci provient des nutriments qui doivent être consommés en quantité et en qualité adéquate pour que le système de défense soit optimal et moins vulnérable à l'infection.

Dans l'autre sens, l'infection aussi faible qu'elle soit peut précipiter la malnutrition. Une infection conduit à une baisse ou une perte d'appétit et une augmentation du métabolisme. Il y'a également la perte des nutriments par les selles comme dans les gastroentérites. Les infections virales telles que la rougeole chez les enfants donnent lieu le plus souvent à une malnutrition. Il est possible de prévenir ces conséquences par une supplémentation avec les doses prophylactiques de vitamine A et du zinc. Ceci a été prouvé très utile dans la prise en charge des infections respiratoire aiguë et les maladies diarrhéiques. De ce qui précède, l'infection peut engendrer la malnutrition et vice-versa, d'où l'installation d'un cercle vicieux (Bhaskaram P. et al., 1992, 3). Le lien est clairement immunologie (4, 5, 6). Ce problème reste l'un des défis majeurs pour l'amélioration de l'état nutritionnel des enfants de moins de 5 ans dans les pays en développement. Une amélioration du statut nutritionnel des enfants passe par l'implémentation des programmes d'immunisation pour faire face à ce défi. L'accès à l'eau portable, l'assainissement du milieu, évacuation déchets ménagers et humains, l'habitat approprié et la sécurité alimentaire et nutritionnelle jouent un grand rôle important dans l'apport d'une solution (Bhaskaram P. et al., 1992, 3). L'allaitement exclusif pendant les six premiers mois de vie et un apport approprié en aliments de complément tout en poursuivant l'allaitement sont des actions indispensables qui ont prouvé son efficacité

dans la protection contre les infections et la réduction de la morbidité et la mortalité infantile (Gerald T. et al., 2003, 4).
À l'échelon de la population mondiale, la dénutrition est présente à des niveaux très hétérogènes, avec une prévalence bien plus importante dans les zones où le climat est défavorable à l'agriculture ou en situation de conflit. Cependant, celle-ci n'est pas la seule cause de vulnérabilité aux agents infectieux. Certaines carences nutritionnelles spécifiques sont également incriminées. Le déficit d'apports en vitamine A, bien connu pour être la première cause de cécité dans le monde, serait présent chez 250 millions d'enfants et à l'origine d'une altération de leurs défenses immunitaires, les exposant à un risque de mortalité de 10 % (5). Les mécanismes à l'origine de cette surmortalité étaient attribués au rôle de la vitamine A sur l'intégrité de la barrière épithéliale et la localisation des leucocytes au niveau intestinal, mais d'autres effets ont été plus récemment mis à jour au niveau systémique sur la fonction leucocytaire et la différenciation des lymphocytes CD4(+) (Anne-Claire N., 2020, 5). Pour autant, suite aux résultats de certaines méta-analyses, l'intérêt d'une supplémentation isolée en vitamine A sous forme de capsules données tous les 6 mois aux populations déficitaires est actuellement controversé, et de nouvelles formes de supplémentation (à doses moindres, de façon plus régulière et intégrant d'autres micronutriments) sont actuellement privilégiées (Anne-Claire N., 2017, 6).
Dans le contexte actuel d'émergence de nouveaux virus, favorisée par des modifications des relations entre l'homme et l'animal (notamment *via* les pratiques alimentaires de certaines communautés et la déforestation) et de fortes densités/migrations populationnelles, un autre micronutriment mérite également d'être considéré. Il s'agit du sélénium dont le déficit a été associé à la pathogénicité de plusieurs types de virus. Ainsi, le déficit d'apports en sélénium via un stress oxydatif plus élevé chez l'hôte, favoriserait la mutation du génome viral, qui de bénin ou faiblement pathogène peut devenir très virulent (Vidailhet M. et al., 7). Ce phénomène a été constaté dans des modèles animaux de contamination avec les virus influenza (virus de la grippe) et coxsackie. Les mécanismes en cause sont encore à préciser, mais il a pu être démontré que la maladie de Keshan (cardiomyopathie) était en fait la conséquence d'une maladie virale à coxsackie (CVB3/0) dont l'expression était favorisée par la carence en sélénium (Vidailhet M. et al.,7).
D'autres travaux ont mis en évidence une moindre efficacité des programmes de vaccinations chez les populations déficitaires en

sélénium. Or, selon une récente étude, 72,8 % des enfants chinois présenteraient un déficit d'apports en sélénium (Parent-Massin D., 2019, 8).
Si la lutte contre les nouvelles épidémies virales passe avant tout par des mesures d'identification précoce et de prévention de la contagion (hygiène des mains, port de masques…) en attendant le développement de vaccins, l'amélioration du statut nutritionnel des populations est également un aspect à ne pas négliger.

Relation infection et Covid-19

Le contexte

La situation épidémiologique de la Covid-19 dans le monde au 10 avril 2022 faisait état d'un cumul de 498 154 315 cas pour 6 176 420 décès soit une létalité de 1,2 % (10). L'Afrique enregistre au cours de la même période 11 409 054 cas pour 252 237 décès soit une létalité de 4,1 % (10). L'Afrique de l'Ouest enregistrait durant la même période 836 323 cas pour 11 336 décès soit une létalité de 1,4 % (10). Quant au Mali, il enregistrait à la mêm période un cumul de 30 566 cas pour 729 décès, soit une létalité de 2,4 % (10).

En termes de guérison, l'Afrique de l'Ouest a enregistré 817 901 cas soit un taux de guérison de 97,8 %, par contre le Mali pour la même période enregistrait 917 901 guérisons soit un taux de 97,8 % (10). Le nombre de cas actifs que comptait le Mali à la date du 10 avril 2022 était de 4 650 soit 0,6 % du cumul des cas confirmés avec des disparités au niveau des États membres de la CEDEAO (10, Tableau 24).
Le comité ministériel de coordination en charge de la santé pour la réponse à la pandémie de Covid-19 dans l'espace CEDEAO a été mis en place en 2020 afin de fournir des conseils à l'OOAS en matière de stratégies de réponse face à la pandémie de la Covid-19. Lors de la huitième réunion de ce comité tenue par visioconférence le 5 avril 2022, les ministres de la Santé ont, compte tenu de l'évolution actuelle de la pandémie, adopté les mesures suivantes :

1. **Interventions non pharmaceutiques**
    - Le port de masques dans les lieux publics est recommandé, mais pas obligatoire ;
    - Promouvoir et maintenir des pratiques améliorées d'hygiène des mains et des voies respiratoires ;

- Toutes les activités sociales et religieuses peuvent reprendre à plein régime à condition que les participants soient entièrement vaccinés.

2. **Surveillance/dépistage**
   - Promouvoir l'utilisation de tests de diagnostic rapide à antigène pour le dépistage de masse tout en mettant moins l'accent sur la PCR comme test de diagnostic ;
   - Faire en sorte que les kits de tests de diagnostic rapide de détection des antigènes soient largement disponibles, en particulier, pour une capacité d'appoint pendant les vagues ;
   - Limiter l'utilisation du test PCR aux centres de référence afin de renforcer la surveillance et le suivi des nouveaux variants (au moyen d'échantillons représentatifs) pour faciliter la détection précoce de la présence de variants, déterminer les tendances épidémiologiques et guider dans le cadre des mesures de confinement.
3. **Vaccination**

   Les vaccinations demeurent une composante clé de la réponse. Les États membres doivent, de façon active, promouvoir la vaccination en plus de donner la priorité aux populations vulnérables ou à risque afin d'atteindre une couverture vaccinale de 70 % de la population d'ici à juin 2022 ou peu après, conformément à l'échéance convenue en Afrique.
4. **Restrictions de voyage/tests PCR pour les voyages par voies aériennes**
   - Tout voyageur entièrement vacciné doit être autorisé à entrer sur un territoire sans présenter un résultat négatif au test PCR et ne doit pas faire l'objet de test à l'arrivée ;
   - Tout voyageur partiellement vacciné doit fournir un résultat négatif de test PCR dont le délai de validité est de 72 heures au plus et se verra proposer la vaccination à destination.
5. **Frontières terrestres et maritimes**
   - Tout voyageur entièrement vacciné doit être autorisé à entrer sur un territoire sans présenter un résultat négatif au test de diagnostic rapide à antigène et ne doit pas faire l'objet de test à l'arrivée ;
   - Tout voyageur partiellement vacciné doit présenter un résultat négatif de test de diagnostic rapide à antigène dont le délai de validité est de 72 heures au plus et se verra proposer la vaccination à destination.

6. **Communication sur les risques et l'engagement communautaire**

- Poursuivre avec les messages actuels qui font la promotion de l'hygiène des mains et des voies respiratoires, de l'utilisation de tests rapides à antigènes et de la vaccination.

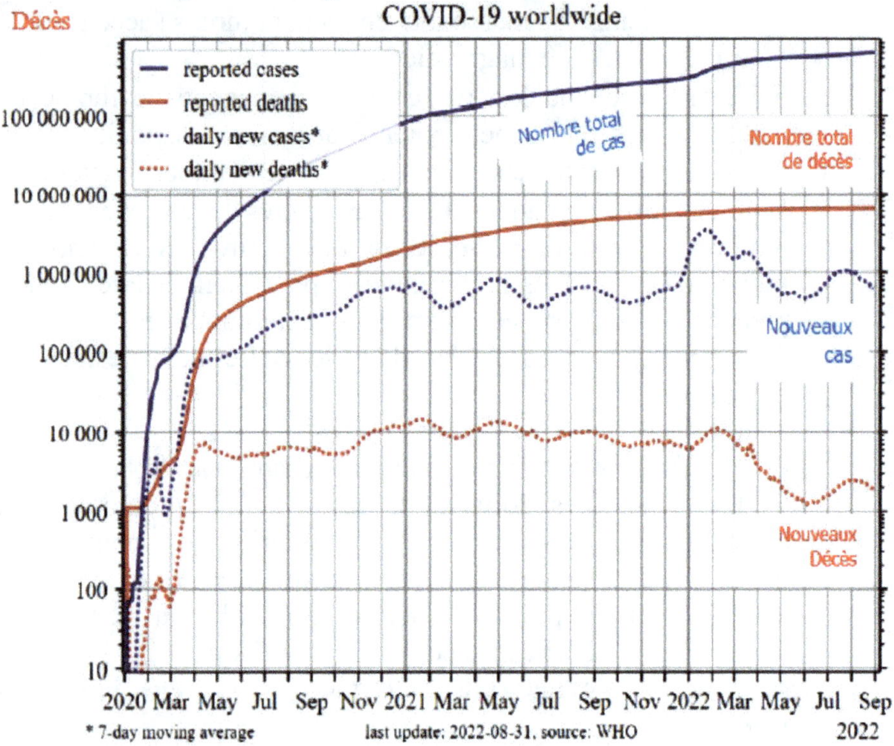

Nombre de cas (bleu) et nombre de décès (rouge) dans le monde (lignes pleines) et nombre des nouveaux cas et décès (pointillés).

Figure 20 : Évolution des cas et décès par Covid-19 dans le mode au 31 août 2022 (13)

Tableau 24 : Morbidité et mortalité par Covid-19 à la date du 9 septembre 2022

	Nombre de cas	**Nombre de décès**	**Taux de létalité**
Monde	607 362 097	6 510 110	1,07
Europe	246 714 358	2 061 232	0,84
États-Unis	175 912 870	2 818 706	1,60
Asie	159 022 000	1 442 000	0,90
Afrique	9 296 728	174 347	1,88
Afrique de l'Ouest	936 074	12 094	1,29

L'Europe est le continent le plus frappé par la Covid-19 suivi des États-Unis et de l'Asie ; par contre, l'Afrique est le continent le moins touché, bien qu'il ait le taux de létalité le plus élevé avec 1,88 % contrairement à l'Europe qui affiche le plus faible taux de létalité avec 0,84 %.

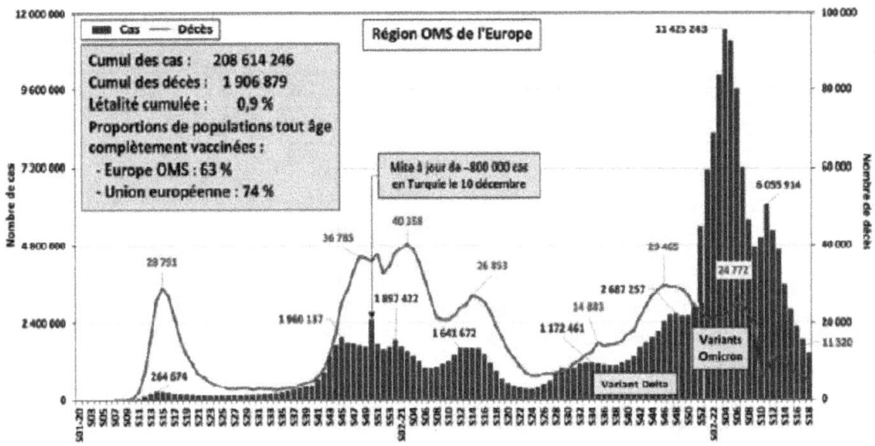

Source : OMS, Google covid. Naxtstrain/ncov, mai 2022

Figure 21 : Évolution hebdomadaire des cas et décès de Covid-19 dans la région OMS de l'Europe entre le 21 janvier 2020 et le 8 mai 2022 (13).

Tableau 25 : Distribution des cas et décès de Covid-19 dans les pays de la CEDEAO au 2 octobre 2022

Monde : cas **Décès** **Létalité**	**498 154 313** **6 176 420** **1,2 %**	**Afrique**	**Cas** **Décès** **Létalité**	**11 409 054** **252 237** **4,1 %**	
Pays	**Cas**	**Décès**	**Taux de létalité**	**Guéris**	**Taux guérison**
Nigeria	255 606	3 142	1,2	249 718	97,7
Ghana	161 048	1 445	0,9	159 566	99,1
Sénégal	85 950	1 965	2,3	83 959	97,7
Côte d'Ivoire	81 814	796	1,0	80 985	99,0
Cap-Vert	55 971	401	0,7	55 504	99,2
Togo	36 957	272	0,7	36 659	99,2
Guinée	36 957	779	2,1	36 047	98,7
Mali	30 566	729	2,4	29 670	97,1
Bénin	26 952	163	0,6	26 279	97,5
Burkina Faso	20 858	382	1,8	20 439	98,0
Gambie	11 990	365	3,0	11 621	96,9
Niger	8 243	308	3,5	8 488	96,2
Guinée-Bissau	8 172	170	2,1	7 260	88,8
Sierra Leone	7 677	125	1,6	4 816	62,7
Libéria	7 400	294	4,0	6 890	93,1
Total OOAS	**836 323**	**11 336**	**1,4**	**817 901**	**97,8**

Source : CEDEAO, Bulletin épidémiologique hebdomadaire, 10 avril 2022 (13)

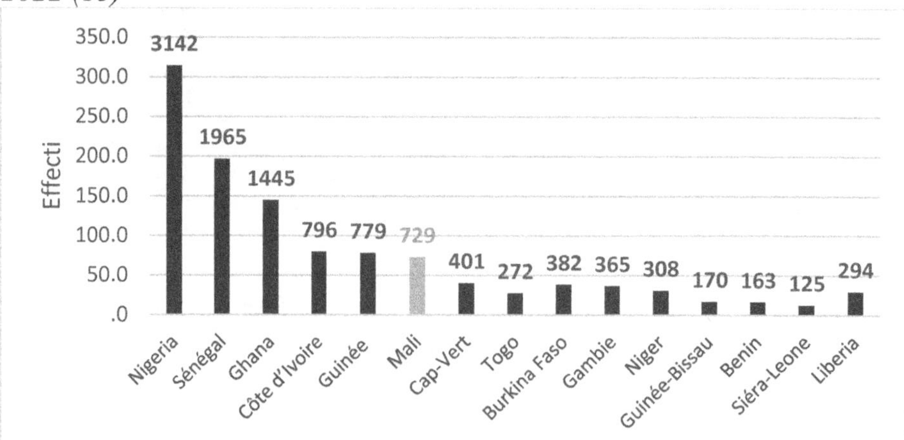

Figure 22 : Répartition des décès par Covid-19 des pays de la CEDEAO au 10 avril 2022 (13).

Le Nigeria (3 142 cas), le Sénégal (1965) et le Ghana (1 445) sont les pays ouest-africains qui ont enregistré le plus grand nombre de cas de Covid-19 au 22 juin 2022. Le Libéria (294 cas), le Bénin (163 cas) et la Sierra Leone (125 cas) sont les pays qui ont enregistré le plus faible nombre de cas. Le Nigeria, le Ghana et le Sénégal ont enregistré le plus fort taux de mortalité contrairement à la Sierra Leone, au Bénin et à la Guinée-Bissau qui affichent le taux de létalité le plus bas.

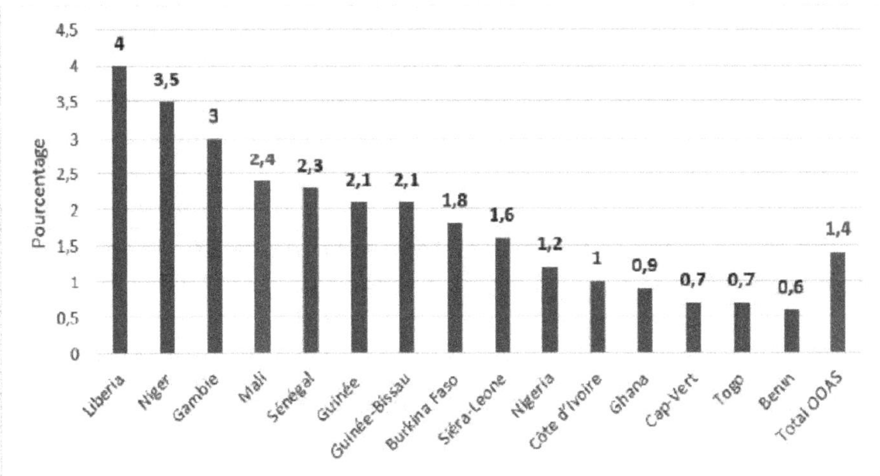

Figure 23 : Répartition de la létalité liée à la Covid-19 dans les pays ouest-africains au 22 juin 2022 (13).

Le Libéria (4 %), le Niger (3,5 %) et la Gambie (3 %) ont enregistré le taux de létalité le plus élevé contrairement au Cap-Vert, au Togo avec 0,7 % chacun et au Bénin avec 0,6 %. Le Mali quant à lui affiche 2,4 % de létalité.

Tableau 26 : Répartition des cas, guéris et décès de la Covid-19 par région du Mali au 10 avril 2022 (13).

Régions	**Cas positifs**	**Guéris**	**Décès**
Bamako	20 568	20 681	644
Kayes	1 769	1 757	4
Koulikoro	5 024	4 927	11
Sikasso	1 331	861	17
Mopti	887	851	38
Tombouctou	729	592	10
Ségou	478	302	5
Gao	200	192	8
Kidal	162	158	0
Ménaka	6	4	0
Taoudenni	2	0	0
Total	**31 156**	**30 325**	**737**
Pourcentage		**97,3**	**2,4**

Toutes les régions du pays ont été affectées par la Covid-19, et sur les 75 districts sanitaires que compte le pays, 57 ont été atteints.

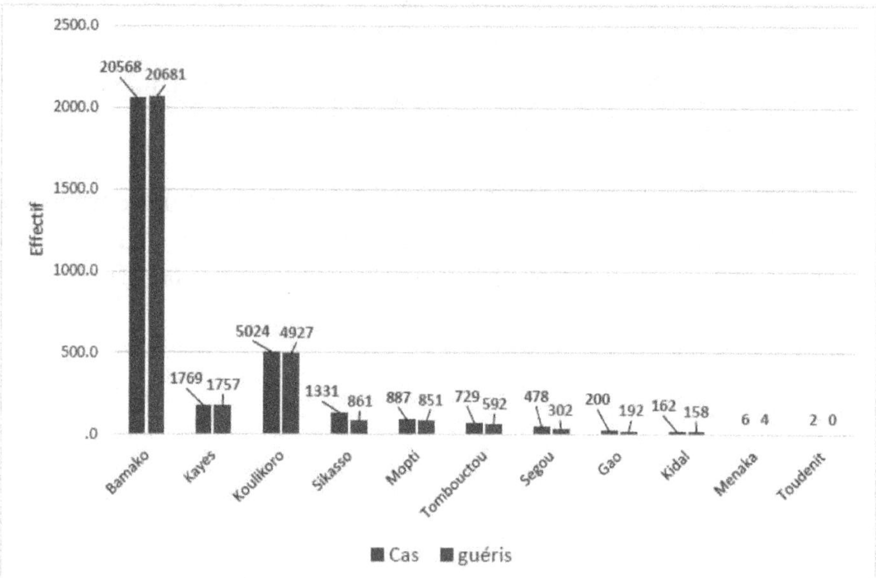

Figure 24 : Évolution des cas et décès de Covid-19 au Mali par semaine épidémiologique au 22 juin 2022.

En résumé

La perte de nutriment conduisant à la malnutrition empêche la résistance de l'organisme contre l'infection. Les infections également aussi bénignes qu'elles soient ont un impact significatif sur le statut nutritionnel. Le mécanisme de ce cercle vicieux a déjà été élucidé en long et en large. Les différents aspects du système de défense contre les infections ont besoin d'une nutrition adéquate pour un fonctionnement optimal. Dans la perte nutritionnelle cette protection est empêchée. La solution est donc évidente, il faut une nutrition améliorée pour un statut immunologique amélioré.

Références

1. Bertin É., Nutrition et maladies infectieuses : un réel enjeu !, *Cahiers de nutrition et de diététique*, mars 20, 2055, 1–2, in https://www.researchgate.net/publication/consulté le 28 avril 2022.
2. Wu G., Bazar F. W., Cudd T. A., Cynthia J., Meininger et Thomas E. Spencer, "Maternal Nutrition and Fetal Development", *J. Nutr.*, sept. 1, 2004, vol. 134, n° 9: 2169–72.
3. Victora CG., Adair L., Fall C., Hallal PC., Martorell R., Richter L. et Sachdev HS., Maternal and Child Undernutrition: Consequences for Adult Health and Human Capital, *Lancet*, 2008, 371, 340–57, Published online 2008/Second series of five papers.
4. Bhaskaram P., The Vicious Cycle of Malnutrition-Infection with Special Reference to Diarrhea, Measles, and Tuberculosis, *Indian Paediatrics*, vol. 29, June 1992, 805–812.
5. Keusch GT., The History of Nutrition: Malnutrition and Immunity, *J. Nutr.*, Jan. 2003, vol. 133, n° 1, 336 s – 340s.
6. Anne-Claire N., Nutrition et maladies infectieuses, 2020, in https://www.elsevier.com/fr-/nutrition-et-maladies-infectieuses-un-reel-enjeu, consulté le 23 août 2022.
7. Vidailhet M., Rieu D., Feillet F., et al., VitaminA in Pediatricx: an Aupadte from Nutrition Committee of the French Society PF Pediatros, 2017, in https://www.elsevier.com/fr-/nutrition-et-maladies-infectieuses-un-reel-enjeu, consulté le 23 août 2022.
8. Parent-Massin D., Les additifs alimentaires autorisés en charcuterie font-ils courir des risques aux consommateurs, *Cah. Nutr. Diet.*, 2019.

9. Schneider S. M., Veyres P., Pivot X., et al., "Malnutrition Is an Independent Factor Associated with Nosocomial Infections", *Br. J. Nutr.*, 2004, in https://www.elsevier.com/fr-/nutrition-et-maladies-infectieuses-un-reel-enjeu, consulté le 23 août 2022.
10. CEDEAO, *Bulletin épidémiologique hebdomadaire*, semaine 15 du 4 au 10 avril 2022.
11. Le point sur la relation entre nutrition et cancer, in http://www.nutripro.nestle.fr/article/relation-entre-nutrition-et-cancer, Nutripro (nestle.fr), consulté le 21 septembre 2022.
12. Cesar G. Victora, Linda Adair, Caroline Fall, Pedro C Hallal, Reynaldo Martorell, Richter, Harshpal Singh Sachdev. Maternal and Child Undernutrition: consequences for adult health and human capital. *The Lancet* 2008; 371: 340 – 57.
13. OMS. Google Covid, Naxstrain, Covid, mai 2022

CHAPITRES VII :

NUTRITION ET MALADIES CHRONIQUES NON TRANSMISSIBLES (MCNT)

MALADIES CHRONIQUES NON TRANSMISSIBLES

Contexte

Une maladie chronique non transmissible (MNT) est une maladie non infectieuse et non transmissible entre personnes. Les MCNT peuvent être chroniques et à progression lente, ou aiguës et conduire à une mort plus rapide comme certains types d'accidents vasculaires cérébraux (AVC). Les MCNT comprennent : les maladies auto-immunes, les maladies cardio-vasculaires, les AVC, beaucoup de cancers, l'asthme, le diabète, les insuffisances rénales chroniques, l'ostéoporose, la maladie d'Alzheimer, les cataractes, etc.

Selon l'Organisation mondiale de la santé, l'épidémie mondiale de MCNT est devenue la première cause de mortalité et de surmortalité dans le monde : en 2016, environ 40,5 millions (71 %) des 56,9 millions de décès dans le monde étaient dus à des maladies non transmissibles, et le vieillissement de la population n'explique qu'une partie de cette tendance (1, 2). Certains modes de vie et l'environnement sont des facteurs de risque connus pour certaines MCNT. Au moins 5 millions de personnes meurent annuellement du tabagisme et environ 2,8 millions meurent de surpoids. L'excès de cholestérol causerait 2,6 millions de morts, et 7,5 millions de personnes meurent à cause d'hypertension artérielle (1, 2).

L'ONU et l'OMS parlent maintenant d'épidémie et visent en 2018 une réduction de 30 % des décès prématurés induits par les maladies chroniques non transmissibles d'ici 2030 (cancers, maladies cardiovasculaires, diabète, etc.), mais en 2018 plus de la moitié des pays n'ont pas de stratégie le permettant selon les épidémiologistes (3).

Pour réduire d'un tiers cette mortalité, il serait nécessaire de réduire considérablement la consommation de tabac et d'alcool et les problèmes de tension artérielle, et aussi d'offrir à tous un accès équitable aux mesures et soins préventifs et curatifs efficaces et de qualité, pour les MCNT aiguës et chroniques (2). Les maladies non transmissibles sont aujourd'hui la principale cause de mortalité dans le monde. Elles sont à l'origine de 71 % des décès dans le monde (4), soit 41 millions de décès

(4), une tendance qui a d'énormes répercussions sur les plans sanitaire et économique. À cause de ces maladies, des millions de personnes mourront prématurément ou verront leur qualité de vie compromise, et des pays et régions verront leur productivité diminuer et leur croissance économique s'arrêter. La hausse de la prévalence de l'obésité, la consommation accrue d'aliments de mauvaise qualité et la dénutrition omniprésente contribuent à cette épidémie. Aujourd'hui, tous les pays dans le monde doivent porter le fardeau combiné de la malnutrition et des maladies non transmissibles. Aucun pays n'est épargné.

Épidémiologie des maladies chroniques non transmissibles

Les maladies chroniques non transmissibles (MCNT), telles que les maladies cardiovasculaires, les cancers, le diabète et les affections respiratoires chroniques, sont la principale cause de mortalité et elles sont responsables de 74 % des décès dans le monde (OMS, 2022, 36). Ces maladies ont en commun des facteurs de risque clés liés au comportement qu'il est possible de modifier, notamment le tabagisme, une mauvaise alimentation, l'absence d'exercice physique, et l'usage nocif de l'alcool, qui à leur tour entraînent surpoids et obésité, hypertension, hypercholestérolémie, et finalement la maladie. Elles représentent toujours un important problème de santé publique dans tous les pays, y compris dans les pays à revenu faible ou intermédiaire où surviennent plus des trois quarts d'entre elles (36).

En 2005, la moitié des 35 millions de morts de MCNT avaient moins de 70 ans, et la moitié étaient des femmes (8). En 2008, ce sont 36 des 57 millions de morts dans le monde (63 %) qui étaient dus à des MCNT (9). En 2016, environ 40,5 millions (71 %) des 56,9 millions de morts résultaient de MCNT, avec environ 1,7 million de morts (4 % de tous les décès dus aux MCNT) étant des moins de 30 ans. Près de 15,2 millions (38 %) avaient de 30 à 70 ans, et 23,6 millions (58 %) étaient des personnes âgées (> 70 ans) (2). Environ 32,2 millions de décès (80 %) étaient dus à un cancer, des maladies cardiovasculaires ou respiratoires chroniques ou au diabète) alors que les autres 8,3 millions (20 %) de morts de MNT étaient dus à d'autres maladies non transmissibles (2).

Pour les 186 pays et territoires couverts par des statistiques, les femmes (dans 164 pays, soit 88 % des pays) et les hommes (dans 165 pays, soit 89 % des pays) avaient une probabilité plus élevée de mourir d'une maladie non transmissible avant l'âge de 70 ans que de toutes les maladies transmissibles, maternelles, périnatales et nutritionnelles combinées (2). De 2015 à 2030, la tendance est à l'augmentation des morts causées par les MCNT de 52 millions/an, alors que les morts causées par les maladies infectieuses, les problèmes médicaux périnatals ou ceux liés à la grossesse et les déficiences nutritionnelles devraient décliner de 7 millions par an pendant la même période (10). Ces maladies sont mieux soignées dans les pays développés, ce qui explique un risque de mortalité par MCNT moindre dans les pays les plus riches de l'Asie-Pacifique, d'Europe occidentale, d'Australasie et au Canada (10). Par contre, le même risque est le plus élevé en Afrique subsaharienne, en Asie centrale et en Europe de l'Est (2). Ces maladies sont liées au mode de vie, car la majorité d'entre elles pourrait être prévenue, les causes les plus communes étant le tabagisme, l'abus d'alcool, un régime alimentaire malsain (forte consommation de sucre, sel, graisses saturées et acides gras trans) et inactivité physique. Actuellement, les MCNT tuent 36 millions de personnes par an, un nombre qui, selon les estimations, pourrait augmenter de 17 à 24 % dans la prochaine décennie (13).

Historiquement, beaucoup de MCNT étaient associées au développement économique, désignées ainsi comme « maladies des riches » (14). Cependant, avec une estimation de 80 % des quatre principaux types de MCNT (maladies cardiovasculaires, cancers, maladies respiratoires chroniques et diabète), surviennent maintenant dans les pays à revenus faibles ou moyens (15). Près de deux tiers (2/3) des personnes touchées par le diabète vivent actuellement dans les pays en voie de développement (16,17).

En 2008 seulement, les MCNT étaient la cause de 63 % des décès dans le monde ; un nombre dont on attend une augmentation considérable dans le futur si aucune mesure n'est prise (17). Si les tendances de croissance actuelles sont maintenues, 7 morts sur 10 seront attribuées aux MCNT dans les pays en voie de développement, tuant 52 millions de personnes par an dans le monde d'ici à 2030 (17).

Les pays les plus riches et industriels sont les plus concernés. Sur la base de statistiques de 186 pays de 2010 à 2016, ce sont le Royaume-Uni, les États-Unis et la Chine qui ont le plus grand risque de mourir prématurément avant 70 ans de cancer, d'affections cardiovasculaires (AVC), devant l'Italie, la France, la Corée du Sud et l'Australie (5).

Entre 1980 et 2013, la proportion de personnes en surpoids ou obèses a augmenté de 28 % chez les adultes et de 47 % chez les enfants et les adolescents (18). De nos jours, plus de 2 milliards de personnes, soit près d'un tiers de la population totale sont en surpoids ou obèses (18). Les MCNT ont de graves conséquences socio-économiques. Elles font reculer la production mondiale et nationale, mettent les systèmes de santé à rude épreuve et constituent un lourd fardeau pour les ménages vulnérables, avec le risque d'entraver les progrès escomptés dans le cadre du Programme de développement durable à l'horizon 2030 (19). Elles représentent l'un des plus grands freins à la productivité économique dans le monde. Ces statistiques ont poussé l'OMS et le Réseau pour le développement humain de la Banque mondiale à faire de la prévention et du contrôle des maladies chroniques non transmissibles une priorité de santé mondiale.

En Afrique de l'Ouest, le taux de mortalité dû aux maladies chroniques non transmissibles n'est pas négligeable. Au Mali, selon les estimations de l'OMS de 2022 (36), le taux de mortalité dû à ces maladies est de 30 % avec un risque de décès prématuré lié de 22 % (36). Pour le Niger sur une population, la mortalité est également de 30 % avec un risque de décès prématuré de 21 % (36). Au Sénégal, le taux de mortalité est estimé à 45 % avec un risque de décès prématuré de 20 % (36). La Côte d'Ivoire accuse une mortalité de 22 % et un risque de décès prématuré par MCNT de 22 %. Le Bénin présente le taux de mortalité le plus élevé avec 39 % et un risque de mortalité prématurée par de 23 % (36).

Principaux faits

- Les maladies non transmissibles (MCNT) tuent chaque année 41 millions de personnes, ce qui représente 74 % de l'ensemble des décès dans le monde (37).
- Chaque année, 17 millions de personnes meurent d'une MCNT avant l'âge de 70 ans, plus de 86 % de ces décès prématurés surviennent dans les pays à revenu faible ou intermédiaire (37).
- Sur l'ensemble des décès imputables aux MCNT, 77 % se produisent dans des pays à revenu faible ou intermédiaire (37).
- Les maladies cardiovasculaires sont à l'origine de la plupart des décès dus aux MCNT, soit 17,9 millions de personnes par an, suivies des cancers (9,3 millions), des maladies respiratoires chroniques (4,1 millions) et du diabète (2,0 millions, y compris les décès dus à une maladie rénale causée par le diabète) (37).
- On impute à ces quatre groupes d'affection plus de 80 % des décès prématurés (37, 4).
- Le tabagisme, la sédentarité, l'usage nocif de l'alcool et une mauvaise alimentation augmentent le risque de mourir d'une maladie non transmissible.

- La détection, le dépistage et le traitement des maladies non transmissibles, de même que les soins palliatifs, sont des éléments essentiels de la riposte contre ces maladies.

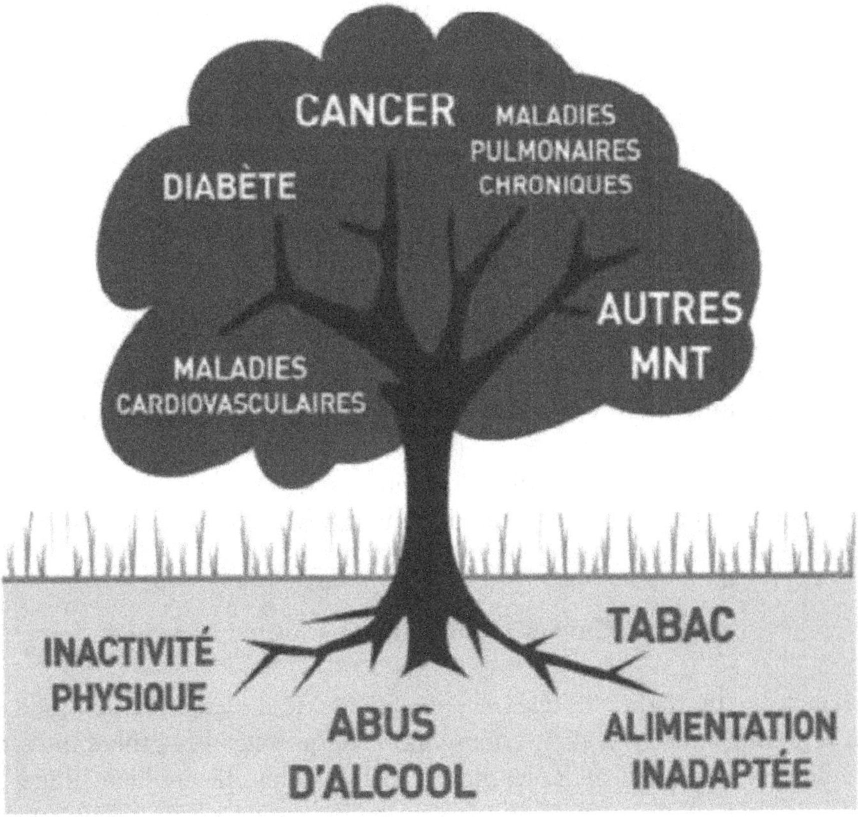

Schéma 25 : Schéma des facteurs susceptibles d'engendrer les MCNT (4).

Les maladies non transmissibles, appelées également maladies chroniques, tendent à être de longue durée et résultent d'une association de facteurs génétiques, physiologiques, environnementaux et comportementaux.
Les principaux types de maladies non transmissibles sont les maladies cardiovasculaires (accidents vasculaires cardiaques ou cérébraux), les cancers, les maladies respiratoires chroniques (bronchopneumopathie chronique obstructive ou asthme) et le diabète. Elles ont un impact

disproportionné dans les pays à revenu faible ou intermédiaire qui recensent plus des trois quarts des décès dus à ces maladies (4).
L'exposition au risque concerne toutes les tranches d'âges et toutes les régions sont affectées par les maladies non transmissibles. On les associe souvent aux groupes plus âgés, mais les faits montrent que 15 millions des décès attribués aux maladies non transmissibles surviennent entre 30 et 69 ans (5). On estime que plus de 85 % de ces décès prématurés sont enregistrés dans des pays à revenu faible ou intermédiaire (5). Les enfants, les adultes et les personnes âgées sont tous vulnérables aux facteurs de risque, qu'il s'agisse de la mauvaise alimentation, de la sédentarité, de l'exposition à la fumée du tabac ou des effets de l'usage nocif de l'alcool.
L'expansion de ces maladies est alimentée par des phénomènes d'urbanisation rapide et non planifiée, la mondialisation des modes de vie défavorables à la santé et le vieillissement des populations (5). La mauvaise alimentation et la sédentarité peuvent se traduire au niveau individuel par une augmentation de la tension artérielle, de la glycémie, de la lipidémie et de l'obésité. On parle de facteurs de risque métaboliques pouvant entraîner des maladies cardiovasculaires, cause principale de décès prématurés.

Causes et facteurs de risque

Les facteurs de risque tel que les antécédents de la personne, le mode de vie et l'environnement sont connus pour augmenter les probabilités de développer certaines maladies non transmissibles. Ils incluent l'âge, le sexe, la génétique, l'exposition à la pollution atmosphérique et les habitudes de vie comme le tabagisme, la diététique et l'inactivité physique, qui peuvent mener à l'hypertension artérielle et à l'obésité et à l'augmentation du risque de MCNT (11). La plupart de ses maladies sont considérées comme pouvant être prévenues parce qu'elles sont causées par des facteurs de risque modifiables.
On estimé que, si les facteurs de risque primaires étaient éliminés, 80 % des cas de maladies cardiovasculaires, d'accidents vasculaires cérébraux et de diabète de type 2 et 40 % des cancers pourraient être prévenus. Les interventions ciblant les facteurs de risque principaux pourraient avoir un impact significatif sur la réduction de la charge des maladies dans le monde. Il a été démontré que les efforts focalisés sur un meilleur régime alimentaire et une plus importante activité physique contrôlent la prévalence des maladies chroniques non transmissibles (10). Les facteurs

de risque peuvent être comportementaux (tabagisme, sédentarité, mauvaise alimentation et usage nocif de l'alcool) qui augmentent le risque de maladies non transmissibles, mais succeptibles d'être modifiés.

On impute au tabac plus de 7,2 millions de décès par an (y compris ceux par exposition à la fumée des autres) et, selon les projections, ce chiffre devrait sensiblement augmenter dans les prochaines années (4). Quant à une consommation excessive de sel/sodium, on attribue environ 4,1 millions de décès par an (7). Plus de la moitié des 3,3 millions de décès par an imputables à l'alcool sont dus aux MNT, parmi lesquelles le cancer (7). C'est 1,6 million de décès peuvent être attribuer à une activité physique insuffisante (7). D'autres facteurs de risque sont métaboliques et physiologiques. Il s'agit des facteurs de risque qui contribuent à des modifications du métabolisme qui augmentent le risque de maladies non transmissibles (hypertension artérielle, surpoids/obésité, hyperglycémie et hyperlipidémie (7).

En nombre de décès imputables aux maladies chroniques non transmissibles, le principal facteur de risque métabolique est à l'échelle mondiale l'hypertension artérielle (responsable de 19 % des décès dans le monde), suivie du surpoids et de l'obésité, puis de l'hyperglycémie (7). Il existe un lien étroit entre la pauvreté et les maladies non transmissibles (7). On prévoit que la croissance rapide des maladies non transmissibles fera obstacle aux initiatives de réduction de la pauvreté dans les pays à faible revenu, en raison de la hausse des dépenses de santé à la charge des ménages (7). Les personnes vulnérables et socialement désavantagées sont malades et meurent plus vite que celles à un niveau social plus élevé, notamment parce qu'elles ont un risque plus grand d'exposition à des produits nocifs, comme le tabac, de mauvaises habitudes alimentaires et parce qu'elles ont un accès limité aux services de santé (7).
En situation de rareté de ressources financières, les coûts des soins pour les maladies non transmissibles épuisent rapidement les ressources des ménages. Leurs coûts exorbitants, avec souvent des traitements longs et onéreux et la disparition des soutiens de famille, poussent chaque année des millions de personnes dans la pauvreté et étouffent le développement.

Facteurs de risque comportementaux modifiables

Les comportements modifiables, tels que le tabagisme, l'inactivité physique, une mauvaise alimentation et l'usage nocif de l'alcool, augmentent le risque de MCNT.

- Le tabac est responsable de plus de 8 millions de décès chaque année (y compris des effets de l'exposition à la fumée secondaire) (37, 1).
- 1,8 million de décès annuels sont attribués à une consommation excessive de sel/sodium (37, 1).
- Sur les 3 millions de décès annuels attribuables à la consommation d'alcool, plus de la moitié sont dus à des MNT, dont le cancer (37).
- 830 000 décès par an résultent d'une activité physique insuffisante (37, 1).

Facteurs de risque métaboliques

Les facteurs de risque métaboliques contribuent à quatre changements métaboliques clés qui augmentent le risque de MCNT à savoir l'hypertension artérielle ; le surpoids/obésité ; l'hyperglycémie et l'hyperlipidémie (taux élevés de graisse dans le sang). En termes de décès attribuables, le principal facteur de risque métabolique à l'échelle mondiale est l'hypertension artérielle (à laquelle 19 % des décès mondiaux sont attribués) (1), suivie de l'hyperglycémie, du surpoids et de l'obésité (37).

Impact socio-économique

Les maladies chroniques non transmissibles (MCNT) menacent les progrès vers la réalisation du Programme de développement durable à l'horizon 2030, qui comprend une cible visant à réduire d'un tiers d'ici à 2030 la probabilité de décès d'une des quatre principales maladies chroniques non transmissible entre 30 et 70 ans (37). La pauvreté est étroitement liée aux MCNT. Selon les prévisions, l'augmentation rapide de ses maladies pourrait entraver les initiatives de réduction de la pauvreté dans les pays à revenu faible, notamment en augmentant les coûts des ménages associés aux soins de santé (37). Les personnes vulnérables et socialement défavorisées tombent plus malades et meurent plus tôt que les personnes ayant des positions sociales plus élevées, en particulier parce qu'elles courent un plus grand risque d'être exposées à des produits nocifs, tels que le tabac, ou à de mauvaises pratiques alimentaires, et ont un accès limité aux services de santé (37).

Dans les milieux à faibles ressources, les coûts des soins de santé liés aux MCNT épuisent rapidement les ressources des ménages. Les coûts exorbitants liés aux MCNT, y compris le traitement, qui est souvent long et coûteux, associés à une perte de revenus, précipitent chaque année des millions de personnes dans la pauvreté et freinent le développement (37).

Prévention des maladies non transmissibles et moyen de lutte

Un moyen de lutte important consiste à réduire les facteurs de risque associés à ces maladies. Il existe des solutions peu coûteuses pour les gouvernements et les autres parties prenantes pour diminuer les facteurs de risque courants pouvant être modifiés. Il est important de suivre l'évolution et les tendances des maladies non transmissibles et des risques pour orienter les politiques et les priorités.

Pour atténuer l'impact des maladies non transmissibles sur les individus et la société, il faut une approche globale nécessitant que tous les secteurs, santé, finance, transport, éducation, agriculture, planification et d'autres, collaborent pour réduire les risques associés à ces maladies et fassent la promotion d'interventions pour les éviter et les endiguer.

Il est crucial d'investir dans une meilleure prise en charge des maladies non transmissibles, comprenant la détection, le dépistage, le traitement, ainsi que l'accès aux soins palliatifs pour ceux qui en ont besoin. On peut délivrer des interventions essentielles ayant un fort impact en faisant appel à l'approche des soins de santé primaires pour renforcer la détection précoce et le traitement rapide. Les faits montrent que de telles interventions sont d'excellents investissements économiques, car mises en œuvre rapidement pour les patients, elles peuvent réduire le besoin de traitements plus coûteux.

Il est improbable que les pays n'ayant pas une couverture suffisante de l'assurance-maladie puissent donner l'accès universel aux interventions essentielles contre les maladies non transmissibles. Les interventions de prise en charge sont fondamentales pour atteindre la cible mondiale d'une baisse relative de 25 % du risque de mortalité prématurée due aux maladies non transmissibles d'ici 2025 et la cible des objectifs de développement durable d'une diminution d'un tiers d'ici 2030 (37).

Action de l'OMS

Le Programme de développement durable à l'horizon 2030 de l'OMS (6) reconnaît les maladies non transmissibles comme un défi majeur pour le développement durable. Dans le cadre de ce Programme, les chefs d'États et de gouvernements se sont engagés à monter des actions nationales ambitieuses et d'ici 2030 à réduire d'un tiers la mortalité

prématurée due aux MCNT grâce à la prévention et au traitement (cible 3.4 des ODD).
Cette cible a été établie lors des réunions de haut niveau sur les maladies non transmissibles organisées par l'Assemblée générale des Nations Unies en 2011 et en 2014, réaffirmant le rôle de leadership et de coordination de l'OMS pour la promotion et le suivi de l'action mondiale contre les MCNT. L'Assemblée générale des Nations unies convoquera une troisième réunion de haut niveau sur ce sujet en 2018 pour examiner les progrès accomplis et établir un consensus sur la voie à suivre de 2018 à 2030. Pour aider les pays dans leurs efforts nationaux, l'OMS a élaboré un Plan d'action mondial pour la lutte contre les maladies chroniques non transmissibles pour la période de 2013 à 2020, comportant neuf cibles mondiales ayant le plus fort impact sur la mortalité mondiale due à ces maladies. Ces cibles portent sur la prévention et la prise en charge des maladies chroniques non transmissibles.

Nutrition et cancer

Les liens entre nutrition et risque de cancers sont examinés régulièrement par des groupes d'experts nationaux ou internationaux, qui font le point des connaissances, évaluent les niveaux de preuve et, lorsque cela est possible, proposent des recommandations. Ces travaux d'expertise ont permis de mettre en évidence les progrès des connaissances scientifiques dans ce domaine au cours des dix dernières années. Ils ont pu faire l'objet de reprises plus ou moins fidèles qui se traduisent (ou non) par une évolution des perceptions du grand public. L'état actuel des connaissances est synthétisé dans le troisième rapport du World Cancer Research Fund (WCRF) et de l'American Institute for Cancer Research (AICR) publié en 2018 qui fait référence à l'échelle internationale (35).
Un cancer sur cinq est lié à l'alimentation. Même si la nutrigénomique, la science qui étudie les interactions entre l'alimentation et le cancer, n'en est qu'à ces débuts, on sait que les radicaux libres sont responsables de nombreuses dégradations cellulaires. Ces radicaux oxygénés sont capables d'altérer la qualité du patrimoine génétique, en provoquant des réactions chimiques qui vont modifier réellement le matériel génétique, les chromosomes et provoquer des mutations. Face à ce stress oxydant, ce sont les antioxydants, essentiellement fournis par l'alimentation, qui essaient de réparer ces mutations, ces lésions sur notre patrimoine génétique. Le lien est donc clair et logique entre l'alimentation et le risque de développer un cancer. Cependant, nous ne sommes pas tous

égaux face au cancer. Ainsi, il n'y a pas un seul régime anticancer, mais il y a des attitudes alimentaires qui peuvent quelque part diminuer le risque de cancer et qui vont être éminemment variables selon les individus (20).

Parmi les facteurs qui influencent le risque de développer un cancer, l'alimentation semble jouer un rôle non négligeable. On estime, en effet, que les facteurs nutritionnels dans leur ensemble sont impliqués dans le développement de près d'un tiers des cancers (20). Plus de la 40 % des cancers seraient attribuables à des facteurs de risque évitables (21) dont 16 à 20 % seraient dus à l'alimentation déséquilibrée (5,4 %), l'inactivité physique (0,9 %), la surcharge pondérale (5,4 %) et consommation d'alcool (8 %). Si aucun aliment à lui seul ne protège, ni ne guérit du cancer, plusieurs facteurs nutritionnels sont associés pour certains à une augmentation (facteurs de risque), pour d'autres à une diminution (facteur protecteur) du risque de certains cancers (21).
Le **tabac** est le premier facteur de risque de cancer. En France, le cancer est devenu la première cause de mortalité. Près de 30 % des tumeurs malignes sont dues au tabac, 30 % aux hormones naturelles (les œstrogènes chez la femme pour le cancer du sein et la testostérone chez l'homme pour cancer de la prostate. Près de 20 % des cancers sont liés à l'hérédité, aux maladies infectieuses (cancers de l'estomac, du col de l'utérus ou du foie), aux rayonnements ionisants, comme pour le mélanome et à la pollution et 20 % sont liés à l'alimentation (20).
L'**alcool** est le second facteur de risque de cancer après le tabac (21). En 2015, il était responsable de près de 28 000 nouveaux cas de cancer et 16 000 décès. Le cancer du sein est la localisation la plus fréquente (21). Son risque augmente avec la quantité d'alcool consommée et dès la consommation d'un verre par jour. Suivent le cancer colorectal, ceux de la cavité buccale et du pharynx, du foie et du larynx. La consommation d'alcool a baissé depuis une quarantaine d'années et s'est stabilisée depuis 2010. Près de 10 % de personnes déclarent en boire tous les jours en 2017, davantage les hommes avec 15 % et ceux de 65–75 ans avec 26 % (21).
La surcharge pondérale et l'obésité sont le troisième facteur de risque évitable de cancer (remarquons que l'obésité est loin d'être toujours évitable et qu'elle ne dépend qu'en partie de la nutrition). Le surpoids est responsable de 18 639 nouveaux cas de cancer dans le monde en 2015 (21). Le cancer du sein et celui colorectal sont les plus fréquemment associés à ce facteur de risque. D'autres localisations sont concernées

comme le pharynx, le larynx, la bouche et la prostate au stade avancé. Au total, ce sont 14 cancers qui sont associés à la surcharge pondérale et avec un niveau de preuve élevé (21). Plusieurs mécanismes pourraient expliquer cette association. Il s'agit de l'insulinorésistance consécutive à la surcharge pondérale, la production d'IGF-1 résultant de l'hyperinsulinémie chronique, l'état inflammatoire chronique associée à l'obésité, la sécrétion de facteurs pro-inflammatoires ou encore l'augmentation des taux d'œstrogènes d'origine adipocytaire dans le cas du cancer du sein (21).

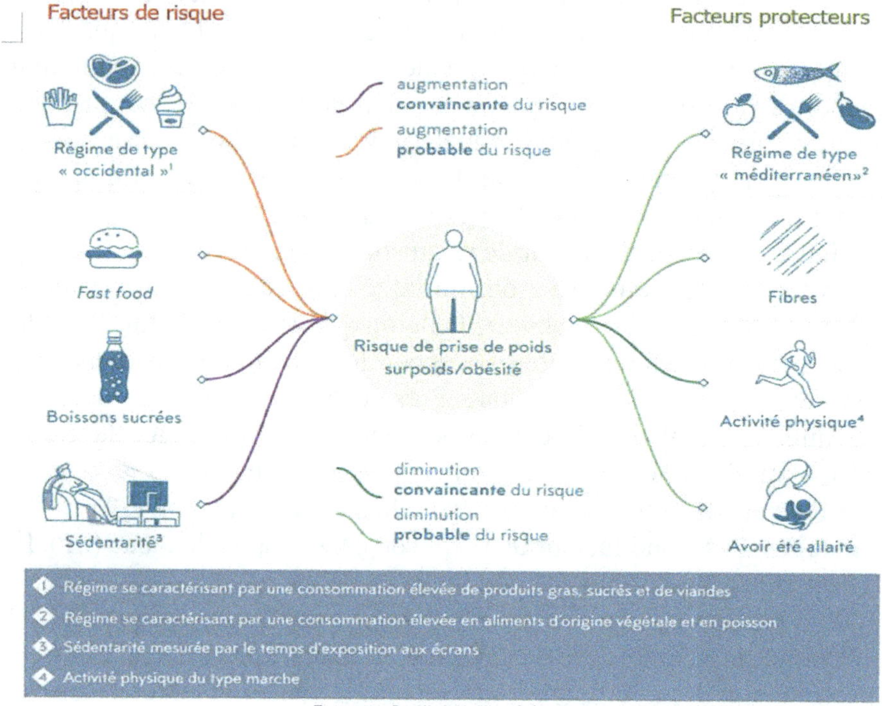

Source *: Institut National du Cancer, e-cancer, 2015 (25)*

Schéma 26 : Facteurs de risque et protection influençant la prise de poids, le surpoids et l'obésité.

Une alimentation de type traditionnelle cuisinée à base de céréales complètes, de poissons, de fruits et légumes riches en fibres alimentaires protège contre la survenue de cancers. Il en est de même pour la pratique d'une l'activité physique régulière et d'un allaitement optimal.

Par contre, une alimentation de type occidental, non cuisinée à base d'aliments congelés, de fast-food, de pâtisserie et de boissons sucrées de

type industriel favorise la revenue de cancer, en particulier lorsque celle-ci est couplée avec la sédentarité.
Le schéma ci-dessous présente les facteurs qui augmentent le risque de développer un cancer, les moyens de prévention et ceux qui réduisent ce risque.

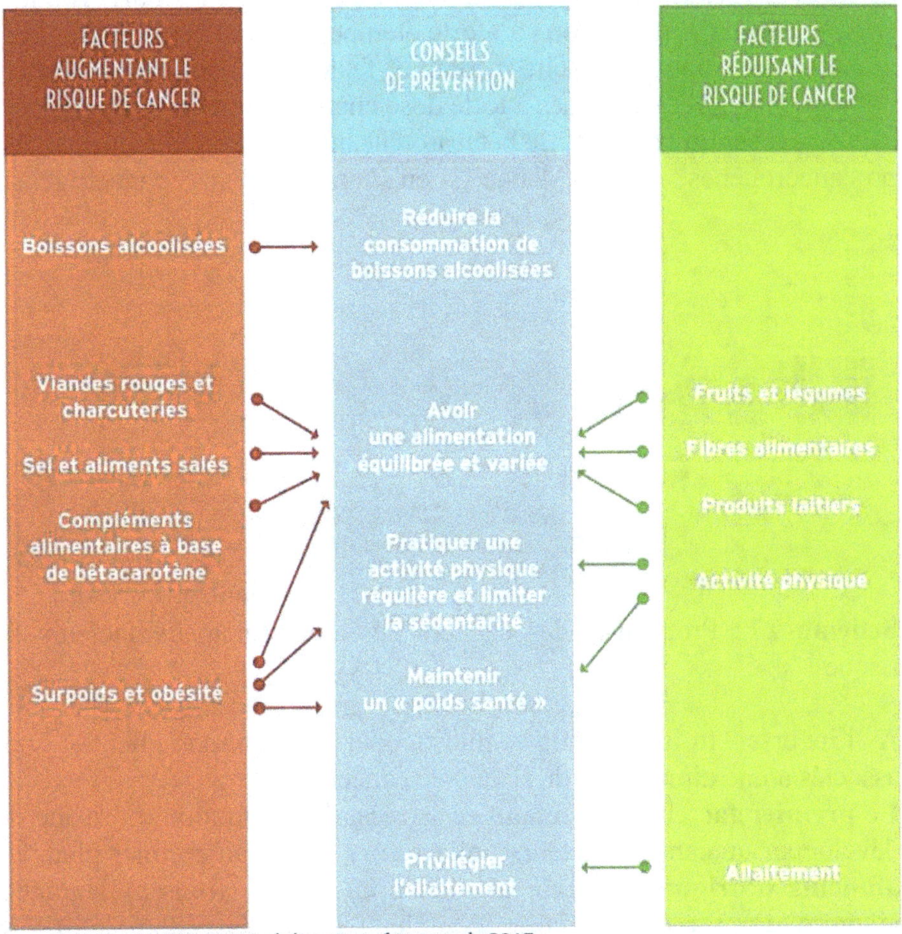

Source : Institut national du cancer (e-cancer), 2015.

Schéma 27 : Les aliments selon le risque qu'ils pourraient provoquer, prévenir ou réduire les cas de cancers.

En France, en 2015, la prévalence du surpoids était de 37 % chez les hommes et 27 % chez les femmes et celle de l'obésité de 17 % dans les deux sexes (Esteban, 2015).
Les viandes rouges et les charcuteries sont, quant à elles, associées à une augmentation du risque de cancer colorectal (probable pour les viandes rouges, convaincantes pour les charcuteries). La consommation de

viande rouge (plus de 300 g par semaine) et de charcuteries contribuerait à près de 5 600 nouveaux cas de cancer colorectal en 2015 (21).
Les mécanismes supposés sont la production de composés N-nitrosés cancérigènes, la production de radicaux libres et de cytokines pro-inflammatoires liés à un excès de fer héminique, la production d'amines hétérocycliques (AHC) ou d'hydrocarbures aromatiques polycycliques (HAP) liée à la cuisson à forte température. Les compléments alimentaires sont aussi cités comme facteur de risque de cancer notamment les bêtacarotènes à forte dose chez les fumeurs et ex-fumeurs avec le cancer du poumon. Le bêtacarotène augmenterait l'activation des procancérogènes du tabac en molécules cancérogènes.

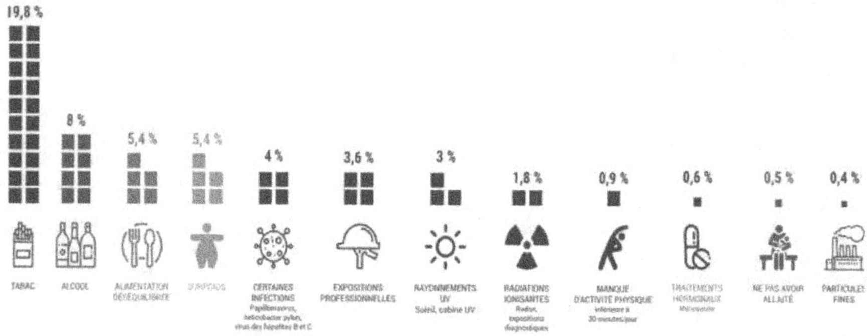

Source : CIRC/INCa, 2018 (22).

Schéma 27 : Proportion des cancers liés aux principaux facteurs de risque

À l'inverse, trois facteurs « nutritionnels/de comportement » sont associés à une diminution du risque de cancer.
Le premier facteur protecteur en termes, de diminution du risque de développer un cancer (facteurs protecteurs), figure au premier plan, les **aliments d'origine végétale et riches en fibres** (fruits et légumes, légumes secs, produits céréaliers complets). Les céréales complètes sont associées à une diminution du risque de cancer colorectal, et les fruits et légumes à une diminution du risque de cancers aérodigestifs pris dans leur ensemble (21). Leur action passerait par une réduction de l'insulino-résistance et de l'exposition du côlon aux cancérogènes ou encore la production d'acides gras à chaînes courtes aux propriétés anti-inflammatoires et anti-prolifératives sous l'action du microbiote intestinal. Les micros constituants des végétaux (vitamines, minéraux, flavonoïdes…) pourraient aussi moduler les processus de cancérogenèse (21).

Deuxième facteur protecteur : **la consommation de produits laitiers**. Elle est associée à une diminution du risque de cancer colorectal. Le calcium qu'ils contiennent pourrait avoir un effet protecteur en régulant la production de l'hormone parathyroïde.
Troisième facteur protecteur, l'activité physique. Elle est associée à une diminution du risque des cancers du côlon, du sein et de l'endomètre. Les principaux mécanismes pouvant expliquer cet effet bénéfique passeraient par un effet sur les taux circulants de plusieurs hormones et facteurs de croissance, une réduction du temps de transit donc d'exposition du côlon aux cancérogènes d'origine alimentaire et une stimulation de l'immunité.
Le soja et les phytoestrogènes qu'il contient en abondance (réduits par la fermentation mais pas par les procédés industriels) font l'objet à la fois de croyance et de défiance. L'allégation selon laquelle la consommation de soja aurait un effet protecteur vis-à-vis du cancer du sein n'est pas confirmée par les grandes études de cohorte européennes et nord-américaines. Quant aux compléments alimentaires à base de soja, vendus pour réduire les désagréments associés à la ménopause, ils peuvent contenir de grandes quantités d'isoflavones.
Une étude française a observé une association entre leur consommation et le risque de cancer du sein non sensible aux hormones ainsi qu'un risque plus élevé chez les femmes avec antécédents familiaux de cancer du sein. Leur prise est donc fortement déconseillée.
Les recommandations concernant les aliments au soja sont d'en consommer en petite quantité et pas tous les jours. Il s'agit de ne pas dépasser 1 mg d'isoflavones par kilogramme de poids corporel par jour (soit 60 mg/jour pour une personne de 60 kg), sachant que 100 g de tofu, dessert au soja apportent entre 10 et 30 mg d'isoflavones. Pendant ou après un traitement pour le cancer du sein, les mêmes précautions s'imposent. La communication de soja est déconseillée chez les femmes enceintes, les nourrissons et les jeunes enfants.
Le schéma ci-dessous présente le niveau de preuve élevé (convaincant) et probable entre les facteurs nutritionnels et le risque pour l'individu de développer un cancer et sa localisation au niveau de l'organisme (20).
Ainsi, il est scientifiquement admis avec un niveau de preuve élevé que la consommation régulière d'alcool serait à la base de cancer de la bouche, du larynx, de l'œsophage, des seins, du foie, de l'estomac et du côlon-rectum. La consommation de viande et de charcuterie serait à la base du cancer du côlon-rectum. Les compléments alimentaires augmentent le risque élevé du cancer des poumons. De même, le surpoids

et l'obésité seraient à la base du cancer de la prostate, de l'endomètre, du côlon-rectum, du rein, du pancréas, du foie, de l'œsophage et des seins.
Le schéma ci-dessous par contre, révèle le type d'alimentation qui soit favorable à la protection contre les cancers. Il s'agit d'une alimentation comme annoncé plus haut à base de céréales, complètes de préférence en raison du son qui contient suffisamment de fibres alimentaires, du lait et des produits laitiers, des fruits et légumes pour leur richesse en sels minéraux et vitamines, le thé et le café pour leur richesse en antioxydants (20). À cela, il faudrait ajouter l'activité physique régulière telle que la marche à raison de 30 mn/j.
On peut prévenir 40 % des cas de cancers (142 000/an) grâce à des changements de comportement et des modes de vie (20).

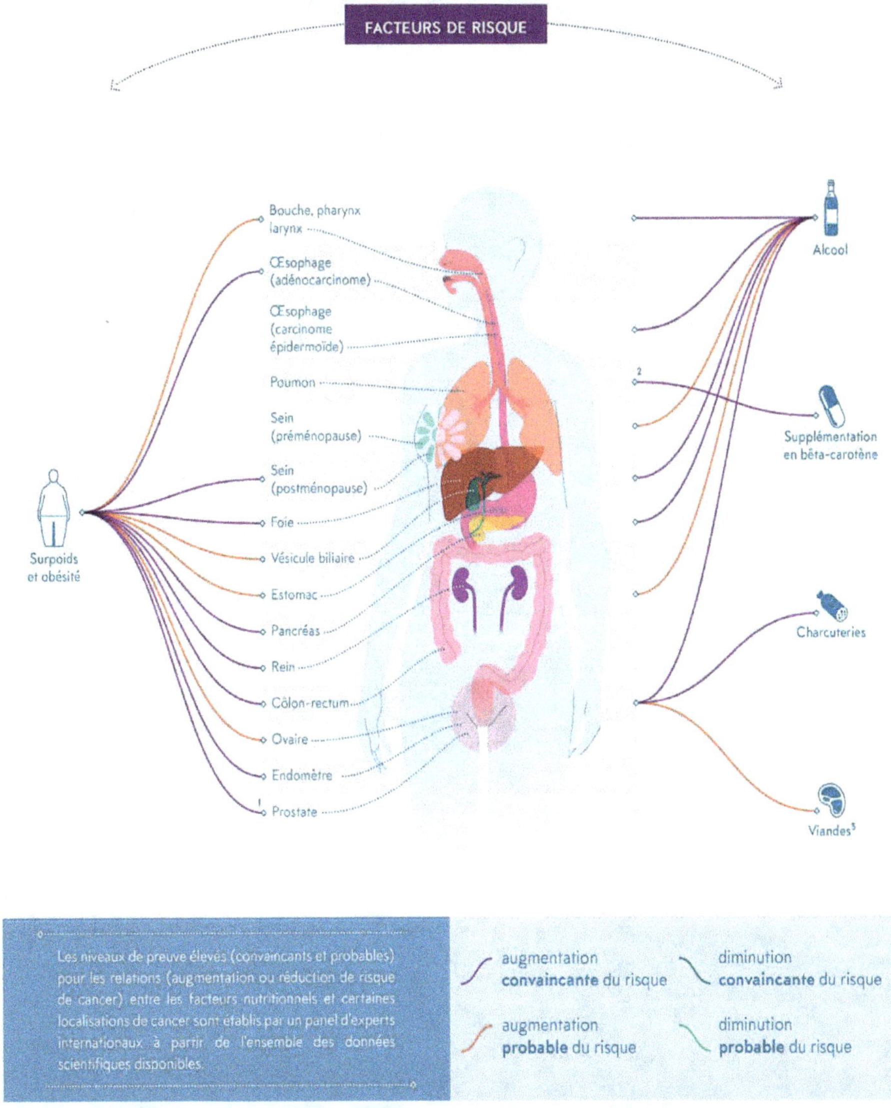

***Source** : Institut national du Cancer, e-cancer, 2015* (20)

Schéma 28 : Relation avec un niveau de preuve élevé entre les facteurs de risque nutritionnels pour le risque de survenue de cancer.

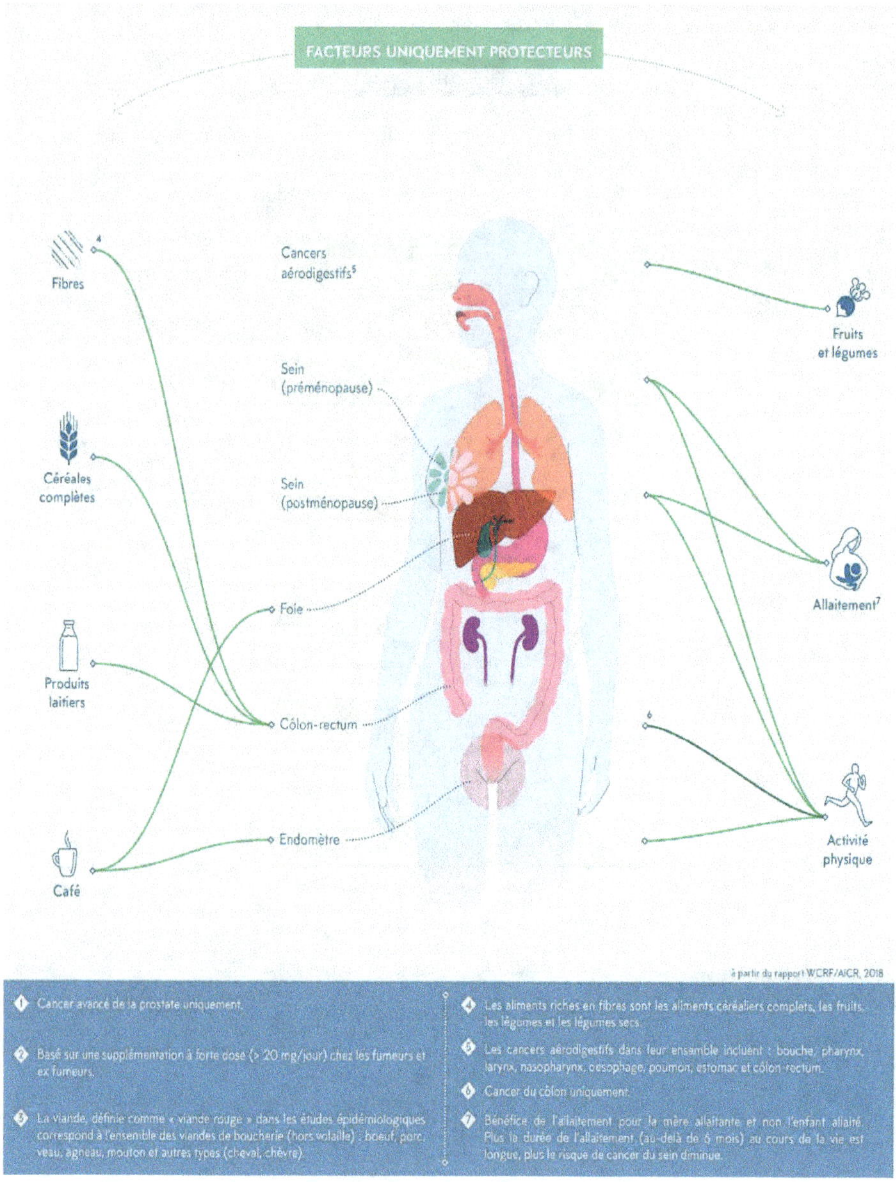

Schéma 29 : Relation avec un niveau de preuve élevé entre les facteurs nutritionnels protecteurs du risque de survenue de cancer

Recommandations nutritionnelles pour la prévention des cancers
Au regard des liens établis entre les facteurs nutritionnels et le risque de cancer, des recommandations de prévention nutritionnelle des cancers sont émises par le World Cancer Research Fund (WCRF) et l'American Institute for Cancer Research (AICR) (25). Certaines recommandations

portent sur des facteurs dont le lien avec la surcharge pondérale est prouvé, c'est-à-dire ayant un effet indirect sur les cancers. Il existe ainsi dix recommandations pour la prévention nutritionnelle des cancers en cohérence avec les recommandations françaises sur l'alimentation, l'activité physique et la sédentarité pour les adultes consignées dans la figure ci-dessous (26).

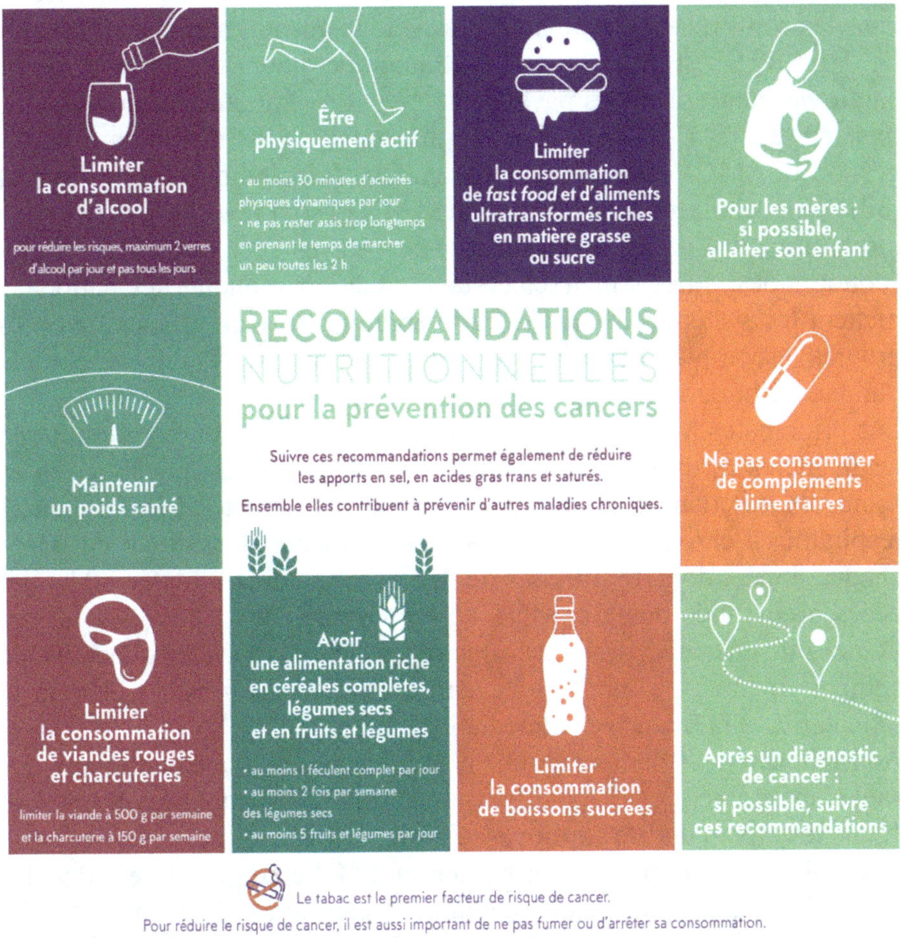

Figure 30 : Recommandations nutritionnelles françaises pour la prévention du cancer (25, 26)

PRÉVENTION DES MALADIES CHRONIQUES NON TRANSMISSIBLES (MCNT)
PAQUET TECHNIQUE HEARTS ET SON IMPLÉMENTATION AU MALI

Le HEARTS (Health, Ensemble, Accès, Risque, Team) est un paquet technique pour la prise en charge des maladies cardiovasculaires (MCV) dans les soins de santé primaires à travers la gestion basée sur le risque. Le HEARTS est une approche stratégique pour améliorer la santé cardiovasculaire dans les pays. Il comprend six modules et un guide de mise en œuvre. Ce paquet aide les ministères de la Santé à renforcer la gestion des MCV dans les établissements de soins de santé primaires (38). Les maladies non transmissibles (MNT) sont une cause majeure de morbidité, de décès prématurés, de graves conséquences socio-économiques. Elles font reculer la production mondiale et nationale, mettent les systèmes de santé à rude épreuve, et risquent d'entraver les progrès escomptés dans le cadre du Programme de développement durable à l'horizon 2030 (38).
Les principales MNT priorisées par l'OMS sont au nombre de quatre : les maladies cardiovasculaires (qui comprennent les cardiopathies et les accidents vasculaires cérébraux), le cancer, le diabète et les affections respiratoires chroniques. Les MNT provoquent 38 millions de décès chaque année, dont 16 millions de décès prématurés. Plus de 80 % des décès prématurés dus aux MNT sont recensés dans les pays à revenu faible ou intermédiaire. Les quatre principaux facteurs de risque comportementaux sont le tabagisme, l'usage nocif de l'alcool, la sédentarité et la mauvaise alimentation (39).
Au Mali, les MNT demeurent une préoccupation de santé publique. Elles sont responsables de 46 700 décès par an soit 30 % de tous les décès dont 12 % liés aux maladies cardiovasculaires, 4 % liés aux cancers, 3 % liés aux maladies respiratoires chroniques et 1 % lié au diabète et 10 % les autres. Le risque de mortalité prématuré à cause des MNT entre 30 à 70 ans est de 25 % (40). En 2021 et 2022, dans le cadre de la stratégie HEARTS, les protocoles standardisés de prévention et de prise en charge de l'hypertension artérielle (HTA) et du diabète au niveau CSCOM ont été développés avec l'appui technique et financier de l'OMS. Au total, 1 292 prestataires de 660 CSCOM dans 28 districts sanitaires ont été formés sur lesdits protocoles dans les régions de Kayes, de Koulikoro, de Sikasso, de Ségou et le district de Bamako (42). Tous ces CSCOM formés ont été dotés en matériels et équipements (pèse-personnes,

tensiomètres électroniques, glucomètres avec boîtes de bandelettes et de lancettes, bandelettes de test d'acétone 10 paramètres et mètre ruban). Les principaux modules développés sont : (i) les techniques de dépistage du diabète et de l'hypertension artérielle ; (2) la prise en charge du diabète simple et de l'HTA selon les algorithmes simplifiés de l'OMS au niveau CSCOM ; (3) les conseils hygiénodiététiques ; et (4) l'évaluation du risque cardiovasculaire des patients dans le contexte avec ou sans laboratoire.

Tableau 27 : Guide technique HEARTS

MODULES DU GUIDE TECHNIQUE HEARTS				
Module	**Que contient-il ?**	**Qui sont les utilisateurs visés ?**		
		National	**Infranational**	**Soins primaires**
Healthy-lifestyle counselling (en anglais) **Counseling pour un mode de vie sain**	Informations sur les quatre facteurs de risque comportementaux associés aux MCV. Brèves descriptions d'interventions menées dans une démarche visant à délivrer des conseils sur les facteurs de …ue et à encourager les gens à adopter …node de vie sain.		✓	✓
Ensemble de protocoles basés sur des données factuelles	**Série de protocoles pour une approche clinique standardisée de la prise en charge de l'hypertension artérielle et du diabète.**	✓	✓	✓
Accès aux médicaments essentiels et aux technologies de santé de base	Informations sur l'approvisionnement en matériels et médicaments pour le traitement des MCV, la quantification, la distribution, la gestion et la manutention des produits au niveau des établissements.	✓	✓	✓
Risk-based CVD management (en anglais)	Informations sur une méthode basée sur le niveau de risque total pour l'évaluation et la prise en charge des MCV, y compris les diagrammes des risques selon les pays.		✓	✓
Team-based care (en anglais)	Conseils et exemples de prise en charge de patients et de délégation de tâches au sein d'une équipe soignante pour ce qui concerne le traitement des MCV. Des matériels pédagogiques sont également fournis.		✓	✓
Systèmes de suivi	Informations sur la façon de suivre et de rendre compte de la prévention et de la prise en charge des MCV. Contient des indicateurs standardisés et des outils standard de collecte de données.	✓	✓	✓

Source : *OMS, 2020* (40)

L'Hypertension artérielle

Dans de nombreux pays à revenu faible ou intermédiaire, il existe un écart considérable entre les recommandations fondées sur des données factuelles, et la pratique courante. La prise en charge des principaux facteurs de risque de MCV est encore loin d'être optimale, et seule une minorité de patients mis sous traitement atteignent leurs niveaux cibles pour la tension artérielle, la glycémie et le cholestérol sanguin (40). D'autres régions peuvent se trouver face à des situations de surtraitement, dues à l'utilisation de protocoles non fondés sur des données factuelles. Le but de l'utilisation de protocoles thérapeutiques standard est d'améliorer la qualité des soins cliniques, réduire la variabilité clinique et simplifier les options thérapeutiques, en particulier dans les soins de santé primaires (41). Ces protocoles thérapeutiques standard peuvent être élaborés en préparant de nouvelles lignes directrices thérapeutiques nationales, ou en adaptant ou en adoptant les lignes directrices internationales (40, 41).

Le protocole thérapeutique basé sur des données factuelles se sert du dépistage et du traitement de l'hypertension artérielle et du diabète comme point de départ pour limiter les facteurs de risque cardiovasculaire, éviter l'atteinte d'organes cibles et réduire la morbidité et la mortalité prématurées (41). Une approche basée sur le risque global pour la prise en charge intégrée de l'hypertension artérielle, du diabète, et de l'hypercholestérolémie est décrite dans le module Risk-based CVD management (41).

Détection et traitement de l'hypertension artérielle

Tous les adultes devraient faire contrôler leur tension artérielle. Les protocoles thérapeutiques fournis ici peuvent être utilisés si le patient est connu pour être hypertendu ou s'il vient de recevoir un diagnostic d'hypertension lors de son admission au centre de santé.

Quand faut-il mesurer la tension artérielle

Mesurer la tension artérielle est le seul moyen de diagnostiquer l'hypertension artérielle, car la plupart des personnes dont la tension artérielle est élevée n'ont aucun symptôme. Les mesures de la tension artérielle devraient se faire chez les adultes au cours des consultations de routine dans les établissements de soins de santé primaires, notamment tous les adultes qui se présentent pour la première fois dans l'établissement, et si leur tension est normale, à intervalles réguliers par la suite (par exemple, tous les, un à cinq ans). Chaque patient dont la tension artérielle mesurée est élevée doit bénéficier d'un suivi immédiat, selon les modalités définies dans le protocole (40).

La mesure et la maîtrise de la tension artérielle sont particulièrement importantes chez les adultes qui ont déjà eu un infarctus du myocarde ou un AVC, ont du diabète, ont une maladie rénale chronique, sont obèses, consomment du tabac, ont des antécédents familiaux d'infarctus du myocarde ou d'AVC.

Mesure de la tension artérielle

L'efficacité des algorithmes de traitement de l'hypertension repose sur l'exactitude des chiffres tensionnels mesurés. Pour mesurer la tension artérielle, il convient de suivre les conseils ci-après (42) :

- utiliser un brassard d'une taille adaptée, en regardant les repères apposés sur le brassard pour s'assurer qu'il est positionné correctement sur le bras. Si la circonférence du bras est supérieure à 32 cm, utiliser un grand brassard ;
- bien qu'il soit préférable, lors du bilan initial, de mesurer la tension aux deux bras et d'utiliser ensuite le bras sur lequel la valeur mesurée était la plus haute, cette manière de procéder peut ne pas être pratique dans un environnement de soins primaires très chargé ;
- le patient doit être assis avec le dos soutenu, les jambes décroisées, la vessie vide, détendu et au calme depuis cinq minutes et sans parler ;
- chez les personnes qui font contrôler leur tension artérielle pour la première fois, il est préférable de la mesurer au moins deux fois à quelques minutes d'intervalle, et d'utiliser la valeur obtenue à la deuxième mesure.

Diagnostic d'hypertension artérielle

Le diagnostic d'hypertension artérielle doit être confirmé lors d'une deuxième consultation du patient, généralement une à quatre semaines après la première mesure. En général, on ne retient le diagnostic d'hypertension artérielle que si, lors de deux consultations effectuées des jours différents, la tension artérielle systolique (TAS) à ces deux occasions est égale à 140 mmHg et/ou la tension artérielle diastolique (TAD) à ces deux occasions est égale à 90 mmHg (41).

Qui devrait recevoir un traitement contre l'hypertension artérielle ?

Le traitement de l'hypertension artérielle est indiqué pour les adultes ayant reçu un diagnostic d'hypertension, comme défini ci-dessus (TAS = 140 mmHg et/ou TAD = 90 mmHg). Les patients présentant une TAS égale à 160 mmHg ou une TAD égale à 100 mmHg sont ceux chez lesquels un traitement immédiat peut être indiqué sur la base d'un seul bilan.

Les conseils en matière d'hygiène de vie (alimentation saine, activité physique, nocivité de la consommation de tabac et d'alcool) sont cruciaux pour la bonne prise en charge de l'hypertension artérielle, et des mesures hygiéno-diététiques sont souvent recommandées dans un premier temps pour les patients ayant une tension artérielle systolique (TAS) de 130 à 139 mmHg et/ou tension artérielle diastolique (TAD) de 80 à 89 mmHg (43) qui ne présentent pas d'autres facteurs de risque de MCV.

Toutefois, dans les milieux où les gens ne vont pas régulièrement voir le médecin, il arrive que les personnes à qui l'on recommande uniquement un changement de mode de vie ne reviennent pas en consultation pour être réévaluées et éventuellement recevoir le traitement nécessaire, ce qui conduit à des cas d'hypertension non maîtrisée avec les complications associées (40).

Détection et prise en charge du diabète

Les protocoles de traitement concernent les patients vus dans un contexte de soins de santé primaires ayant un diabète de type 2 établi ou nouvellement diagnostiqué, et sont tirés du document publié par l'OMS décrivant l'ensemble d'interventions essentielles contre les maladies non transmissibles (WHO Package of Essential NCD interventions) (44).

Facteurs de risque et symptômes du diabète

Parmi les facteurs de risque pour le diabète de type 2, on retrouve notamment, le surpoids/l'obésité, l'inactivité physique, le fait d'avoir un parent proche (au premier degré) atteint de diabète, les antécédents de diabète gestationnel, ou de prééclampsie, les antécédents de maladie cardiovasculaire, d'hypertension artérielle, de dyslipidémie, ou de syndrome des ovaires polykystiques.

En moyenne, les gens développent un diabète de type 2 (avec ou sans symptômes) entre cinq et sept ans avant qu'il ne soit diagnostiqué. Les symptômes du diabète comprennent la polyurie (urines abondantes), la polydipsie (sensation de soif intense), la perte de poids inexpliquée, la polyphagie (faim excessive), les modifications de la vision et la fatigue.

Diagnostic du diabète

Dépister les adultes âgés de plus de 40 ans et qui sont en surpoids (IMC > 25) ou obèses (IMC > 30) (45), ou suivre les lignes directrices nationales. La glycémie à jeun (GAJ) est le test le plus commode dans les pays ayant peu de ressources, compte tenu de son prix peu élevé. L'hémoglobine glyquée (HbA1c) peut également être utilisée, mais c'est un test beaucoup plus coûteux. L'hyperglycémie provoquée par voie orale (HPGO), autrement dit le glucose plasmatique deux heures après l'ingestion d'une dose de charge de 75 g de glucose, est également un test qui peut être employé pour dépister et diagnostiquer le diabète, mais il est moins commode et plus coûteux. Si le patient n'est pas à jeun et ressent des symptômes, un test de glycémie aléatoire peut également être pratiqué. Parmi les tests de diagnostic, c'est celui qui donne les résultats les moins exacts. S'il est utile de confirmer le diagnostic chez une personne qui ressent des symptômes, un test négatif n'exclut cependant pas le diagnostic de diabète.

Tableau 27 : Valeurs diagnostiques du diabète

Test	mmol/l	mg/dl
Glycémie à jeun**	≥7	≥126
Glycémie aléatoire	≥11,1	≥200
Hyperglycémie provoquée par voie orale (deux heures après une charge orale de 75 g de glucose) (HPGO)	≥11,1	≥200
	mmol/mol	%
Hémoglobine A1c	≥48	≥6,5 %

Source *: OMS, HEARTS* (41)

Contrôle de la glycémie

La metformine est le médicament de première intention recommandé dans le traitement du diabète. La sulfonylurée est à privilégier en traitement de seconde intention, et l'insuline humaine en traitement de troisième intention. Les patients peuvent avoir besoin de deux ou trois médicaments. Bien qu'il existe d'autres classes de médicaments généralement utilisées en traitement de deuxième et de troisième intention, parmi lesquelles les thiazolidinediones (TZD), les inhibiteurs de DPP-4, les inhibiteurs de SGLT2, et les agonistes des récepteurs du GLP-1, ces médicaments ont tendance à coûter plus cher que la metformine, la sulfonylurée et l'insuline, avec des preuves actuellement limitées d'une meilleure efficacité. Leur usage peut cependant être envisagé dans les rares cas où le traitement par metformine, sulfonylurée, et insuline n'est pas possible. L'insulinothérapie doit être instaurée et surveillée conformément aux pratiques nationales.

Suivi du contrôle glycémique

Dès lors que le diabète est diagnostiqué, surveiller le contrôle glycémique tous les trois mois jusqu'à ce que le diabète soit normalisé, puis ensuite tous les six mois. Le taux d'HbA1c est l'indicateur le plus exact du contrôle glycémique à long terme et représente la concentration moyenne de glucose dans le sang au cours des deux à trois mois précédents. On considère généralement qu'un taux d'HbA1c inférieur à 7 % témoigne d'un bon contrôle glycémique (41). Chez les personnes sujettes à des hypoglycémies sévères fréquentes, des complications sévères et ayant une faible espérance de vie, l'objectif pour le taux d'HbA1c pourra être assoupli, par exemple à moins de 8 %. La glycémie à jeun (GAJ) peut également être utilisée pour surveiller le contrôle glycémique.

Références

1. OMS, « Maladies non transmissibles » sur www.who.int, consulté le 26 mars 2020.
2. NCD Countdown 2030, "NCD Countdown 2030 Collaborators: Worldwide Trends in Non-Communicable Disease Mortality and Progress Towards Sustainable Development Goal Target 3.4", *The Lancet*, Health Policy, 2018, vol. 392, P1072–1088, 22 septembre.
3. SEAActu17 h, Maladies non transmissibles : les décès ne diminuent pas assez vite, *Sciences et Avenir* et *AFP*, 24-09-2018.
4. OMS, UNSCN, « Maladies chroniques non transmissibles, alimentation et nutrition », p. 3, in http://www.who.int/mediacentre/factsheets/fs310/en/index1.html.
5. OMS, « Rapport de l'OMS sur la situation mondiale des maladies non transmissibles, profils des pays 2014 ».
6. OMS, « Plan d'action mondial 2013-2020 pour la lutte contre les maladies non transmissibles », Stratégie mondiale pour l'alimentation, l'exercice physique et la santé, Convention-cadre de l'OMS pour la lutte antitabac.
7. GBD, 2015 Risk Factors Collaborators, "Global, Regional, and National Comparative Risk Assessment of 79 Behavioural, Environmental and Occupational, and Metabolic Risks or Clusters of Risks, 1990–2015: a Systematic Analysis for the Global Burden of Disease Study 2015", *Lancet*, 2016, 388, 1659–1724.
8. Organisation mondiale de la santé, "Chronic diseases", http://www.who.int/topics/chronic_diseases/en/ [archive].
9. OMS, Deaths from OMS. Deaths from NDCs NCDs– http://www.who.int/gho/ncd/mortality_morbidity/ncd_total/en/index.html.

10. OMS, « Preventing Chronic Diseases a Vital Investment », Cataloguing-in-Publication Data, World Health Organization, 2005.
11. Public Health Agency of Canada : Chronic Disease Risk Factors – http://www.phac-aspc.gc.ca/cd-mc/risk_factors-facteurs_risque-eng.php.
12. Organisation mondiale de la santé, "The World Health Report 2002 – Reducing Risks, Promoting Healthy Life", Genève, 2002 – http://www.who.int/whr/2002/en/.
13. http://www.un.org/News/Press/docs/2011/ga11138.doc.htm.
14. Boutayeb A., Boutayeb S., "The Burden of Non Communicable Diseases in Developing Countries", *Int. J. Equity Health*, 2005, 4, 2 – https://www.ncbi.nlm.nih.gov/pmc/articles/PMC546417/ [archive].
15. World Health Organization 2008-2013, "Action Plan for the Global Strategy for the Prevention and Control of No Communicable Diseases", Geneva, 2008 in http://whqlibdoc.who.int/publications/2009/9789241597418_eng.pdf.
16. http://www.who.int/chp/working_paper_growth %20model29may.pdf.
17. "WHO / New WHO Report : Deaths from no Communicable Diseases on the Rise, with Developing World Hit Hardest" [archive], sur who.int, World Health Organization, consulté le 9 mai 2021.
18. The GBD 2013 Obesity Collaboration (2014), "Global, Regional, and National Prevalence of Overweight and Obesity in Children and Adults 1980-2013 : a Systematic Analysis", *Lancet*, 384, 766–7781 in https://www.undp.org/sites/publications/Communications/French.pdf.
19. NCD Alliance (2016), "NCDs Across the SDGs: a Call for an Integrated Approach" [https:// ncdalliance.org/sites/default/files/resource_files/NCDs_Across_SDGs_Infog_A4USA_EN.
20. Nutrition et cancers, alimentation, consommation d'alcool, activité physique et poids. Faits scientifiques et conseils de prévention, e-cancers, PNLC, 2015.
21. « Le point sur la relation entre nutrition et cancer » in http://www.nutripro.nestle.fr/article/relation-entre-nutrition-et-cancer, Nutripro (nestle.fr), consulté le 21 septembre 2022.
22. CIRC, « Les cancers attribuables au mode de vie et à l'environnement en France métropolitaine », Lyon, International Agency for Research on Cancer, 2018.
23. Soler M., Ducrot P., Lamore K., Latino-Martel P., Serry A. J., Foucaud J., *Baromètre cancer 2015. Nutrition et cancer.* Perception des risques et des facteurs protecteurs, Institut national du cancer, Santé publique France, Éd. Saint-Maurice, 2019, 22 p.
24. Cogordan C., Richard J. B., Andler R., Ancellin R., Deutsch A., *Baromètre cancer 2015. Alcool et cancer. Comportements, opinions et*

perceptions des risques, Santé publique France, Éd. Saint-Maurice, 2018, 16 p.
25. World cancer research fund (WCRF), American institute for cancer research (AICR), "Food, Nutrition, Physical Activity, and the Prevention of Cancer : a Global Perspective", Continuous Update Project Expert Report 2018.
26. Santé publique France, « Recommandations sur l'alimentation, l'activité physique et la sédentarité pour les adultes », 2019.
27. IARC Working Group, "Alcohol Drinking", IARC Monograph Eval Carcinog Risks Hum, 1988, 44, 1–378.
28. World Health Organization, *Global status report on alcohol and health 2018*, Poznyak V., Rekve D. (eds), Geneva, WHO, 2018, 450 p.
29. Bonaldi C., Hill C., « La mortalité attribuable à l'alcool en France en 2015 », *BEH* 5-6, février 2019, p. 97–108.
30. Richard J. B., Andler R., Cogordan C., Spilka S., Nguyen-Thanh V., « La consommation d'alcool chez les adultes en France en 2017 », *BEH* 5-6, février 2019, p. 89–97.
31. Équipe de surveillance et d'épidémiologie nutritionnelle (Esen), « Étude de santé sur l'environnement, la biosurveillance, l'activité physique et la nutrition (Esteban), 2014-2016. Volet Nutrition. Chapitre Corpulence », Éd. Saint-Maurice, Santé publique France, 2017, 42 p.
32. Anses, « Étude individuelle nationale des consommations alimentaires 3 (INCA 3) », Avis de l'Anses – Rapport d'expertise collective, juin 2017.
33. Santé publique France, « Adéquation aux nouvelles recommandations alimentaires des adultes âgés de 18 à 54 ans vivant en France », janvier 2019.
34. Santé publique France/Équipe de surveillance et d'épidémiologie nutritionnelle (Esen), Étude de santé sur l'environnement, la biosurveillance, l'activité physique et la nutrition (Esteban), 2014-2016. Volet Nutrition. Chapitre Consommations alimentaires, Éd. Saint-Maurice, 2017, 193 p.
35. World cancer research fund, American institute for cancer research, "Food, Nutrition, Physical Activity, and the Prevention of Cancer : a Global Perspective", Continuous Update Project Expert Report 2018, Londres : World cancer research fund international, 2018 in https://www.wcrf.org/ sites/default/files/FullReportPDFbundle.zip.
36. OMS, Suivi des progrès dans la lutte contre les maladies chroniques non transmissibles, 2022, p. 1.
37. Global Burden of Disease Collaborative Network, Global Burden of Disease Study 2019 (GBD 2019) Results (2020, Institute for Health Metrics and Evaluation – IHME) in https://vizhub.healthdata.org/gbd-results/

38. UNDP, « Maladies non transmissibles. Ce que les ministères de l'Information et de la Communication doivent savoir », United Nations Development Programme disponible sur « https://www.undp.org › files › files › publications ».
39. OMS, « Suivi des progrès dans la lutte contre les maladies non transmissibles ».
40. OMS, HEARTS, Guide technique pour la prise en charge des maladies cardiovasculaires dans le cadre des soins de santé primaires, OMS, 2018, 44 p.
41. OMS, HEARTS, *Guide technique pour la prise en charge des maladies cardiovasculaires dans le cadre des soins de santé primaires, Protocoles thérapeutiques basés sur des données factuelles*, OMS, 2020, 80 p.
42. Smith L., "New AHA Recommendations for Blood Pressure Measurement", *AFP*, 2005, 72, 1391–8.
43. Whelton P. K., Carey R. M., Aronow W. S., Casey D. E., Collins K. J., Dennison Himmelfarb C., et al., "CC/AHA/AAPA/ABC/ACPM/AGS/APhA/ASH/ASPC/NMA/PCNA Guideline for the Prevention, Detection, Evaluation, and Management of High Blood Pressure in Adults". A report of the American College of Cardiology/American Heart Association Task Force on Clinical Practice Guidelines. Hypertension, 13 November 2017.
44. WHO, "Implementation Tools. Package of Essential Noncommunicable (PEN) Disease Interventions for Primary Health Care in Low-Resource Settings", Geneva, World Health Organization, 2013.
45. CDC, Adult BMI Calculator 2015 [Available from: https://www.cdc.gov/ healthyweight/assessing/bmi/adult_bmi/english_bmi_calculator/bmi_ calculator.html].

CHAPITRE VIII :

DIAGNOSTIC DE LA MALNUTRITION

DIAGNOSTIC DE LA MALNUTRITION

Contexte épidémiologique

Par rapport à la faim

Le nombre de personnes dans le monde touchées par la faim a continué d'augmenter au cours de l'année 2020, qui a été assombrie par la pandémie de Covid-19 (1). Après être restée à peu près stable de 2014 à 2019, la prévalence de la sous-alimentation a augmenté, passant de 8,4 % en 2019 à 9,9 % environ en 2020, ce qui complique la réalisation de l'objectif **« Faim zéro »** d'ici à 2030 (1). L'estimation pour 2020 varie de 9,2 à 10,4 %, en fonction des hypothèses qui sont retenues pour tenir compte des incertitudes (1). En valeurs absolues, on estime que 720 à 811 millions de personnes dans le monde ont été confrontées à la faim en 2020, soit 118 millions de personnes de plus qu'en 2019 si l'on prend en compte le milieu de la fourchette (768 millions), avec des estimations allant de 70 à 161 millions (1). Ses chiffres font apparaître des inégalités régionales persistantes et inquiétantes. Environ une personne sur cinq soit 21 % de la population a été confrontée à la faim en Afrique en 2020, soit plus du double que dans toute autre région (1). Cela représente une augmentation de 3 % en un an. Viennent ensuite l'Amérique latine et les Caraïbes (9,1 %) et l'Asie (9,0 %), avec des progressions de 2,0 et 1,1 point de pourcentage de 2019 à 2020 (1). Sur le nombre total de personnes sous-alimentées (768 millions) en 2020, plus de la moitié (418 millions) vivent en Asie, plus du tiers (282 millions) en Afrique et 8 % (60 millions) en Amérique latine et dans les Caraïbes (1). Par rapport à 2019, près de 57 millions de personnes de plus ont été touchées par la faim en Asie en 2020, 46 millions en Afrique et environ 14 millions de plus en Amérique latine et dans les Caraïbes (1).

Par rapport à la sécurité alimentaire

Au niveau mondial, l'insécurité alimentaire modérée ou grave (déterminée à l'aide de l'échelle de mesure de l'insécurité alimentaire vécue ou échelle FIEST[7]) était en lente progression. De 22,6 % en 2014,

[7] L'échelle de mesure FIES ou échelle de mesure de l'insécurité alimentaire vécue diffère des approches traditionnelles. Ces approches, comme l'indicateur de la FAO relatif à la prévalence de la sous-alimentation, évaluent l'insécurité alimentaire de manière indirecte et mesurent des déterminants de la sécurité alimentaire (disponibilités alimentaires ou revenus) et des résultats potentiels (état nutritionnel). Utilisée avec d'autres systèmes de mesure, elle peut contribuer à

elle est passée à 26,6 % en 2019 (1). Puis, au cours de 2020, en raison de la propagation de la Covid-19 dans le monde, elle a augmenté presque autant que sur toute cette période de cinq ans, pour atteindre 30,4 %. Ainsi, près d'une personne sur trois dans le monde n'avait pas accès à une nourriture adéquate en 2020, soit 320 millions de personnes de plus en un an seulement (2,37 milliards contre 2,05 milliards un an auparavant) (1). Parmi elles, près de 40 % à 11,9 % de la population mondiale, soit près de 928 millions de personnes étaient en situation d'insécurité alimentaire grave, soit près des 148 millions de personnes de plus en 2020 par rapport à 2019 (1).
L'insécurité alimentaire modérée ou grave progresse lentement depuis plus de 6 ans et touche désormais plus de 30 % de la population mondiale (FA0, 2021, 1).

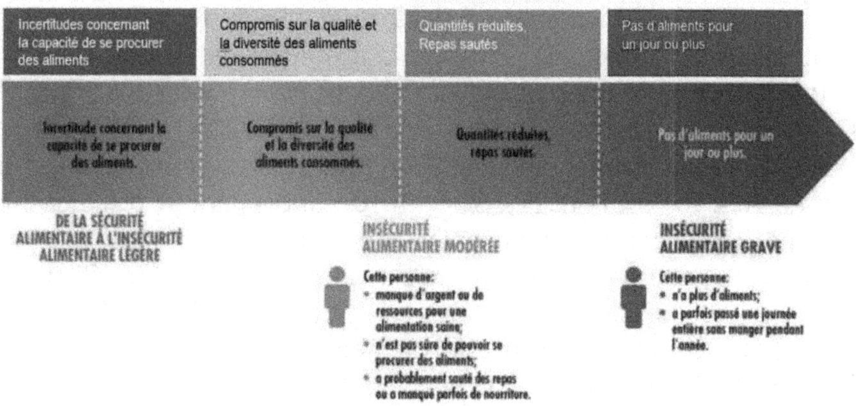

Source : Etat de la sécurité alimentaire et la nutrition dans le monde, FAO, 2021 (2)

Schéma 31 : Insécurité alimentaire fondée sur l'échelle de mesure FIES

L'échelle de mesure de l'insécurité alimentaire vécue (Food Insecurity Experience Scale [FIES]) est la mesure de la gravité de l'insécurité alimentaire basée sur l'expérience et qui repose sur les réponses directes des personnes à huit questions concernant leur accès à une alimentation adéquate. Ces huit questions portent sur l'accès des personnes à une alimentation adéquate pouvant être facilement intégré à divers types d'enquêtes sur la population (2).
La question est : ***À un moment donné au cours des 12 derniers mois, vous êtes-vous trouvé(e) dans une situation où, faute d'argent ou d'autres moyens*** ? (2)

---

une meilleure compréhension des causes et des conséquences de l'insécurité alimentaire et permet d'étayer l'élaboration de politiques et d'initiatives plus efficaces.

1. Vous avez été inquiet de ne pas avoir assez à manger ?
2. Vous ne pouviez pas manger des aliments nourrissants et bons pour la santé ?
3. Vous mangiez presque toujours la même chose ?
4. Vous avez dû sauter un repas ?
5. Vous n'avez pas mangé autant qu'il aurait fallu ?
6. Il n'y avait plus rien à manger à la maison ?
7. Vous aviez faim mais vous n'avez pas mangé ?
8. Vous n'avez rien mangé de toute la journée ?

En 2020, le nombre de personnes sous-alimentées dans le monde a continué d'augmenter de sorte que 720 à 811 millions de personnes ont été confrontées à la faim, soit 118 millions de plus qu'en 2019 si on prend en compte le milieu et la fourchette (768 millions) et jusqu'à 161 millions de plus si l'on considère la limite supérieure de la fourchette. De 2019 à 2020, la progression de l'insécurité alimentaire modérée ou grave a été la plus marquée en Amérique latine et dans les Caraïbes (9 points de pourcentage) et en Afrique (5,4 points de pourcentage), contre 3,1 points de pourcentage en Asie (1). En Amérique du Nord et en Europe, qui affichent les plus faibles taux d'insécurité alimentaire, la prévalence a augmenté pour la première fois depuis 2014, année où on a commencé à recueillir des données à l'aide de l'échelle FIES (échelle de mesure de l'insécurité alimentaire vécue).

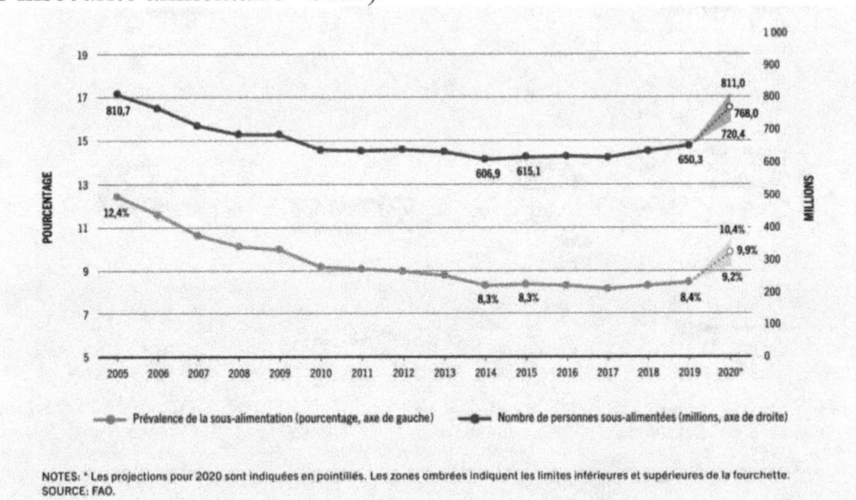

Source : *FAO, Rapport Sécurité alimentaire et nutrition, 2021*

Figure 30 : Évolution du nombre de personnes sous-alimentées de 2005 à 2020 (effectif et pourcentage)

En 2020, le nombre de personnes sous-alimentées dans le monde a continué d'augmenter, de sorte que 720 à 811 millions d'entre elles ont été confrontées à la faim, soit 118 millions de plus qu'en 2019, si l'on prend en compte le milieu de la fourchette (768 millions et jusqu'à 161 millions de plus si l'on prend en compte la limite supérieure de la fourchette) (1).
Au niveau mondial, l'écart entre les femmes et les hommes dans la prévalence de l'insécurité alimentaire modérée ou grave s'est encore accentué durant l'année de la pandémie de la Covid-19, l'insécurité alimentaire ayant été 10 % plus élevée parmi les femmes que parmi les hommes en 2020, contre 6 % en 2019 (1). Le suivi du coût d'une alimentation saine et du nombre de personnes qui n'ont pas les moyens de se la procurer fournit des paramètres précieux pour mieux comprendre le lien entre ces déterminants importants de l'accès à la nourriture et de l'évolution des multiples formes de malnutrition (1). On estime que, en 2019, 3 milliards de personnes environ n'avaient pas accès à une alimentation saine en raison de son coût élevé et de la persistance de fortes inégalités de revenu (1). La plupart de ces personnes vivent en Asie (1,85 milliard) et en Afrique (1,0 milliard), mais des millions de personnes sont également dans cette situation en Amérique latine et dans les Caraïbes (113 millions) ainsi qu'en Amérique du Nord et en Europe (17,3 millions) (1).

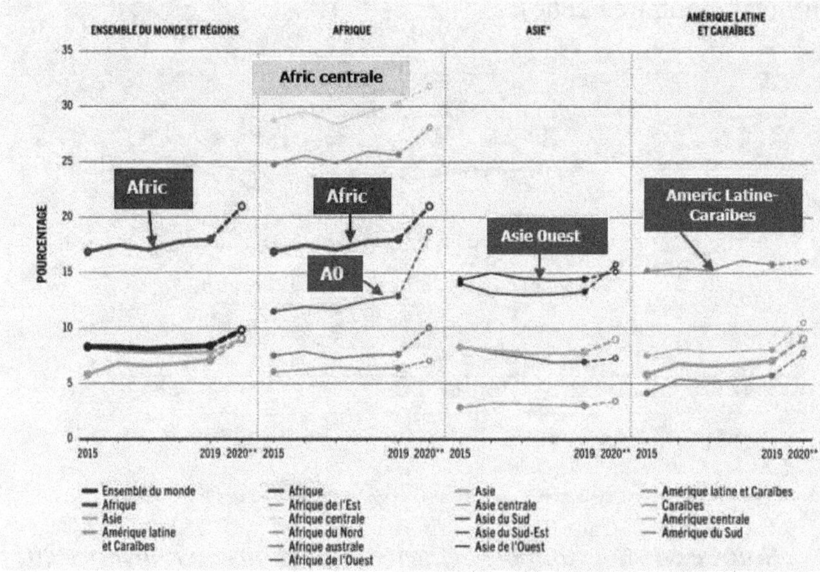

Source : FAO, Rapport Sécurité alimentaire et nutrition, 2021

Figure 31 : Évolution du pourcentage de personnes sous-alimenté dans le monde et par région.

Par rapport à la nutrition

En raison des mesures de distanciation physique prises pour contenir la pandémie, on ne dispose que de données limitées sur les résultats nutritionnels de 2020. Par conséquent, les estimations les plus récentes ne tiennent pas compte des effets de la pandémie de Covid-19.

En 2020, **le retard de croissance** (indicateur 2.1.1 des ODD) touchait 149,2 millions soit 22 % d'enfants de moins de 5 ans dans le monde (1). La prévalence du retard de croissance a diminué, passant de 33,1 % en 2000 à 26,2 % en 2012, puis à 22 % en 2020 (1). En 2020, près des trois quarts des enfants souffrant de retard de croissance dans le monde vivaient dans deux régions seulement à savoir l'Asie centrale et l'Asie du Sud avec 37 % et l'Afrique subsaharienne avec 37 % (1).

En 2020, l'**émaciation** touchait 45,4 millions d'enfants de moins de 5 ans soit 6,7 % (1). Près d'un quart d'entre eux vivaient en Afrique subsaharienne et plus de la moitié en Asie du Sud, la sous-région où la prévalence de l'émaciation est la plus élevée soit plus de 14 % (1).

La même année (2020), 5,7 % environ soit 38,9 millions d'enfants de moins de 5 ans présentaient une surcharge pondérale (1). Au niveau mondial, la situation a peu évolué en deux décennies avec 5,7 % en 2020 contre 5,4 % en 2000 et les tendances sont à la hausse dans certaines régions et dans de nombreux contextes (1).

L'**obésité** chez les adultes continue de suivre une courbe ascendante. La prévalence mondiale étant passée de 11,7 % en 2012 à 13,1 % en 2016 (1). Toutes les sous-régions ont affiché des tendances à la hausse sur cette période, et aucune n'est en voie d'atteindre l'objectif de l'Assemblée mondiale de la santé, à savoir stopper cette hausse d'ici à 2025.

En 2015, dans le monde, un nourrisson sur sept, soit 20,5 millions (14,6 %), était en état d'insuffisance pondérale à la naissance ou **petit poids de naissance** (1). Ces nouveau-nés ont un risque plus élevé de mourir dans les 28 premiers jours. Ceux qui survivent sont plus susceptibles de présenter un retard de croissance et un quotient intellectuel plus faible, et sont exposés à un plus grand risque de surpoids, d'obésité et de maladies chroniques à l'âge adulte, parmi lesquelles le diabète (1). Des pratiques d'allaitement optimales, notamment l'**allaitement exclusif** pendant les six premiers mois de la vie, sont essentielles à la survie de l'enfant et à la promotion de la santé, du développement cérébral et de la motricité. À l'échelle mondiale, 44 % des nourrissons de moins de 6 mois étaient exclusivement nourris au sein en 2019, soit un progrès par rapport aux 37 % de 2012 (1).

L'anémie chez les femmes en âge de procréer a été récemment ajoutée comme indicateur des ODD (indicateur 2.2.3). Au niveau mondial, près d'une femme sur trois (29,9 %) en âge de procréer souffrait encore d'anémie en 2019, et aucun progrès n'a été réalisé depuis 2012 (1). On observe de grandes disparités d'une région à l'autre. La prévalence en Afrique étant près de trois fois supérieure à celle de l'Amérique du Nord et de l'Europe. Dans tous les pays du monde, les systèmes de santé, d'alimentation, d'éducation et de protection sociale ont beaucoup de mal à maintenir les services de nutrition essentiels tout en faisant face à la pandémie de Covid-19 (1). D'après une enquête rendant compte de la situation des enfants pendant la pandémie, 90 % des pays (122 sur 135) ont signalé, en août 2020, que leurs chiffres avaient évolué dans la couverture des services de nutrition essentiels (1). Globalement, la couverture des services nutritionnels essentiels a diminué de 40 %, et près de la moitié des pays ont signalé une baisse de 50 % ou plus pour au moins une intervention nutritionnelle (1). Des travaux de recherche basés sur des scénarios modélisés peuvent apporter des informations précieuses pour mesurer l'incidence de la pandémie de Covid-19. D'après l'un de ces travaux, dans un scénario modéré, du fait de la pandémie, de 2020 à 2022, 11,2 millions d'enfants de moins de 5 ans viendraient s'ajouter au nombre de ceux qui souffrent d'émaciation dans les pays à faible revenu et ceux à revenu intermédiaire, dont 6,9 millions pour la seule année 2020 (1). Selon un scénario plus pessimiste, l'émaciation toucherait 16,3 millions d'enfants supplémentaires (1). Le modèle prévoit que 3,4 millions d'enfants supplémentaires présenteront un retard de croissance en raison des effets de la pandémie de Covid-19, en 2022 (1).

Perspectives pour l'élimination de la faim et de la malnutrition

En prévision de l'atteinte des objectifs de l'Assemblée mondiale de la santé de l'OMS à l'horizon 2030 en termes de réalisation des ODD, des évaluations actualisées de la probabilité de réalisation des cibles 2.1 et 2.2 d'ici à 2030 ont été réalisées.

Les projections relatives à la prévalence de la sous-alimentation pour l'année 2030 ont été établies sur la base d'une approche structurelle fondée sur un modèle d'équilibre général de la dynamique mondiale. Deux scénarios ont été modélisés : un scénario qui vise à prendre en compte l'incidence de la pandémie de Covid-19, et un scénario qui n'en tient pas compte. Les deux scénarios reposent sur l'hypothèse selon laquelle les trajectoires ne sont perturbées par aucun des principaux facteurs à l'origine de l'insécurité alimentaire et que les mesures importantes à prendre pour transformer les systèmes alimentaires de manière à garantir la sécurité alimentaire et à réduire les inégalités dans l'accès à la nourriture ne sont pas mises en œuvre (1).

Les estimations faites ne prennent pas en compte les effets potentiels de la Covid-19. L'atteindre les cibles mondiales relatives à la nutrition d'ici à 2025 et 2030 reste un défi. On estime qu'en 2020 le retard de croissance touchait 22 % des enfants de moins de 5 ans, l'émaciation 6,7 % et le surpoids 5,7 %. En 2019, près de 30 % des femmes âgées de 15 à 49 ans présentaient une anémie.

Selon le scénario Covid-19, après avoir atteint un maximum de 768 millions de personnes environ (9,9 % de la population) en 2020, dans le monde, la faim diminuerait pour toucher 710 millions de personnes environ (9 %) en 2021, puis continuerait de diminuer légèrement, jusqu'à moins de 660 millions de personnes (7,7 %) en 2030 (1). Toutefois, l'évolution entre 2020 et 2030 est très variable selon les régions. Ainsi, une réduction sensible est projetée pour l'Asie (de 418 millions à 300 millions de personnes), une augmentation notable est attendue en Afrique (de plus de 280 millions à 300 millions de personnes), ce qui mettra ce continent à égalité avec l'Asie d'ici à 2030 en tant que région comptant le plus grand nombre de personnes sous-alimentées (1).

Selon le même scénario Covid-19, en 2030, la faim pourrait toucher près de 30 millions de personnes de plus que si la pandémie n'avait pas eu lieu, ce qui montre les effets persistants de la pandémie sur la sécurité alimentaire mondiale (1). La différence observée s'expliquerait principalement par une plus grande inégalité dans l'accès à la nourriture.

À l'échelle mondiale, des progrès sont réalisés pour certaines formes de malnutrition, mais le monde n'est pas en voie d'atteindre les cibles fixées pour 2030 concernant les indicateurs de nutrition. Le rythme actuel des progrès réalisés concernant le retard de croissance, l'allaitement exclusif et l'insuffisance pondérale à la naissance est insuffisant. Les progrès concernant le surpoids et l'émaciation chez les enfants, l'anémie chez les femmes en âge de procréer et l'obésité chez les adultes stagnent quand on ne constate pas une régression (1).

Si les répercussions économiques de la pandémie de Covid-19 continuent de se manifester, il est difficile de prévoir la trajectoire qui se dégagera ces prochaines années. On dispose encore de peu de données sur les conséquences effectives de la pandémie sur diverses formes de malnutrition, notamment sur la prévalence du retard de croissance, de l'émaciation, du surpoids chez l'enfant, de l'obésité chez l'adulte, de l'anémie chez les femmes en âge de procréer, du petit poids de naissance, et de l'allaitement exclusif (1). Ces effets seront aggravés du fait de la dimension intergénérationnelle de la malnutrition et des conséquences qui en résulteront pour la productivité, et donc pour la reprise économique. Quoi qu'il en soit, il est clair que la pandémie de Covid-19 a probablement eu des répercussions sur la prévalence de multiples formes de malnutrition et qu'elle pourrait avoir des effets durables au-delà de 2020, comme on l'a constaté déjà en 2021 (1). Par conséquent, des efforts exceptionnels sont nécessaires pour contrer et surmonter les effets de la pandémie afin d'accélérer le progrès vers la réalisation de la cible 2.2 des ODD.

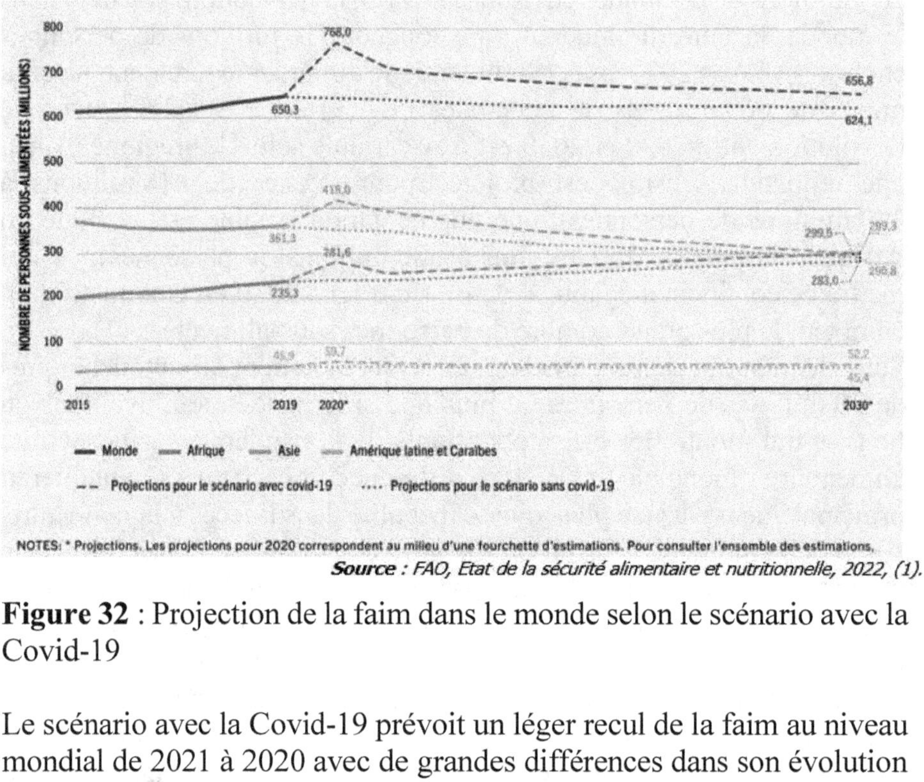

Source *: FAO, Etat de la sécurité alimentaire et nutritionnelle, 2022, (1).*

Figure 32 : Projection de la faim dans le monde selon le scénario avec la Covid-19

Le scénario avec la Covid-19 prévoit un léger recul de la faim au niveau mondial de 2021 à 2020 avec de grandes différences dans son évolution selon les continents

Les écarts entre les sexes en matière d'insécurité alimentaire

Les questions qui composent le module d'enquête FIES étant à caractère individuel, elles permettent également de comparer la situation des hommes et des femmes en matière d'insécurité alimentaire. La figure ci-dessous montre l'évolution de la prévalence de l'insécurité alimentaire à différents niveaux de gravité chez les hommes et les femmes adultes dans l'ensemble du monde et dans chacune des régions, de 2014 à 2020 (1).

Au niveau mondial, l'écart entre les femmes et les hommes dans la prévalence de l'insécurité alimentaire modérée ou grave s'est encore accentué durant l'année de la pandémie, les femmes ayant été 10 % de plus que les hommes en insécurité alimentaire en 2020, contre 6 % de plus que les hommes en 2019 (1). Cette situation s'explique principalement par le fait que l'écart s'est creusé en Amérique latine et dans les Caraïbes (30 % en 2020 contre 24 % en 2019) et en Asie (10 % en 2020 contre 4 % en 2019) (1). En ce qui concerne l'insécurité alimentaire grave seule, la prévalence est également plus élevée chez les femmes (1). L'échelle de mesure de l'insécurité alimentaire vécue (FIES) prend tout son effet lorsqu'elle est utilisée dans le cadre de grandes enquêtes nationales qui permettent des analyses plus détaillées de la situation de l'insécurité alimentaire au niveau infranational. Des enquêtes ont été menées pour évaluer l'insécurité alimentaire afin de planifier les mesures à prendre face à la pandémie de Covid-19, dans 20 pays confrontés à des crises d'insécurité alimentaire, et également pour mesurer l'indicateur 2.1.2 des ODD (3). Dans l'ensemble du monde et dans chaque région, la prévalence de l'insécurité alimentaire est plus élevée chez les femmes que chez les hommes.

Facteurs à l'origine de l'évolution récente de la sécurité alimentaire et la nutrition

Les conflits, la variabilité du climat, les phénomènes climatiques extrêmes, les ralentissements et les fléchissements économiques (exacerbés par la pandémie de Covid-19) expliquent que la faim ait récemment gagné du terrain tandis que ralentissait le progrès vers la réduction de toutes les formes de malnutrition (1). Les effets de ces facteurs sont en outre aggravés par l'ampleur et la persistance des inégalités. De plus, des millions de personnes dans le monde connaissent l'insécurité alimentaire et diverses formes de malnutrition parce qu'elles n'ont pas les moyens financiers de se procurer une alimentation suffisante, équilibrée, diversifiée et saine (1). Ces facteurs ont chacun leurs propres particularités mais ne sont pas mutuellement exclusifs. Ils interagissent, créant des effets multiplicateurs en de nombreux points du système alimentaire, au détriment de la sécurité alimentaire et de la nutrition (1).

Les conflits ont des répercussions sur presque tous les aspects du système alimentaire (culture, récolte, transformation, transport, approvisionnement en intrants, financement, vente et consommation). Ils ont des effets directs sur la destruction des actifs agricoles et moyens d'existence, le commerce et les restrictions des mouvements de biens et

services qui sont gravement perturbés, avec des conséquences sur les disponibilités des denrées alimentaires et les prix, notamment en ce qui concerne les aliments nutritifs (1).
La variabilité du climat et les phénomènes climatiques extrêmes ont eux aussi des effets cumulatifs multiples sur les systèmes alimentaires. Ils nuisent à la productivité agricole, avec une incidence sur les importations de denrées alimentaires, les pays essayant de compenser les pertes de production intérieures. Les catastrophes liées au climat peuvent avoir des répercussions importantes sur toute la chaîne de valeur alimentaire, notamment sur la croissance du secteur et sur les agro-industries alimentaires et non alimentaires. Les ralentissements et les fléchissements économiques ont essentiellement des répercussions sur les systèmes alimentaires en ce qu'ils compromettent l'accès des personnes aux aliments, y compris l'accessibilité économique d'une alimentation saine, du fait de la hausse du chômage et de la baisse des salaires et des revenus. Des fluctuations brutales du marché, des guerres commerciales, des troubles politiques ou une pandémie mondiale comme la Covid-19 peuvent exister.
La pauvreté et les inégalités sont des facteurs structurels sous-jacents critiques qui amplifient les effets négatifs des principaux facteurs, faisant sentir leurs effets à tous les niveaux des systèmes et des environnements alimentaires, jusqu'à compromettre l'accessibilité économique d'une alimentation saine et les résultats en matière de sécurité alimentaire et de nutrition. Au-delà de leurs effets directs sur les systèmes alimentaires, les principaux facteurs mondiaux et les causes structurelles sous-jacentes compromettent la sécurité alimentaire et la nutrition en raison de leurs effets, interdépendants et circulaires, sur d'autres systèmes, notamment sur les systèmes environnementaux et les systèmes de santé (1).

Effets des principaux facteurs sur la sécurité alimentaire et la nutrition

Ces dix dernières années, la variabilité du climat et les phénomènes climatiques extrêmes ainsi que les ralentissements et les fléchissements économiques ont gagné en fréquence et en intensité, menaçant la sécurité alimentaire et la nutrition partout dans le monde. La situation des pays à revenu faible ou intermédiaire est particulièrement préoccupante, car ce sont ces pays qui subissent le plus durement les effets sur la sécurité alimentaire et la nutrition et qui comptent le plus grand nombre de personnes sous-alimentées, exposées à l'insécurité alimentaire ou souffrant d'une ou de plusieurs formes de malnutrition.

De 2010 à 2018, la prévalence de la sous-alimentation a progressé dans plus de la moitié des pays à revenu faible ou intermédiaire du fait d'un ou de plusieurs facteurs (conflits, phénomènes climatiques extrêmes et fléchissements économiques), avec des augmentations récurrentes dans plusieurs d'entre eux.
Il a été constaté que le renversement de tendance qui s'est produit en 2014 dans la prévalence de la sous-alimentation et l'augmentation constante de celle-ci, particulièrement prononcée à partir de 2017, sont en grande partie le fait des pays à revenu faible ou intermédiaire touchés par des conflits, des phénomènes climatiques extrêmes ou des fléchissements économiques et des pays où règne une grande inégalité des revenus (1). La prévalence de la sous-alimentation est plus forte et a davantage progressé dans les pays qui sont sous l'emprise de ces facteurs.
Au cours de la période de hausse la plus récente avant le déclenchement de la pandémie de Covid-19, à savoir 2017–2019, les pays à revenu faible ou intermédiaire touchés par un ou plusieurs facteurs ont vu la prévalence de la sous-alimentation augmenter, tandis que ceux qui n'étaient touchés par aucun facteur ont vu la prévalence diminuer (1). À l'inverse, la prévalence du retard de croissance chez les enfants a reculé de manière constante de 2017 à 2019, et une analyse des pays touchés par les facteurs n'a pas permis de dégager de schéma particulier, ce qui donne à penser que d'autres facteurs plus décisifs sont à l'origine de cette tendance (1).
Des différences importantes sont observées entre les tendances selon qu'un pays est touché par un ou par plusieurs facteurs (facteurs multiples) et selon le niveau de revenu du pays et la région (1). Les pays soumis à plusieurs facteurs affichent systématiquement les augmentations les plus marquées de la prévalence de la sous-alimentation, avec une augmentation 12 fois supérieure à celle constatée dans les pays touchés par un seul facteur (1). Pour les trois régions analysées (Afrique, Amérique latine et Caraïbes et Asie), 36 % environ des pays à revenu faible ou intermédiaire sont touchés par des facteurs multiples (1).
Les pays à faible revenu touchés par des conflits et des extrêmes climatiques sont ceux qui connaissent la plus forte augmentation de la prévalence de la sous-alimentation, tandis que dans le cas des pays à revenu intermédiaire, ce sont les fléchissements économiques qui provoquent les augmentations les plus fortes (1). L'Afrique est la seule région où les augmentations de la prévalence de la sous-alimentation observées sur la période 2017-2019 sont liées aux trois facteurs (conflits, phénomènes climatiques extrêmes et fléchissements économiques). Les pays qui subissent des fléchissements économiques, en Afrique, en

Amérique latine et dans les Caraïbes et en Asie, enregistrent l'accroissement de la prévalence le plus élevé par rapport à ceux qui sont frappés par des phénomènes climatiques extrêmes ou des conflits, l'accroissement le plus important étant constaté en Afrique et en Amérique latine et dans les Caraïbes (1).
En 2020, presque tous les pays à revenu faible ou intermédiaire ont été confrontés à des fléchissements économiques. L'augmentation du nombre de personnes sous-alimentées a été plus de 5 fois supérieure à la plus forte hausse observée ces 20 dernières années, et le fléchissement économique a été deux fois plus profond que tout autre fléchissement enregistré sur cette même période (1). Là où les fléchissements se sont accompagnés d'autres facteurs (catastrophe liée au climat, conflit ou les deux), la hausse la plus importante de la prévalence de la sous-alimentation a été observée en Afrique, suivie de l'Asie (1).
L'inaccessibilité économique d'une alimentation saine observée en 2017 était fortement associée à la sous-alimentation et à différentes formes de malnutrition, y compris le retard de croissance chez les enfants et l'obésité chez les adultes (1). Ces résultats sont reconfirmés pour 2019 et une nouvelle analyse montre que les niveaux élevés d'inaccessibilité économique, en 2019, sont fortement associés à un accroissement de l'insécurité alimentaire grave et modérée ou de l'insécurité alimentaire grave, telles que mesurées selon l'échelle FIES (1).

Par rapport à la nutrition

Situation de la malnutrition dans le monde

À l'échelle mondiale, la malnutrition sous toutes ses formes reste un défi. Il n'est pas encore possible de tenir pleinement compte de l'incidence de la pandémie de Covid-19, car on ne dispose que de données limitées, mais on estime qu'en 2020 le **retard de croissance** a touché **22,0 %** (149,2 millions) d'enfants de moins de 5 ans, l'**émaciation 6,7 %** (45,4 millions) et le **surpoids 5,7 %** (38,9 millions) (1). Les chiffres effectifs, en particulier en ce qui concerne le retard de croissance et l'émaciation, devraient être plus élevés par suite des effets de la pandémie à Covid-19. La plupart des enfants de moins de 5 ans qui souffrent de malnutrition vivent en Afrique et en Asie (1). Plus de 9 enfants sur 10 souffrant d'un retard de croissance, plus de 9 enfants sur 10 souffrant d'émaciation et plus de 7 enfants sur 10 en surpoids dans le monde, vivent dans ces régions (1).

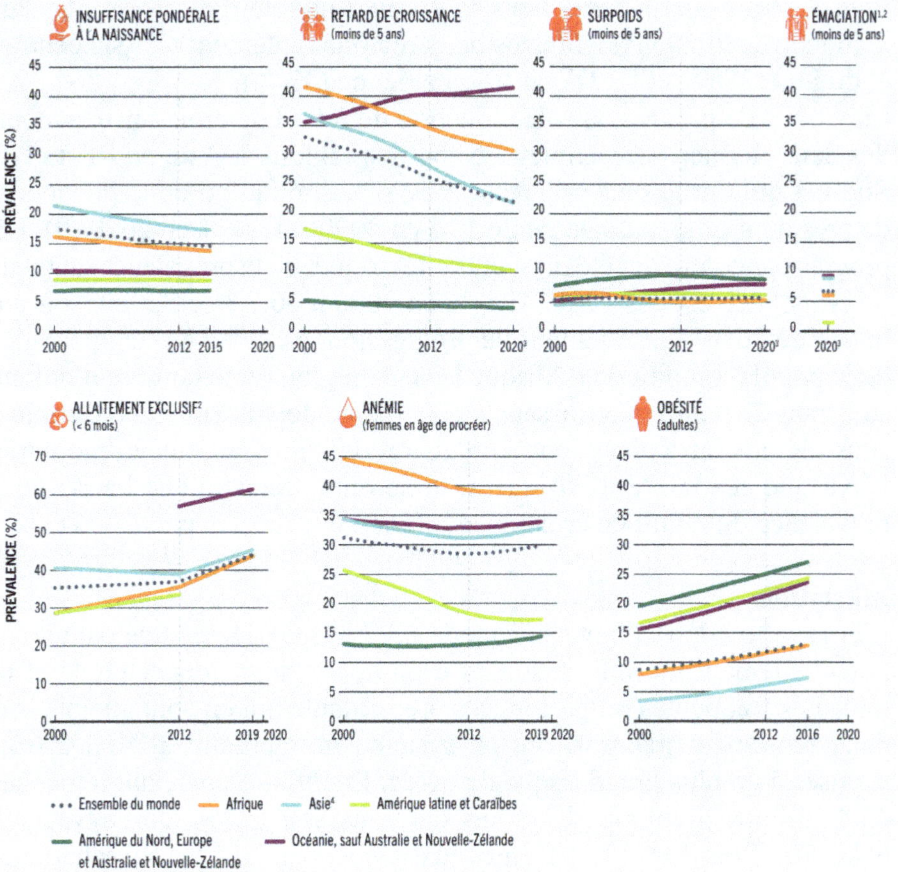

Source : FAO, Rapport Sécurité alimentaire et nutrition, 2021 (1)

Figure 33 : Évolution des indicateurs nutritionnels de 2000 à 2020 selon les continents

Retard de croissance

Dans le monde, ce sont 149,2 millions (22,0 %) d'enfants de moins de 5 ans qui présentent un retard de croissance (indicateur 2.2.1 des ODD) en 2020 (Jornayvaz, F. R. et al., 10). Le retard de croissance nuit à la croissance physique et au développement cognitif des enfants et augmente leur risque de mourir d'une infection courante (10). Il est également associé à un risque accru de développer des maladies non transmissibles à l'âge adulte. À l'échelle mondiale, la prévalence du retard de croissance chez les enfants de moins de 5 ans a reculé régulièrement passante de 33,1 % (204,2 millions) en 2000 à 26,2 % en 2012 puis à 22,3 % (148,1 millions) en 2022 d'après les estimations (10).

Près des trois quarts des enfants souffrant d'un retard de croissance dans le monde en 2020 vivaient dans deux régions seulement : l'Asie centrale et du Sud (37 %) et l'Afrique subsaharienne (37 %).
En termes de progrès dans la réduction du retard de croissance au cours des deux dernières décennies, ce sont les régions d'Asie de l'Est et du Sud-Est qui ont le plus progressé avec une diminution de la prévalence de près de moitié, passant de 26,1 % en 2000 à 13,4 % en 2020 (9). Les progrès par contre ont été plus lents en Afrique, où la prévalence du retard de croissance est passée de 41,5 % en 2000 à 30,7 % en 2020, soit une baisse de 26 %. Cette lenteur de progression, associée à l'augmentation de la population, fait de l'Afrique la seule région où le nombre d'enfants souffrant de retard de croissance a augmenté depuis 2000 (1). Certaines sous-régions africaines ont enregistré des progrès, mais moindres. L'Afrique centrale et l'Afrique australe ont enregistré une baisse de la prévalence du retard de croissance inférieure à 20 % depuis 2000 (1).

Émaciation

L'émaciation de l'enfant (indicateur 2.2.2 des ODD) est une pathologie potentiellement mortelle résultant d'un apport nutritionnel faible et de maladies fréquentes ou prolongées. Les enfants qui en sont atteints sont dangereusement maigres, ont un système immunitaire affaibli et sont exposés à un plus grand risque de décès. En 2020, l'émaciation touchait 45,4 millions d'enfants de moins de 5 ans soit 6,7 % (Jornayvaz, FR et al., 10). Près d'un quart d'entre eux vivaient en Afrique subsaharienne et plus de la moitié en Asie du Sud, sous-région où la prévalence de l'émaciation est la plus élevée soit, plus de 14 % (10). Cette forme de malnutrition est celle sur laquelle la pandémie de Covid-19 a eu le plus d'effets à court terme, car il s'agit d'une pathologie grave qui peut surgir rapidement dans les situations de choc. La pandémie a probablement rendu plus lointaine la perspective d'une réalisation des objectifs mondiaux dans ce domaine. Le chiffre de 45,4 millions d'enfants ne tient pas compte des répercussions de la pandémie, car il n'a pas été évalué. Toutefois, une étude basée sur la modélisation indique que l'émaciation pourrait avoir touché en 2020 environ 15 % d'enfants de plus que ce qu'indiquent les chiffres estimatifs, mettant en danger la vie de dizaines de millions d'enfants (Fore H. H., 11).

Surpoids de l'enfant

Le surpoids chez l'enfant (indicateur 2.2.2 des ODD) a des effets immédiats sur la santé et le bien-être des enfants et augmente le risque de voir s'installent à l'âge adulte des maladies non transmissibles liées à l'alimentation (12). Il est en augmentation dans de nombreux pays, en raison de la politique commerciale des gros fabricants et d'un accès accru à des aliments hautement transformés, souvent riches en énergie, en graisses (en particulier les graisses saturées et les graisses trans), en sucres libres et en sel (12), et aussi à cause d'un niveau d'activité physique insuffisant. Selon une étude menée en Europe (13), plus de la moitié des aliments de complément pour nourrissons contenaient des niveaux excessifs de sucre. En 2020, il a été observé que 5,7 % soit 38,9 millions d'enfants de moins de 5 ans étaient en surpoids (10). Cette situation n'a pas assez évolué en deux décennies au niveau mondial avec 5,7 % en 2020 contre 5,4 % en 2000, soit de 0,3 % seulement en 20 ans. Les tendances dans certaines régions et dans de nombreux contextes sont à la hausse. En Afrique, la prévalence de la surcharge pondérale chez l'enfant est similaire à la prévalence mondiale avec 5,3 % en 2020, mais elle varie selon les sous-régions, et atteint 13,0 et 12,1 % en Afrique du Nord et en Afrique australe respectivement. Le surpoids chez l'enfant a connu une forte augmentation entre 2000 et 2020 (10)), notamment dans deux régions, l'Asie de l'Est et du Sud-Est et l'Australie et la Nouvelle-Zélande, où les taux sont passés respectivement de 5,2 à 7,7 % et de 7,7 à 16,9 %. Il faut inverser la trajectoire si l'on veut atteindre la cible mondiale de 3 % d'ici 2030 (10).

Anémie de la femme en âge de procréer

Au niveau mondial, l'anémie chez les femmes en âge de procréer (indicateur 2.2.3 des ODD) indique que près d'une femme sur trois (29,9 %) souffrait encore d'anémie, sans qu'aucun progrès ait été réalisé depuis 2012 (14).

On observe de grandes disparités d'une région à l'autre. En 2019, plus de 30 % des femmes en Afrique et en Asie présentaient une anémie, contre 14,6 % en Amérique du Nord et en Europe (1). La prévalence en Afrique est près de trois fois supérieure à celle relevée en Amérique du Nord et en Europe (14). La prévalence est particulièrement élevée en Afrique de l'Ouest, où elle est de 51,8 % et n'a que peu progressé depuis 2012 avec 52,9 % (14). Aucune région n'a enregistré une baisse sensible de la prévalence de l'anémie chez les femmes en âge de procréer, ce qui souligne la nécessité d'une plus grande implication des pays pour le renforcement des actions de lutte efficaces. Des tendances similaires s'observent également pour l'anémie chez les femmes enceintes (14).

Surpoids/Obésité de l'adulte

L'obésité des adultes est un facteur de risque pour plusieurs maladies non transmissibles liées à l'alimentation. L'obésité des adultes continue d'augmenter avec une prévalence mondiale qui est passée de 11,8 % en 2012 à 13,1 % en 2016 soit une augmentation de 1,3 % en 5 ans. Toutes les sous-régions ont affiché des tendances à la hausse sur cette période, et aucune n'est en voie d'atteindre la cible de l'Assemblée mondiale de la santé d'ici à 2025. En 2016, l'Amérique du Nord, l'Asie de l'Ouest ainsi que l'Australie et la Nouvelle-Zélande présentaient les niveaux les plus élevés, avec respectivement 35,5 %, 29,8 % et 29,3 % (1). L'Amérique latine et les Caraïbes, ainsi que l'Océanie (hors Australie et Nouvelle-Zélande) affichent également des taux supérieurs à 20 % (1).

Allaitement exclusif

À l'échelle mondiale, 44 % des nourrissons de moins de 6 mois étaient exclusivement nourris au sein en 2019 contre 37 % 2012 (1). L'Océanie (hors Australie et Nouvelle-Zélande) a enregistré le niveau le plus élevé d'allaitement exclusif, avec 61,3 %. En 2019, plus de deux nourrissons de moins de 6 mois sur cinq en Asie (45,3 %) et en Afrique (43,6 %) ont été exclusivement nourris au sein, contre un nourrisson sur trois en Amérique du Nord (34,7 %) (1). Cette pratique varie toutefois considérablement en Asie et en Afrique selon les sous-régions. En Asie, trois sous-régions sur cinq ont une prévalence plus élevée que les chiffres estimatifs mondiaux. L'Asie du Sud présente la prévalence la plus élevée, avec 57,2 % des nourrissons nourris exclusivement au sein, contre 22,0 % en Asie de l'Est (1). De même, en Afrique, la prévalence de l'allaitement exclusif est presque deux fois plus élevée en Afrique de l'Est (60,7 %) qu'en Afrique australe (33,5 %) ou en Afrique de l'Ouest (32,3 %) (1). Des progrès ont été réalisés dans de nombreuses régions, mais deux sous-régions en particulier ont enregistré une baisse inquiétante de la prévalence de l'allaitement exclusif sur la période 2012-2019 à savoir les Caraïbes, où le niveau est passé de 29,7 à 25,9 %, et l'Asie de l'Est, où le niveau est passé de 28,5 à 22,0 % (1). Au niveau mondial, des progrès ont été constatés dans le pourcentage d'enfants de moins de 6 mois nourris exclusivement au lait maternel, puisqu'il est passé de 37 % en 2012 à 44 % en 2019 (1).

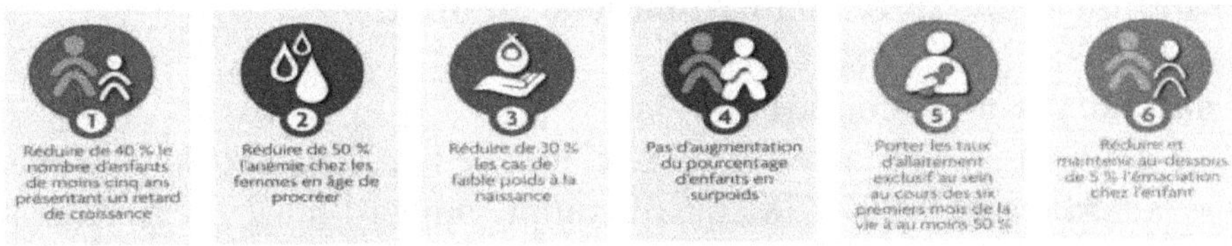

Source : *FAO, Rapport Sécurité alimentaire et nutrition, 2021* (1)

Figure 34 : Niveau des cibles mondiales de l'OMS relatives à la nutrition

Parmi les sept indicateurs du sommet mondial de l'OMS, il semble qu'aucun niveau des cibles de l'OMS ne pourrait être atteint à l'horizon 2025, voire 2030.

En Afrique

Dans le monde, la prévalence du retard de croissance, qui était de 40 % en 1990, a décliné depuis, avec une diminution annuelle moyenne de 2,1 %. En Afrique elle était de 45,7 % en 1990 avec un accroissement régulier passant de 50,2 % en 2000 à 59,9 % en 2020. Les estimations pour 2025 sont en faveur d'une augmentation devant atteindre 60,6 %. Bien que l'Asie soit le contient qui affiche des niveaux de prévalence du retard de croissance les plus élevés du monde, on note contrairement à l'Afrique, une tendance à la régression allant de 188,7 % en 1990 à 136,6 % en 2000, avec un niveau attendu pour 2025 de 56,6 % (Black R. et al., 2013, UNICEF, OMS, 2020, 28).

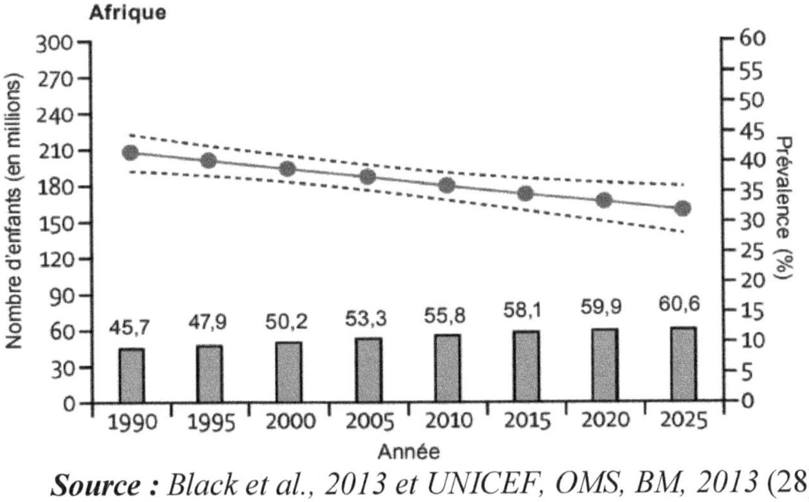

Source : *Black et al., 2013 et UNICEF, OMS, BM, 2013* (28)

Figure 35 : Évolution de la prévalence et du nombre d'enfants atteints de retard de croissance de 1990 à 2020 et projection des Nations unies jusqu'en 2025.

Situation alimentaire et nutritionnelle au Mali

Contexte socio-économique

Pays continental, le Mali est situé au centre de l'Afrique occidentale avec une superficie de 1 241 238 km^2. Il compte aujourd'hui 19 régions et le District de Bamako, 159 cercles et 919 communes. C'est l'un des pays les plus pauvres du monde qui se classe 184 sur 189 sur l'indice de développement humain selon les Nations Unies (ONU) en 2019 (19). Son produit intérieur brut (PIB) est d'environ 17,508 milliards de dollars américains (USD) (2019), et son PIB par habitant est de 2 322 USD (2019) (20). Ce chiffre masque cependant le fait que 76,1 % de la population malienne vit dans l'extrême pauvreté avec moins de 1,25 USD/j soit l'équivalent de 625 F CFA/jour (20). Le taux d'extrême pauvreté est tombé à 42,3 % en 2019 en raison de la production agricole exceptionnelle (20). Près de 90 % des Maliens vivant dans l'extrême pauvreté vivent en milieu rural (20).

Depuis le coup d'État de 2012, la stabilité politique et la sécurité au Mali sont restées très fragiles et imprévisibles. L'insurrection jihadiste a permis à l'insécurité chronique de se propager du nord vers le sud du pays. Cette insécurité, associée à une insécurité alimentaire de plus en plus imprévisible liée au climat, a entraîné une migration interne importante et exercé une pression énorme sur des services sociaux déjà faibles, y compris le système de santé publique, l'accès à l'eau, l'hygiène et l'assainissement. La situation s'est aggravée avec la pandémie de Covid-19, associée aux coups d'État en août 2020 et 2021. De plus, le pays a subi 6 mois d'embargo économique de la part de la CEDEAO et de l'UEMOA, en plus de la guerre entre la Russie et l'Ukraine qui ont occasionné de lourdes conséquences économiques qui se sont manifestées par l'augmentation du prix de certaines denrées de première nécessité.

Sur le plan économique, les effets combinés du choc politico-social, de la faible performance agricole, aggravés par la pandémie de la Covid-19 font rentrer l'économie malienne en récession en 2020. Le PIB réel a légèrement rebondi en 2021, avec une croissance estimée à 3,1 %, tirée par la reprise dans les secteurs clés de l'agriculture et des services (20). Selon la Banque mondiale (BM), le ralentissement économique malien dû à l'épidémie de la Covid-19 en cours dans le pays depuis mars 2021 a mis fin à une décennie de progrès en matière de réduction de la pauvreté, plongeant 900 000 personnes supplémentaires dans la pauvreté (20).

Sur le plan nutritionnel, la Politique nationale de nutrition trouve ses fondements dans la Constitution et les différents instruments juridiques internationaux, continentaux, ou régionaux ratifiés par le Mali. Elle est aussi : i) la suite de la mise en œuvre des recommandations des forums nationaux de 2010 et de 2019 sur la nutrition au Mali ; ii) de l'examen stratégique de la : « Faim Zéro » au Mali en rapport avec l'ODD2 ; iii) la note technique sur l'opérationnalisation du Conseil national de sécurité alimentaire de la nutrition et de la protection sociale. Elle s'inscrit dans le Cadre stratégique de la relance économique et le développement durable au Mali (CREDD : 2019-2023) qui constitue le Cadre unique de référence et intégrateur des politiques économiques, sociales et institutionnelles dont notamment sur le plan nutritionnel, la mise en œuvre de la Politique nationale de nutrition (PNN). En septembre 2013, un plan d'action multisectoriel 2014–2018 a été adopté. Les résultats de son évaluation ont servi à élaborer le plan d'action 2021–2025 en plus de l'adhésion du Mali au Mouvement SUN, en mars 2011. Les résultats traduisent de cette évaluation traduisent la volonté politique des autorités nationales, à résoudre durablement, la question de la malnutrition en assurant une sécurité alimentaire, nutritionnelle et un environnement sain à tous les ménages. Pour ce faire, l'engagement de toutes les parties prenantes (décideurs, parlementaires, élus locaux, opérateurs économiques, monde agricole, média, société civile) est requis.
La vision de la politique nationale de nutrition est d'assurer une alimentation adéquate à la population malienne en vue de satisfaire son bien-être et garantir un développement national durable. Son objectif est de contribuer à assurer à chaque Malien un statut nutritionnel satisfaisant pour son bien-être et pour le développement du pays. C'est le cadre de référence pour les différents intervenants dans le domaine de la nutrition et de la lutte contre la malnutrition. Cependant, l'implémentation de la Politique nationale de nutrition (PNN) reste fragmentée au niveau de trois départements clés à savoir :

- le Commissariat à la sécurité alimentaire (CSA) ancré au niveau de la présidence ;
- le Conseil national de la nutrition ancré au niveau du ministère de la Santé et du Développement social ;
- le Conseil national d'orientation stratégique de la protection sociale (CNOS-PS) avec un ancrage au niveau de la primature, et une animation opérationnelle au niveau du ministère en charge de la protection sociale.

Malgré les efforts combinés de ces institutions, la situation nutritionnelle au Mali est globalement préoccupante. Les prévalences de malnutrition chronique (retard de croissance), de malnutrition aiguë (MA) ou émaciation et de l'insuffisance pondérale (IP) chez les enfants restent au-delà des seuils considérés comme acceptables par l'OMS malgré les efforts consentis par le Gouvernement et ses partenaires.

Situation alimentaire

Plus récemment, la situation alimentaire (annonciateur de la crise nutritionnelle) montre que pour la période d'octobre à décembre 2021, 1 244 906 personnes sont en crise alimentaire et pire (dont 57 543 personnes en urgence alimentaire) 3 585 989 personnes sont en situation de sous pression, soit presque le triple de l'année précédente. En cette fin du premier semestre 2022, le nombre de personnes ayant besoin d'une assistance d'urgence pourrait atteindre 1 971 000 personnes (dont 172 868 personnes en urgence alimentaire) 4 533 157 personnes seront en situation de sous pression (22).

L'explosion de la crise alimentaire s'inscrit dans une tendance de forte détérioration de la crise humanitaire plus large avec près de 6,3 millions de maliennes et maliens dans le besoin d'une aide d'urgence pour accéder à une assistance alimentaire et nutritionnelle, à l'eau, la santé, l'éducation, la protection, les abris (source : FONGIM/Cluster Sécurité alimentaire). La production de céréales de la campagne 2021, comparée aux résultats des campagnes précédentes, est en baisse d'environ 15 % par rapport à la campagne 2020 et de 10,2 % par rapport à la moyenne des cinq (05) dernières années de 2016 à 2020. En avril 2022, le pays a enregistré 370 548 personnes déplacées internes, 7,5 milloins de personnes ont besoin d'assistance humanitaire sur 5,3 millions de personnes ciblées à travers le programme résilience humanitaire (23). De même, l'évaluation du PANM 2014 – 2018 a noté une faiblesse de la coordination intra et intersectorielle malgré l'existence de cadre formel entre les différents secteurs et une faible appropriation du plan par les différents secteurs.

Actuellement, force est de constater que dans tous les domaines de la nutrition spécifique et sensible, la coordination de l'approche multisectorielle de la nutrition présente les défis d'un ancrage institutionnel fort et des compétences en leadership et en gestion d'où les résultats de l'étude sur le coût de la faim (24) dans le pays, financée par le PAM et le Canada. Ces résultats indiquent que la malnutrition coûte environ 265 milliards FCFA par an, soit 4,06 % de son produit intérieur brut à l'État malien. Il est donc indispensable de trouver des solutions de long terme afin de réduire le fardeau de la malnutrition sous toutes ses formes.

Au Mali, il existe un cadre politique qui reconnaît l'importance de la multisectorialité de la nutrition. Comme déjà signalé, le pays dispose depuis 2013 d'une Politique nationale de nutrition soutenue par un Plan d'action multisectoriel de nutrition dont l'objectif est de contribuer à assurer à chaque malien un statut nutritionnel satisfaisant pour son bien-être et pour le développement national. Le Conseil national de nutrition avec le comité technique intersectoriel de la nutrition soutenu par les comités régionaux, locaux et communaux d'orientation de Coordination et de suivi des actions de développement (CROCSAD, CLOCSAD et CCOCSAD) fournit également une plate-forme institutionnelle plus intégrée pour mieux ancrer la multisectorialité. Ce Conseil national est rattaché directement au ministère chargé de la Santé et du Développement social. Cet ancrage institutionnel du portage de la nutrition par un département sectoriel réduit l'effet de l'approche multisectorielle de la nutrition. Ainsi il avait été recommandé depuis le forum sur la nutrition de juin 2010 de « Mettre en place un Conseil national de développement de la nutrition placé sous l'autorité du Premier ministre et doté d'un secrétariat permanent ». Vingt ans après la 1re édition du Forum de nutrition en juin 2000, le problème demeure toujours. Cet ancrage institutionnel de la nutrition du département sectoriel de la santé à la primature a pour but de faciliter la mobilisation de tous les secteurs de la nutrition spécifique et sensible (santé, agriculture, éducation, protection sociale, environnement, secteur privé, universitaire, etc.).

Situation nutritionnelle

Retard de croissance

Le retard de croissance ou malnutrition chronique est le résultat de perte rapide de poids due à un manque de nourriture ou une nourriture inappropriée, ou à une maladie. Le retard de croissance affecte les fonctions métaboliques pouvant impacter le système immunitaire rendant la personne plus sensible aux maladies infectieuses. Une fois installé, au-delà de 24 mois, il devient irréversible avec un risque de se perpétuer aux générations futures (il devient intergénérationnel). Le retard de croissance affecte les défenses immunitaires de la personne atteinte, induisant ainsi sa plus grande vulnérable aux autres affections. L'enquête sur le coût de la faim estime que plus de 30 % des décès des moins de 5 ans sont associés à de la malnutrition (24). De plus, les enfants

malnutris chroniques peuvent également être affectés par la malnutrition aiguë.
Le retard de croissance est resté constamment à des niveaux élevés au-dessus des seuils recommandés de l'OMS (figure 79).
L'émaciation ou malnutrition aiguë est également causée par de multiples facteurs. Parmi eux, l'insuffisance alimentaire en période de soudure ne représente qu'un seul facteur, influençant la malnutrition de manière conséquente mais pas exclusive. Le paludisme mais aussi les maladies diarrhéiques sont des facteurs influençant fortement la prévalence de la pathologie.
Il n'en est pas moins à risque puisqu'une personne malnutrie aiguë a un risque de mortalité neuf fois plus élevé qu'une personne normale.
La malnutrition aiguë est restée élevée au-dessus des seuils de prévalence communément admis en santé publique (Figure 65).

Tableau 28 : Seuils admis en santé publique pour les niveaux de gravité de la malnutrition

Émaciation ou Malnutrition aiguë	Insuffisance pondérale Malnutrition globale	Retard de croissance ou Malnutrition chronique	Classification
< 5 % : Acceptable	**< 10 %** : Faible	**< 20 %** : Faible	**Bonne**
≥ 5 à 10 % : Mauvais	**≥ 10–20 %** : Moyen	**≥ 20–30 %** : Moyen	**À surveiller**
≥ 10–15 % : Grave (crise)	**≥ 20–30 %** : Élevé	**≥ 30–40 %** : Élevé	**Alerte**
≥ 15 % : Critique (urgence)	**≥ 30 %** : Très élevé	**≥ 40 %** : Très élevé	**Urgence**

Source : OMS

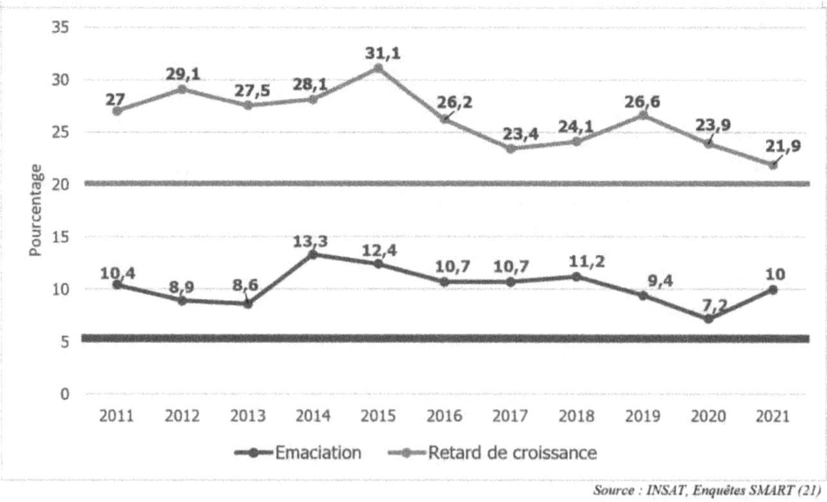

Source : INSAT, Enquêtes SMART (21)

Figure 36 : Évolution de la malnutrition des enfants de moins de 5 ans de 2011 à 2021 (21, 25, 26, 27).

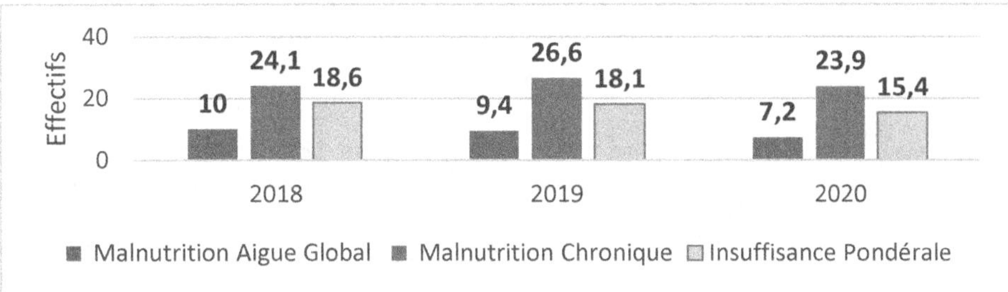

Source : *INSAT, SMART (21, 24,25).*

Figure 37 : Situation nutritionnelle des enfants de moins de 5 ans

Les pratiques en matière de l'alimentation du nourrisson et du jeune enfant (ANJE) constituent des facteurs déterminants de l'état nutritionnel des enfants selon la même enquête donne les résultats en dessous des attentes.

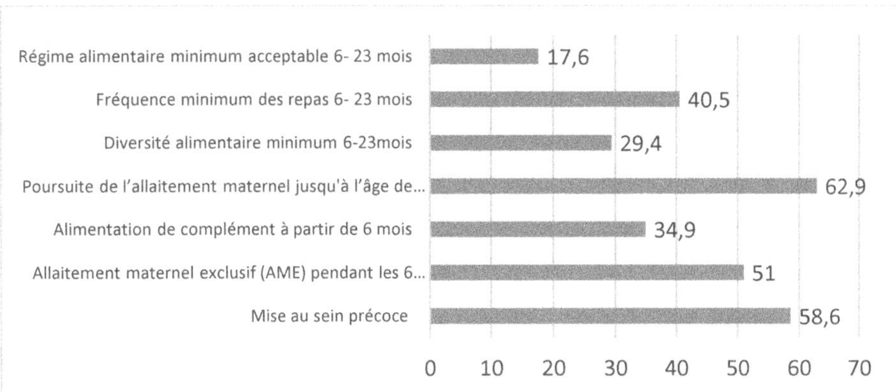

Source : *INSAT, SMART 2020 (25).*

Figure 38 : Indicateurs relatifs à l'alimentation et la nutrition du jeune enfant malien en 2020.

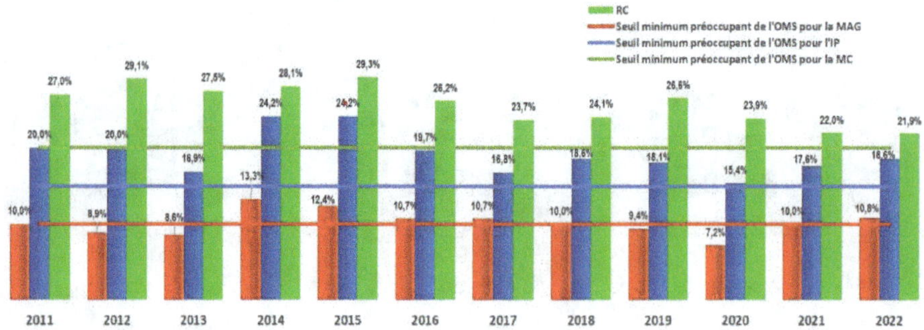

Source *: Rapports SMART 2011-2022 (INSTAT)*

Figure 39 : Évolution des tendances de la malnutrition au Mali de 2011 à 2022

Pour toutes les formes de malnutrition qu'elle soit aiguë, chronique ou globale, aucune d'elle n'a atteint les seuils recommandés par l'OMS à l'exception de la malnutrition aiguë qui est passée en dessous du seuil recommandé de moins de 5 % en 2012, en 2013 et en 2020 en raison de son caractère conjoncturel.

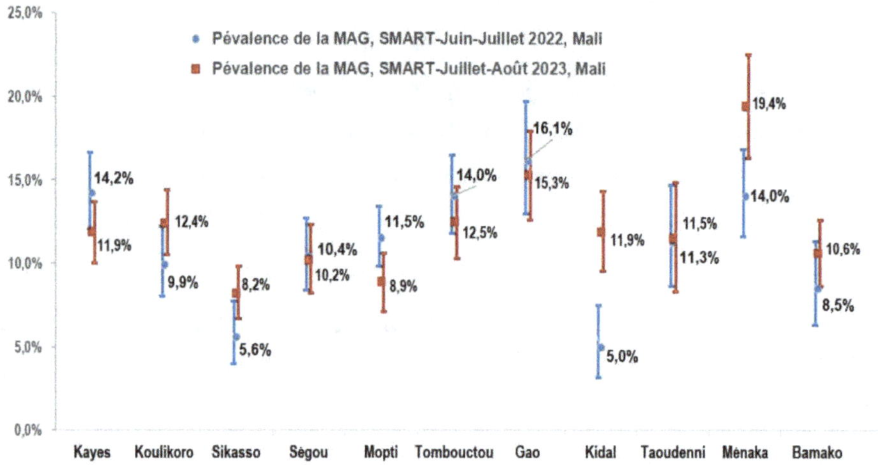

Figure 40 : Comparaison des prévalences de l'émaciation par région entre 2022 et 2023

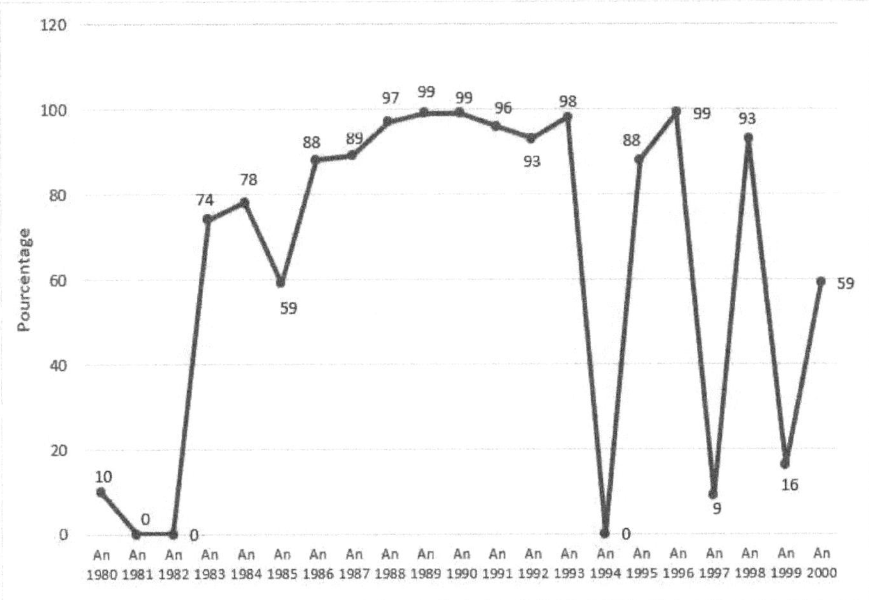

Source : WDI, BM

Figure 41 : Taux de couverture de la supplémentation en vitamine A des enfants de 6 à 59 mois du Mali de 1990 à 2000.

Références

1. Maximo Torero Cullen, Marco V. Sánchez Cantillo et José Rosero Moncayo. L'État de la sécurité alimentaire et de la nutrition dans le monde 2021. Transformer les systèmes alimentaires pour que la sécurité alimentaire, une meilleure nutrition et une alimentation saine et abordable soient une réalité pour tous, FAO, FIDA, OMS, PAM et UNICEF. 2021, in https://doi.org/10.4060/cb4474fr.
2. FAO. L'échelle de mesure de l'insécurité alimentaire vécue ou échelle FIES https://www.fao.org/in-action/voices-of-the-hungry/fies/fr/
3. Boero, V., Cafiero, C., Gheri, F., Kepple, A.W., Rosero Moncayo, J., Viviani, S. "Access to Food in 2020. Results of Twenty National Surveys Using the Food Insecurity Experience Scale (FIES), Rome in FAO, FIDA, OMS, UNICEF, L'état de la sécurité alimentaire et la nutrition dans le monde, 2021.
4. OMS et UNICEF, "The Extension of the 2025 Maternal, Infant and Young Child Nutrition Targets to 2030", Genève (Suisse) et

New York (États-Unis), 2017 in www.who.int/nutrition/global-target-2025/ discussion-paper-extension-targets-2030.pdf.

5. Organisation des Nations unies (ONU), 2019, Rapport du groupe d'experts des Nations unies et de l'extérieur chargé des indicateurs relatifs aux objectifs de développement durable, Commission de statistique, Cinquante et unième session, 3–6 mars 2020, New York (États-Unis) in : https://unstats.un.org/unsd/statcom/51st-session/ documents/2020-2-SDG-IAEG-E.pdf).
6. OMS, "Global Action Plan for the Prevention and Control of Noncommunicable Diseases 2013-2020", Genève (Suisse), 2013.
7. OMS et UNICEF, "UNICEF-WHO Low Birthweight Estimates: Levels and Trends 2000–2015. New global, Regional and National Estimates of low Birthweight", OMS, Genève (Suisse) in www.unicef.org/reports/ UNICEF-WHO-low-birthweight-estimates-2019), 2019.
8. Christian P., Lee S. E., Angel M. D., Adair L. S., Arifeen S. E., Ashorn P., Barros F. C., et al., "Risk of Childhood Undernutrition Related to Smallfor-Gestational Age and Preterm Birth in Low- and Middleincome Countries", *International Journal of Epidemiology*, 2013, 42, 1340–1355.
9. Jornayvaz F. R., Vollenweider P., Bochud M., Mooser V., Waeber G. et Marques-Vidal P., "Low Birth Weight Leads to Obesity, Diabetes and Increased Leptin Levels in Adults: the CoLaus Study", *Cardiovascular Diabetology*, 2016, 15.
10. Banque mondiale, OMS et UNICEF, "UNICEF-WHOWorld Bank: Joint Child Malnutrition Estimates – Levels and Trends (2021 edition) [en ligne]. https://data.unicef.org/resources/jmereport-2021, www.who.int/data/gho/data/themes/topics/jointchild-malnutrition-estimates-unicef-who-wb, https://datatopics. worldbank.org/child-malnutrition.
11. Fore H. H., Dongyu Q., Beasley D. M. et Ghebreyesus T. A., "Child Malnutrition and Covid-19 : the Time to Act is Now", *The Lancet*, 2020, 396, 517–518.
12. OMS, "Alimentation saine" in OMS [en ligne], Genève (Suisse), 2020 [Référencé le 6 mai 2021] https://www.who.int/ fr/news-room/fact-sheets/detail/healthy-diet.

13. OMS, "Commercial foods for infants and young children in the WHO European Region. A study of the availability, composition and marketing of baby foods in four European countries", Copenhague, OMS, 2019.
14. OMS, "WHO Global Anaemia estimates" in The Global Health Observatory | Anaemia in women and children [en ligne], Genève (Suisse), 2021 [Référencé le 26 mai 2021] www.who.int/data/gho/data/themes/topics/anaemia_in_ women_and_children.
15. ONU, "Policy Brief : The Impact of Covid-19 on Food Security and Nutrition", New York, États-Unis (également disponible en ligne : www.un.org/sites/un2.un.org/files/sg_ policy_brief_on_Covid_impact_on_food_security.pdf), 2020.
16. Banque mondiale et PAM, YEMEN mVAM, Bulletin n° 52 (Mar – Apr 2020), 2020, dataviz.vam.wfp.org/yemen-mvam-bulletin-52-apr-2020.
17. Institut international de recherche sur les politiques alimentaires (IFPRI), "Global Food Policy report : Transforming Food Systems After Covid-19", Washington (États-Unis), 2021 in https://ebrary.ifpri.org/ digital/collection/p15738coll2/id/134343).
18. UNICEF, "Impactos primários e secundários da Covid-19 em crianças e ad", 2020.
19. UNDP 2020, "Rapport de développement humain 2020", p. 279 in https://hdr.undp.org/sites/default/files/hdr2020_fr.pdf.
20. BM, https://www.banquemondiale.org/fr/country/mali/overview.
21. INSAT, DGSHP, Enquête nutritionnelle anthropométrique et de mortalité rétrospective, 2018, 8e édition.
22. Résultats cadre harmonisé – Fiches de communication et de synthèse des résultats, 21 novembre 2021, https://fscluster.org/mali/document/ch-resultats-cadre-harmonise-novembre-1.
23. OCHA, Rapport de situation du Mali, 24 août 2022 in https://reports.unocha.org/fr/country/mali/.
24. FAO, Le coût de la faim en Afrique, l'incidence sociale et économique de la malnutrition chez les enfants du Mali, FAO, NEPAD, in https://fscluster.org/sites/default/files/documents/coha_mali_rapport_sommaire.pdf.

25. INSAT, DGSHP, « Enquête nutritionnelle anthropométrique et de mortalité rétrospective », 2020, 10e édition, septembre 2021, 161 p.
26. INSAT, DGSHP, « Enquête nutritionnelle anthropométrique et de mortalité rétrospective », 2021, 11e édition, décembre 2021, 164 p.
27. INSAT, DGSHP, « Enquête nutritionnelle anthropométrique et de mortalité rétrospective », 2022, 12e édition, septembre 2022, 149 p.
28. UNICEF, OMS, « Retard de croissance de l'enfant dans les pays en développement », chapitre 2, 8 p.

CHAPITRE IX :

PRISE EN CHARGE DE LA MALNUTRITION PROTOCOLE NATIONAL DE PRISE EN CHARGE DE LA MALNUTRITION DU MALI (1)

PRÉAMBULE

Le ministère de la Santé et du Développement social est heureux de mettre à la disposition des acteurs intervenant en nutrition au Mali, le Protocole national de prise en charge intégrée de la malnutrition aiguë validé par tous les partenaires le 24 novembre 2022. Ce protocole révisé a été préparé selon un processus participatif impliquant l'ensemble des acteurs en nutrition de tous les niveaux. Il prend en compte les difficultés et les leçons apprises dans la mise en œuvre du précédent protocole (2017–2022) ainsi que les nouvelles évidences générées par les approches innovantes dans la prise en charge de la malnutrition aiguë (1). Les changements majeurs apportés sont les suivants :

- **l'organisation de la PCIMA** : les différents niveaux de mise en œuvre sont liés et doivent tous bien fonctionner pour que le programme marche, en prenant le district sanitaire comme unité de renforcement des activités de nutrition ;
- **le renforcement du volet communautaire** : révision des outils SEC à travers l'intégration des données de dépistages effectués par les mères /familles pour avoir une visibilité sur cette approche au niveau communautaire. L'amélioration de la coordination des activités communautaires entre les différents acteurs (dépistage actif, référence /évacuation des enfants malnutris aigus) et l'harmonisation avec l'approche SEC fortement recommandée lors de cette révision sont la clé du succès de la PCIMA ;
- **l'adaptation des schémas cliniques** de prise en charge médicale des enfants malnutris aigus sévères avec complications en intégrant de nouvelles complications (diarrhée de rénutrition, septicémie, problème médical sous-jacent) ;
- **l'intégration et l'adoption des approches simplifiées** de la prise en charge de la malnutrition aiguë dans des situations d'urgences et exceptionnelles ont permis la prise en charge avec le même aliment thérapeutique les cas modérés et les sévères sans complications. Suite à des études pilotes menées au Mali sur cette approche de 2018 à 2020, de nouvelles évidences ont été générées. L'approche a été

jugée pertinente dans les zones de crise d'où son intégration dans le protocole actuel ;
- **quelques mises à jour de fonds et de formes** ont été apportées pour mieux édifier les acteurs et améliorer la qualité du document.

Organisation de la prise en charge de la prise en charge intégrée des maladies de l'enfant (PCIMA)

L'organisation d'un programme de PCIMA est cruciale afin d'assurer son succès. Son exécution exige un financement adéquat et un personnel qualifié à chaque niveau d'organisation. Il ne sera durable que lorsque tous les établissements de formation concernés auront inclus la malnutrition et sa gestion dans leurs programmes de formation initiale (pour pallier la rotation de personnel et la fuite des cerveaux) ; la participation des académiques et des universitaires doit faire partie intégrante de la stratégie. Le financement est surtout en rapport avec l'achat des intrants nutritionnels, des équipements, du renforcement des capacités/mise à niveau des connaissances et de la recherche/action.

Les différents échelons du système de santé jusqu'au niveau communautaire sont tous impliqués dans le processus de prise en charge de la malnutrition selon les niveaux de compétences respectives.

Stratégies de mobilisation communautaire et d'augmentation de la couverture PCIMA

La nature des actions de santé communautaire implique une participation active des communautés à l'élaboration, la mise en œuvre, au suivi et à l'évaluation des activités PCIMA. L'approche communautaire consiste à élaborer les messages avec des personnes issues de la communauté, identifier avec elle les thèmes à choisir, les canaux de communication les plus efficaces au regard de la population cible et à évaluer avec elle l'impact du message délivré.

Les stratégies et approches innovantes

Les approches innovantes au Mali ont été menées dans le contexte de prévalence élevée de la malnutrition aiguë, la faible couverture du programme PCIMA notamment pour la MAM, la prise en charge des enfants MAS sans complications par les ASC et la situation sécuritaire volatile et préoccupante réduisant l'accès aux services de santé dans certaines zones.

Des études pilotes sur les approches innovantes ont été menées dans certaines localités notamment dans les districts sanitaires de Nara en 2018, Gao en 2019 et la commune I du district de Bamako en 2020 (1). En 2022 s'est tenu l'atelier de capitalisation à Bamako sur ces approches.

L'atelier a recommandé d'intégrer les nouvelles évidences dans le Protocole national de prise en charge intégrée de la malnutrition aiguë et de poursuivre les recherches pour générer assez d'évidences dans le cadre de la prévention et de l'amélioration de la couverture des programmes PCIMA et du dépistage à travers l'élargissement à d'autres acteurs communautaires, à savoir :

Approche PB mère :

- ***Le PB mère*** : consiste à former les membres du ménage prioritairement ceux ayant intégré les unités de prise en charge pour dépister la malnutrition auprès de leurs enfants, en leur apprenant comment utiliser la bande de Shakir qui mesure le PB et à détecter les œdèmes. Les formations peuvent se dérouler à différents niveaux (communautaire et structures de santé).
- ***L'approche « CMAM/PCIMA/HEALTH surge »*** consiste à rendre résilientes les structures de santé à faire face à des pics de malnutrition aiguë et des maladies courantes de l'enfant à travers un suivi en temps réel des données.
- ***L'approche « simplifiée »***

  Elle consiste à la simplification du protocole de prise en charge et l'optimisation du dosage afin de fournir un traitement unique aux enfants MAM et MAS sans complication avec le même produit thérapeutique (ATPE).

  Ces conditions d'implémentations sont :

  - Situations d'urgence et exceptionnelles (surtout les zones d'accès difficiles et non couvertes par les programmes de prise en charge MAM) ;
  - Engagement des parties prenantes (État, partenaires, collectivités…) pour la disponibilité des intrants ;
  - Accord préalable de la sous-direction Nutrition de la direction générale de la Santé et de l'Hygiène publique (DGSHP/SDN) pour d'autres conditions exceptionnelles.

Communication au niveau communautaire

Les messages simples et les slogans faciles à retenir doivent être élaborés en concertation avec la communauté en tenant compte des problèmes identifiés en son sein.

Les types de communication utilisée au niveau communautaire sont la communication interpersonnelle, le dialogue communautaire et les réunions communautaires. À ceux-là s'ajoute la communication de masse à travers la radio, la télévision, l'internet, le théâtre utile, les sketchs, les caravanes entre autres.

Les personnes clés à impliquer dans le cadre de cette communication de proximité sont les chefs religieux, les anciens du village, le réseau des communicateurs traditionnels (RECOTRAD), les GSAN, les groupements ou associations communautaires, les mères d'enfants de 6–59 mois, les enseignants, le personnel du centre de santé, les agents de santé communautaires (ASC), les accoucheuses traditionnelles recyclées et suivies (ATRS).
Ces personnes ressources sont responsables de la diffusion de l'information au sein de leurs communautés. Ces informations doivent être transmises de préférence par des personnalités issues et respectées de la communauté et non par des étrangers. L'information est transmise de manière plus efficace dans les endroits quotidiens de réunion, en particulier le marché, les points de ravitaillement en eau, la place publique du village, là où les hommes se réunissent et socialisent. Les supports éducatifs qui pourraient être utilisés sont les boîtes à images, les cartes-conseils, les dépliants, les affiches et les banderoles.

Contribution des acteurs de la plateforme communautaire à la PECIMA

Le dépistage actif
Les principales activités qui ont lieu dans la communauté sont le dépister la malnutrition aiguë chez les enfants (ceci est une recherche active de cas) et la référence des cas dépistés vers le CSCOM ou le site ASC pour une prise en charge.
La recherche active des enfants inscrits dans les programmes se fait à travers la visite à domicile des cas qui ne se sont pas rendus à l'URENAS ou à l'URENAM lors d'une visite programmée (absent, abandon), de ceux qui ont été déchargés de l'URENI ou ont abandonné le traitement à l'URENI et n'ont pas été enregistrés dans une URENAS, de ceux qui ont été déchargés de l'URENAS ou ont abandonnés le traitement à l'URENAS et n'ont pas été enregistrés dans une URENAM et de ceux qui n'ont pas répondu au traitement.
Le renforcement de la communication se fait pour promouvoir les bonnes pratiques par la communication pour le changement social et de comportement (CCSC), les normes sociales et les conseils pratiques et afin d'assurer la rétro-information à temps des CSCom vers les communautés pour réduire les absences et les abandons.
Avantages du dépistage actif
Les patients sont identifiés et traités alors qu'ils sont encore relativement en bonne santé, avant qu'ils ne développent des complications et lorsque le traitement peut être entièrement suivi dans la communauté, permettant ainsi d'éviter l'admission à l'URENI.
En effet le traitement à l'URENI a d'importantes implications : coûts de transport, incapacité de générer des revenus, problème de nourriture/restauration pour l'accompagnant, séparation de la famille, incapacité de terminer les travaux essentiels, manque de soins pour les autres enfants, préparation des repas et problèmes concernant la séparation en période d'insécurité, séparation du mari et de l'épouse.
Activités des acteurs de la plateforme communautaire dans la PCIMA :

- dépister tous les enfants (6–59 mois) dans la communauté à l'aide d'une bande de Shakir et vérifier s'il y a présence ou non d'œdèmes bilatéraux, en allant de maison en maison et lors de n'importe quelle autre occasion (les JNV, la SIAN, lors du dépistage VIH/Sida, de la PCIME, la CPS et des programmes de développement communautaire, etc.) ;

- référer ceux avec un PB inférieur à 125 mm au CSCom ou au site ASC le plus proche pour un triage adéquat ; (schéma décrivant le processus d'enrôlement des enfants référés de la communauté vers les CSCOM et site ASC) ;
- enregistrer chaque enfant sur une fiche de dépistage dans la colonne rouge, jaune ou verte (MAS, MAM et normale) ;
- répertorier tous les cas et non uniquement les cas de MAS et de MAM ;
- transmettre au superviseur (ASC ou DTC), toutes les fiches de dépistage collectées à chaque rencontre ;
- participer à des réunions périodiques de coordination/partage d'expériences avec d'autres GSAN /relais/volontaire communautaires et le superviseur.

L'ASC/agent de santé chargé de la nutrition doit se déplacer dans les villages chaque mois. Pendant la visite, il échange avec le GSAN/relais/volontaire du village de tous les problèmes, rend visite aux autorités du village pour avoir leurs commentaires concernant les activités de la PCIMA.

Matériels et outils :

Le GSAN/relais/volontaires/ASC du village doit avoir un kit qui comporte des bandes de Shakir ou bracelets PB (incluant des bracelets de rechange), des fiches de dépistage, des fiches de référence, des crayons, du papier, un taille-crayon, une gomme, un téléphone portable et du crédit avec une liste des principaux numéros de téléphone, des directives simples écrites (dans la langue locale) adaptées selon le niveau d'éducation du GSAN/relais/volontaire du village. On doit les donner, même si le GSAN/relais/volontaire ne peut pas lire, ceci évite l'humiliation et tenant compte du fait qu'il y a presque toujours quelqu'un dans le village qui sait lire et qui peut l'aider et des fiches de conseils pratiques à donner (boîte à images/fiches-conseils).

La collecte de données au niveau village se fait à partir des fiches de dépistage. Pendant la visite au village par l'agent de santé communautaire doit collecter les informations nécessaires concernant la localité incluant la date de dépistage, l'identification des enfants, le résultat du dépistage classé selon leur sévérité (normal avec un PB ≥ à 125 mm, à risque pour un PB compris entre 115 à 125 mm et sévère pour un PB < 115 mm). La fiche de dépistage du village est alors donnée au directeur technique du centre (DTC) du CSCOM et envoyée une fois par mois au responsable national du district (RND) afin d'être analysée et enregistrée dans une base de données. Cette information donne une

proportion des cas de MAS et de MAM dans la communauté dépistée. Ces résultats doivent être géographiquement répertoriés pour identifier des poches de malnutrition.
Le suivi des patients se fait une fois par semaine à l'URENAS et pendant le premier mois à l'URENAM, puis toutes les deux semaines pour l'URENAM à partir du deuxième mois de suivi.
Le suivi à domicile est nécessaire pour les patients malnutris aigus sévères (MAS) qui ne répondent pas au traitement, dont les accompagnants ont refusé l'admission à l'URENI, où qui ne reviennent pas pour les rendez-vous (voir s'ils ont déménagé, abandonné ou décédés).
Dans le cadre du suivi, il est souhaitable que les abandons ne soient pas réprimandés. Il faudrait plutôt chercher à identifier les raisons de l'abandon afin de les corriger.
La communication interpersonnelle, de groupes, discussions/dialogue communautaires sur la nutrition doivent occuper une place importante dans les activités des groupes de soutien à la nutrition (GSAN) et d'autres groupes dans la communauté. Seront abordés les thèmes relatifs aux mauvaises conditions hygiène (corporelle, environnementale, alimentaire…), aux risques liés à la pollution, aux mesures à prendre chez enfant tombe malade en particulier celui présentant des signes de danger. L'allaitement maternel /alimentation du nourrisson et du jeune enfant, les maladies sexuellement transmissibles et le VIH, pourraient être abordé.
Recherche active
Les patients nécessitant une recherche active sont identifiés par le personnel de prise en charge qui informe l'agent de santé communautaire ou le relais/volontaire.

Procédures de triage
Le triage doit avoir lieu au niveau de la consultation externe/service des urgences de l'hôpital et au niveau des centres de santé. Il se fait en fonction des critères ci-dessous.
Critères d'admission
Définition de la malnutrition aiguë modérée (MAM)
Tous les patients qui remplissent au moins un des critères ci-dessous souffrent d'une MAM.
Enfants de 6–59 mois :
- P/T ≥ –3 Z score et < –2 Z- score ou
- Périmètre brachial : ≥ 115 mm et < 125 mm ;

Femmes enceintes et celles allaitant un enfant de moins de 6 mois dont

le
PB : ≥ 180 mm et PB < 230 mm ;

Adultes et autres cibles (> 59 mois) :

- Indice de masse corporelle (IMC) ≥ 16 et IMC < 18,5 avec perte récente de poids où ;
- PB ≥ 180 et < 230 mm avec perte de poids récente.

Définition de la malnutrition aiguë sévère (MAS). Tous les patients qui remplissent au moins un des critères ci-dessous souffrent de MAS.

Tableau 29 : Critères d'admission pour la malnutrition aiguë sévère

	CRITÈRES D'ADMISSION
Nourrissons de moins de 6 mois ou de moins de 3 kg étant allaité	➢ Le nourrisson est trop faible pour téter de façon efficace (quel que soit son poids/taille (P/T), poids/âge (P/A) ou autre mesure anthropométrique) **ou** ➢ Le nourrisson ne prend pas de poids à domicile (après une série de prise de poids lors du suivi de la croissance, par ex. changement d'indice P/A) **ou** ➢ P/T < –3 Z-score **ou** présence d'œdèmes bilatéraux
6 mois à 59 mois	➢ P/T < –3 Z-score (table unisexe OMS_{2006}) **ou** ➢ PB < 115 mm **ou** ➢ Présence d'œdèmes bilatéraux (++ ou +++ admission à l'URENI)
12 à 18 ans	➢ P/T < 70 % NCHS **ou** ➢ Présence d'œdèmes bilatéraux (++ ou +++ admission à l'URENI)
Adultes	➢ PB < 180 mm avec perte de poids récente **ou** ➢ Indice de masse corporelle (IMC) < 16 avec perte de poids récente **ou** ➢ Présence d'œdèmes bilatéraux (à moins qu'il y ait une autre cause flagrante)

NB : L'admission se fait si au moins un des critères est rempli même si les autres ne le sont pas.

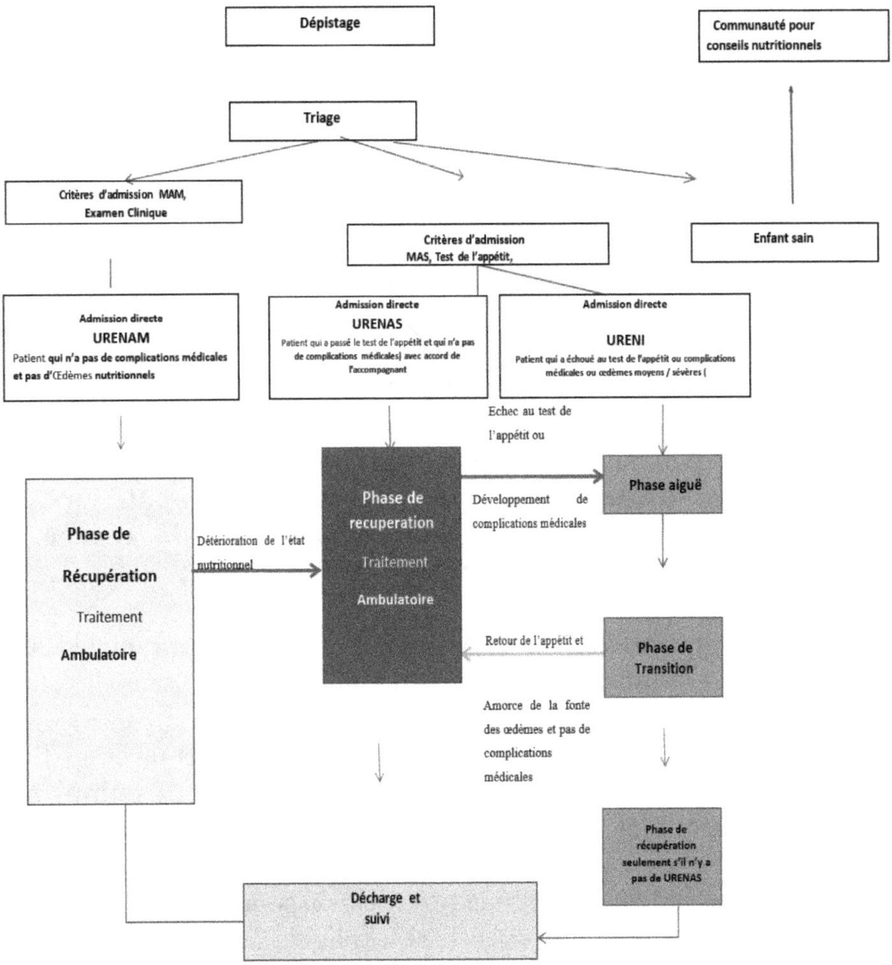

Schéma 32 : Schéma du flux des patients pour la prise de décision (1)

Activités du triage

L'agent de santé (le nutritionniste, le médecin, l'assistant, le technicien supérieur de santé (TSS), le technicien de santé (TS) ou l'aide-soignant) doit faire les tâches suivantes :

- **donner de l'eau sucrée immédiatement** à l'arrivée aux enfants visiblement malades et ceux qui ont clairement besoin d'être transférés vers une URENI ou qui ont besoin d'un traitement médical spécifique : une solution d'eau sucrée à 10 %, **soit 10 g de sucre pour 100 ml d'eau potable (5 ml/kg/h)** ;
- **prendre les mesures anthropométriques** : PB pour les activités avancées/cliniques mobiles, PB et indice P/T au centre de santé/hôpital en utilisant les tables appropriées et vérifier la présence

d'œdèmes nutritionnels pour tous les patients incluant ceux référés par la communauté ;

- **examiner les œdèmes** et leur sévérité et prendre la température ;
- **décider si l'enfant est admissible ou pas** en fonction des critères d'admission.

  Si celui-ci est référé par la communauté mais ne remplit pas les critères d'admission, féliciter, encourager et donner des conseils nutritionnels à l'accompagnant(e).

  NB : **Si un nombre important de références inappropriées survient, le travail de l'équipe responsable du dépistage dans la communauté et à l'UREN doit être réexaminé et si besoin les connaissances du personnel en matière de dépistage doivent être mise à niveau. Ceci doit être discuté lors des réunions régulières de coordination entre le chargé de nutrition de l'UREN et l'équipe de dépistage**[8] ;

- **repérer rapidement les MAS** qui sont visiblement malades et organiser leur transfert rapide vers une URENI, sans les faire attendre.

La personne responsable du triage doit régulièrement jeter un coup d'œil dans la salle d'attente et référer ces patients directement à l'infirmier en charge pour qu'il puisse immédiatement les envoyer vers l'URENI le plus proche ou commencer le traitement si la distance est trop importante et si aucun moyen de transport adéquat n'est disponible :

- **si le test de l'appétit est réussi**, expliquer à l'accompagnant les soins à faire à domicile et donner le traitement PCIME pour les maladies diagnostiquées. La réussite du test de l'appétit est le critère principal pour le traitement en ambulatoire ;
- **si le test de l'appétit est à nouveau un échec**, expliquer à l'accompagnant(e) les dangers de ramener l'enfant à la maison et essayer de le convaincre d'accepter le transfert vers une URENI ; ne serait-ce que pour quelques jours. Cependant, la décision de

[8] Il y a seulement une différence de 10 mm de PB entre un diagnostic de MAS positif (PB < 115 mm) et négatif (PB ≥ 125 mm). Les tests pratiqués lors des formations montrent qu'environ un tiers des mesureurs ont une différence de 10 mm ou plus quand ils mesurent deux fois les mêmes 10 enfants. Il est possible que la mesure prise dans la communauté soit correcte et que celle prise au niveau du centre de santé (URENAS) incorrecte. Le PB n'est pas une mesure facile à prendre avec précision et une formation doit être faite à tous les niveaux.

l'accompagnant(e) doit être respectée et elle ne doit en aucun cas être forcée ;

- **si le patient échoue** au test d'appétit parce qu'il semble effrayé mais qu'il est alerté et ne présente pas de complications :
  - référer tout de même le patient vers une URENI pour une courte période,
  - expliquer soigneusement les bénéfices du traitement à l'URENI, les risques du traitement ambulatoire et qu'elle peut changer d'avis à tout moment après l'admission avec l'approbation du personnel soignant,
  - accepter la décision finale de l'accompagnant(e),
  - commencer le traitement approprié pour les patients en ambulatoire.

Le matériel nécessaire, comprend la bande de Shakir/Brassard ou Bracelet pour PB, une balance, une toise, une table P/T, l'Indice IMC, le thermomètre, l'abaisse-langue, et matériels pour examen clinique (stéthoscope, otoscope, oxymètre, montre trotteuse ou chronomètre…). Le registre et la fiche de suivi individuelle de l'URENAS/URENI et le kit de lavage des mains sont nécessaires.

Test de l'appétit et flux des patients

Pourquoi faire un test de l'appétit ?

- Une évaluation relativement précise de l'appétit est souvent le seul moyen de différencier un cas compliqué d'un cas non compliqué de MAS. Les autres signes (PCIME) de maladies graves de l'enfant sont moins fiables chez les patients atteints de malnutrition aiguë sévère.
- De loin, le meilleur signe de malnutrition métabolique sévère est une réduction de l'appétit, et le test de l'appétit est le critère le plus important qui permet de décider si un patient doit être pris en charge en ambulatoire ou en hospitalier.
- Un appétit faible/médiocre signifie que le patient a une infection importante ou une perturbation métabolique majeure tels un dysfonctionnement du foie, un déséquilibre électrolytique, un endommagement des membranes cellulaires ou des réactions biochimiques anormales. Ces patients sont les plus à risque de mortalité immédiate. De plus, du fait de leur faible appétit, ils risquent de ne pas prendre suffisamment d'ATPE pour éviter la détérioration de leur état nutritionnel.

Comment faire le test d'Appétit

L'agent de santé

- Tous les patients qui passeront le test de l'appétit doivent normalement être testés ensemble au même endroit. Ce lieu doit être un endroit calme et un peu à l'écart.
  En effet les patients qui ont parcouru une longue distance doivent pouvoir se reposer et recevoir de l'eau sucrée à boire avant de faire le test ;
- Quelquefois, le patient peut ne pas prendre d'ATPE parce qu'il est effrayé, stressé ou a peur de son environnement ou du personnel soignant. C'est particulièrement vrai s'il y a beaucoup de monde, de bruit, d'autres patients stressés ou du personnel de santé intimidant (blouse blanche, ton grave) ;
  Si un endroit calme n'est pas disponible, le test de l'appétit peut se faire dehors sous un abri. Regarder d'autres patients manger l'ATPE redonne confiance ;
- Expliquer à l'accompagnant le but du test de l'appétit et comment cela va se passer.
  Lui demander de se laver les mains ainsi que celles de son enfant au savon. Faire en sorte que l'accompagnant soit confortablement assis, l'enfant sur ses genoux, et lui donner l'ATPE ;
- Donner l'ATPE dans une cupule graduée ou directement avec le sachet, accompagné d'un verre/tasse d'eau potable ;
- Préparer des cupules graduées de 20 à 25 ml environ de contenu avant de commencer le test de l'appétit ;
- Un sachet d'ATPE contient normalement environ 100 g de pâte. Il peut être utilisé pour environ quatre tests et il est beaucoup plus facile d'estimer la quantité d'ATPE prise à partir d'une unité de mesure (verre à thé n°°8 qui, rempli à raz correspond au contenu du sachet de Plumpy'Nut) que du sachet lui-même.

La mère/l'accompagnant(e)

- Initialement, permettre à l'enfant de jouer avec le sachet ou pot d'ATPE et de s'habituer à son environnement. Ceci lui permet quelquefois d'être plus à l'aise ;
- Donner soit l'ATPE directement du sachet ou en mettre un peu sur le doigt. La mère/les autres enfants/autres membres de la famille ne doivent pas consommer l'ATPE. Mais souvent le fait que l'enfant voit sa mère en prendre un peu et l'apprécier est un bon

moyen pour encourager l'enfant ;

- S'il refuse alors continuer gentiment à l'encourager et prendre du temps pour le test. Ne jamais forcer le patient à manger l'ATPE ;
- Habituellement le test est assez rapide, environ 15 minutes, mais peut durer jusqu'à 1 heure de temps si l'enfant est intimidé ou en colère ou s'il a un appétit médiocre ;
- Le patient **doit** avoir de l'eau potable à boire et disponible à volonté dans une tasse pendant le test.

Évaluation du résultat du test de l'Appétit par l'agent de santé

Réussite (bon, moyen)

Un patient qui prend au moins la quantité indiquée dans la colonne « moyen », voire tableau 67 sur le test de l'appétit a réussi le test.

Échec (faible)

Un patient qui ne prend pas au moins la quantité indiquée dans la colonne « moyen » n'a **pas** réussi le test : le résultat du test est un échec : l'agent de santé doit alors examiner le patient et le transférer si besoin vers une URENI selon le tableau 67.

Même si le patient ne prend pas l'ATPE du fait de son goût ou parce qu'il a peur, il n'est **pas** considéré comme ayant réussi le test : le résultat du test est un échec.

Tableau 30 : TEST DE L'APPÉTIT

Quantité « Moyenne » et quantité minimale qu'un patient malnutri aigu doit prendre pour réussir le test de l'Appétit

Poids corporel	**ATPE – Pâte en sachet** (Proportion d'un sachet entier 100 g)			**ATPE – Pâte en pot** (ml ou g)		
	Faible	Moyen	Bon	Faible	Moyen	Bon
Moins de 4 kg	<⅛	⅛ – ¼	>¼	< 15	15 – 25	> 25
4 – 6,9	**<¼**	**¼ – ⅓**	**>⅓**	**< 25**	**25 – 30**	**> 35**
7 – 9,9	**<⅓**	**⅓ – ½**	**>½**	**< 35**	**35 – 50**	**> 50**
10 – 14,9	<½	½ – ¾	>¾	< 50	50 – 75	> 75
15 – 29	<¾	¾ – 1	>1	< 100	100 – 150	> 150
Plus de 30 kg	< 1	> 1		< 150	> 150	

Quand faire le test de l'Appétit ?

- Pendant le triage initial.
- Lorsque le gain de poids est faible lors d'une des visites à l'URENAS.
- Le test de l'appétit doit être fait quand les patients ne gagnent pas de poids régulièrement.
- Le test peut aussi être fait de façon routinière pour tous les patients à chaque visite, si le superviseur pense que c'est approprié.
- L'échec au test de l'Appétit à n'importe quel moment est une indication pour effectuer une évaluation complète de l'état clinique du patient et probablement effectuer un transfert vers une URENI.

Si l'appétit est « bon » lors du test et que la prise de poids à la maison est faible, une visite à domicile doit être organisée pour identifier un éventuel problème au niveau du ménage ou un partage massif de l'ATPE. Si la visite à domicile n'est pas faisable, il peut être nécessaire d'hospitaliser le patient et faire un simple « test d'alimentation », où la prise d'ATPE est directement supervisée par le personnel pour différencier une difficulté liée à l'environnement familial et un problème métabolique du patient.

Ce test d'alimentation, dans un environnement structuré (un centre de jour, URENI), est utilisé pour enquêter sur les causes de non-réponse au traitement mais peut aussi être réalisé si le personnel suspecte un problème psychosocial à la maison.

NB : Si on utilise des tailles de cupules graduées différentes, une nouvelle table doit être construite en fonction de la taille de la cupule utilisée. La table doit être construite en mettant le nombre de cupules graduées que le patient doit prendre selon sa catégorie de poids. La majorité des patients sont dans la catégorie 4 – 6,9 kg, donc la quantité d'ATPE à consommer pour ces patients pour réussir le test de l'appétit est d'une cupule graduée de 25 ml.

Complications médicales (Prise en charge intégrée des maladies de l'enfant [PCIME]).

Lorsque les mesures anthropométriques et le test de l'appétit sont faits, l'agent de santé doit examiner le patient pour détecter les complications qui requièrent un traitement avant le transfert vers une URENI.

S'il y a présence d'une complication médicale, le patient doit être transféré vers une URENI – ces complications incluent les symptômes/maladies suivants :

- diarrhée et déshydratation basée sur les antécédents du patient et un changement récent d'apparence (les signes cliniques habituels ne sont pas fiables chez les patients souffrant sévèrement de malnutrition aiguë et **ne doivent pas** être utilisés pour diagnostiquer une déshydratation) ;
- vomissements incoercibles ;
- pneumonie si :
  - > 60 respirations/minute pour les enfants de moins de 2 mois,
  - > 50 respirations/minute pour les enfants de 2 à 12 mois,
  - > 40 respirations/minute pour les enfants de 12 à 59 mois,
  - > 30 respirations/minute pour les enfants de 5 ans et plus ou un tirage sous-costal ;
- la fréquence respiratoire peut être évaluée à l'aide d'une montre trotteuse ou d'un chronomètre ;
- lésions cutanées ouvertes ;
- hypothermie < 35,5 °C (rectal) ou < 35 °C (axillaire) ;
- fièvre > 39 °C (rectal) ou > 38,5 °C (axillaire) ;
- pâleur extrême (anémie sévère) ;
- faiblesse, apathie ou inconscience ;
- convulsions ;
- signes cliniques de carence en vitamine A ;
- toutes conditions qui nécessitent une perfusion ou une alimentation par SNG ;
- tous autres signes ou symptômes généraux qui demandent une investigation ou une prise en charge en URENI selon l'agent de santé.

Tableau 31 : Résumé des critères d'admission pour une prise en charge en URENI ou URENAS

FACTEURS	URENI	URENAS
Choix de l'accompagnant Ou accompagnante	L'accompagnant(e) choisit de commencer, continuer ou d'être transféré vers une URENI. Le souhait de l'accompagnant(e) doit être respecté.	L'accompagnant(e) choisit de commencer, continuer ou d'être transféré vers une URENAS. Le souhait de l'accompagnant doit être respecté.
Appétit	Échec du test de l'appétit (faible)	Test de l'appétit bon
Œdèmes bilatéraux	Œdèmes bilatéraux (++ et +++) Les formes mixtes : kwashiorkor– marasmes (P/T<-3 Z-score et œdèmes bilatéraux)	Œdèmes bilatéraux (+)
Peau	Lésions cutanées ouvertes	Pas de lésions cutanées ouvertes
Complications médicales	Toutes maladies graves, selon les critères PCIME, infection respiratoire aiguë, anémie sévère, signes cliniques de carence en vitamine A, déshydratation, fièvre, léthargie, rougeole, etc.	Absence de complications médicales
Candidose	Présence de candidose sévère ou autres signes d'immunodéficience sévère	Absence de candidose sévère
Accompagnant(e)	Accompagnant(e) incapable ou refusant une prise en charge en URENAS	Environnement à domicile correct et accompagnant(e) prêt à une prise en charge en ambulatoire

Transport des patients

Les patients sévèrement malnutris peuvent être amenés vers un centre de santé.

Cependant, il n'est pas rare de trouver qu'un patient malnutri dont l'état est relativement bon avant le transport se détériore ensuite et qu'il décède peu après son arrivée dans un centre de santé après un voyage long ou difficile. On parle de « traumatisme du transport ». Les transports publics ne sont pas recommandés pour ces patients. Prendre en compte le transport des enfants malnutris sévères dans le système de référence/évacuation. Il est recommandé, dans la mesure du possible, que les patients très malades restent à l'URENAS ou centre de santé le plus proche pour être stabilisés avant d'être transportés. Les dispositions prises dans ce protocole pour la prise en charge de la malnutrition sévère et de ses complications en URENI doivent être suivies dans la mesure du possible par le centre de santé[9].

URENI

Doit être contactée par téléphone ou RAC, NTIC et prendre la responsabilité de « garantir » la décision prise par l'infirmier du centre de santé, en le rassurant et en lui disant que la meilleure des choses à faire est de ne pas transporter le patient ; lui donner des conseils pour sa prise en charge immédiate.

Le nom du médecin, le numéro de téléphone, les conseils donnés et l'URENI contactée doivent figurer sur la fiche de suivi du patient.

URENAS

Doit expliquer à l'accompagnant que le patient est gravement malade et peut mourir, mais que le risque de le transporter vers un hôpital est plus grand que celui d'essayer de le stabiliser au centre de santé. **Encore une fois, le choix de la mère doit être respecté.**

[9] Les traumatismes du transport sont une des principales raisons pour lesquelles les URENI doivent être établis à proximité du village du patient. Les avantages de proximité URENAS – domicile du patient s'appliquent également pour l'URENI.

PRISE EN CHARGE DE LA MALNUTRITION AIGUË MODÉRÉE À L'URENAM

OBJECTIF DE LA PRISE EN CHARGE

L'objectif de la récupération nutritionnelle en URENAM est de corriger la malnutrition aiguë modérée (MAM) chez les groupes cibles vulnérables à savoir les enfants de 6 à 59 mois, les femmes enceintes, les femmes allaitant un enfant de moins de 6 mois et d'autres maladies chroniques/aiguës spécifiquement les personnes vivant avec le VIH/Sida, la tuberculose, l'hépatite…

ORGANISATION DE LA PRISE EN CHARGE ET OUTILS

La **prise en charge** est assurée au niveau communautaire, dans les sites ASC, les maternités rurales, et au niveau des structures de santé par le personnel soignant selon les critères d'admission. Les **outils et supports** suivants sont nécessaires pour les activités de prise en charge de la malnutrition aiguë modérée (MAM).

Dans les centres de santé, il faut un registre de prise en charge et de surveillance nutritionnelle pour femmes enceintes, allaitant et enfants de moins de 5 ans, la fiche de gestion des intrants, fiche de référence/transfert ; le canevas de rapport mensuel et la carte d'identification MAM. De même, les tables de mesures anthropométriques (P/T : table Z-score, table NCHS et IMC) et la balance mère–enfant, la toise de Shorr, la bande de Shakir (enfants et adultes) sont indispensables.

Dans les sites des agents de santé communautaires (ASC) et maternités rurales, en plus du matériel ci-dessus cité, il faut y adjoindre la fiche de référence.

CRITÈRES D'ADMISSION

Tableau 32 : Critères d'admission en URENAM

CLASSE D'ÂGE ET CATÉGORIES	CRITÈRES D'ADMISSION
6 à 59 mois	**P/T ≥ -3 et < -2 Z-Score** (table unisexe OMS2006) **où** **PB ≥ 115 et < 125 mm** Absence d'œdèmes
> à 59 mois	**P/T ≥ 70 et < 80 %** (selon le NCHS) **IMC ≥ 16 et < 18,5** (OMS 2014) Absence d'œdèmes
Femmes enceintes de 3 mois et +	**PB < 230 mm**
Femmes allaitant un enfant de moins de 6 mois	**PB < 230 mm**
Personnes vivant avec le VIH et/ou tuberculeux	**IMC ≥ 16 et < 18,5** avec perte récente de poids **ou** **PB ≥ 180 et < 230 mm** avec perte de poids récente

TRAITEMENT NUTRITIONNEL

Le traitement de première intention de la malnutrition aiguë modérée chez les enfants de 6–59 mois est le *Supplementary Plumpy* ou Plumpy'Sup. En cas de non-disponibilité du Plumpy'Sup on utilise le supercéréal plus (CSB++), les farines enrichies…

Pour la prise en charge de la malnutrition aiguë modérée, nous devons de plus en plus mettre l'accent sur la promotion et l'utilisation des produits locaux.

Type de rations

Les aliments de supplémentation utilisés en URENAM sont à base d'**aliments supplémentaires prêts à l'emploi** (ATPE), les pâtes à base de lipides (exemple, *Supplementary Plumpy* ou Plumpy'Sup) ; de **farines industrielles améliorées** en complexes minéralo-vitaminiques répondant aux normes internationales (Supercereal plus = CSB++, Supercereal = CSB+) et les **farines locales enrichies** ayant bénéficié de l'autorisation de mise sur le marché (AMM). Notons qu'il est recommandé de fournir une ration de protection[10] à la famille destinée

[10] La ration de protection peut être une quantité additionnelle du même aliment donné à l'enfant.

aux autres enfants de moins de 5 ans qui ont un enfant malnutri, lors d'une situation d'insécurité alimentaire suivi des séances de sensibilisation sur l'utilisation des produits locaux et l'alimentation de l'enfant.

Composition de la ration

Les bénéficiaires de l'URENAM reçoivent un supplément en **ration sèche** (à emporter à la maison) qui doit apporter 1 000 à 1 500 kcal/bénéficiaire et par jour.

Cette ration sera équilibrée de sorte que les 1 000 à 1 500 kcal proviennent de :

- 10 à 15 % de protéines ;
- 30 à 35 % de lipides ;
- 50 à 55 % de glucides.

La date d'expiration des aliments de suppléments enrichis fournis doit être connue, l'étiquetage des produits doit être lisible et conforme aux normes internationales.

Tableau 33 : Tableau de ration à base de Supercereal + (CSB++) pour les enfants MAM de 6 – 59 mois

ALIMENTS	QUANTITÉ			COMPOSITION NUTRITIONNELLE
	G/PERS/JOUR	G/PERS/ SEMAINE	KG/PERS/2 SEMAINES	ÉNERGIE (KCAL/PERS/JOUR)
SUPER CÉRÉALE +	200	1 400	2,8	840
TOTAL	200	1 400	2,8	840

G = Gramme ; PERS = Personne ; KG = Kilogramme, Kcal = Kilocalories

Tableau 34 : Rations sèches à base d'aliments locaux pour les enfants 6–59 mois

Aliments	Quantité			Composition nutritionnelle		
	g/per/jour	**g/per/semaine**	**Kg/per/2 semaines**	**Énergie (kcal/per/jour)**	**Protéine (g/per/jour**	**Lipide (g/per/jour)**
Farine de Mil	100	700	1.4	364	7	0,5
Farine de Niébé	80	560	1,12	268	16	1
Huile	30	210	0,42	265	0	30
Sucre	10	70	0,14	40	0	0
Total	**220**	**1 540**	**3,08**	**937**	**23**	**31,5**
Pourcentage					**10**	**25**

Tableau 35 : Ration sèche à base de Supercereal (CSB+) pour les FE et FA un enfant de moins de 6 mois.

ALIMENTS	QUANTITÉ			COMPOSITION NUTRITIONNELLE
	G/PERS/JOUR	G/PERS/SEMAINE	KG/PERS/2 SEMAINES	ÉNERGIE (KCAL/PERS/JOUR)
SUPERCEREAL	200 – 250	1400 – 1750	2,8 – 3,5	1 000 – 1 200
Huile	20 – 25	140 – 175	0,280 – 0,350	180 – 225
Total Premix	**220 – 275**	**1 540 – 1 925**	**3,08 – 3,85**	**1 180 – 1 425**

En plus du Supercereal plus, Supercereal et la farine locale enrichie, on peut utiliser des mélanges locaux à base de céréales (mil, maïs, sorgho…), de légumineuses (niébé, arachide, sésame…), des fruits et légumes (citrons, tamarins, pain de singe…), les produits d'origine animale (poudre de poisson, lait, les œufs…), d'huile et de sucre.

NB : Il est préférable d'enrichir ces mélanges locaux avec de la poudre de micronutriments spécialement prévue pour cet usage.

Tableau 36 : Exemple de rations sèches à base d'aliments locaux pour les FE et FA

ALIMENTS	QUANTITÉ			COMPOSITION NUTRITIONNELLE		
	G/PERS/JOUR	G/PERS/SEMAINE	KG/PERS/2 SEMAINES	ÉNERGIE (KCAL/PERS/J)	PROTÉINE (G/PERS/J)	LIPIDE (G/PERS/J)
Mil	200	1 400	2,8	708	11,6	3,4
Niébé	90	630	1,26	246	21,2	1,3
Huile	25	175	0,35	225	0	25
Sucre	10	70	0,14	40	0	21,9
Total	**325**	**2 275**	**4,45**	**1 219**	**32,8**	**29,6**
Pourcentage					**10,8**	**21,9**

Les ATPE à base de pâte de Lipides : se référer au dosage spécifique pour chaque produit.

Exemple le Plumpy'Sup : Ration pour le traitement des enfants de 6–59 mois malnutris modérés : (1 sachet = 100 g qui apporte 543 kcal/jour).

Tableau 37 : Ration ASPE Plumpy'Sup pour les enfants de 6–59 mois

Aliments	Quantité journalière (sachet de 100 g)	Quantité/semaine (sachet de 100 g)	Quantité/2 semaines (sachet de 100 g)
Plumpy'Sup	1	7	14

Composition : Le produit est composé de matières grasses végétales (apportant des acides gras essentiels), de sucre, de pâte d'arachide, de protéines de soja, de maltodextrine et de lactosérum, le tout enrichi par un complexe minéralo-vitaminiques.

Organisation de la dotation en ration sèche
Mélanger préalablement la farine pour former un Premix, avant de le remettre à la mère ou à l'accompagnant, qui correspond :

- pour le **Supercereal**, mélanger préalablement la farine et l'huile, pour former un Premix, avant de le remettre à la mère ou à l'accompagnant tout en insistant sur les bonnes pratiques de conservation et d'hygiène ;
  pour la **farine à base de mélange mil-niébé-huile-sucre** faire le mélange, avant de distribuer aux bénéficiaires et l'enrichissement doit être fait au préalable.

Les démonstrations nutritionnelles doivent être couplées à la distribution de rations et consistent à sensibiliser les mères ou les accompagnants à la préparation et à l'importance de la bouillie pour l'amélioration de l'état de leur enfant, apprendre aux mères comment combiner les produits alimentaires pour avoir des mets équilibrés et de haute valeur nutritive ; comment nourrir l'enfant, comment assurer l'hygiène de l'alimentation et l'innocuité des aliments. Sur la base des démonstrations nutritionnelles, des repas collectifs sont organisés afin d'apprendre aux mères comment utiliser de manière optimale les aliments de supplémentation.

Mode de préparation :

- **préparation** : 1 volume de Premix Supercereal plus et 4 volumes d'eau ;
- **cuisson** : 5 à 10 minutes ;
- **préparation** : 1 volume de Premix de produits locaux et 4 volumes d'eau ;
- **cuisson** : 15 à 20 minutes.

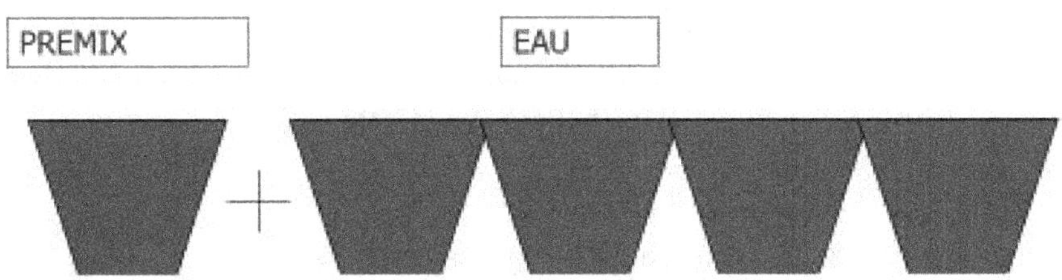

COUVRIR ET MANGER DANS LES DEUX HEURES SUIVANT LA PRÉPARATION

Schéma 33 : Préparation de Premix à domicile

NB : Pour la préparation des farines à base de produits locaux, il faut respecter les étapes proposées par le fabricant.

L'éducation nutritionnelle est une composante importante de l'UREMAM.

Elle est définie comme l'ensemble des activités de communication visant la modification volontaire des pratiques qui ont une incidence sur l'état nutritionnel de la population, dans la perspective d'une amélioration de celui-ci. Elle a comme objectifs : (i) d'améliorer les connaissances nutritionnelles des populations bénéficiaires des programmes ; (ii) de faciliter la prise de conscience des populations sur les problèmes liés à l'alimentation et la nutrition ; (iii) de promouvoir les comportements et pratiques alimentaires désirables ; (iv) d'améliorer la diversité et la quantité des aliments consommés au niveau de la famille.

L'éducation nutritionnelle est nécessaire et doit être combinée à la distribution des rations (traitement nutritionnel). Elle vise à promouvoir une alimentation fréquente et stimulée pendant et après la maladie de l'enfant, assurer le suivi de la croissance des enfants, respect et le calendrier vaccinal, promouvoir une alimentation de complément variée et des repas respectant la fréquence minimale recommandée pour les enfants à partir du 6e mois. Elle permet aussi d'assurer une alimentation variée et équilibrée de la femme enceinte et allaitant, l'allaitement exclusif dans les 6 premiers mois de la vie et la poursuite de l'allaitement au moins jusqu'aux 24 mois de l'enfant, la supplémentation en Vitamine A chez les enfants de 6 à 59 mois, le déparasitage chez les enfants de 12 à 59 mois ; la supplémentation en fer acide folique et le déparasitage chez les femmes enceintes et allaitant, la consommation de sel iodé dans les ménages, celle de fruits et légumes produits disponibles localement, conseiller les bonnes pratiques d'hygiène et la planification familiale.

NB : Un accent doit être mis sur l'utilisation des aliments locaux pour la démonstration nutritionnelle.

TRAITEMENT ET PRÉVENTION MÉDICALE

Examen médical :

- Réaliser un examen médical systématique, vérifier le calendrier vaccinal et le mettre à jour en cas d'admission d'un enfant dans le programme MAM ;
- Envoyer en consultation prénatale la femme enceinte qui n'a pas fait de visites prénatales ou qui présente des problèmes de santé ;
- Se référer aux protocoles spécifiques existants en cas de pathologies mineures (PCIME) ;

- Le traitement antipalustre ne doit être administré qu'en cas de TDR ou goutte épaisse positive.

Traitement médical

Prévention de la carence en vitamine A

Vérifier sur la fiche de croissance ou sur le carnet de vaccination si l'enfant a reçu de la vitamine A il y a plus de 2 mois :

- si oui ou si l'information n'est pas documentée, lui administrer en une seule dose de vitamine A selon les directives nationales :
    - nourrissons de **6 à 11 mois** (6 à 8 kg) : **100 000 UI**,
    - enfants de **12 à 59 mois** (de plus de 8 kg) : **200 000 UI** ;
- si moins de 2 mois, ne rien donner.

Le déparasitage chez l'enfant, la femme enceinte/allaitant et l'enfant de moins de 6 mois nécessite, avant le déparasitage, de vérifier dans le carnet de santé s'il n'a pas été déparasité au cours des 6 derniers mois, sinon, il faut faire le déparasitage dès l'admission avec la posologie suivante dans le tableau ci-dessous. **Ne pas administrer le mébendazole aux femmes enceintes.**

Tableau 38 : Déparasitage de l'enfant et les femmes enceinte/allaitant un enfant moins de 6 mois

ÂGES/CATÉGORIE	< 1 AN	1 – 2 ANS	≥ 2 ANS	FEMMES ENCEINTES	FEMMES ALLAITANT
Albendazole 400 mg	Ne pas administrer	1/2 comp	1 comp	1 comprimé au deuxième trimestre	1 comprimé
Albendazole 200 mg		1 comprimé	2 comp	2 comprimés au deuxième trimestre	2 comprimés
Mébendazole[11] 500 mg		1 comprimé	1 comprimé	Ne pas administrer	1 comprimé

[11] Mébendazole et albendazole sont des médicaments aussi efficaces l'un comme l'autre contre les vers ronds (ascaris), mais le mébendazole est moins efficace contre les ankylostomes et les trichocéphales (trichuris) ; c'est pourquoi il est recommandé d'utiliser l'albendazole dans la mesure du possible.

Supplémentation en fer – acide folique

Donner du Fer – Acide folique pendant toute la période à l'UREMAM suivant les doses inscrites dans le tableau ci-dessous.

Tableau 39 : Donner systématiquement du fer – acide folique durant le séjour à l'URENAM

POIDS/CATÉGORIE	< 10 KG	≥ 10 KG	FEMMES ENCEINTES ET ALLAITANT
Fer – acide folique (200 mg sulfate de fer + 40 mg acide folique)	1/2 comprimé par semaine	1 comprimé par semaine	1 comprimé par jour

Vaccination :

Vérifier systématiquement le statut vaccinal de l'enfant et de la mère dès l'admission et compléter si nécessaire.

Tableau 40 : Résumé du traitement médical chez les enfants et les FE/FA en URENAM

Médicament	Quand	À qui	Combien de doses	Dans le temps
Fer – Acide folique (200 mg sulfate de fer et 0,4 mg acide folique	À l'admission	• < 10 kg • ≥ 10 kg • Femmes enceintes et allaitant	1/2 comprimé par semaine 1 comprimé par semaine 1 comprimé par jour jusqu'à 3 mois après accouchement	
Vitamine A	À l'admission	Tous les enfants MAM qui n'ont pas reçu de vitamine A au cours des 6 derniers mois	Dose unique	Patient 6–11 mois 100 000 UI Patients ≥ 12 mois : 200 000 UI
Si Mébendazole*	À l'admission	Patient ≥ 12 mois	1 cp de 500 mg en dose unique ou 1 cp de 100 mg 2 fois par jour pendant 3 jours	
Si Albendazole* 400 mg	À l'admission	12 – 23 mois ≥ 2 ans Femme enceinte à partir du 2e trimestre Femme allaitant	1/2 comprimé en prise unique 1 comprimé en prise unique 1 comprimé en prise unique 1 comprimé en prise unique	
Vaccination	À l'admission	Tous les patients qui n'ont pas leur vaccination à jour	Selon PEV	

SUIVI DE L'ÉTAT NUTRITIONNEL

Le suivi du patient se fait une fois par semaine le premier mois et une fois par quinzaine au 2e et 3e mois. La mesure du poids des patients doit être étroitement supervisée tout veillant de reprendre une seconde fois le poids en cas de doute. Les jours de suivi doivent coïncider avec les jours de prise en charge, ainsi à chaque visite, les éléments d'évaluation doivent se faire. Il s'agit au plan clinique de l'interrogatoire de la mère, de l'examen physique général de l'enfant avec recherche des œdèmes. Sur le plan de l'anthropométrie, il s'agira de prendre le poids, la taille toutes les 4 semaines, le périmètre brachial à mi-hauteur et la détermination du rapport P/T.

ÉCHEC DE RÉPONSE AUX TRAITEMENTS

Les patients sont considérés comme non répondants au traitement dans les conditions suivantes :

- non-atteinte des critères de sortie après 3 mois (12 semaines) dans l'URENAM ;
- absence de gain de poids après 6 semaines ;
- perte de poids pendant plus de 4 semaines dans le programme ;
- perte de poids de 5 % à n'importe quel moment.

Les raisons de cette non-réponse au traitement peuvent être dues aux :

- non-respect du protocole ;
- syndromes de malabsorption gastro-intestinale ;
- non-respect des consignes de traitement par la famille ;
- autres circonstances à domicile et/ou sociales du patient ;
- autres pathologies médicales sous-jacentes.

Une investigation doit se faire sur le plan social ; si besoin référer l'enfant soit à l'URENAS/URENI pour plus d'investigations médicales.

CRITÈRES ET TYPES DE SORTIE

Tableau 41 : Critères de sortie

GROUPES CIBLES	CRITÈRES D'ADMISSION	CRITÈRES et TYPES DE SORTIE
Enfants de 6 à 59 mois	P/T ≥ –3 et < –2 Z-Score PB ≥ 115 mm mais < 125 mm	**Guéris** : • S'ils ont atteint un P/T ≥ –1,5 Z-Score pendant deux visites consécutives et/ou • PB ≥ 125 mm pendant deux visites consécutives – **Non-répondants/référence nutritionnelle** à l'URENAS ou **référence médicale** au centre de santé pour investigation après échec au traitement – **Abandons** : S'ils sont absents à deux visites consécutives **– Décédé**
Enfants âgés de plus de 59 mois	P/T ≥ 70 mais < 80 % IMC ≥ 16 mais < 18,5 PB ≥ 180 mais < 230 mm avec perte de poids récente.	**- Guéris** : • s'ils ont atteint un P/T ≥ 85 % pendant deux visites consécutives • IMC ≥ 18,5 et/ou • PB ≥ 230 mm pendant deux visites consécutives – **Non-répondants/référence nutritionnelle** à l'URENAS ou **référence médicale** au

Tableau 41 : Critères de sortie (suite)

GROUPES CIBLES	CRITÈRES D'ADMISSION	CRITÈRES et TYPES DE SORTIE
		centre de santé pour investigation après échec au traitement – **Abandons :** s'ils sont absents à deux visites consécutives **– Décédé**
Femmes enceintes de 3 mois ou plus **Femmes allaitant un enfant de moins de 6 mois**	PB ≥ 180 mais < 230 mm	– **Guérie** : si PB ≥ 230 mm pendant 2 visites consécutives à l'URENAM – **Abandons** si elles sont absentes à 2 visites consécutives – **Décédée**
PVVIH/Sida, Tuberculeux,	IMC ≥ 16 mais < 18,5 ou PB ≥ 180 mais < 230 mm avec récentes pertes de poids	– **Guéris** si IMC >18,5 et/ou si PB ≥ 230 mm pendant visites consécutives – **Non-répondants/référence nutritionnelle** – **Non-répondants/référence médicale** – **Abandons** : s'ils sont absents à deux visites consécutives – **Décédé**

APRÈS LA SORTIE

L'enfant doit être vu 1 fois par mois pendant trois mois par le GSAN ou le relais/volontaire dans le village pour son suivi nutritionnel (pour la mesure du PB, donner les conseils nutritionnels…).

APPROCHE SIMPLIFIÉE DE PRISE EN CHARGE DE LA MALNUTRITION AIGUË

Contexte et justification : Certains faits limitent l'offre de service de santé aux populations. Pour garantir l'accès à tous, des approches innovantes sont testées dont celle du protocole simplifié.

Définition des concepts

Situation d'urgence :

C'est un événement ou une série d'événements constituant une menace sérieuse à la santé, la sécurité ou le bien-être d'une communauté ou d'un groupe de personne sur une zone étendue.

Dans le contexte du Mali sont considérées comme situations d'urgences applicables aux approches simplifiées :

- les zones en insécurité nutritionnelle prononcée (prévalence élevée de la malnutrition aiguë) selon les résultats de l'enquête SMART et l'analyse IPC AMN phases 4 et 5 ;
- les zones difficiles d'accès et/ou non couvertes par la prise en charge des enfants malnutris modérés ;
- les sites des personnes déplacées internes.

Situation exceptionnelle

On appelle situation exceptionnelle un événement émergent inhabituel ou méconnu qui peut impacter la santé ou le bien-être des populations ou le fonctionnement du système de santé de par :

- sa nature exemple rupture d'approvisionnement en nature ;
- son ampleur (départemental, régional ou national ;
- son origine (nationale ou internationale) ;
- sa dynamique (nécessitant des mesures de gestion d'urgence ou au contraire relevé d'une temporalité plus lente.

Ces conditions de mise en œuvre peuvent être des situations d'urgence et exceptionnelles, l'engagement des parties prenantes (État, partenaires, collectivités…) pour la disponibilité des intrants et l'accord préalable de la DGSHP/SDN pour d'autres conditions exceptionnelles.

Les principales caractéristiques de l'approche simplifiée

Les principales caractéristiques de l'approche simplifiée sont :

- l'utilisation d'un produit unique (ATPE sachet de 92 g) ;
- un seul point de prise en charge de tous les cas de malnutrition aiguë (MAM et MAS sans complication sont prise en charge sur le même site) ;
- un mode d'admission simplifié sur la base de la mesure du périmètre brachial (inférieur à 125 mm) ;
- un dosage simplifié à savoir deux sachets pour les MAS sans complication et un sachet pour les MAM ;
- une phase de transition pour les MAS qui deviennent MAM où ils recevront deux sachets par jour d'ATPE.

GESTION DES INTRANTS

Elle doit être organisée à tous les niveaux, central, district et au niveau opérationnel. Il s'agira de prévoir, organiser, commander, coordonner et contrôler les activités au sein des structures de santé à tous les niveaux. Les estimations des besoins sont faites en fin d'année sur la base des résultats d'enquête SMART. Les informations validées seront utilisées pour la planification des besoins de l'année suivante, cette planification est le reflet des besoins au niveau national, régional, district et aire de santé. La révision des besoins se fait à mi-année sur la base des chiffres d'admission, de dépistage ou autres facteurs ayant un impact sur la malnutrition aiguë.

PRISE EN CHARGE DE LA MALNUTRITION AIGUË SÉVÈRE SANS COMPLICATIONS MÉDICALES (URENAS)

Organisation de la consultation

Pendant les jours de prise en charge de l'URENAS, les ASC, les membres du GSAN/les relais/chargés de maternités rurales, Mamans Yeleen, animateurs d'ONG viennent de leurs communautés, **en rotation régulière**, pour aider le chargé de nutrition du centre à prendre les mesures anthropométriques, à réaliser les tests de l'appétit, à enregistrer les patients et à mettre à jour leurs connaissances sur la stratégie PB mères, les pratiques familiales essentielles y compris l'ANJE, la stimulation et l'éveil de l'enfant.

Durant la phase d'attente de la prise en charge, le relais/ASC/GSAN assure la formation des mères/accompagnants sur l'utilisation de la bande de Shakir. Cette formation doit être associée à la délivrance des bandes de Shakir aux mères/accompagnants dès la première consultation (si elles n'en ont déjà reçu au cours de la sensibilisation GSAN ou autre). Le relais/ASC/GSAN doit demander aux mères/accompagnants de revenir avec leur bande de Shakir pendant les visites pour s'exercer sous sa supervision.

Pour les nouvelles références (voir procédure de triage), après l'anthropométrie et le test de l'appétit, l'agent de santé fait un examen médical, discute avec l'accompagnant sur le mode de traitement, explique les procédures, prescrit l'ATPE et les médicaments systématiques.

Fréquence de la consultation

Les jours de fonctionnalité, les heures d'ouvertures et de fermeture de l'URENAS doivent être connus de la communauté ainsi que le numéro de téléphone du responsable d'URENAS.

En plus des jours de visite de suivi de l'URENAS, le dépistage passif doit être systématique. Lorsque l'enfant est admis dans le programme l'agent de santé doit rappeler à l'accompagnant les jours de visites de suivi de l'URENAS.

Il est important que le responsable de l'URENAS organise mensuellement des rencontres, avec les ASC, les GSAN, les relais, les chargées de maternités rurales et les mamans Yeleen.

Lorsque les enfants dépistés dans la communauté viennent à l'URENAS : confirmer la mesure de leur PB et vérifier la présence d'œdèmes nutritionnels, prendre le poids et la taille, déterminer le P/T, faire le test de l'appétit, enregistrer et commencer soit le traitement en ambulatoire à l'URENAS ou transférer à l'URENI (après stabilisation de leur état s'il y a un risque de traumatisme dû au transport).

Pour les villages éloignés sans ASC, les activités communautaires peuvent avoir lieu toutes les 2 semaines en stratégies avancée/mobile. Ceci maintient le contact entre la communauté et l'équipe de santé et augmente considérablement l'observance du traitement.

Ce service est limité par les contraintes de transport et de logistique qui doivent être résolues au niveau national et au niveau du district ; il est souvent possible uniquement qu'avec l'appui des partenaires.

Les cas de malnutrition les plus graves sont généralement dépistés dans les villages les plus éloignés, parce que la communauté a des difficultés à accéder aux services de santé, ce qui entraîne des diagnostics tardifs. La localisation de ces villages doit être une priorité pour le CSCOM.

La stratégie PB-mère doit être renforcée pour un dépistage précoce et maintenir un contact régulier avec les GSAN et les relais de la communauté. L'approvisionnement en carburant (et un soutien pour l'acquisition de motos) ne doit pas être négligé.

Stratégie avancée/mobile

Là où la stratégie avancée est mise en place, la PCIMA doit être assurée par des équipes mobiles.

Ces URENAS doivent être équipées d'une moto/véhicule assurant le transport aussi bien des vaccins, les ATPE que des médicaments pour la PCIME et d'autres services essentiels.

Elles sont normalement constituées de personnel qualifié aussi bien pour la mise en œuvre et le suivi de programmes tels que la PCIME, la SPE, le PEV et le VIH-TBH que pour la PCIMA.

L'agent de santé doit :

- admettre le patient selon les critères d'admission (MAS sans complications médicales et test de l'appétit réussi), remplir la fiche de suivi individuelle et l'enregistrer dans le registre URENAS en lui attribuant un numéro MAS ;
- donner le traitement médical systématique selon le protocole et l'ATPE en informant l'accompagnant/mère de son bon usage ;
- transmettre des connaissances sur la stratégie PB mères, les pratiques familiales essentielles y compris l'ANJE et l'ANJE-U, la stimulation et l'éveil de l'enfant ;
- assurer le suivi du patient une fois par semaine :
    - surveiller son poids et examiner les changements de poids,
    - remplir la fiche de suivi individuelle du patient,
    - décider si toute autre action est nécessaire ;
- diagnostiquer les patients qui ne répondent pas au traitement sur la base de l'examen clinique et du test de l'appétit et prendre la décision appropriée : soit faire une visite à domicile ou transférer le patient à l'URENI ;
- être supervisé par le RND et participer à la réunion mensuelle de coordination au niveau du district ; au cours de laquelle les données de l'URENAS sont présentées au niveau du district, les produits thérapeutiques, médicaments et matériels requis pour le mois suivant sont mis à disposition si nécessaire, les problèmes éventuels sont discutés ;
- pour assurer le maintien de la qualité des soins, des formations pratiques et supervisions sont organisées dans les structures ;
- organiser chaque mois une réunion avec tous les ASC pour prendre connaissance des problèmes, les traiter et profiter de l'occasion pour donner des cours de recyclage.

Matériels, supports et intrants nécessaires pour l'URENAS[12]

Pour l'agent de santé communautaire (ASC), le matériel de dépistage (balance électronique mère–enfant et bande de Shakir), le matériel d'examen médical (thermomètre, minuteur) et autres matériels (calculatrice, crayons, stylos, gommes, registre, fiches de suivi individuelles, boîte/classeur pour les fiches de suivi individuelles et boîtes d'archivage, fiches de transfert, fiches de stock, canevas de rapport mensuel et table sur les quantités d'ATPE) font partie de l'équipement nécessaire à mettre en place.

La table de référence pour le test de l'appétit, les aliments thérapeutiques prêts à l'emploi (ATPE), les médicaments systématiques (amoxicilline, antipaludique et déparasitant), les outils de communication (téléphone, liste des numéros de téléphone, les affiches sur les recommandations du transport, liste des URENAS et URENI du district) et en permanence le sucre, l'eau potable, un verre de thé n° 8 pour le test de l'appétit, des tasses et un dispositif de lavage des mains doivent existés.

Admission

La procédure d'admission est expliquée dans la section triage.

Il y a deux types d'admission à l'URENAS :

Nouvelles admissions :

- **Nouvelles admissions** venant des dépistages (passif ou actif) ou les malades autoréférés. Elles représentent la majorité des admissions ;
- **Rechutes** (après plus de deux mois d'absence[13] ou après avoir été déchargé guéri) : ceci est un nouvel épisode de malnutrition.

Admissions de patients déjà sous traitement de MAS :

- **Transfert d'une autre URENAS** (traitement déjà commencé avec un numéro MAS) ;
- **Transfert d'une URENI** (fiche de transfert avec numéro-MAS et traitement déjà administré) ;
- **Réadmission** après abandon avec une absence de moins de 2 mois.

---

[12] Se référer au manuel de l'UNICEF pour calculer les intrants en termes de produits thérapeutiques. Se référer également à l'outil de calcul des coûts « CMAM » de l'USAID pour établir les coûts financiers nécessaires pour mettre en œuvre, maintenir ou étendre le programme PCIMA : http://www.fantaproject.org/publications/CMAM_costing_tool.shtml.

[13] Il est généralement admis qu'après plus de deux mois les patients guérissent spontanément. Ceci n'est pas forcément le cas, mais l'enfant a vécu pendant 2 mois sans traitement et, par définition, peut désormais être traité comme souffrant d'un autre épisode de MAS. Cette définition peut changer par la suite en fonction d'informations additionnelles recueillies à propos de l'historique de ces enfants malnutris n'ayant bénéficié d'aucun traitement.

Tableau 42 : Critères d'Admission à l'URENAS

NOUVELLES ADMISSIONS	Site ASC/maternité rurale
Enfants 6 – 59 mois	PB < 115 mm Sans œdèmes ou autres complications et un bon appétit (au niveau du centre de santé)
> 59 mois	PB < 180 mm Sans œdèmes ou autres complications et un bon appétit (au niveau du centre de santé)
AUTRES ENTRÉES	
Transfert d'une autre URENAS	Enfant venant d'une autre URENAS avec fiche de transfert
Retour après abandon	Après abandon en URENAS et sur une période moins de 2 mois

Tableau 43 : Critères d'Admission à l'URENAS

NOUVELLES ADMISSIONS	CSCOM
Enfants 6 – 59 mois	P/T < –3 Z-score ou PB < 115 mm Œdèmes à une croix (+) sans autres complications et un bon appétit (au niveau du centre de santé)
> 59 mois	**Adolescents** : P/T < 70 % de la médiane de référence NCHS PB < 180 mm **Adultes :** IMC < 16 avec perte de poids récente PB < 180 mm
AUTRES ENTRÉES	
Transfert d'une URENI	Enfant venant de l'URENI après stabilisation des complications
Transfert d'une autre URENAS	Enfant venant d'une autre URENAS avec fiche de transfert
Retour après abandon	Après abandon en URENAS et sur une période moins de 2 mois

Classification des œdèmes : + (**peu importants**) : au niveau des deux pieds ; ++ **(modérés)** : au niveau des deux pieds, du bas des jambes, des mains ou de la partie inférieure des bras ; +++ **(sévères)** : œdèmes généralisés, y compris au niveau des pieds, des jambes, des mains, des bras et du visage (OMS 2015, PCIMA).

Il doit y avoir une communication efficace et un système de référence entre l'URENAS et l'URENI afin que les patients puissent être rapidement et facilement transférés de l'URENI vers l'URENAS dès la phase de réhabilitation (phase II) et pour que les patients de l'URENAS qui ne réagissent pas bien au traitement ou qui développent une complication puissent faire l'objet d'un transfert (temporaire) à l'URENI. Ces transferts ne sont pas des « déchargés » du programme.

Un enfant doit toujours être traité à la maison dès qu'il y a une personne en charge capable qui accepte le traitement en ambulatoire avec un environnement familial propice. Un approvisionnement en ATPE lui sera fourni.

Un patient traité en ambulatoire dont la santé se détériore ou qui développe une complication doit être référé/évacué à l'URENI pour quelques jours avant de poursuivre le traitement à nouveau à l'URENAS (voir la section : « Transports des patients »).

Les deux branches du programme (URENI et URENAS) devraient toujours être intégrées, avec des réunions régulières, afin qu'il y ait une référence ou un transfert fluide des patients de l'un à l'autre mode de traitement.

Le même numéro d'enregistrement est gardé tout au long du traitement (le numéro-MAS). Un patient faisant l'objet d'une référence ou d'un transfert d'un mode de traitement à un autre est toujours sous traitement pour cet épisode de MAS, ce n'est pas une « décharge » de l'URENI, mais un transfert vers une autre partie du même programme.

TRAITEMENT NUTRITIONNEL

- Sensibiliser la mère sur l'importance de l'allaitement et sur le fait que l'enfant doit **toujours** être allaité et **à la demande avant** qu'on lui donne des ATPE ;
- Expliquer à la personne en charge comment donner les ATPE à domicile :

Pour l'allaitement des enfants, toujours le lait maternel avant les ATPE

L'ATPE est une nourriture et un médicament destiné exclusivement aux patients malnutris. Il ne doit pas être partagé avec les autres membres de la famille même quand le patient n'a pas consommé la totalité de la portion offerte. Les sachets d'ATPE ouverts peuvent être gardés sans problème et consommés plus tard[14], les autres membres de la famille ne doivent pas consommer ce que l'enfant malnutri n'a pas mangé.

- Les mains de l'enfant ainsi que son visage avec du savon avant de le nourrir.
- Les patients ont généralement un appétit modéré durant les premières semaines et mangent lentement. Ils doivent être nourris séparément des autres enfants de la maison. Le patient peut garder l'ATPE avec lui/elle afin de manger de manière continue pendant la journée. Ce n'est pas nécessaire d'avoir une heure fixe pour les repas si l'ATPE est avec l'enfant à tout moment. Cependant, l'accompagnant doit aller voir le patient au moins toutes les 3–4 heures et l'encourager ou lui donner de petites quantités d'ATPE. Préciser à la mère/gardien d'enfants, la quantité que l'enfant doit manger par jour (voir la table des quantités d'ATPE à donner par jour.
- Expliquer que durant la première ou les deux premières semaines, le patient ne consommera probablement pas tous les ATPE donnés. La mère/gardien d'enfants ne devrait pas s'en inquiéter, car, quand l'enfant se rétablira, son appétit sera plus important de sorte qu'il pourra finir toute la portion d'ATPE donnée lors de sa convalescence. L'ATPE non consommé ne doit pas être pris par un autre membre de la famille.
- La personne en charge peut rapporter les sachets d'ATPE non utilisés à l'URENAS, mais ne doit pas être pénalisée dans le cas contraire.
- Expliquer que l'ATPE est l'unique nourriture dont a besoin l'enfant durant la période dans le programme. Il contient tous les ingrédients dont il a besoin pour se rétablir et constitue réellement un médicament spécial. Il n'est pas nécessaire de lui donner d'autres aliments.
- Dire et expliquer à la mère/gardien d'enfants qu'il y a des nutriments médicamenteux spéciaux et du lait en poudre dans les ATPE, et que ce n'est pas uniquement de la pâte d'arachide. Lui expliquer que l'enfant a besoin de tous ces ingrédients pour se rétablir et que s'il ne consomme pas assez d'ATPE, il n'aura pas suffisamment de ces nutriments nécessaires à son rétablissement ; les aliments courants n'ont pas les quantités suffisantes et l'équilibre adéquat en nutriments pour les enfants malnutris aigus sévères.
- Expliquer que la maladie a fragilisé les intestins de l'enfant et donc que la nourriture consommée par la famille n'est pas adaptée pour

[14] Il n'est pas nécessaire de finir un sachet entamé durant un repas.

l'enfant et peut même causer des diarrhées. Certains aliments habituellement consommés peuvent retarder son rétablissement.

- Expliquer que l'enfant ne doit **JAMAIS** être forcé à manger et doit avoir à sa disposition beaucoup d'eau potable afin de se désaltérer à tout moment tout en prenant les ATPE.
- Expliquer que la mère/gardien d'enfants doit tout en nourrissant l'enfant adopter une attitude compatissante, lui parler, lui chanter une chanson et jouer avec lui afin de stimuler son appétit et son développement.

NB : Dans les programmes URENAS, s'il survient un problème de sécurité alimentaire ou une situation d'urgence, une ration de « protection » (normalement des aliments mélangés fortifiés comme le supercéréale + ou une ration familiale avec céréales, légumineuses et huile) doit être donnée à la famille non seulement pour fournir une assistance à la famille d'un enfant souffrant de malnutrition mais pour prévenir également le partage des ATPE avec les autres membres de la famille. La mère/gardien d'enfants doit être informée que cette ration **n'est pas pour** le patient mais pour la famille seulement.

Pour les enfants transférés d'une URENI vers une URENAS, une fiche de transfert doit être remplie avec le numéro-MAS et une quantité suffisante d'ATPE doit être distribuée pour tenir jusqu'au jour de visite de suivi de l'URENAS le plus proche du patient.

L'URENI doit informer l'URENAS par RAC/téléphone quand un transfert a lieu.

Pour les enfants directement admis en URENAS, la quantité d'ATPE doit être suffisante jusqu'à la prochaine visite au site de distribution de l'URENAS.

Quantités à donner

Tableau 44 : Quantité d'ATPE à donner par jour et par semaine aux patients soignés à l'URENAS

Classe de Poids (kg)	ATPE* – Pâte		ATPE – Sachets (92 G)		BP100®	
	Grammes par jour	Grammes par semaine	Sachet par jour	Sachet par semaine	Barres par jour	Barres par semaine
3,0 – 3,4	105	750	1 ¼	8	2	14
3,5 – 4,9	130	900	1 ½	10	2 ½	17 ½
5,0 – 6,9	200	1 400	2	15	4	28
7,0 – 9,9	260	1 800	3	20	5	35
10,0 – 14,9	400	2 800	4	30	7	49
15,0 – 19,9	450	3 200	5	35	9	63
20,0 – 29,9	500	3 500	6	40	10	70
30,0 – 39,9	650	4 500	7	50	12	84
40 – 60	700	5 000	8	55	14	98

NB 1 : La quantité donnée au cours des deux premières semaines peut être réduite d'environ 15 % à 20 %.

Bien que ceci peut compliquer le protocole au niveau de l'URENAS, cela diminue la probabilité pour les enfants de développer des complications pendant la phase initiale du traitement (voir paragraphe : « diarrhée due à la réalimentation et le syndrome de renutrition » comme danger potentiel si un patient qui a pris beaucoup moins que ce qui est exigé prend brusquement une grande quantité de nourriture, ou si la mère force son enfant à consommer les ATPE qui ont été offerts au début du traitement. Une augmentation importante et soudaine de la consommation au début du traitement est dangereuse et peut expliquer certains cas de décès dans le programme de l'URENAS.

NB 2 : C'est équivalent à environ 170 kcal/kg par jour[15]. Avec cette quantité, le patient a assez d'ATPE pour gagner du poids, jusqu'à 14 g/kg par jour. Ce résultat n'est jamais obtenu dans les programmes de soins ambulatoires où le taux de gain de poids varie entre 2 à 10 g/kg par jour,

[15] L'ATPE est administré aux enfants dont le poids est compris dans un certain intervalle. Le tableau est conçu de manière à ce que les enfants les plus gros consomment environ 170 kcal/kg par jour, les enfants les plus maigres recevront plus par kilogramme de poids corporel, jusqu'à 200 kcal/kg par jour.

indiquant un apport énergétique total par l'enfant de 110 à 150 kcal/kg par jour et un partage considérable avec les membres de la famille. Offrir plus d'ATPE encourage le partage au sein de la famille, vu que les autres membres sont habitués à consommer les restes de repas ; il augmente également le coût du programme de manière considérable. **Si les réserves d'ATPE diminuent** alors, la quantité offerte doit être réduite de manière raisonnable d'environ 15 % à 20 %, afin de maintenir un gain de poids modéré[16]. Il est préférable de donner à tous les patients des quantités adéquates d'ATPE, plutôt que d'en donner en excès à certains et ne rien offrir à d'autres. Un tableau pour l'administration de quantités minimales à donner dans les cas où les réserves sont drastiquement réduites est présenté dans l'annexe. Ce tableau ne peut être utilisé que dans les cas où une rupture de stock est imminente.

TRAITEMENT MÉDICAL SYSTÉMATIQUE

Aucun autre nutriment ne doit être donné

Les ATPE contiennent déjà tous les nutriments requis pour traiter le patient malnutri (en supposant que la mère/gardien d'enfants donne suffisamment d'ATPE à l'enfant ; lors de l'admission dans le programme, il faut informer la mère/gardien d'enfants sur la nécessité de donner suffisamment d'ATPE à l'enfant et de ne pas le partager[17]).

- Une dose supplémentaire de potassium, magnésium ou zinc ne doit pas être donnée aux patients. Cette « double dose », l'une provenant de l'alimentation et l'autre faisant l'objet d'une prescription, est potentiellement toxique.
  En particulier, une dose supplémentaire de potassium ne doit jamais être donnée avec les ATPE ;
- Pour les enfants ayant la diarrhée et recevant des ATPE ou autre aliment thérapeutique contenant du zinc, il n'est pas conseillé de donner un supplément de zinc étant donné que cela peut augmenter le taux de mortalité[18].

---

[16] Voir annexe 6 : Quantité minimum d'ATPE à donner à l'URENAS.

[17] Des doses élevées de suppléments de vitamine A et d'acide folique ne sont pas administrées à l'admission et du zinc additionnel n'est pas donné car l'ATPE contient de larges quantités de ces nutriments. Ceci simplifie la procédure au sein de l'URENAS. Il est donc important d'administrer au patient des quantités adéquates d'ATPE à domicile et que les instructions pour l'utilisation fassent l'objet d'explications minutieuses vis-à-vis de la personne en charge et que ce soit compris par les agents et les volontaires communautaires.

[18] L'augmentation de la mortalité est probablement due à une déficience en cuivre avec des doses élevées de zinc. Ceci ne constitue pas un danger avec l'ATPE vu qu'il contient du cuivre. Les comprimés de zinc administrés pour la diarrhée ne contiennent pas de cuivre additionnel.

Antibiothérapie systématique

- Administrer systématiquement des antibiotiques aux patients souffrant de MAS, même s'ils ne présentent pas des signes cliniques d'infection systémique. Malgré l'absence de signes cliniques, ils **souffrent pratiquement tous de prolifération bactérienne au niveau de l'intestin grêle** et d'autres infections mineures.

NB : Il n'y a pas de consensus à ce jour sur l'administration d'antibiotiques aux patients qui réussissent leurs tests de l'appétit et qui sont directement admis à l'URENAS. Ils n'ont probablement pas d'infection systémique majeure, mais une prolifération bactérienne mineure au niveau de l'intestin grêle se produit chez tous ces enfants (y compris ceux atteints de malnutrition aiguë modérée et avec un appétit raisonnable) et ces bactéries devraient être supprimées pour une réponse optimale au traitement ; les enfants asymptomatiques à l'URENAS peuvent aussi présenter une colonisation bactérienne par des organismes pathogènes.

Parce que beaucoup d'enfants ayant des œdèmes nutritionnels (kwashiorkor) ont du fer libre dans le sang rendant certaines bactéries envahissantes, telles que le *Staphylococcus épidermidis*, la plupart des bactéries intestinales et les « bactéries exotiques » et causent ainsi une infection systémique ou une septicémie. Si les enfants œdémateux sont traités à domicile, ils doivent recevoir des antibiotiques de façon systématique.

Le traitement à l'URENAS devrait être basé sur l'amoxicilline par voie orale[19] [20].

[19] Il est recommandé en tant qu'antibiotique de seconde ligne pour la PCIME. Il est administré aux patients qui sont immunologiquement faibles et dont l'état est suffisamment grave pour être admis dans un programme de traitement. L'amoxicilline est généralement efficace contre la prolifération bactérienne de l'intestin grêle. Quand cet antibiotique est utilisé en première intention, il n'est pas nécessaire d'administrer le métronidazole sauf dans le cas où les bactéries intestinales sont résistantes dans la zone. Le métronidazole devra alors être administré de manière à ce que la dose n'excède pas 10 mg/kg par jour (un tiers de ce qui est administré aux enfants bien nourris).

[20] Le cotrimoxazole n'est pas efficace contre la prolifération bactérienne de l'intestin grêle. Il n'est pas adapté au traitement des enfants souffrant de malnutrition aiguë sévère. Il est administré en tant que prophylaxie contre la pneumonie à pneumocystis chez les patients séropositifs, les autres antibiotiques devraient être administrés en plus des doses prophylactiques de co-trimoxazole (non curatives).

Tableau 45 : Dosage de l'Amoxycilline selon le poids de l'enfant

Classe de poids (kg)	Amoxicilline (50 – 100 mg/kg/j) Dosage – deux fois par jour	
	En mg	**COMP (250 mg)**
< 5 kg	125 mg × 2	1/2 comp × 2
5 – 10	250 mg × 2	1 comp × 2
10 – 20	500 mg × 2	2 comp × 2
20 – 35	750 mg × 2	3 comp × 2
> 35	1 000 mg × 2	4 comp × 2

Note : Du sirop peut être administré, mais il faut vérifier la concentration en mg par 5 ml (il y a 2 concentrations généralement disponibles 125 mg et 250 mg).

- Ne pas administrer le chloramphénicol aux nourrissons de moins de deux mois et l'administrer avec prudence à ceux pesant moins de 4 kg ou âgés de moins de 6 mois [21]. Du fait du danger de l'administration de chloramphénicol à ces catégories de patients, celui-ci **ne doit pas être utilisé comme antibiotique de routine au niveau des URENAS ;**
- Ne pas administrer d'antibiotiques systématiquement aux enfants transférés à l'URENAS par l'URENI ou qui ont fait l'objet d'un transfert par une autre URENAS après avoir reçu auparavant une série d'antibiotiques ;
- Ne pas donner les antibiotiques de seconde ligne à l'URENAS : tout patient qui nécessite un tel traitement ou qui souffre d'infections significatives doit être traité à l'URENI. C'est pourquoi il n'y a aucune recommandation pour des antibiotiques de seconde ligne dans la section : « URENAS » ;

Administrer la première dose sous supervision et informer la mère que le traitement doit continuer pendant une durée de 7 jours. Pour l'URENAS, il est préférable d'administrer des antibiotiques sous forme de sirop ; si celui-ci n'est pas disponible, les comprimés doivent être utilisés et coupés en deux avant d'être donnés aux mères/personnes en charge (pour les enfants de moins de 5 kg).

[21] Chez ces enfants, le chloramphénicol cause le syndrome du « bébé gris » qui est une toxicité dose-dépendante. On pense qu'il se produit dans ce groupe d'âge à cause de l'immaturité du système enzymatique du foie. Il n'y a pas suffisamment de données sur le jeune enfant malnutri aigu pour déterminer si leurs anomalies hépatiques représentent un danger en ce qui concerne la toxicité dose-dépendante du chloramphénicol.

Traitement antipaludique

Faire systématiquement le TDR chez tous les enfants MAS
Traiter tous les enfants avec artéméther-luméfantrine comme l'indique le tableau ci-dessous après confirmation du diagnostic.

Tableau 46 : Traitement paludisme simple (voir protocole paludisme)

Âge / Poids	**Administrer deux fois par jour pendant 3 jours**					
	Jour 1		**Jour 2**		**Jour 3**	
5 mois ≤ 14 kg	1 cp	1 cp	1 cp	1 cp	1 cp	1 cp
15 mois ≤ 24 kg	2 cp	2 cp	2 cp	2 cp	2 cp	2 cp

NB : 1 comprimé d'artéméther-luméfantrine = 20 mg AM et 120 mg LM

- Référer/évacuer les cas de paludisme grave pour une prise en charge à l'URENI ;
- Dans les cas où les patients refusent l'admission en milieu hospitalier, les soigner avec les procédures recommandées pour les patients en milieu hospitalier (voir la section sur les complications du programme national de lutte contre le paludisme) ;
- Distribuer des moustiquaires imprégnées d'insecticide dans les régions où le paludisme est endémique.

Déparasitage

Administrer un déparasitant aux patients transférés d'une URENI vers une URENAS et aux admissions directes en URENAS à la seconde visite de suivi, soit après 7 jours. Il est administré seulement aux enfants à partir d'un an.

Tableau 47 : Traitement déparasitant

ÂGE	**0–11 mois**	**12–23 mois**	**24-59 mois**
Albendazole 400 mg	Ne pas administrer	½ comprimé	1 comprimé
Mébendazole 500 mg [22]	Ne pas administrer	1 comprimé	1 comprimé

[22] Mébendazole et albendazole sont des médicaments aussi efficaces l'un comme l'autre contre les vers ronds (ascaris), mais le mébendazole est moins efficace contre les ankylostomes et les trichocéphales (trichuris) ; c'est pourquoi il est recommandé d'utiliser l'albendazole dans la mesure du possible.

Vaccination contre la rougeole

- Administrer le vaccin contre la rougeole au cours de la 4e visite de suivi pour tous les enfants âgés de plus de 9 mois et n'ayant pas de carte de vaccination ;
- Donner une 2e injection aux patients transférés de l'URENI ayant déjà reçu une 1ère injection à URENI (4e visite) ;
- Ne pas vacciner les patients admis directement à l'URENAS parce que la réponse des anticorps est diminuée ou est absente en cas de MAS, il est aussi fort peu probable qu'ils aient la rougeole[23] et ne seront pas exposés aux infections nosocomiales ;
- Pour les enfants de 15 mois et plus, compléter leur vaccination antirougeoleuse (VAR 2).

NB : Cependant en présence d'une épidémie de rougeole, tous les enfants admis à l'URENAS/URENI doivent être vaccinés.

Résumé du traitement systématique

Tableau 48 : Tableau résumé du traitement systématique

MÉDICAMENTS	MÉDICAMENTS DE ROUTINE
Amoxicilline	1 dose à l'admission + traitement pendant 7 jours à domicile pour **les nouvelles admissions uniquement**
Albendazole/mébendazole	1 dose au cours de la 2e visite de suivi ; tous les patients éligibles
Vaccin contre la rougeole (à partir de 9 mois VAR 1 et 15 mois VAR 2)	1 vaccin au cours de la 4e visite de suivi ; tous les patients sauf ceux qui ont déjà été vaccinés auparavant avec carte. Pour les enfants de 15 mois et plus, compléter leur vaccination antirougeoleuse (VAR 2).

Médicaments pour des groupes spécifiques de patients souffrant de MAS et admis en URENAS

- Une dose supplémentaire d'acide folique (5 mg) peut être administrée aux patients souffrant d'anémie clinique.
- Les ATPE contiennent suffisamment d'acide folique pour traiter une carence mineure en acide folique[24].

[23] Si le virus de la rougeole est en phase d'incubation, il y a de fortes chances pour que ces patients ne réussissent pas le test de l'appétit et soient envoyés à l'URENI.

[24] Ceci sous-entend que les patients reçoivent l'ATPE à domicile selon le protocole et que le partage au sein de la famille est très minime. S'il subsiste un doute, il faut alors administrer une dose d'acide folique.

SURVEILLANCE

À chaque visite de suivi hebdomadaire, il faut :

- mesurer le PB, le poids et vérifier la présence ou non d'œdèmes nutritionnels ;
- vérifier si le patient ne remplit pas les critères d'échec au traitement ;
- prendre la température corporelle ;
- faire systématiquement le test de l'appétit pour tous les patients ayant un faible gain de poids ;
- interroger la mère/gardien d'enfants à la recherche d'autres symptômes de la PCIME ;
- administrer le traitement systématiquement selon le protocole (si le patient est absent durant une visite de suivi, administrer le traitement à la prochaine visite) ;
- ne pas donner de médicaments en excès aux patients atteints de MAS, particulièrement s'ils peuvent diminuer l'appétit :
  - le zinc ne doit pas être administré aux patients sous ATPE,
  - les antiémétiques ne doivent pas être utilisés à l'URENAS (ils agissent tous en tant que dépresseur sur le système nerveux),
  - les antitussifs ne doivent pas être administrés,
  - éviter l'utilisation du paracétamol chez les MAS,
  - l'aminophylline ne doit pas être utilisée à l'URENAS. Les enfants souffrant de MAS ne souffrent pas d'asthme en raison de l'inhibition du système immunitaire,
  - le métronidazole ne doit pas être administré aux patients souffrant de MAS à l'URENAS et l'*ivermectine* à tout patient présentant des œdèmes nutritionnels ;
- s'assurer de la bonne communication sur la stratégie PB mères, les pratiques familiales essentielles y compris l'ANJE et ANJE-U, la stimulation et l'éveil de l'enfant ;
- remplir la fiche de suivi individuelle (annexe 18 : Fiche de suivi URENAS).

La taille doit être mesurée s'il y a un changement imprévu de poids (augmentation ou diminution importante) afin de vérifier s'il s'agit bien du même enfant enregistré à l'URENAS. S'il y a eu substitution d'enfant, alors le « nouveau » patient doit subir une évaluation complète.

Tableau 49 : Résumé pour la surveillance

URENAS	FRÉQUENCE
Mesure du PB	Chaque semaine (visite de suivi)
Poids et œdèmes Test de l'appétit	Chaque semaine (visite de suivi) Systématiquement Pour tous les patients ayant un faible gain de poids
Température corporelle Les signes cliniques PCIME (selles, vomissement, fréquence respiratoire, etc.)	Chaque semaine (visite de suivi) Chaque semaine (visite de suivi)
Taille couchée (< 87 cm) et debout (≥ 87 cm) P/T en Z-Score	À l'admission et si on soupçonne une substitution d'enfant Le jour de l'admission et de la décharge

CRITÈRE DE RÉFÉRENCE/ÉVACUATION DE L'URENAS À L'URENI

Il est nécessaire de référer les patients pris en charge à l'URENAS vers l'URENI :

- lorsqu'ils développent des signes de complications médicales sérieuses (pneumonie, déshydratation, etc. voir figure 2 dans le flux de patient) ; ils doivent rester à l'URENI jusqu'à ce qu'ils soient en état de revenir à l'URENAS ;
- tout patient traité à l'URENAS qui développe l'un des critères suivants :
    - échec au test de l'Appétit (voir procédure d'échec au traitement),
    - augmentation/développement d'œdèmes nutritionnels,
    - apparition de diarrhée de renutrition entraînant une perte de poids,
    - présence d'un des critères « d'échec au traitement »,
        - perte de poids pendant 2 pesées consécutives,
        - perte de poids de plus de 5 % du poids corporel à n'importe quelle visite de suivi ;
        - poids stagnant pendant 2 pesées consécutives ;
- maladie majeure ou décès de l'accompagnant de sorte que sa remplaçante demande que le patient soit suivi en milieu hospitalier, ou elle ne souhaite pas prendre soin de l'enfant malnutri ou elle en est incapable.

Procédure de la référence/évacuation

Après sa référence de l'URENAS à l'URENI, le traitement standard de l'URENI doit être appliqué ; cependant, les médicaments de routine doivent être revus individuellement selon que le patient ait été référé directement ou ait déjà reçu un traitement de routine à l'URENAS, et selon la cause de la référence/évacuation et la nature de la complication.

À l'URENAS, avant la référence/évacuation vers l'URENI :

- Inscrire sur la fiche individuelle du patient et dans le registre la raison de la référence/évacuation ;
- Remplir la fiche là référence/évacuation qui résume le traitement administré et inscrire le numéro -MAS (voir la section : Suivi et évaluation, p. 114) ;
- Donner au patient une fiche de la référence/évacuation de l'URENAS vers l'URENI ;
- Si possible, téléphoner au superviseur de l'URENI afin d'informer l'URENI du transfert et noter cette information sur la fiche individuelle du patient.

  Le superviseur de l'URENI doit faire en sorte que le patient soit admis directement dans le service sans passer par le service d'urgence. Ce type d'admission directe doit être comprise et appliquée par le service d'urgence lorsqu'un patient arrive avec une fiche de référence d'une URENAS.

<u>**Note**</u> : quand le patient retourne à l'URENAS, un contact similaire doit être établi afin de ne pas perdre le patient durant le transfert.

ÉCHEC DU TRAITEMENT À L'URENAS

Ce n'est généralement que lorsque les patients remplissent les critères « d'échec au traitement » qu'ils ont besoin d'avoir un interrogatoire et un examen clinique complet ou des tests de laboratoire. La plupart des patients sont entièrement pris en charge en général par un personnel moins qualifié. Le personnel qualifié (infirmiers et médecins), des ressources supplémentaires et du temps doivent être principalement réservés à ces rares patients qui ne répondent pas au traitement standard ou qui sont gravement malades et ont des complications.

Diagnostic d'échec

L'échec de réponse au traitement standard peut être dû à des problèmes sociaux, nutritionnels, psychiatriques ou médicaux. Une tentative de diagnostic doit d'abord être faite par le personnel de l'URENAS, en particulier en ce qui concerne les problèmes sociaux, l'URENI ayant moins la capacité de les investiguer.

Si l'on soupçonne des conditions sociales inadéquates comme étant la principale cause d'échec au traitement à l'URENAS, faire un test de l'appétit, puis effectuer une visite à domicile ou donner l'ATPE sous supervision documentée au centre de santé (venir quotidiennement pendant 3 jours) avant de référer ou d'évacuer le patient à l'URENI. La référence/évacuation vers l'URENI ne doit pas être la seule réponse à l'échec au traitement.

Tableau 50 : Échec au traitement des patients à l'URENAS

CRITÈRES D'ÉCHEC AU TRAITEMENT	TEMPS APRÈS L'ADMISSION
Échec à prendre du poids (enfants non œdémateux)	14 jours (2 semaines)
Perte de poids depuis l'admission dans le programme (enfants non œdémateux)	7 jours (1 semaine)
Échec au test de l'Appétit	Toute visite de suivi
Perte de poids de 5 % du poids corporel (enfants non œdémateux)[25]	Toute visite de suivi
Perte de poids pendant deux visites consécutives	Toute visite de suivi
Œdèmes encore présents	21 jours
Pas d'amorce de la fonte des œdèmes	14 jours
Non-prise de poids après la fonte des œdèmes ou après 14 jours pour les marasmes	À n'importe quelle visite de suivi

Causes habituelles d'échec au traitement

Problèmes avec l'URENAS :

- sélection inappropriée de patients transférés directement à l'URENAS ;
- test de l'Appétit réalisé de façon inadéquate ou appétit « jugé » par un personnel inexpérimenté et non mesuré ;
- instructions insuffisantes prodiguées aux mères/gardien d'enfant (particulièrement au sujet du partage avec la famille) ;
- quantité insuffisante d'ATPE distribuée aux patients ;

[25] Voir annexe 7 : Tableau de perte de poids de 5 %.

- délai excessif entre les distributions d'ATPE à l'URENAS (les visites de suivi bimensuelles donnent de moins bons résultats que les visites de suivi hebdomadaires).

Tableau 51 : Échec au traitement des patients à l'URENAS

CRITÈRES D'ÉCHEC AU TRAITEMENT	TEMPS APRÈS L'ADMISSION
Échec à prendre du poids (enfants non œdémateux)	14 jours (2 semaines)
Perte de poids depuis l'admission dans le programme (enfants non œdémateux)	7 jours (1 semaine)
Échec au test de l'Appétit	Toute visite de suivi
Perte de poids de 5 % du poids corporel (enfants non œdémateux)	Toute visite de suivi
Perte de poids pendant deux visites consécutives	Toute visite de suivi
Œdèmes encore présents	21 jours
Pas d'amorce de la fonte des œdèmes	14 jours
Non-prise de poids après la fonte des œdèmes ou après 14 jours pour les marasmes	À n'importe quelle visite de suivi

Causes habituelles d'échec au traitement

Problèmes AVEC l'URENAS :

- Sélection inappropriée de patients transférés directement à l'URENAS ;
- Test de l'appétit réalisé de façon inadéquate ou appétit « jugé » par un personnel inexpérimenté et non mesuré ;
- Instructions insuffisantes prodiguées aux mères/gardien d'enfant (particulièrement au sujet du partage avec la famille) ;
- Quantité insuffisante d'ATPE distribuée aux patients ;
- Délai excessif entre les distributions d'ATPE à l'URENAS (les visites de suivi bimensuelles donnent de moins bons résultats que les visites de suivi hebdomadaires.

Tableau 52 : Échec au traitement des patients à l'URENAS

.	TEMPS APRÈS L'ADMISSION
Échec à prendre du poids (enfants non œdémateux)	14 jours (2 semaines)
Perte de poids depuis l'admission dans le programme (enfants non œdémateux)	7 jours (1 semaine)
Échec au test de l'Appétit	Toute visite de suivi
Perte de poids de 5 % du poids corporel (enfants non œdémateux)	Toute visite de suivi
Perte de poids pendant deux visites consécutives	Toute visite de suivi
Œdèmes encore présents	21 jours
Pas d'amorce de la fonte des œdèmes	14 jours
Non-prise de poids après la fonte des œdèmes ou après 14 jours pour les marasmes	À n'importe quelle visite de suivi

Causes habituelles d'échec au traitement

Problèmes AVEC l'URENAS :

- Sélection inappropriée de patients transférés directement à l'URENAS ;
- Test de l'appétit réalisé de façon inadéquate ou appétit « jugé » par un personnel inexpérimenté et non mesuré ;
- Instructions insuffisantes prodiguées aux mères/gardien d'enfant (particulièrement au sujet du partage avec la famille) ;
- Quantité insuffisante d'ATPE distribuée aux patients ;
- Délai excessif entre les distributions d'ATPE à l'URENAS (les visites de suivi bimensuelles donnent de moins bons résultats que les visites de suivi hebdomadaires.

Problèmes INDIVIDUELS LORS DU SUIVI DES PATIENTS D'ORIGINE PLUTÔT SOCIALE :

- Mère/gardien d'enfants refuse de se rendre à l'URENI quand l'enfant nécessite un examen et un traitement à l'URENI ;
- Quantité insuffisante d'ATPE donnée par la mère/gardien d'enfants ;
- ATPE consommés par la famille ou l'accompagnant ;
- Rivalité entre membres de la famille (nourriture et ATPE consommés par les enfants plus âgés) ;
- Tous les membres de la famille mangent dans le même plat (l'enfant malnutri doit toujours avoir sa propre portion de nourriture) ;

- Consommation excessive d'autres aliments de mauvaise qualité offerts par la famille ou aliments de sevrage traditionnels / bouillies non enrichies ;
- Accompagnant de mauvaise volonté ;
- Mère/gardien d'enfants ou chef de famille souffrant de dépression ou d'une autre maladie psychiatrique ou d'une autre maladie ;
- Mère/gardien d'enfants surchargée de travail, responsabilités ou priorités établies, ou mère/gardien d'enfants opprimée par le chef de famille (époux, belle-mère, etc.) ;
- Décès de l'accompagnant ou changement majeur au sein de la famille ;
- Discrimination dirigée envers l'enfant ;
- Utilisation de la maladie de l'enfant afin d'obtenir l'aide humanitaire ou autres services pour la famille ou de s'assurer que l'enfant reste dans le programme.

Problèmes individuels lors du suivi des patients d'origine plutôt psychologique :

- Traumatisme psychologique (être témoin de violence ou de mort, particulièrement dans les situations de réfugiés ou de familles vivant avec le VIH/SIDA) ;
- Privation psychosociale, négligence ;
  Rumination.

Problèmes individuels lors du suivi des patients plutôt d'origine médicale :

- Refus initial de se rendre à l'URENI malgré les complications médicales ou un mauvais appétit ;
- Carences en vitamines ou minéraux non diagnostiquées ;
- Prescription médicale inappropriée ;
  Résistance aux antibiotiques de routine ;
- Malabsorption, prolifération bactérienne de l'intestin grêle ;
- Médecines traditionnelles/administration d'herbes médicinales toxiques ou qui affectent l'appétit ;
- Infections, spécialement : diarrhée, dysenterie, pneumonie, tuberculose, infection urinaire, otite, paludisme, VIH/Sida, schistosomiase, leishmaniose et hépatite/cirrhose) ;
- D'autres maladies sous-jacentes graves : anomalies congénitales (ex. : le syndrome de Down, anomalie cardiaque congénitale, etc.), problèmes neurologiques (c'est-à-dire hémiplégie, etc.), problèmes chirurgicaux (sténose du pylore, maladie de Hirschsprung).

Conduite à tenir en cas d'échec au traitement

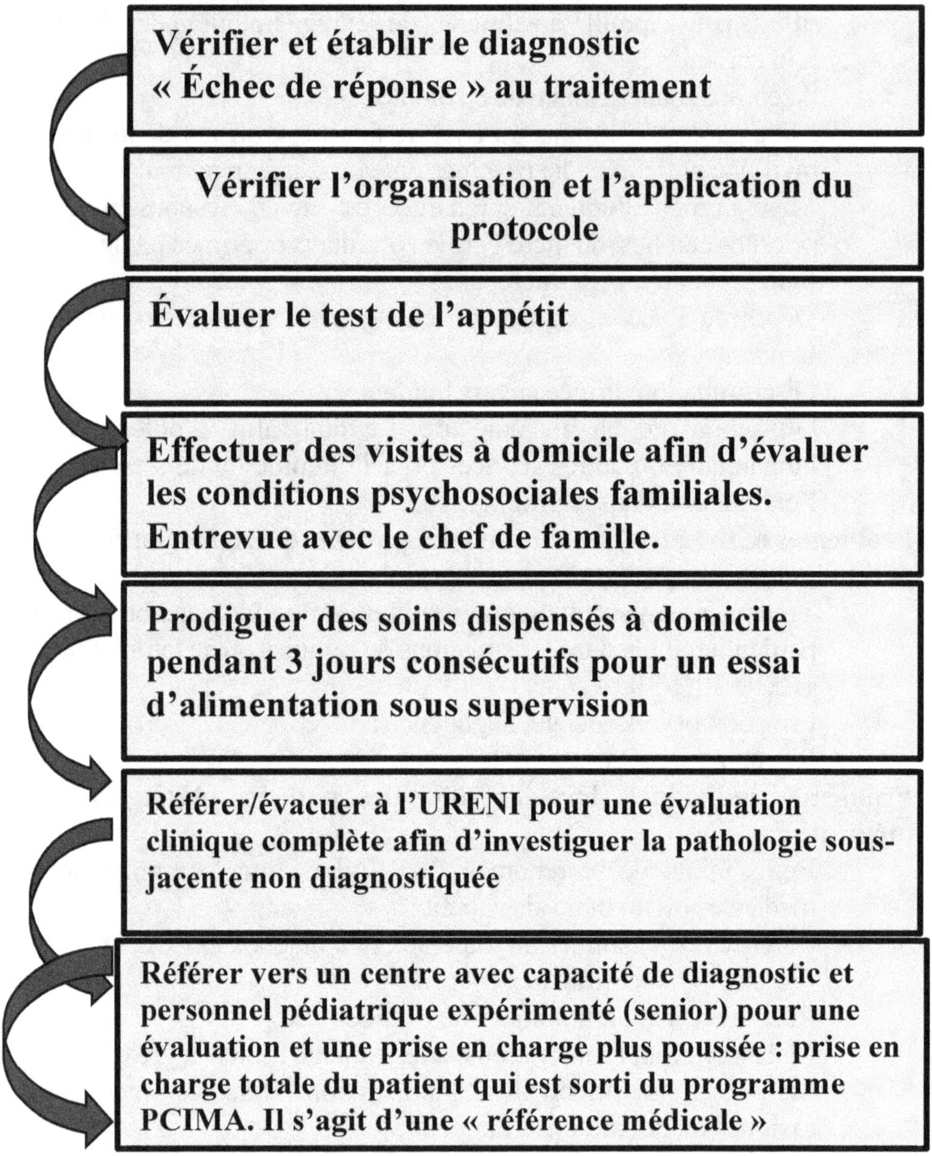

Schéma 34 : Schéma montrant les étapes successives à suivre pour les patients ne répondant pas au traitement

Si aucun patient n'a été diagnostiqué comme échec au traitement, il y a toujours des patients qui ne répondent pas au traitement du fait d'une ou de plusieurs raisons indiquées ci-dessus.

Si l'URENAS ne signale aucun échec au traitement pendant un trimestre, une visite d'évaluation de l'URENAS doit être réalisée et les fiches de suivi individuelles doivent faire l'objet d'un examen individuel par le RND avec le responsable de l'URENAS afin de s'assurer que de tels cas soient correctement identifiés.

Ces cas sont les plus susceptibles d'abandonner le programme ou de décéder. Ils ne doivent pas être gardés pendant de longues périodes à l'URENAS (jusqu'à ce qu'ils quittent, décèdent ou que le personnel se décourage) sans avoir été identifiés et pris en charge de manière appropriée.

Si un nombre important de patients ne répond pas au traitement, le RND examine à nouveau l'URENAS avec le personnel de l'URENAS afin de s'assurer que l'organisation, les attitudes du personnel et le traitement offert à URENAS sont corrects et que le protocole est appliqué correctement.

Si certains patients ne répondent pas au traitement, évaluer le test de l'appétit et réexaminer soigneusement le patient.

Si le patient a un bon appétit lors du test, mais ne gagne pas de poids à domicile, il est probable que ce soit un problème social. Le patient affamé ne reçoit pas les ATPE à domicile alors qu'il les consomme volontiers à l'URENAS. La mère/gardien d'enfants de l'enfant est souvent témoin de cette situation et réalise pour la première fois qu'il existe un problème.

- Demander à l'agent de santé communautaire/chargés de maternité rurale /GSAN/relais/animateur d'ONG, etc. de faire une visite à domicile et de voir s'il existe un problème à la maison.

Il est très important que ceci se fasse en privé, à l'insu des autres familles, et de faire en sorte que la mère/gardien d'enfants de l'enfant ne se sente pas coupable.

Souvent elle ne réalise pas qu'il y a un problème au sein du foyer à cause de sa charge de travail ou du fait que les autres enfants consomment les ATPE.

Les instructions doivent à nouveau être répétées lentement et avec précision.

- Interroger le chef de famille qui est généralement le mari, un des grands-parents, la belle-mère, etc. (cette personne ne fréquente généralement pas l'URENAS) qui n'a pas reçu les conseils et instructions prodigués à l'accompagnant qui vient à l'URENAS.
- Vérifier s'il existe un problème de distribution au sein de la famille, partage de la nourriture et rivalités entre enfants que la mère n'a pas remarqué, rejet de l'enfant, psychopathologie des parents ou utilisation de l'état de santé de l'enfant afin d'avoir accès à la nourriture et aux services pour le bénéfice de toute la famille.

Ces problèmes ne sont généralement pas détectés durant l'entrevue avec la mère/gardien d'enfants de l'enfant au point de distribution ou même durant la visite à domicile.

Pour les problèmes sociaux, ceci peut prendre la forme de conseils pratiques, de soutien à la famille, d'un appui de la communauté, des anciens du village ou des relais ou d'une ONG locale. Mettre en contact la mère/gardien d'enfants de l'enfant avec une « mère ayant réussi » (programmes de déviance positive). En dernier recours, remplacer la personne en charge de l'enfant là où il y a des problèmes sociaux sans solutions.

Si le problème n'est toujours pas diagnostiqué,

Référer le patient à l'URENI ou vers un centre de santé résidentiel pendant au maximum 3 jours et l'alimenter sous haute supervision[26].

Si l'enfant gagne du poids sous une alimentation supervisée mais n'arrive pas à le faire à la maison, il y a donc un problème social majeur qui n'a pas été diagnostiqué durant la visite à domicile.

Une entrevue plus approfondie doit être réalisée avec la famille entière dont le chef de famille et les résultats de « l'alimentation sous supervision » seront discutés avec le chef de famille ainsi qu'avec le gardien de l'enfant.

Le traumatisme psychologique de la mère, gardien d'enfants ainsi que du patient est particulièrement difficile à traiter. Il nécessite normalement un changement vers un environnement totalement sécurisant et encourageant, souvent avec d'autres personnes ayant vécu des expériences similaires et référer si nécessaire vers un service de protection (service de promotion de la femme, de l'enfant et de la famille, service de développement social et de l'économie solidaire, etc.).

Des entretiens fréquents avec la mère/gardien d'enfants sont importants pour le bien-être de l'enfant aussi bien que le traitement de l'enfant lui-même, particulièrement dans les situations de conflit. Des améliorations drastiques sont parfois observées suite au traitement de la mère/gardien d'enfants avec des antidépresseurs.

Si le patient ne répond toujours pas au traitement après un test d'alimentation sous supervision : référer à une URENI pour procéder à une évaluation médicale et psychologique complète et une recherche de la pathologie sous-jacente. Si ceci s'avère infructueux, l'enfant doit être référé vers un centre de soins spécialisés.

---

[26] Lors du test de l'appétit réalisé à l'URENAS, l'enfant peut ne pas consommer rapidement la nourriture pour plusieurs raisons (souvent de tels enfants se sentent intimidés ou ont peur). Il peut prendre plusieurs jours pour se sentir à l'aise et se familiariser suffisamment avec le personnel pour se nourrir enfin à volonté.

Si un problème médical sous-jacent est identifié pour échec de réponse au traitement, la prise en charge plus approfondie de l'enfant doit être confiée à la structure qui diagnostique le problème médical sous-jacent ; la prise en charge ultérieure du patient est généralement sous le contrôle du spécialiste. Il sera déchargé comme « référé médical ».

Il est important que l'enfant ne traine pas à l'URENAS pendant des mois, ne répondant pas au traitement et soit ensuite tout simplement déchargé comme « ne répondant pas ». Une telle catégorie de résultats ne doit pas exister dans une URENAS.

PROCÉDURES DE DÉCHARGE

Critère de décharge

La décharge des patients peut être effectuée quand ils atteignent les critères notés dans le tableau ci-dessous :

Tableau 53 : Critères de décharge de l'URENAS

ÂGE	CRITÈRES DE DÉCHARGE
6 mois à 59 mois **URENAS standard**	▪ P/T ≥ 1,5 Z-score à plus d'une occasion si les arrangements adéquats pour le suivi ont été faits **(soit 2 jours pour les patients en URENI, 2 semaines pour les patients en URENAS) où** ▪ PB ≥ 125 mm pour les enfants[27] **et** ▪ Absence d'œdèmes nutritionnels pendant 14 jours
Stratégie avancée : ce critère n'est pas utilisé dans les centres de santé et autres URENAS fixes	▪ ▪ PB ≥ 125 mm pour les enfants et ▪ Absence d'œdèmes nutritionnels pendant 14 jours
➢ **> 59 mois** ➢ **Adolescents**	➢ P/T ≥ 85 % NCHS et ➢ Absence d'œdèmes nutritionnels pendant 14 jours ➢ PB ≥ 230 mm où IMC ≥ 18,5 et ➢ Absence d'œdèmes nutritionnels pendant 14 jours

- Le poids cible doit être calculé à l'admission et utilisé pour calculer les critères de P/T de décharge.
- Lorsque la taille est remesurée régulièrement et qu'un nouveau poids cible est calculé à partir de la dernière taille, il se peut que l'enfant n'atteigne pas ce critère de décharge du fait qu'il gagne en taille assez rapidement, signe de bon état nutritionnel ; **garder de tels enfants**

[27] Cela s'avère compliqué si les enfants doivent remplir plusieurs critères anthropométriques avant la décharge (X « et » Y, plutôt que X « ou » Y). Le choix du PB supérieur à 125 mm est basé sur le critère de « normalité » – les enfants doivent revenir à cette fourchette durant le traitement et ne peuvent être déchargés ayant juste atteint le niveau le plus sévère de la MAM. La difficulté réside pour les enfants de petite taille (< 67 cm de taille couchée) qui n'atteignent pas facilement ce critère de décharge ; vu que l'analyse PB-pour-âge de ces enfants (standards OMS) indique qu'un PB supérieur à 115 mm est au-dessus des critères de MAM.

dans un programme est inutile et ne fait qu'augmenter la charge de travail du personnel et consommer les ressources qui pourraient être utilisées ailleurs.

- Ne pas dire à la mère que son enfant a atteint le poids de décharge et qu'il sera déchargé à la prochaine visite. Certains enfants perdent du poids avant la décharge, parce que certaines familles veulent que leur enfant reste dans le programme afin de continuer à obtenir des ATPE ou autres avantages pour la famille.

Enregistrer les résultats du traitement

Enregistrer les patients déchargés dans le registre et la fiche de suivi individuelle selon les possibilités et définitions suivantes :

Guéri : le patient a atteint le critère de décharge.

Décès : le patient est décédé durant le traitement à l'URENAS ou en transit vers l'URENI.

Abandon : le patient n'est pas venu pendant 2 visites de suivi consécutives à l'URENAS.

Référence/évacuation : envoyer vers l'URENI (il est prévu qu'ils reviennent).

Transfert : envoyer vers un autre site de distribution URENAS (il ne reviendra pas mais est toujours enregistré dans le programme).

Quand un nouveau site de distribution URENAS est ouvert non loin du domicile des patients, il faut transférer le patient vers ce site (transfert interne) tout en conservant le Numéro-MAS. Le patient est enregistré à la nouvelle URENAS en tant que personne ayant fait l'objet d'un transfert interne (vers) et non en tant que nouvelle admission.

Non-répondant/référé médical : une non-réponse lors de la décharge ne devrait survenir que rarement à l'URENAS, bien que cela puisse arriver si :

- la famille/l'accompagnant refuse de se rendre à l'URENI pour le diagnostic et le traitement ;
- ou s'il y a des problèmes sociaux intraitables ou ;
- une maladie sous-jacente pour laquelle aucun traitement n'est disponible à l'URENI (par exemple plusieurs cas de paralysie cérébrale) ;
- quand une prise en charge plus poussée de ces patients est possible, ils doivent être référés vers d'autres centres ayant l'expertise de ces cas particuliers.

Ils sont à ce moment-là déchargés comme une « référence médicale ».

Erreur d'Admission : ces admissions ne doivent pas être comptabilisées dans les statistiques.

SUIVI APRÈS DÉCHARGE

- Assurer le suivi de l'enfant déchargé du programme par les ASC, les chargées des maternités rurales, les GSAN et les relais du village ;
- Durant le 1er mois, le suivi se fera une fois par semaine et chaque 15 jours pour le 2e et 3e mois ;
- Dans le cas où il n'y a aucun ASC, aucune chargée de maternités rurales, aucun GSAN ou aucun relais villageois dans le voisinage des bénéficiaires, il faut organiser un suivi au centre de santé le plus proche.

Les indicateurs de performance du programme PCIMA sont indiqués dans le tableau ci- dessous

Tableau 54 : Valeurs de références pour les principaux indicateurs (standards SPHERES)

URENAM	**Valeurs acceptables**	**Valeurs d'alarme**
Taux de guéris	> 75 %	< 50 %
Taux de mortalité	< 3 %	> 10 %
Taux d'abandons	< 15 %	> 30 %
Gain de poids moyen	≥ 3g/kg/j	< 3 g/kg/j
Durée de séjour	< 8 semaines	> 12 semaines
URENAS	**Valeurs acceptables**	**Valeurs d'alarme**
Taux de guéris	> 75 %	< 50 %
Taux de mortalité	< 3 %	> 15 %
Taux d'abandons	< 15 %	> 25 %
Gain de poids moyen	≥ 8 g/kg/j	< 8 g/kg/j
Durée de séjour	< 4 semaines	> 6 semaines
URENI	**Valeurs acceptables**	**Valeurs d'alarme**
Taux de guéris	> 75 %	< 50 %
Taux de mortalité	< 10 %	> 15 %
Taux d'abandons	< 15 %	> 25 %
Gain de poids moyen	≥ 8 g/kg/j	< 8 g/kg/j
Durée de séjour	< 4 semaines	> 6 semaines

NB : Le gain de poids dans les URENAS est fréquemment de moins de 8 g/kg/j et la durée de séjour de plus de 6 semaines.

Procédures de calcul :

- **Taux de guérison** = total guéris/total sorties (guéris + abandons + décès) X100.
- **Taux d'abandon** = total abandons/ total sorties (guéris + abandons + décès) X100.
- **Taux de décès** = total décès/ total sortie (guéris + abandons + décès) X100.
- **Gain de poids moyen** = (poids de sortie en g – poids minimum en g)/nombre de jour entre poids minimum et poids de sortie X poids minimum en kilogramme.
- **Durée de séjour** = temps qui s'écoule de la date d'admission à la date où le patient atteint avec succès son statut de patient « guéri » (en URENAS) ou « traité avec succès » (URENI).

SUPERVISION

Les supervisions doivent être des occasions de formation continue. Elles débuteront par un suivi après formation des prestataires (dans un délai d'un mois).

Ce suivi post formation aura pour objet d'aider les prestataires à mieux intégrer les activités de PEC de la malnutrition aiguë dans la mise en œuvre du paquet minimum d'activités (PMA).

Cette mission est adaptée au rythme de supervision par niveaux de la pyramide sanitaire.

Il faut inclure les activités de la prise en charge de la malnutrition aiguë dans les TDR de la supervision intégrée en évaluant le niveau des agents et identifier les besoins en formation, vérifier la tenue des supports, les statistiques, l'état et la disponibilité des équipements (anthropométriques, petit matériel de préparation du lait, etc.). De même, il faut apprécier la prise en charge des bénéficiaires, la gestion des intrants (aliments thérapeutiques, farines, matériels, stockage et entreposage) et recenser les problèmes de mise en œuvre.

Pendant la première année de mise en œuvre, la supervision spécifique doit se faire :

- **Au niveau local** des CSCOM vers sites ASC/maternités rurales/relais/GSAN, une fois par mois pendant les sorties en stratégie avancée, des districts sanitaires vers CSCOM/autres structures de PEC, une fois par mois par l'équipe du district pour la supervision des URENAM et URENAS.

- **Au niveau régional**, elle se sera trimestriellement de la direction régionale de la santé vers le district sanitaire. Elle concernera les activités des URENI, URENAS et URENAM.
- **Au niveau national**, la supervision sera semestrielle et réalisée par la SDN de la DGSHP vers les régions. Elle concernera les activités des URENI, URENAS et URENAM.

Après la première année de mise en œuvre, la supervision peut se faire une fois par an et par niveau en compagnie des différents acteurs.
À tous les niveaux où les données sont collectées et transmises, il faut assurer une retro-information après analyse.

PRISE EN CHARGE DE LA MALNUTRITION AIGUË SÉVÈRE AVEC COMPLICATIONS MÉDICALES (URENI)

PRINCIPES DE PRISE EN CHARGE À l'URENI

Les principes de prise en charge (PEC) de la malnutrition aiguë sévère (MAS), quel que soit le type de programme, comprennent trois phases (phase aiguë ou phase I, phase de transition, phase de réhabilitation ou phase II) :

La phase aiguë ou phase I

Les patients anorexiques avec ou sans complications médicales sont admis en structure hospitalière (URENI) durant la phase aiguë du traitement.
Le produit thérapeutique utilisé durant cette phase – le lait F75 – permet d'amorcer le rétablissement des fonctions métaboliques et rétablir l'équilibre nutritionnel électrolytique.
Un gain de poids rapide à ce stade est dangereux, c'est pourquoi le F75 est formulé de façon à ce que les patients ne prennent pas de poids durant cette période.

La phase de transition

La phase de transition est introduite pour éviter au patient de prendre une trop grande quantité de nourriture brutalement, avant que ses fonctions physiologiques ne soient restaurées : en effet ceci peut être dangereux et conduire à un déséquilibre électrolytique et au « syndrome de renutrition ».
Durant cette phase, les patients commencent à prendre du poids avec l'introduction du F100 ou d'ATPE. Ceci augmente de 30 % l'apport énergétique du patient et son gain de poids doit atteindre environ 6 g/kg par jour. La quantité énergétique et le gain de poids attendu sont moins élevés qu'en phase de Réhabilitation (phase II).

La phase de Réhabilitation ou phase II à l'URENAS (exceptionnellement à l'URENI)

Dès que les patients ont un bon appétit et ne présentent plus de complications médicales, ils reçoivent des ATPE et sont transférés vers l'URENAS. Ces produits sont faits pour favoriser un gain de poids rapide (à raison de 8 g/kg/jour et plus). Les tables par classe de poids peuvent être utilisées quel que soit le poids et l'âge des patients.

STRUCTURES ET ORGANISATIONS

Les types de structure

Les patients hospitalisés ont, soit un appétit insuffisant traduisant une malnutrition métabolique sévère, soit une complication médicale cliniquement visible. Ils nécessitent d'être pris en charge à l'URENI la plus proche (pour diminuer les problèmes liés au transport). Ils représentent environ 5 à 20 % des patients identifiés pour MAS par le dépistage actif. Il faut ajouter à cela les patients se rendant à l'hôpital pour d'autres motifs d'hospitalisation et souffrant de MAS. Dans les situations d'urgence, lorsqu'un nombre important de patients doit être hospitalisé, une structure spécialement réservée à leur traitement doit être érigée (soit une maison, tente, salle de classe, etc.) afin d'accommoder au mieux la charge de travail supplémentaire ; cette structure doit être la plus proche possible de l'hôpital. Il y a différentes possibilités.

En hospitalisation 24 h/24

Les patients reçoivent 6 repas par 24 heures. Les 6 repas doivent être donnés dans la journée et le dernier repas au plus tard à 22 heures.

Huit repas par 24 heures couplés avec une surveillance médicale complète et le traitement des complications sont indispensables pour les patients : très malades, ou souffrant d'une « diarrhée de renutrition », ou qui ne se sont pas alimentés durant la journée.

En Centre de Jour

Les patients peuvent aussi être traités en Centre de Jour. Ils reçoivent un traitement nutritionnel basé sur **5 à 6 repas** par jour.

Ils peuvent être hébergés soit dans une pièce de la structure de santé « *Centre résidentiel de jour* » ; soit par une famille ou des amis à proximité du centre *« centre de jour non résidentiel »*.

Dès que l'appétit reprend, tous les patients doivent continuer leur traitement en ambulatoire (URENAS) après l'accord de l'accompagnant et lorsqu'un programme ambulatoire existe. Dans certains cas exceptionnels, ils peuvent terminer (phase II) leur traitement en structure hospitalière de 24 heures ou en centre de jour.

Organisation

L'Unité de Nutrition « URENI » nécessite les éléments suivants :

- Un espace permettant : la prise des mesures anthropométriques, l'examen clinique des patients, la préparation du lait thérapeutique (F75 ou F100) et des médicaments à préparer et à distribuer ;
- Une salle de l'eau, des toilettes et douches, un emplacement pour que les accompagnants puissent faire la cuisine (et prendre les repas si possible), une pièce pour stocker les médicaments et les produits thérapeutiques (F75/F100/ATPE) ;
- Une pièce ou section séparée des autres patients : il faut éviter de mélanger les patients souffrant de MAS avec les autres patients ;
- Les lits d'adultes ou matelas à même le sol qui permettent aux mères de dormir avec leur enfant (et de se reposer) et par conséquent d'éviter ou de réduire les hypothermies, le stress émotionnel et l'interruption de l'allaitement. Chaque lit doit être équipé d'une moustiquaire imprégnée.

ACTIVITÉS

Prérequis

Tout le personnel doit être formé avant de prendre en charge les cas de MAS : médecins, infirmiers, aides-soignants, matrones, etc. Le personnel de l'URENI, des consultations externes et du service d'urgence doit bénéficier de formation continue et de supervisions régulières. Ceci comprend : le triage, la prise en charge de la phase aiguë (phase I) avec le traitement systématique (nutritionnel et médical), les complications et la phase de transition.

La rotation du personnel soignant doit être minimisée, et le changement de personnel réduit à une personne à la fois ; les aides-soignants doivent être assignés au service et non redéployés régulièrement dans d'autres services.

Tout personnel nouvellement arrivé dans un service doit être formé à la prise en charge de la MAS.

Médecin (doctorat d'État en médecine)

Sa responsabilité est de soutenir le personnel soignant et plus spécifiquement l'infirmier, de se concentrer sur les **patients ne répondant pas au traitement standard** et dont le diagnostic est difficile, ainsi que sur ceux souffrant de complications.

Le médecin/infirmier en charge des patients souffrant de MAS doit assister aux réunions mensuelles de coordination organisées par le RND. Il doit s'instaurer une relation de confiance entre les équipes URENAS et URENI.

Infirmier (technicien de santé et technicien supérieur de santé)

Prérequis

L'infirmier doit être formé sur la prise en charge des complications, le traitement nutritionnel et médical.

Activités

Pour une nouvelle admission

- Appliquer la procédure de triage ;
- Admettre le patient MAS avec complication(s) ou mauvais appétit à l'URENI ;
- Transférer ceux qui ont un appétit bon ou modéré vers l'URENAS.

Pour une référence

De l'URENAS

- Enregistrer le patient en utilisant le numéro MAS donné à l'URENAS ; si le patient MAS est référé par d'autres structures de santé ou service d'urgence, le numéro MAS est donné par l'URENI.
  Les détails sont notés dans le registre et la fiche de suivi URENI ; la fiche de transfert doit être attachée à la fiche de suivi URENI (voir paragraphe Admission et la section : Suivi et évaluation) ;
- Demander au médecin en charge d'examiner le patient dès que possible, mais ne retarder en aucun cas sa prise en charge, commencer tout de suite le traitement selon le protocole ;
- Avertir l'URENAS de l'arrivée du patient et, si besoin, discuter de points qui ne sont pas mentionnés sur la fiche de transfert ;
- Commencer le traitement de la phase aiguë (phase I) et traiter les complications selon le protocole.

Pour un transfert vers l'URENAS

Dès que les conditions du patient le permettent, le faire passer en **phase de transition** et préparer son transfert à l'URENAS.

En général :

- former et superviser les Aides-Soignants (AS) afin d'assurer un travail précis et de qualité ;
- assurer la mise en œuvre de tout traitement Intra-Veineux (IV) et de la prise en charge de patients sous traitements spécifiques.

Aides-soignants (AS)

Ils/elles sont en charge de donner les soins aux patients. Ils/elles doivent :

- Peser, mesurer les patients selon le protocole ;
- Préparer et distribuer les repas et les médicaments ;
- Évaluer les signes cliniques et remplir la fiche de suivi URENI avec les informations de routine (l'accompagnant ne doit jamais être en charge de calculer et mesurer la quantité de F75 à donner et sa reconstitution).

Responsable Nutrition du District (RND)

Il a en charge la supervision des activités. La supervision du l'URENI doit inclure :

- Une visite au service d'urgence et une évaluation des procédures utilisées afin d'identifier, traiter et transférer les patients MAS vers l'équipe soignante et l'URENI, structure spécifiquement destinée à prendre en charge les patients MAS ;
- Une évaluation de la prise en charge des patients MAS avec complications par le RND accompagné du médecin en charge de l'URENI.

SUPPORTS, INTRANTS ET MATÉRIELS

Supports

La fiche de suivi URENI[28] est le premier outil utilisé pour le traitement des patients en URENI. D'autres formats de fiches de suivi ne devraient pas être utilisés.

- Médecin, infirmiers, ou aides-soignants doivent utiliser la même fiche de suivi URENI ;
- Chacun doit répertorier les informations recueillies auprès du malade **sur la même fiche** suivant leur fonction, et non sur des fiches différentes.

Le registre de l'URENI [29] est détaillé dans la section : « Suivi et évaluation » et la fiche de surveillance intensive journalière (annexe 10) : est utilisée pour les patients avec complications qui ont besoin de soins intensifs durant la phase aiguë (phase I) et le traitement des complications (choc, déshydratation, hypothermie, etc.).

Les fiches/supports :

- fiche de suivi URENI, fiche de surveillance intensive, fiche de référence, rapports mensuels, registre URENI, copie du Protocole national ;
- liste des **URENAS :** noms et numéro de téléphone de la personne en charge, jours de consultation URENAS, temps de parcours depuis l'URENI et nombre de kilomètres et le coût ;
- **Fiches plastifiées** : table P/T enfant et adolescent, table IMC, table sur la quantité de F75, F100, ATPE par classe de poids et repas, affiches sur le triage, le traitement standard, la prise en charge des complications les plus fréquentes[30].

---

[28] Voir annexe 10 : Fiche de suivi URENI.

[29] Voir annexe 11 : Registre UNRENI

[30] Il est insuffisant d'avoir uniquement un protocole à l'URENI ; avec la rotation du personnel, ces documents disparaissent et sont rarement lus complètement, mais sont une documentation de référence – les affiches sont un aide-mémoire immédiat.

Intrants nutritionnels

- **Boîtes de :**
    - F75[31] (boîtes de 400 g),
    - F100 (boîte de 400 g),
    - ATPE (sachet de 92 g) ;
- **RéSoMal** (84 g) destiné à la prise en charge de la déshydratation ;
- Si les boîtes de F75 et de F100 ne sont pas disponibles, des recettes pour reconstituer ces produits sont données en annexe 27. Cependant, il est préférable d'utiliser le F75 en boîte du fait de sa basse osmolarité et pour sa facilité d'administration par SNG ;
- **Ustensiles** : tasses, bols, fouet, verre mesureur (500 ml – 1 000 ml), thermos, etc. ;
- **Eau potable** à disposition et sucre ;
- Possibilité de filtrer et de bouillir l'eau.

Médicaments

Médicaments de routine : amoxicilline, gentamicine, ceftriaxone, nystatine, fluconazole, mébendazole/albendazole, acide folique, artéméther/luméfantrine.

Médicaments spécifiques pour les complications (voir paragraphe sur les complications).

Matériels et divers :

- **Matériels anthropométriques** *:* périmètre brachial : Bande de Shakir (PB), taille : toises de Shorr Board, poids : balance mère–enfant.
  Ce matériel doit être présent au niveau de la consultation externe/service d'urgence et de l'URENI ;
- **Sonde naso-gastrique** (SNG) pour enfants (5–8 CH) ;
- **Burette pour perfusion (perfuseur pédiatrique) ;**
- **Matériel nécessaire pour l'examen clinique et la prise en charge** (stéthoscope, otoscope, abaisse-langue, oxymètre de pouls, thermomètre, calculatrice, concentrateur d'oxygène, etc.) ;
- **Tableau à feuilles mobiles** (Flip charts) et matériels nécessaires pour les séances d'éducation ;
- Eau et savon, eau de javel, jouets pour les enfants ;
- Lits d'adultes, moustiquaires, couvertures, thermomètre atmosphérique avec température minimale et maximale, matériel pour eau potable à

[31] La reconstitution de F75 à base de poudre de céréales rend difficile son administration par SNG. Si l'on remplace les céréales par le sucre, le produit devient hyperosmolaire et provoque la diarrhée. La formule F75 commercialisée en sachet a de la dextrine maltose à la place du sucre et son osmolarité est diminué et permet d'éviter les diarrhées osmotiques.

disposition et eau pour lavage des mains, toilettes, douches, coin pour cuisine et lieu de prise de repas pour les mères.

ADMISSION

Le patient est directement enregistré à l'URENI ou reçu dans un autre service par un personnel soignant ayant reçu une formation spécifique sur la prise en charge des complications de la MAS (pour éviter les faux diagnostics et les traitements inappropriés).

Il y a plusieurs façons d'admettre les patients souffrant de MAS en URENI :

Nouvelles admissions

Patient admis directement au CSRéf ou à l'hôpital/URENI, pour une maladie (telle que diarrhée, pneumonie, paludisme, etc.) et diagnostiqué comme MAS au moment du dépistage passif ou de l'examen clinique. Voir la section : « Procédures de triage ».

Nourrisson de moins de 6 mois (voir section : « Nourrissons de moins de 6 moins avec une accompagnante » (voir annexe 14).

Ces patients sont des nouvelles admissions : ils vont être enregistrés avec un numéro MAS qu'ils garderont jusqu'à la fin du traitement MAS.

Références de l'URENAS

Sont considérés comme références les patients diagnostiqués et sous traitement à l'URENAS qui ont soit échoué au test de l'Appétit *et/ou à* un traitement *et/ou* connu une complication.

Ils remplissent les critères de référence de l'URENAS vers l'URENI et ont déjà un numéro MAS. Une fiche de référence où toutes les informations sur le traitement reçu à l'URENAS sont données au patient : il ne s'agit pas d'une nouvelle admission, mais d'une « 4e référence ».

Il doit être immédiatement admis à l'URENI.

Le responsable de l'URENAS doit téléphoner à celui de l'URENI et prévenir de l'arrivée du patient. La fiche de référence de l'URENAS doit être attachée à la fiche de suivi URENI et le registre est complété avec les informations du patient.

- Remesurer le poids, la taille, le PB et vérifier s'il y a ou non des œdèmes bilatéraux. Faire l'interrogatoire et rechercher les signes et symptômes ;
- Lui donner à boire (eau sucrée) et/ou donner rapidement un repas de F-75 après son arrivée au centre. Si l'enfant est identifié lors du dépistage passif, la procédure de triage doit être respectée (voir section : « Procédure de triage ») ;
- Ne pas laver ou donner un bain au patient **à l'admission** ;
- Présenter à l'infirmier ou au médecin en charge de l'URENI pour la prise en charge des complications.

Tableau 55 : Critères complémentaires d'admission à l'URENI

CRITÈRES	URENI
Choix de l'accompagnant (à n'importe quel stade de la PEC) doit être respecté	L'accompagnant choisit de commencer, continuer ou transférer le patient en URENI. Les souhaits de l'accompagnant doivent être respectés.
Appétit	Test de l'appétit négatif (appétit faible/) ou non concluant
Œdèmes	Présence d'œdèmes bilatéraux (degré ; ++ ; +++) Marasme-kwashiorkor (P/T < –3 Z-score et présence d'œdèmes bilatéraux)
Peau	Lésions cutanées ouvertes
Complications médicales (voir section : « Procédure de triage »)	Toute maladie grave, en utilisant les critères de PCIME : infection respiratoire aiguë, anémie sévère, déshydratation, fièvre, léthargie, etc.
Candidose	Présence de candidoses ou autres signes sévères d'immunodépression.
Accompagnant	Circonstances familiales non appropriées pour une prise en charge à la maison.

Phase aiguë (ou phase I)

Les patients qui nécessitent la PEC en URENI ont un appétit faible et/ou des complications médicales, comme la diarrhée, déshydratation, septicémie, pneumonie, anémie sévère, etc. C'est pourquoi les patients sont souvent traités à la fois pour leur complication et leur malnutrition. La PEC des formes sévères de complications est prioritaire sur la prise en charge du traitement de routine et peut impliquer des changements dans la façon dont le traitement systématique est appliqué.

Traitement nutritionnel (F75)

Le traitement nutritionnel de la phase aiguë (phase I) repose sur le F75. Le F75 est différent du F100-dilué ; sa composition en nutriments est totalement différente et il a été conçu pour les patients souffrant de malnutrition aiguë sévère compliquée, ayant souvent des infections et des

fonctions hépatiques et rénales endommagées. Ils ne doivent pas prendre de poids avec le F75.
Ce produit permet aux fonctions biochimiques, physiologiques et immunologiques de commencer à se rétablir avant d'être exposées au stress additionnel de la reconstruction des nouveaux tissus.

Activités

- Demander à la mère, une demi-heure ou plus avant le repas, de mettre son enfant au sein, si celui-ci est allaité ;
- Calculer la quantité totale de F75 à préparer selon le nombre de patients, leur poids et le nombre de repas par jour (voir tableau 11) ;
- Mesurer la quantité d'eau (70°°C) préalablement bouillie et de F75 nécessaire pour le repas (voir paragraphe ci-dessous) ;
- Demander à la mère et au patient de se laver les mains au savon ;
- Donner 6 (ou 5) repas par jour pour la plupart des patients et afficher un tableau d'horaire des repas sur le mur.

<u>NB</u> : L'expérience montre que les enfants tolèrent 5 repas par jour. Si des diarrhées de renutrition sont peu fréquentes, on peut continuer à donner 5 repas par jour ; mais si cela pose un problème, l'URENI doit repasser à 6 repas par jour ;

- Donner 8 repas sur 24 h (de nuit comme de jour) en phase aiguë Pphase I) pour les patients qui ont du mal à tolérer des volumes trop importants et :
    - les patients sévèrement malades,
    - les patients développant une diarrhée de renutrition à 5 ou 6 repas par jour,
    - les patients ayant pris très peu de lait dans la journée (comme par ex. les nouveaux arrivants),
    - les patients ayant vomis un ou plusieurs repas durant la journée,
    - les patients ayant eu un épisode d'hypoglycémie,
    - les patients ayant eu une hypothermie,
    - et lorsque le personnel soignant de nuit est en nombre suffisant pour préparer les repas de nuit (ce qui n'est pas courant).

Préparation des laits thérapeutiques fournis en boîte

La cuillère doseuse présente dans la boîte de lait thérapeutique est la seule cuillère qui doit être utilisée pour la préparation des laits. Elle ne doit être utilisée qu'à cet effet. Indépendamment du producteur et indépendamment du fait qu'il s'agisse de F75 ou de F100, les volumes d'eau requis par cuillère pour la reconstitution sont les mêmes.

Attention, toutefois les tailles des cuillères diffèrent entre F75 et F100 en raison des différences de densité spécifique de chaque formulation. De l'eau à 70 °C doit être utilisée pour préparer les laits thérapeutiques et un thermomètre doit également être utilisé au moment de la préparation afin d'atténuer le risque de contamination - comme l'indique la norme de l'OMS 2007. Si un thermomètre n'est pas disponible, il faut compter de 3 à 5 minutes, soit le temps moyen pour l'eau bouillante de descendre à 70 °C.

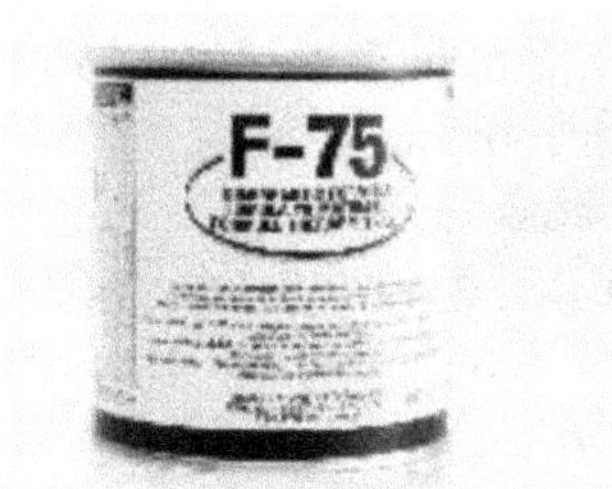

1 cuillerée = 4,5 g
Image 13 : Boîte de lait F75

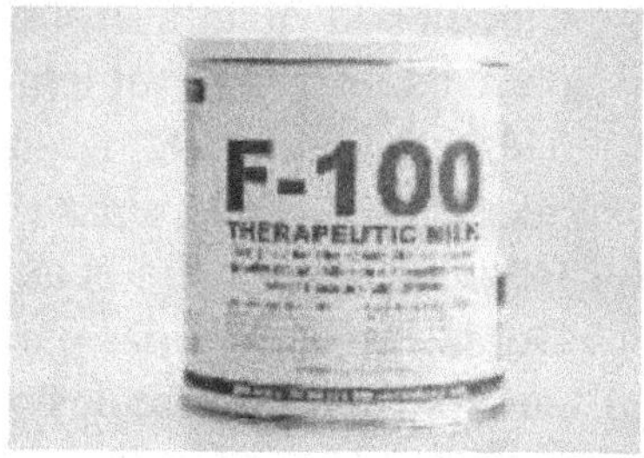

1 cuillerée = 5,4 g
Image 14 : Boîte de lait F100

Tableau 56 : Préparation des laits F75 et F100 en boîtes.

Lait F 75			**Lait F 100**		
Nombre de cuillerée s arasées de F75	Eau (ml)	Estimati on de la quantité de lait F75 reconstit ué	Nombre de cuillerées arasées de F100	Eau (ml)	Estimati on de la quantité de lait F100 reconstit ué
1	25	27,5	1	25	28,5
2	50	55	2	50	57
4	100	111	4	100	114
6	150	166	6	150	171
8	200	222	8	200	228
10	250	277	10	250	285
20	500	554	20	500	570
88 = (1 b te)	2 200	2438	74 = (1 b te)	1 850	2 109
1 cuillerée de lait = 4,6 g			1 cuillerée de lait = 5,4 g		

Pour les enfants de moins de 6 mois, utiliser les recommandations (

Volumes à donner

Donner le volume adéquat au patient selon le tableau ci-dessous.

Tableau 57 : Volume de lait F75 par classe de poids durant la phase aiguë (phase I)

Classe de Poids (en kg)	8 repas par jour (ml par repas)	**6 repas par jour (ml par repas)**	5 repas par jour (ml par repas)
2,0 – 2,1 kg	40 ml par repas	**50 ml par repas**	65 ml par repas
2,2 – 2,4	45	**60**	70
2,5 – 2,7	50	**65**	75
2,8 – 2,9	55	**70**	80
3,0 – 3,4	60	**75**	85
3,5 – 3,9	65	**80**	95
4,0 – 4,4	70	**85**	110
4,5 – 4,9	80	**95**	120
5,0 – 5,4	90	**110**	130
5,5 – 5,9	100	**120**	150
6 – 6,9	110	**140**	175
7 – 7,9	125	**160**	200
8 – 8,9	140	**180**	225
9 – 9,9	155	**190**	250
10 – 10,9	170	**200**	275
11 – 11,9	190	**230**	275
12 – 12,9	205	**250**	300
13 – 13,9	230	**275**	350
14 – 14,9	250	**290**	375
15 – 19,9	260	**300**	400
20 – 24,9	290	**320**	450
25 – 29,9	300	**350**	450
30 – 39,9	320	**370**	500
40 – 60	350	**400**	500

Remarque : Les patients sous F75 ne doivent pas prendre de poids.

Sonde Naso-Gastrique (SNG)

La SNG est utilisée lorsque le patient prend moins de 75 % du régime prescrit de F75 (pour les enfants, par exemple, cela équivaut à environ 75 kcal/kg/jour).

Les indications de la pose d'une SNG sont les suivantes :

- prise alimentaire de moins de 75 % du volume prescrit par 24 h en phase aiguë (phase I) ;

- pneumonie avec augmentation de la fréquence respiratoire ;
- lésions douloureuses au niveau de la bouche ;

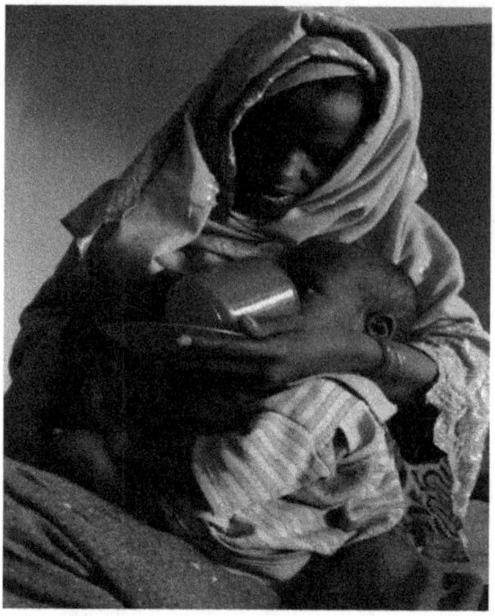

Image 15 : Alimentation au gobet

- bec de lièvre ou autre malformation de la bouche ;
- perturbation de la conscience.

À chaque repas, essayer de donner patiemment le F75 par la bouche avant d'utiliser la SNG. Son utilisation ne doit pas dépasser plus de 3 jours et uniquement en phase aiguë.

Les cas de malformation de la bouche (bec de lièvre) en transition : commencer à alimenter l'enfant à la cuillère.

Technique de renutrition

La faiblesse musculaire et le ralentissement du réflexe de déglutition chez ces enfants provoquent facilement des pneumonies par aspiration (fausses routes).

- Dire à l'accompagnante de mettre l'enfant sur ses genoux et contre son thorax. Le bras de l'enfant doit être coincé derrière le dos de sa mère. Le bras de la mère encercle l'autre bras de l'enfant et sa main tient la soucoupe sous le menton de l'enfant. L'enfant doit être assis, le dos droit ;
- Donner le F75 à la tasse (ou bol), et tout surplus de F75 rejeté hors de la bouche de l'enfant est recueilli dans la soucoupe et reversé dans la tasse (ou bol) ;
- Dire à la mère de ne pas forcer l'enfant à prendre son F75 comme par exemple, lui boucher les narines ou lui donner du F75 par la bouche, l'enfant étant couché ;
- Si l'enfant recrache son lait ou tousse durant le repas, dire à la mère que cela est probablement dû à une technique de renutrition inadéquate ;
- Réinformer et conseiller la mère à nouveau. Il est préférable que l'enfant ne finisse pas son repas et de poser une SNG plutôt que de provoquer une pneumonie par aspiration ;

- Mettre les mères et les enfants dans un endroit réservé aux repas des enfants où mères et enfants sont réunis ensemble. Les enfants peuvent ainsi se stimuler mutuellement.

Remarque : Veuillez à ce que la prise du lait soit supervisée afin d'éviter que le reste du lait F75 soit caché sous le lit quand l'enfant n'en veut plus. Ceci risque de contaminer le F75 et de sous-estimer le volume pris par l'enfant.

- Faire asseoir les mères en rond ou en demi-cercle autour d'un assistant qui les encourage, leur parle, corrige les mauvaises techniques de renutrition et observe comment l'enfant prend son F75. Le temps imparti aux repas doit être un temps de socialisation.

Le repas des accompagnants/mères NE doit JAMAIS être pris à côté du patient, car il est très difficile, sinon impossible de demander aux mères/accompagnantes de ne pas partager leur repas avec leur enfant. Or cela peut être dangereux pour celui-ci. En effet, l'adjonction de ***sels ou de condiments*** peut être suffisante pour provoquer une défaillance cardiaque chez un patient malnutri.

D'autre part, les repas des mères/accompagnantes ne sont pas équilibrés en nutriments pour traiter une malnutrition métabolique et ceci peut être fait au détriment de l'appétit de l'enfant et de sa prise du F75. La seule nourriture que l'enfant peut prendre en plus du F75 est le lait maternel.

Médicaments de routine

Antibiothérapie systématique

Les antibiotiques doivent être donnés aux patients souffrant de MAS systématiquement, même si le patient ne présente pas de signes cliniques d'infections généralisées. Ceci n'est pas un traitement prophylactique.

En fait, même si les signes cliniques d'infection sont absents, elles doivent toujours être traitées à l'aveugle

Le traitement de **première intention** selon l'état clinique de l'enfant consiste à donner :

Amoxicilline orale[32] (si l'amoxicilline n'est pas disponible, utiliser l'ampicilline orale)

[32] L'amoxicilline est active contre la prolifération bactérienne de l'intestin grêle chez la plupart des patients. C'est pourquoi, son utilisation en tant qu'antibiotique de première intention permet de ne pas utiliser le métronidazole – si toutefois le métronidazole est utilisé, il est important de donner des doses à raison de 10mg/kg/jour et *non la dose normale* donnée aux enfants normalement nourris (qui est 3 fois la dose).

Ou *ceftriaxone* [33] en une injection journalière intraveineuse ou musculaire pendant 5–7 jours (50 mg/kg) [34].
Le traitement de **seconde intention** [35] pour tout signe apparent d'infection systémique :
Ajouter la ***gentamicine*** (sans arrêter l'amoxicilline ou ceftriaxone) pendant 3 jours en IM.
Ou changer pour la ***ciprofloxacine*** (perfusion ou orale (20 mg/kg/ jour en deux prises par jour) associé au métronidazole (perfusion ou orale à raison de 10mg/kg/jour) – cette option n'est recommandée qu'en cas de septicémie ou de choc septique.
Si l'on suspecte une infection à staphylocoques, ajouter la ***cloxacilline***[36] (100 – 200 mg/kg/jour, 3 fois par jour pendant 5– 7 jours) ;
Le traitement de ***troisième intention*** : selon la décision médicale ; très souvent un *traitement antifongique* est prescrit :
Nystatine : 100,000 UI par voie orale 4 fois par jour pendant 21 jours dans les cas de candidoses orales et de façon routinière dans les endroits à forte prévalence de candidoses (> 20 %) ou VIH.
Fluconazole : 3 mg/kg/1 fois par jour pendant 21 jours ; tout enfant avec des signes de septicémies sévères ou de candidoses systémiques doit être traité avec du fluconazole selon les doses indiquées, bien qu'il y ait des risques hépatiques légers.
Remarque : Le cotrimoxazole est inactif sur la prolifération bactérienne de l'intestin grêle : il est inadéquat pour les patients souffrant de MAS. S'il est donné aux patients porteurs du VIH/Sida comme traitement prophylactique de la pneumonie à pneumocystis, les autres antibiotiques doivent être donnés en addition aux doses de cotrimoxazole, considéré comme un traitement prophylactique (et non curatif).

---

[33] Le diluant utilisé pour la céftriaxone en injection IM contient de la lidocaïne. Une fois reconstituée, la solution ne peut s'utiliser qu'en IM, mais jamais par voie veineuse (IV) par risque de réaction à la lidocaïne. Si l'eau pour injection est utilisée comme diluant, la Ceftriaxone peut être injectée soit par injection IM, soit IV lente. Cependant, sans lidocaïne, l'injection IM est extrêmement douloureuse.

[34] La Ceftriaxone longue durée par injection IM est une alternative acceptable

[35] La résistance à l'amoxicilline augmente chez les patients souffrant de septicémie à gram négatif, ce qui fait que pour les enfants avec une septicémie sévère, la céfotaxime et/ou la ciprofloxacine devrait être plus efficaces (par exemple : la sensibilité de l'amoxicilline est de 28 %, de la céfotaxime de 95 % et de la ciprofloxacine de 99 %). Cependant, ces derniers médicaments sont évidemment beaucoup plus chers et devraient être réservés aux patients souffrant de septicémies sévères.

[36] La Cloxacilline peut être substituée à un autre antibiotique anti-staphylococcique comme l'Oxacilline, Flucloxacilline ou dicloxacilline

Tableau 58 : Doses de l'Amoxicilline et de la Gentamicine par classe de poids

POIDS	AMOXICILLINE ADMINISTRER 2 FOIS 25 À 50 MG PAR KG PAR JOUR PENDANT 7 JOURS				GENTAMICINE 3 À 5 MG PAR KG 1 FOIS PAR JOUR PENDANT 3JOURS
	COMPRIMÉ 250 mg	COMPRIMÉ 500 mg	SIROP 125 mg / cm (5 ml)	SIROP 250 mg / c.m (5 ml)	FLACON 80 mg AJOUTER 6 ml D'EAU AU FLACON CONTENANT 80 mg = 8 ml (1 ml = 10 mg)
< 6 kg	1/2 cp	1/4 cp	1 c.m.	1/2 c.m	1,5 à 2 ml
6 – 10 kg	1 cp	1/2 cp	2 c.m.	1 c.m	3 à 4 ml
10- 20 kg	2 cp	1 cp	4 c.m.	2 c.m	6 à 8 ml
20 – 35 kg	3 cp	1 cp1/2	6 c.m.	3 c.m	10 à 12 ml
> 35 kg	4 cp	2 cp	8 c.m.	4 c.m.	11 à 16 ml

Tableau 59 : Posologie du Métronidazole et de la Ciprofloxacine par classe de poids

POIDS (KG)	**METRONIDAZOLE** Administrer 10 MG/KG/J en 1 prise			**CIPROFLOXACINE** 10MG/KG 2 fois par jour	
	Suspension 200 mg /5 ml / c.m.	Comprime 250 mg	Perfusion 500 mg /100ml 1 ml = 5 MG	Comprime 250 mg	Perfusion 200 mg /100ml 1 ml = 2 mg
< 6	¼ c.m.	¼ cp	10 ml	1/4 cp	25ml
6 – 10	1/3 c.m.	1/3 cp	16 ml	1/2cp	50 ml
10 – 20	½ c.m.	½ cp	30 ml	1cp	100 ml
20 – 35	1 c.m.	1 cp	60 ml	1+½ cp	175 ml
> 35	2 c.m.	2 cp	100 ml	2 cp	180 ml

Si le métronidazole est utilisé pour la suppression de la prolifération bactérienne de l'intestin grêle chez les patients souffrant de MAS avec complications ou chez les enfants kwashiorkor, la dose ne doit pas dépasser 10 mg / kg / j ; pendant 5 à 7 jours

Pour la durée de l'antibiothérapie, **donner** soit de façon continue du début du traitement (phase aiguë/phase I) **jusqu'au transfert** du patient vers l'URENAS, soit chaque jour durant la **phase aiguë + 4 jours**.

Administration des antibiotiques

En cas de complications dues à des infections graves comme le choc septique, les antibiotiques par voie parentérale doivent être utilisés.

Les perfusions contenant des antibiotiques doivent être utilisées avec plus de précautions pour éviter une défaillance cardiaque. Les cathéters doivent être rarement utilisés – et uniquement chez des patients très malades et non de façon régulière. Il est impératif de garder le cathéter stérile.

Traitement antipaludéen

Pour tout patient à l'admission le TDR ou la GE doit être systématique, si résultat positif traiter le patient ;

Paludisme simple donner l'artéméther-luméfantrine (ALu) 20/120[37] (cf. tableau 17).

En cas de paludisme grave, donner :

– l'artésunate 60 mg injectable en IM ou IV en première intention ou artéméther injectable en IM si Artésunate 60 mg non disponible ;

– prendre le relais avec l'ALu 20/120, dès que le patient est capable d'avaler.

Remarque : Les combinaisons contenant de l'amodiaquine sont supposées toxiques pour le patient souffrant de la MAS et doivent être évitées ;

– ne jamais donner de quinine par voie orale ou en perfusion à un patient souffrant de MAS dans les 2 premières semaines de traitement : la quinine induit souvent des hypotensions prolongées et dangereuses, des hypoglycémies, arythmies et arrêts cardiaques. Il y a peu de différence entre la dose thérapeutique et toxique.

Les MILD doivent toujours être utilisées systématiquement pendant toute la durée du séjour.

---

[37] Si le coartem n'est pas disponible donner de l'Artésunate + Amodiaquine

Tableau 60 : Posologie de l'artésunate 60 mg injectable dans le cas de paludisme grave

Solution de 10 mg / ml **en IV**		**Solution de 20** mg / ml **en IM**	
Poids du patient (kg)	**Dose** (ml)	**Poids du patient (kg)**	**Dose** (ml)
1,5 - 1,9	0,4	1,5 - 1,9	0,2
2 - 2,9	0,6	2 - 2,9	0,3
3 - 3,9	0,8	3 - 3,9	0,4
4 - 4,9	1	4 - 4,9	0,5
5 - 5,9	1,4	5 - 5,9	0,6
6 - 6,9	1,6	6 - 6,9	0,8
7 - 7,9	1,8	7 - 7,9	0,9
8 - 8,9	2	8 - 8,9	1
9 - 10,9	2,5	9 - 10,9	1,2
11 - 12,9	3	11 - 12,9	1,4
13 - 14,9	3,5	13 - 14,9	1,6
15 - 16,9	4	15 - 17,9	2
17 - 18,9	4,5	18 - 21,9	2,5
19 - 21,9	5	22 - 25,9	3
22 - 25,9	6	26 - 29,9	3,5
26 - 29,9	7	30 - 33,9	4
30 - 33,9	8	34 - 37,9	4,5
34 - 37,9	9	38 - 41,9	5
38 - 42,9	10	42 - 45,9	5,5
43 - 46,9	11	46 - 50,9	6
47 - 50,9	12	51 - 54,9	6,5
51 - 54,9	13	55 - 58,9	7
55 - 58,9	14	59 - 62,9	7,5
59 - 62,9	15	63 - 66,9	8
63 - 66,9	16	67 - 71,9	8,5
67 - 70,9	17	72 - 75,9	9
71 - 74,9	18	76 - 79,9	9,5
75 - 79,9	19	80 - 84,9	10
80 - 84,9	20		

Tableau 61 : Protocole d'administration de l'artésunate 60 mg injectable dans le cas de paludisme grave

Produit	**Rythme**
Artésunate 60mg	1re dose à heure #0# 2e dose à 12 heures 3e dose à 24 heures et par la suite une fois par jour jusqu'à ce que la voie orale soit possible

Tableau 62 : Posologie de l'artéméther dans le cas de paludisme grave

POIDS (KG)	1ER JOUR 3,2 MG/KG		DU 2^E^ AU 5^E^ JOUR 1,6 MG/KG	
	AMPOULE DE 20 mg / ml	AMPOULE DE 40 mg / ml	AMPOULE DE 20 mg / ml	AMPOULE DE 40 mg / ml
< 6	0,8 ml	0,4 ml	0,4 ml	0,2 ml
6 – 10	1, 2 ml	0,6 ml	0,6 ml	0,3 ml
10 – 20	2,5 ml	1, 2 ml	1,3 ml	0,6 ml
20 – 35	4,5 ml	2,2 ml	2,3 ml	1,1 ml
> 35	8 ml	4 ml	4 ml	2 ml

Vaccination rougeole

En cas d'épidémie, vacciner tous les enfants à partir de 9 mois contre la rougeole à l'admission à l'URENI. Une seconde dose de vaccin doit être faite à la 4e visite en URENAS.

Médicaments donnés uniquement selon des circonstances spécifiques

Vitamine A

Il y a suffisamment de vitamine A dans le F75, F100 et ATPE pour corriger les carences légères en vitamine A ; des doses élevées de vitamine A ne doivent pas être données chez les enfants ne présentant pas de signes de déficiences et peuvent être dangereuses.

Donner une dose de vitamine A uniquement selon les circonstances suivantes :

- lorsque l'enfant souffre de n'importe quel signe de carences en vitamine A : ceci inclut toute infection oculaire, comme par exemple, les conjonctivites ;
- les enfants de plus de 9 mois, dans les cas d'épidémie de rougeole si l'enfant n'a pas été vacciné contre la rougeole.

Acide folique

- Il y a suffisamment d'acide folique dans le F75, F100 et l'ATPE pour le traitement de carences légères en acide folique ;
- S'il y a une anémie clinique, donner une dose unique d'acide folique (5 mg) le jour de l'admission.

Anti-helminthes

Donner le traitement déparasitant à la phase II ou à l'URENAS.

Autres nutriments

Le F75, le F100, le F100 dilué et les ATPE contiennent déjà tous les nutriments nécessaires pour traiter les patients souffrant de MAS.

Tableau 63 : Résumé du traitement systématique à donner aux patients souffrant de MAS

Traitement systématique	Admission directe URENI (phase aiguë)
Antibiotiques	Chaque jour durant la phase aiguë + 4 jours en phase de transition ou jusqu'au transfert en URENAS (pas moins de 7 jours)

Surveillance à noter sur la fiche de suivi URENI

- Prendre le poids chaque jour et tracer la courbe sur la fiche de suivi ;
- Évaluer le degré d'œdèmes (0, +, ++, +++) cliniquement chaque jour selon le tableau de l'annexe 3 (technique de mesures anthropométriques) ;
- Prendre la température deux fois par jour ;
- Évaluer les signes cliniques standards (selles, vomissements, déshydratation, toux, respiration, fréquence cardiaque et taille du foie) ;
- Mesurer le PB chaque semaine ;
- Noter toute information concernant les absences, vomissements ou refus de prendre les repas, la mise en place de SNG, de perfusion IV ou transfusion, les examens de laboratoire s'il y en a et leurs résultats. La fiche de suivi doit rassembler toutes ces informations sur une base quotidienne aux emplacements réservés à cet effet.

Critères de passage de la phase aiguë à la phase de transition

<u>**Remarque**</u> : Il n'y a pas de durée limite pour la phase aiguë, chaque patient diffère. En général, les plus affectés restent plus longtemps que la moyenne et les moins atteints répondent plus rapidement au traitement.

Les critères de passage des patients de la phase aiguë à la phase de transition sont :

- le retour de l'appétit **ET** ;
- le début de la fonte des œdèmes (évaluer en général selon une perte de poids proportionnelle à la perte des œdèmes) **ET** ;
- le patient a récupéré cliniquement.

Les patients avec œdèmes bilatéraux généralisés (+++) doivent rester en phase aiguë jusqu'à la réduction de leurs œdèmes à 2 degrés (++). Ces patients sont particulièrement vulnérables.

TRAITEMENT DES COMPLICATIONS

Un patient admis dans un programme nutritionnel qui développe une complication doit toujours être référé en phase aiguë à l'URENI si les conditions de transport le permettent et si l'URENI n'est pas trop loin de l'URENAS. Sinon, il faudrait essayer de commencer le traitement de la phase aiguë et traiter les complications en prenant contact (téléphone, RAC, etc.) avec l'URENI pour conseils.

Les principales complications sont : la déshydratation, le choc septique, la dilatation gastrique, la défaillance cardiaque, l'hypothermie, l'anémie sévère, l'hypoglycémie, le syndrome de renutrition et la fièvre.

Déshydratation chez le marasmique

Le traitement ou un faux diagnostic de la déshydratation sont la cause de décès la plus fréquente du traitement des MAS.

Pour cette raison, les solutions de réhydratation ne doivent jamais être administrées systématiquement aux patients souffrant de MAS. La fenêtre thérapeutique chez ces patients est très étroite, et de ce fait ils peuvent passer rapidement d'une déshydratation à une hyperhydratation avec surcharge liquidienne et défaillance cardiaque. Les perfusions IV doivent être rarement utilisées. Chez les marasmiques mais surtout chez les kwashiorkors, l'appareil rénal défectueux les rend particulièrement sensibles à toute surcharge de sel (sodium).

- Ne pas utiliser le protocole standard du traitement de la déshydratation des enfants bien nourris et déshydratés (PCIME) pour les patients souffrant de MAS ;
- Ne pas laisser à la disposition des patients la Solution de Réhydratation.
- Ne pas traiter la diarrhée avec des solutions de réhydratation s'il n'y a pas de déshydratation, dans le but de « prévenir » un début d'une déshydratation : ceci conduit aussi à une surcharge et une défaillance cardiaque.

Une fois l'excès de sodium administré, il est très difficile de l'éliminer de l'organisme du patient.

Diagnostic de déshydratation

Le diagnostic de déshydratation chez le marastique n'est pas facile, même pour des pédiatres très expérimentés, car les erreurs sont fréquentes. C'est pour cette raison que l'on doit toujours être prêt à **réviser** son diagnostic.

- Ne pas utiliser les signes classiques de déshydratation, ils ne sont pas valables.

En effet, la peau chez le marastique a perdu son élasticité et forme des plis, ce qui fait que le pli cutané persiste quel que soit l'état d'hydratation et le test du pli cutané est en général positif sans qu'il y ait de déshydratation.

C'est pourquoi il ne faut pas :

- utiliser la persistance du pli cutané pour diagnostiquer une déshydratation chez le MAS. Les yeux d'un marasme sont normalement enfoncés, sans qu'il soit pour autant déshydraté ;
- diagnostiquer un marasme ayant les yeux enfoncés pour un patient déshydraté. Des diagnostics incorrects ou des déshydratations sur-diagnostiquées sont très fréquents et le traitement donné est ainsi inapproprié. Les conséquences d'une hyperhydratation sont beaucoup plus sérieuses que celles d'une déshydratation légère. Mais d'autre part, un enfant vraiment déshydraté a besoin d'être réhydraté pour survivre ;
- faire de diagnostic définitif de déshydratation ;
- faire un diagnostic provisoire, même si vous pensez qu'il s'agit d'une déshydratation avant de confirmer le diagnostic.

Le principal diagnostic repose sur les antécédents du patient plutôt que sur son examen clinique.

Les signes ci-dessous doivent être présents :

- des antécédents de pertes liquidiennes récentes, vomissements ou en général des selles diarrhéiques liquides comme de l'eau (et non molles ou muqueuses) et fréquentes avec **changement récent** dans les dernières heures ou jours ;
- des antécédents de changements récents d'apparence physique du regard ;
- si les yeux sont enfoncés, il faut que la mère confirme que les yeux ont changé depuis que la diarrhée a débuté ;
- absence de veines superficielles visibles et gonflées (les examiner au niveau de la tête, du cou et des membres) ;
- l'enfant ne doit pas avoir d'œdèmes.

Diagnostic de choc avec déshydratation

- Déshydratation confirmée par les antécédents et l'examen clinique ;
- Pouls radial ou fémoral absent ou faible ;
- Extrémités des membres froides ou fraîches (en touchant du dos de la main pendant 5 secondes) ;
- Temps de recoloration cutanée ralenti (de plus de 3 secondes) au niveau de l'ongle ;

Si à ce tableau clinique, s'ajoute une diminution du niveau de conscience, même après stimulation, on parle à ce moment-là de choc sévère.

Remarque : Il y a plusieurs causes de choc chez le malnutri aigu sévère à savoir, le choc toxique, le choc septique, la défaillance hépatique et le choc cardiogénique.

Traiter un choc cardiogénique ou une défaillance hépatique comme un choc dû à la déshydratation est très *dangereux* et le traitement en lui-même peut conduire à la mort.

Traitement de la déshydratation

Le poids doit être pris avec une balance pèse-bébé (d'une précision à 10 – 20 grammes), et pour les enfants plus âgés (plus de 8 kg) avec une balance mère–enfant. Les patients doivent être pesés déshabillés.

Chaque fois que cela est possible, un patient déshydraté avec MAS doit être réhydraté par voie orale. **Tout traitement intraveineux est particulièrement dangereux** et n'est recommandé uniquement qu'en cas de choc sévère avec perte de la conscience et confirmation de la déshydratation.

Le traitement est basé sur la **mesure précise du poids** qui est la meilleure mesure de l'équilibre liquidien.

Avant de commencer le traitement de la déshydratation, il faut peser l'enfant, marquer les rebords du foie et les rebords costaux sur la peau avec un stylo indélébile et prendre et noter la fréquence respiratoire. En addition à ceci, si le personnel est suffisamment formé, il faut, prendre et noter les caractéristiques des bruits cardiaques (présence ou absence de bruits du galop), prendre et noter le pouls et vérifier le temps de recoloration cutanée (ongle) en seconde.

Le traitement est réajusté entièrement en fonction des changements de poids, de l'amélioration des signes cliniques et de l'apparition des signes de surcharge.

L'équilibre hydrique est mesuré par la pesée régulière de l'enfant. Dans ce cas, il faut administrer un liquide de réhydratation « RéSoMal » jusqu'à ce que le déficit pondéral soit corrigé (mesuré ou estimé), arrêter dès que le patient est « réhydraté », c'est-à-dire dès qu'il a atteint son « poids de réhydratation cible ». Tout liquide additionnel ne doit pas être donné chez un patient souffrant de MAS qui a un volume circulatoire normal, pour « prévenir » une déshydratation récurrente.

Normalement, il faut beaucoup moins de RéSoMal pour réhydrater de façon adéquate un malnutri par rapport à un patient dont l'état nutritionnel est satisfaisant (50 ml/kg de poids corporel représentent 5 % de son poids corporel).

- Commencer à donner 10 ml/kg/heure les deux premières heures par voie orale ou par sonde nasogastrique (SNG) (soit 2 % du poids corporel) et ensuite ajuster selon les changements de poids observés.
- Peser l'enfant chaque heure et évaluer la taille de son foie, son rythme respiratoire et son pouls et le temps de recoloration capillaire au niveau du lit de l'ongle (extrémité de l'ongle).
- Après l'avoir réhydraté, il n'a plus besoin de traitement ultérieur ; cependant, pour les enfants malnutris de 6 à 24 mois, 30 ml de RéSoMal peuvent être donnés après chaque selle liquide. L'instruction standard qui **prescrit 50–100 ml après chaque selle ne doit pas être utilisée, cela est dangereux**. L'objectif est de ne remplacer que ce qui est perdu et non de changer l'équilibre liquidien du patient.

Sous aucun prétexte, il ne faut donner plus de solutions de réhydratation avec pour seul but de « prévenir » la déshydratation ou « être sûr » que le patient ait reçu assez de solution de réhydratation.

Le poids cible (PC) de réhydratation se calcule de la façon suivante :

- Si poids antérieur non connu : **PC = 5 % du poids mesuré à l'admission (PM) + poids mesuré.**

Exemple 1 : Pour un enfant reçu à l'admission dans un contexte de déshydratation sévère, avec un poids de 7,5 kg, le poids cible est : (7,5 kg × 5 %) + 7,5 kg = (7,5 × 5/100) + 7,5 kg = 7,875 kg. Le poids cible de cet enfant est donc de 7,875 kg soit **7,9 kg**.

- Si poids antérieur connu, la déperdition liquidienne (DL) se calcule comme suit :

  DL = PA (poids antérieur) – PM (poids mesuré)/PA × 100

  PC (poids cible) = (DL × PM)

Exemple 2 : Un enfant hospitalisé pour MAS avec complication le 08/10/2017 avec un poids de 9,1 kg, fait de la diarrhée avec des selles liquides. Le lendemain, il a pesé 8,3 kg. Le médecin pendant son examen a posé le diagnostic de déshydratations sévère et a recommandé sa réhydratation avec du RéSoMal. Calculer sa déperdition liquidienne et son poids cible de réhydratation.

DL = [(PA – PM)/PA] × 100 = [(9,1 kg – 8,3 kg)/9,1 kg] × 100 = 0,8/9,1 × 100 = 8,79 %.

Poids cible de réhydratation est égal :

PC = (DL × PM) + PM = (8,79 % × 8,3 kg) + 8,3 kg = 9 kg.

Prise de décision suivant l'évolution du traitement après deux heures : Réévaluer l'état du patient.

S'il y a toujours perte de poids : Augmenter le RéSoMal à raison de 10 ml/kg/h et réajuster la conduite à tenir une heure après.

Si le poids est stable : Augmenter le RéSoMal à raison de 5 ml/kg/h et réajuster la conduite à tenir chaque heure.

S'il y a augmentation de poids et son l'état se DÉTÉRIORE sous traitement de réhydratation, alors le diagnostic de déshydratation n'est pas correct dans ce cas stoppez tout apport de RéSoMal et donnez-lui du F75.

S'il n'y a PAS d'AMÉLIORATION de son état (comportement et apparence) ou de changement des signes cliniques, alors le diagnostic de la déshydratation est probablement incorrect, dans ce cas donner soit du F75, soit du F75 et RéSoMal alternativement.

S'il y a une AMÉLIORATION de l'état clinique mais toujours présence de signes de déshydratation, continuer le traitement jusqu'à ce que le poids cible soit atteint avec du RéSoMal uniquement ou du F75 et RéSoMal en alternance.

S'il y a DISPARITION des signes de déshydratation, alors arrêter le traitement de réhydratation et commencer avec du F75.

Poids cible de la réhydratation avec selles aqueuses :

> **Si le patient est déjà sous traitement** MAS, qu'il a été **pesé avant le début de la diarrhée** et qu'il n'a pas perdu de poids avec la diarrhée, ne donner aucun traitement de réhydratation.
>
> **S'il a perdu du poids du fait de la diarrhée,** la perte de poids équivaut aux selles diarrhéiques et le poids de réhydratation cible équivaut au poids du patient avant le début de la diarrhée, remplacer uniquement le poids perdu durant la diarrhée.
>
> *Note : Souvent un patient admis est sujet à des diarrhées de « renutrition».*
>
> **Si le patient est nouvellement admis**, il est extrêmement difficile de juger du volume hydrique perdu chez le marasme. Du fait de cette fenêtre thérapeutique étroite et du danger de passer facilement de la déshydratation à l'hyperhydratation, le déficit pondéral estimé doit avoir une approche très conservatrice. **Il est préférable et moins dangereux de sous-estimer légèrement le déficit pondéral que de le surestimer.**
>
> En pratique, le poids perdu est généralement évalué de 1 à 3 % de poids corporel et pour quelques-uns à 5 %.

- NB : Ne tenter pas d'augmenter le poids corporel de plus de 5 % chez les patients conscients.

S'il y a un gain de poids de plus de 5 % de poids corporel avec réhydratation, le patient vraiment déshydraté montrera des signes cliniques d'amélioration de façon spectaculaire et sera hors de danger de mort immédiat causé par la déshydratation ; le traitement peut être continué avec du F75.

Durant la réhydratation, l'allaitement ne doit pas être interrompu, commencer avec le F75 dès que possible, oralement ou par SNG, le RéSoMal et le F75 peuvent être donné de façon alternative chaque heure s'il y a encore des signes de déshydratation et une diarrhée qui continue et l'introduction du F75 se fait en général 2 à 3 heures après le début de la réhydratation.

Traitement du choc hypovolémique après déshydratation chez le marasmique

S'il y a confirmation de la déshydratation (présence d'un antécédent de perte liquidienne, changement récent du regard) et si le patient présente tous les signes cliniques suivant :

  - À demi-conscient ou inconscient et ;
  - Pouls au niveau de la carotide filant ;
  - Extrémités froides des membres et ;
  - Ralentissement de la recoloration capillaire de l'ongle :
- Mettre le patient sous perfusion intraveineuse. Les volumes à administrer doivent être diminués d'au moins de moitié par rapport à ceux utilisés chez un patient dont l'état nutritionnel est normal ;
- Utiliser une des solutions suivantes :
  - Ringer Lactate avec 5 % de glucose (moitié Ringer Lactate + moitié glucosée) **ou**
  - Solution demi-salée avec 5 % de glucose (moitié salée + moitié glucosée) ;
  - Dans le cas où il est difficile de reconstituer sur place le mélange, il est préférable d'utiliser le Ringer Lactate seul ;
- Donner 15 ml/kg en IV durant la première heure et réévaluer l'état de l'enfant.

S'il y a perte continue de poids ou si le poids reste stable,

- Continuer à raison de 15 ml/kg en IV la prochaine heure, jusqu'à ce qu'il y ait gain de poids avec perfusion (15 mg/kg représentant 1,5 % du poids corporel, donc le gain de poids attendu après 2 heures est de 3 % du poids corporel).

- Exemple : pour un enfant de 10 kg la quantité à perfuser à la prochaine heure = quantité à administrer pendant 2 heures : $15 \times 10 = 150$ ml.
- Si perfuseur ordinaire : 1 ml = 20 gouttes
    - Nombre de gouttes totales : $150 \times 20 = 3000$ gouttes ;
    - Nombre de minutes = $1 \text{ h} \times 60 = 60$ mn ;
    - Débit = Nombre de gouttes/minute = 3000 gouttes/60 = 50 gouttes/mn.
- **Si perfuseur pédiatrique** (burette) : 1 ml = 60 gouttes
    - Nombre de gouttes totales : $150 \times 60 = 9000$ gouttes ;
    - Nombre de minutes = $1 \text{ h} \times 60 = 60$mn ;
    - Débit = Nombre de gouttes/minute = 9000 gouttes/60 = 150 gouttes/mn.

S'il n'y a pas d'amélioration et que le patient gagne du poids, il faut alors assumer qu'il est en état de choc toxique, septique ou cardiogénique, ou en défaillance hépatique, dans ces cas, arrêter le traitement de réhydratation et chercher d'autres causes de pertes de conscience.

Dès que le patient reprend conscience ou que les pulsations cardiaques ralentissent pour redevenir normales :

- arrêter la perfusion et traiter le patient par voie orale ou par SNG à raison de 10ml/kg/heure de RéSoMal ;
- continuer avec le protocole (voir Figure 4) afin de le réhydrater oralement en utilisant les changements de poids comme indicateurs majeurs de progrès.
- Remarque : Il ne doit jamais y avoir de perfusions posées sur un patient malnutri capable de boire et d'absorber des produits liquides par sonde nasogastrique.

Surveillance de la réhydratation

Stopper tout traitement de réhydratation (oral ou intraveineux) immédiatement, si un des signes suivants est observé :

- le poids cible de réhydratation est atteint (donner du F75) ;
- les veines visibles sont turgescentes ;
- les œdèmes se développent (signes de surhydratation, donner du F75) ;
- les veines superficielles au niveau du cou se dilatent (donner du F75) ;
- la taille du foie augmente de plus d'un centimètre ;
- le foie est sensible à la palpation ;

- le rythme respiratoire augmente de 5 respirations ou plus par minute ;
- un geignement expiratoire est audible (ce bruit n'est que sur l'expiration et non sur l'inspiration) ;
- présence de râles crépitants à l'auscultation des poumons ;
- présence d'un bruit du galop à l'auscultation cardiaque.

* ***Si ces signes apparaissent, le patient risque de faire une surcharge liquidienne, son volume circulatoire est augmenté et il risque de faire une défaillance cardiaque.***

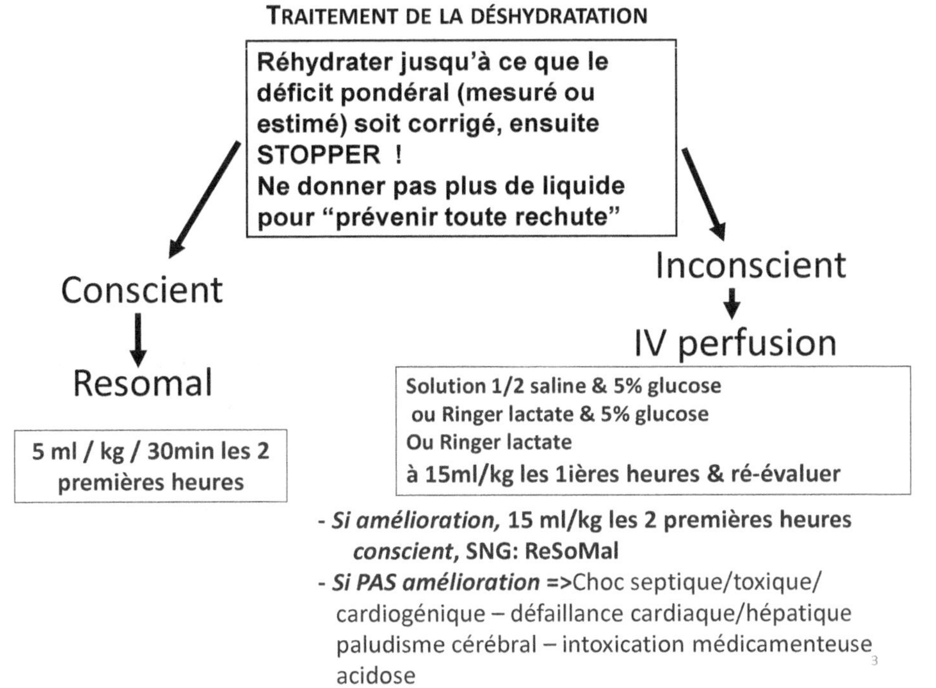

Schéma 35 : Traitement de la déshydratation

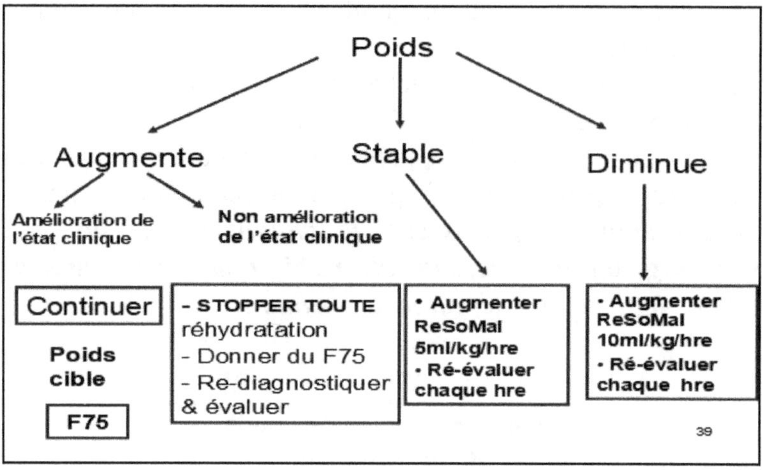

Figure 30 : Conduite à tenir pendant la réhydratation

Déshydratation chez le kwashiorkor

Tous les patients présentant une malnutrition œdémateuse ont une augmentation de leur volume total hydrique et de sodium : ils sont hyper hydratés. Ils ne peuvent pas être déshydratés ; mais ils sont souvent hypovolémiques avec une mauvaise répartition des volumes liquidiens. L'hypovolémie (volume sanguin circulant bas) est due à la dilatation des vaisseaux sanguins avec un débit cardiaque peu élevé.

Si un kwashiorkor a une diarrhée aqueuse importante et que son état général se détériore cliniquement, remplacer la perte liquidienne sur la base de 30 ml de RéSoMal par selle aqueuse. Ceci n'est pas obligatoire et l'état clinique du patient après prise de RéSoMal doit être à nouveau réévalué avec prudence.

Le traitement de l'hypovolémie chez le Kwashiorkor est le même que le traitement pour le choc septique.

Déshydratation hypernatrémique

La déshydratation hypernatrémique est fréquente dans les zones de faible humidité relative (atmosphère sèche) et particulièrement si elle s'accompagne d'une température élevée. Cette forme de déshydratation risque de se produire chez les enfants qui se rendent en URENAS/URENI : portés sur le dos, après une longue marche sous le soleil, la mère oublie de s'arrêter pour donner quelque chose à boire à l'enfant. Il est important de donner à boire de l'eau sucrée aux patients dès leur arrivée à l'URENAS et de les faire attendre à l'abri du soleil.

Cette forme de déshydratation peut aussi arriver lorsque les repas sont trop concentrés.

L'hypernatrémie est difficile à traiter mais facile à prévenir. Les enfants malnutris, particulièrement ceux qui sont dans des environnements secs et chauds, devraient toujours pouvoir accéder à une quantité d'eau de boisson suffisante.

Remarque : Dans les zones désertiques où l'humidité est très faible et où la température pendant la journée est très élevée. Tous les enfants doivent avoir de l'eau à boire fréquemment. Un point d'eau de boisson sera disponible à l'URENI.

Si le F100 est utilisé en phase de transition et de réhabilitation (phase 2), il doit être surdilué et le tableau sur les quantités de F100 par repas doit être ajusté pour le volume d'eau supplémentaire ajouté à chaque repas.

Diagnostic

Le premier signe caractéristique est le changement de la texture de la peau.

- La peau à la texture de pâte à pain (pâte à pain à base de farine et eau) ;
- Les yeux peuvent être un peu enfoncés ;
- L'abdomen se creuse souvent et se ride (il est appelé « abdomen scaphoïde » ou "*prune belly*") ;
- Apparition de fièvre ;
- Apparition progressive de somnolence puis perte de connaissance (inconscience) ;
- L'apparition de convulsions, si le traitement de l'hypernatrémie n'est pas institué, peut conduire à la mort. Les convulsions ne sont pas sensibles aux anticonvulsifs habituels (phénobarbital, diazépam, etc.). L'incapacité à contrôler les convulsions par des anticonvulsifs peut être la **première indication du diagnostic**.

Le diagnostic peut être confirmé par la recherche d'une natrémie élevée. Normalement l'hypernatrémie est diagnostiquée lorsque le sodium sérique est de plus de **150 mmol/l.**

Traitement

Pour la déshydratation hypernatrémique insidieuse (c'est-à-dire : patient conscient et alerte, changement uniquement de la texture de la peau au toucher).

- Allaiter l'enfant ou lui donner du lait maternel. Ceci peut être complété avec de l'eau sucrée à 10 % par petites gorgées jusqu'à ce que sa soif soit apaisée. À ce stade, le traitement est relativement efficace ;

- Donner de l'eau par petites quantités, il faut prendre plusieurs heures pour corriger cette déshydratation hypernatrémique légère ;
- Ne pas donner à boire de grandes quantités d'eau rapidement.

Pour une déshydratation hypernatrémique avérée, le traitement doit être lent.

Dans le cas où il est impossible de mesurer la concentration sérique de sodium, l'objectif est de corriger la déshydratation hypernatrémique sur un minimum de 48 heures.

- Commencer le traitement lentement, et lorsque l'on approche les concentrations sériques normales de natrémie, le rythme de réplétion peut être augmenté.
- Réduire la concentration de sodium sérique d'environ 12 mmol/24 h afin de corriger l'hypernatrémie plus rapidement pour éviter la mort par œdème cérébral.

Le traitement de l'hypernatrémie tel qu'il est décrit dans la littérature médicale consiste à donner une solution saline normale, lentement, soit oralement, soit par voie intraveineuse.

Chez le malnutri aigu sévère, il convient de réduire au maximum l'apport de sodium afin d'éviter d'être obligé de faire un tel traitement.

La bonne évolution clinique du patient est évaluée par la prise répétée du poids de l'enfant.

- Mettre, tout d'abord, le patient dans un environnement relativement humide (soit en aspergeant de l'eau ou de la vapeur d'eau si l'on se trouve en zones désertiques, thermo-neutre (28° à 32°C). C'est l'étape la plus importante qui ne doit en aucun cas être omise.
- Peser le patient sur une balance précise et noter le poids sur la fiche URENI.

L'objectif du traitement est d'atteindre un bilan hydrique positif d'environ **60 ml/kg/j** au cours du traitement (évaluer par le gain de poids), ce qui équivaut à 2,5 ml d'eau plate par kg/heure. Cette quantité ne doit pas être dépassée jusqu'à ce que le patient soit éveillé et alerte.

Si le patient est conscient ou semi-conscient et n'a pas de diarrhée,

- Poser une SNG et commencer avec 2,5 ml/kg/heure d'eau sucrée à 10 % ou l'allaitement maternel. **Ne pas donner de F75 à ce stade, jamais de F100 ou de lait premier âge**. L'expression de lait maternel est la meilleure solution de réhydratation accessible qui existe ;

- Repeser l'enfant toutes les 2 heures.

Si le poids est statique ou diminue, vérifier l'environnement immédiat pour essayer d'empêcher les pertes d'eau en cours. Ensuite, augmenter l'apport en eau sucrée pour compenser la perte de poids en cours (calculée en g/h et augmenter l'apport de la même quantité que la perte de poids).

Si le poids augmente, poursuivre le traitement jusqu'à ce que le patient soit éveillé et alerte.

S'il est conscient ou semi-conscient et s'accompagne d'une diarrhée, donner 1/5 de solution saline normale dans 5 % de glucose, oralement ou par SNG.

S'il est inconscient, administrer les mêmes volumes de liquide (glucose à 5 % s'il n'y a pas la diarrhée et une solution saline normale dans du glucose à 5 % en cas de diarrhée) par perfusion IV à l'aide d'une pompe péristaltique ou burette pédiatrique précise, afin de s'assurer du respect du rythme d'administration du liquide.

S'il s'éveille et est alerte, que sa peau reprend un aspect normal (ou que le sérum sérique redevient normal, si la structure permet ce contrôle), commencer l'alimentation avec le lait F75.

Diarrhée persistante ou chronique

Les patients avec une diarrhée persistante ou chronique (sans perte liquidienne aqueuse aiguë) n'ont pas besoin d'être réhydratés. Ils se sont habitués depuis des semaines à leur état altéré d'hydratation et ne doivent pas être réhydratés pendant des heures ou des jours.

Le traitement approprié d'une diarrhée persistante est nutritionnel[38], il est le plus souvent dû à une carence en nutriments et sera résolu avec l'administration de F75 et la suppression de la prolifération bactérienne de l'intestin grêle.

Diarrhée de renutrition après admission

L'intestin du patient malnutri est atrophié et sa capacité d'absorber de grandes quantités de glucides est limitée ; à cette atrophie intestinale peut s'associer une atrophie du pancréas, ce qui compromet la digestion des glucides, lipides et protéines.

Lorsque le patient commence son traitement sous F75, il y a souvent une augmentation du nombre de selles généralement molles. Il n'y a

---

[38] Vérifier si les selles sont muco-sanguinolentes, s'il s'agit d'une dysenterie amibienne ou shigellose.

normalement aucune perte de poids : le patient n'est, par conséquent, pas déshydraté et le traitement nutritionnel doit continuer.

- Ne pas donner de RéSoMal pour une simple "diarrhée de renutrition" sans perte de poids.

En général, cette diarrhée peut être ignorée, car l'amoxicilline supprime la prolifération bactérienne au niveau de l'intestin grêle et le F75 restaure le tissu intestinal endommagé ; après quelques jours, cette légère diarrhée osmotique disparaît.

La diarrhée de renutrition est plus fréquente chez les patients souffrant de malnutrition œdémateuse. Il existe des recettes (inappropriées) de F75 contenant seulement du lait écrémé, l'huile, le complément de minéraux et de vitamines (CMV) et du sucre.

Le volume de sucre élevé rend ces recettes hyperosmolaires et l'excès de sucre peut créer une diarrhée osmotique, que le personnel soignant traite avec du RéSoMal, alors qu'il faudrait la traiter en changeant le régime alimentaire.

Le F75 commercialisé contient de la malto-dextrine à la place du sucre, ce qui diminue considérablement le risque d'une diarrhée osmotique.

Si le F75 est reconstitué (préparé selon des recettes) dans la structure de soins (URENI), utiliser des recettes à base de farine (en particulier la farine de riz), et si possible, ajouter des graines de farines germées qui agissent comme une amylase, réducteur de viscosité.

Si cela ne suffit pas ou s'il y a perte de poids, diviser le régime alimentaire en de nombreux repas et petites quantités, afin de ne pas surcharger les capacités limitées de digestion et d'absorption.

Pour quelques patients, cela sera insuffisant, l'intestin ou le pancréas étant suffisamment endommagé pour que de petits volumes de F75 provoquent une diarrhée osmotique initiale. Il faut à ce moment-là, ajouter des enzymes pancréatiques directement au repas juste avant de le donner. On peut les trouver dans le commerce. Elles sont utilisées pour le traitement de la mucoviscidose, ou bien changer de régime alimentaire en remplaçant dans le F75, le lait non fermenté par du lait fermenté ou à base de yaourt.

Choc septique (ou toxique)

Le choc septique présente des signes de réelle déshydratation ainsi que des signes de choc cardiogénique et souvent de défaillance hépatique ; le diagnostic différentiel est souvent très difficile.

Les patients qui ont l'air « très malades » peuvent avoir un choc septique, cardiogénique, une défaillance hépatique, une intoxication médicamenteuse à l'aspirine, ou due à la médecine traditionnelle, au paludisme, à une infection virale aiguë ou autres. **Tout patient « très malade » ne doit pas être diagnostiqué automatiquement comme ayant un choc septique ; il faut essayer de chercher la vraie cause de cet état clinique.**

Les patients avec un choc septique sont très malades : si celui-ci se développe après admission, il s'agit en général d'un choc cardiogénique ou d'une réaction adverse au traitement donné.

Réévaluer la situation

Si le patient développe un tel état clinique après son admission :

- réviser le traitement pour déterminer la cause de cette détérioration clinique ;
- revoir toutes les solutions données contenant du **sodium**, et particulièrement tout traitement donné en urgence lors de l'admission ; si le **volume de sodium donné est important, traiter pour choc cardiogénique/défaillance cardiaque**[39] ;
- examiner les changements de poids journaliers qui peuvent être en faveur d'un choc cardiogénique ;
- ne pas diagnostiquer un choc septique chez un patient très malade ayant pris du poids dans les dernières 24 heures ;
- arrêter tout médicament ne figurant pas dans le protocole de prise en charge de la malnutrition ;
- revérifier les doses de médicaments données et que celles-ci aient été bien ajustées pour les patients malnutris.

Diagnostic

Pour faire le diagnostic de choc septique avéré, il faut que les signes de choc hypovolémique soient présents à savoir, un pouls filant, les extrémités froides, un ralentissement de la recoloration capillaire au niveau de l'ongle (de plus de 3 secondes), des troubles de la conscience et une absence de signes de défaillance cardiaque.

Traitement

Tout patient ayant **un choc septique** doit immédiatement recevoir une antibiothérapie à large spectre :

ceftriaxone : IV/IM lente 1 fois par jour (100 mg/kg/j), pendant 7 jours **et**

gentamicine : 5 mg/kg/jour, 1 injection IM ou IV par jour (durant la phase aiguë) pendant 3 à 5 jours **et**

[39] Dans certaines zones, l'eau contient des concentrations importantes de sodium. S'assurer que le patient ne prenne pas la nourriture de la mère.

métronidazole : 10 mg/kg/jour par voie orale ou par perfusion pendant 5 – 7 jours o**u**
ciprofloxacine : 10 mg/kg X 2 par jour en perfusion ou orale, pendant 5 – 7 jours **et**
métronidazole : 10 mg/kg/jour par voie orale ou par perfusion, pendant 5 – 7 jours.

S'il y a des lésions cutanées ouvertes ou des signes subjectifs d'abcès pulmonaire, ajouter de la **cloxacilline** IV pour enfants : 100-200 mg /kg/j en 3 injections chaque 8 heures, pendant 5 – 7 jours.

S'il n'y a pas d'amélioration dans les 24 heures, ajouter :

- **ciprofloxacine** par voie orale à raison de 15-30mg/kg/j en 2 doses ;
- **fluconazole** par voie orale à raison de 3 mg/kg/j 1 fois par jour, pendant 21 jours.

Dans les zones à forte prévalence VIH, où les candidoses orales sont fréquentes ou la prévalence de candidose dépasse les 20 %, ajouter le fluconazole dès le début du traitement.

- Garder au chaud pour prévenir et traiter l'hypothermie ;
- Donner de l'eau sucrée par voie orale ou SNG, dès que votre diagnostic est fait (pour prévenir l'hypoglycémie) ;
- Autant que possible, ne bouger pas le patient (ne pas le laver, éviter l'excès d'examens cliniques, toutes investigations dans d'autres départements, etc.) ;
- Ne jamais transporter le malade non stabilisé vers d'autres structures ; le stress du transport peut conduire à une rapide détérioration et à son décès.

Pour le choc septique insidieux, donner le régime standard basé sur le F75 par SNG, si des résidus gastriques sont aspirés par la SNG, commencer avec la moitié de la quantité recommandée de F75 jusqu'à ce qu'il n'y ait plus de résidus gastriques aspirés.

Pour le Choc Septique avéré, si le patient est inconscient du fait de l'insuffisance d'irrigation cérébrale, faire une perfusion lente d'une des solutions ci-dessous (mais ne pas donner si vous soupçonnez un choc cardiogénique) :

Culot globulaire : 5 ml/kg pendant au moins 3 heures, **ne rien donner par voie orale** durant la transfusion de sang, **où**
Sang total à raison de : 10 ml/kg pendant au moins 3 heures, **ne rien donner par voie orale** durant la transfusion de sang, **où**
Solution de Ringer Lactate avec 5 % glucose ou solution de sérum physiologique dilué de moitié (0,45 %) avec 5 % glucose, à raison de

10 ml/kg/heure pendant 2 heures (Attention ! À ne pas donner s'il y a possibilité de choc cardiogénique).

- Surveiller toutes les 10 minutes les signes de détérioration, plus spécialement de surcharge et de défaillance cardiaque, l'augmentation du rythme respiratoire, l'apparition d'un geignement expiratoire, l'augmentation de la taille du foie ; une turgescence des veines jugulaires.

Dès que l'état du patient s'améliore (pouls radial bien perçu, retour de l'état de conscience), stopper tout apport IV et continuer avec un régime à base de F75 par SNG.

Absence de bruits intestinaux, dilatation gastrique et « splash » (gargouillement) avec distension abdominale.

Cette complication est la formation d'un iléus fonctionnel avec prolifération bactérienne dans l'intestin grêle, comme cela se produit lors d'une occlusion intestinale. L'estomac ne se vide pas de ses résidus gastriques et il y a absence de mouvements péristaltiques au niveau de la lumière intestinale. **Ils ont une septicémie à gram négatif et sont en choc septique**. Rien ne sera absorbé tant que l'estomac ne se sera pas vidé. Le pronostic est réservé et il faut prévenir les parents de la gravité de l'état.

Les mesures suivantes doivent être prises :

- donner un antibiotique IV comme dans le cas d'un choc septique. Arrêter tout médicament qui peut être toxique et faire une injection de sulfate de magnésium (2 ml d'une solution à 50 %) et répéter la dose 2 fois par jour jusqu'à ce que le transit se rétablisse (émission de selles et diminution des résidus gastriques) ;
- placer une SNG, aspirer les résidus gastriques puis irriguer l'estomac avec 50 ml de solution isotonique (5 % de glucose ou 10 % d'eau sucrée - cette solution n'a pas besoin d'être stérile). Aspirer doucement toute la solution à nouveau. Répéter cette opération jusqu'à ce que le liquide aspiré soit clair, puis mettre ensuite 5 ml/kg de solution sucrée (10 % de sucre) dans l'estomac et la laisser pendant une heure. Puis ré-aspirer et mesurer le liquide retiré. Si le volume est inférieur à celui introduit, cela signifie qu'il y a bonne absorption digestive, réinjecter le liquide retiré de préférence et compléter avec une solution d'eau sucrée

à 10 % (5 ml /kg)[40]. Donner de la nystatine en suspension ou du fluconazole par SNG, afin d'éliminer les candidoses au niveau de l'œsophage et de l'estomac tout en gardant le patient au chaud.

Si le patient est inconscient, semi-conscients ou/et délirant,

- Donner du glucose en IV (voir Hypoglycémie), mais ne pas poser de perfusion à ce stade. Mais surveiller le patient très prudemment durant les 6 prochaines heures, sans donner d'autre traitement.

Surveiller constamment pour voir si l'état clinique du patient s'améliore (i) par un changement de la fonction intestinale, une diminution de la distension abdominale, un retour visible du péristaltisme à travers l'abdomen, le retour des bruits intestinaux, une diminution du volume d'aspiration gastrique et (ii) par l'amélioration de l'état général du patient.

S'il y a amélioration de la fonction intestinale,

- Commencer par donner de petites quantités de F75 par SNG (la moitié des quantités indiquées dans le tableau 11 : Quantités de F75 en phase aiguë). Aspirer les résidus gastriques avant chaque injection de F75. Si le volume résiduel est important, diminuer le volume de F75 et si le volume résiduel est peu important, augmenter progressivement les quantités.

S'il n'y avait pas d'amélioration après 6 heures :

- Envisager de poser une perfusion IV. Il est important que la solution contienne des quantités adéquates de potassium : ajouter du chlorure de Potassium (20 mmol/l) à toute solution ne contenant pas de potassium. Si vous n'en avez pas, utiliser une solution de sérum physiologique avec 5 % de glucose, ou du Ringer lactate avec 5 % de glucose, ou une solution de sérum physiologique réduit de moitié (solution 0,45 %) à 5 % glucose. Le débit de la perfusion doit être **très lent**. Le volume liquidien **ne doit pas dépasser 2 à 4 ml/kg/h** (utiliser une burette pédiatrique ou une pompe péristaltique). Administrer les antibiotiques IV de première et seconde intention.

Lorsque le volume d'aspiration du suc gastrique diminue de moitié (ceci signifie qu'il est à nouveau absorbé par l'estomac), mettre le traitement IV en discontinue et passer ensuite le plus rapidement possible par voie orale uniquement.

---

[40] Malgré que le suc gastrique aspiré puisse entraîner une alcalose et un déséquilibre électrolytique. Cependant si l'on remarque tout saignement (résidu en grain de café), ne pas aspirer.

Défaillance cardiaque

Signes et symptômes

Toute défaillance cardiaque doit être diagnostiquée devant les signes et symptômes suivants :

- o Détérioration physique avec gain de poids (ceci est la façon la plus facile de faire le diagnostic et ne demande pas d'équipement particulier ou de compétence clinique) ;
- o Augmentation du rythme respiratoire avec gain de poids :
  - > 50/min pour un enfant de 5 à 11 mois ;
  - > 40/min pour un enfant de 1 à 5 ans ;

  Une augmentation de la fréquence respiratoire de plus de 5 respirations/minute (ceci est particulièrement fréquent durant le traitement de réhydratation) ;
- o Augmentation du volume du foie (c'est la raison pour laquelle on marque les rebords du foie avant toute réhydratation) ;
- o Augmentation de la sensibilité du foie ;
- o Geignement expiratoire (signe de raideur des poumons) ;
- o Râles crépitants ou bronchiques ;
- o Turgescences des veines superficielles et du cou lors de la pression sur l'abdomen (foie) : reflux hépato-jugulaire ;
- o Cardiomégalie (ceci est très difficile à évaluer en pratique) ;
- o Bruits du galop à l'auscultation du cœur ;
- o Diminution de la concentration de l'Hémoglobine (Hb) (ceci demande un examen de laboratoire), sa diminution est généralement un signe de surcharge liquidienne et non de diminution de globules rouges.

Au dernier stade, il y a :

- o Soit une détresse respiratoire notoire progressant vers une tachycardie, les extrémités froides, œdèmes et cyanose ;
- o Soit un décès soudain et inattendu. Il s'agit d'un choc cardiaque et il arrive chez les MAS après que le traitement ait commencé.

La cause est un apport excessif de sodium soit au niveau du régime nutritionnel, soit à partir de solutions de réhydratation ou de médicaments ; même si l'apport en sodium est restreint, des défaillances cardiaques peuvent être provoquées suite à un apport de sodium résiduel dans le régime alimentaire, soit par le sodium extrait de la cellule vers l'espace extracellulaire peu après le début du traitement. L'excès de sodium donné en salle d'urgence ou durant le traitement initial de réhydratation à l'admission peut entraîner une défaillance cardiaque plusieurs jours après, lorsque ce sodium est mobilisé dans l'espace vasculaire.

Il y a gain de poids. En effet, la défaillance cardiaque se produit en général après avoir commencé le traitement de renutrition (et elle est souvent due au traitement) ; en général, les poids précédents sont notés avant que la défaillance cardiaque ne survienne.

Diagnostic différentiel

La défaillance cardiaque et la pneumonie sont cliniquement très similaires et très difficiles à différencier :

- S'il y a une augmentation du rythme respiratoire avec gain de poids, alors la défaillance cardiaque doit être le premier diagnostic évoqué.
- S'il y a augmentation du rythme respiratoire **avec une perte de poids**, alors il faut plutôt diagnostiquer une **pneumonie**.
- **S'il n'y a pas de changement de poids (équilibre hydrique),** alors le diagnostic différentiel doit être fait en utilisant les autres signes de défaillance cardiaque.

Les patients avec présence d'œdèmes bilatéraux peuvent faire une défaillance cardiaque sans gain de poids, du fait de l'augmentation du volume sanguin circulant causée par la mobilisation de fonte des œdèmes dans l'espace vasculaire.

Traitement

Le sodium est extrait des cellules vers la circulation chez le Kwashiorkor (fonte des œdèmes) et le marasme, le volume plasmatique augmente et il y a par conséquent une chute du taux d'Hémoglobine. Cette anémie par dilution se produit chez presque tout patient en phase de guérison. La diminution du taux d'Hémoglobine comme signe de l'augmentation du volume circulatoire est aussi un signe de surcharge avec défaillance cardiaque. **Ces patients ne doivent jamais être transfusés.**

La défaillance cardiaque n'est pas causée par l'anémie. Ceci est le signe d'une augmentation du volume sanguin, cause de la défaillance cardiaque proprement dite. C'est une erreur de diagnostic très fréquente. Ces patients en détresse respiratoire et anémiés ne doivent pas être transfusés.

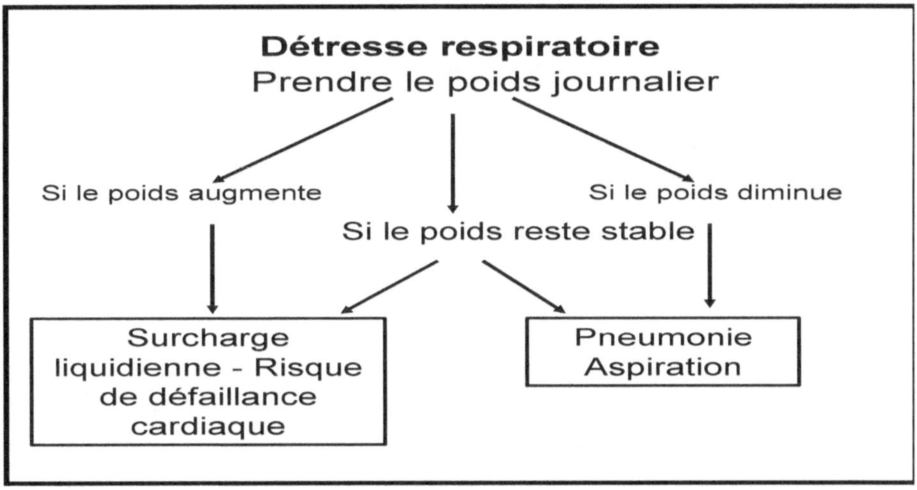

Schéma 37 : Conduite à tenir devant une détresse respiratoire.

Lorsqu'une défaillance cardiaque est diagnostiquée :

- Arrêter tout apport liquidien ou solide (oral ou IV). Aucun apport solide ou liquide ne doit être donné jusqu'à ce que tout risque de défaillance cardiaque soit éloigné ou ait disparu (même s'il faut attendre entre 24 et 48 heures). De petites quantités d'eau sucrée peuvent être données oralement si l'on suspecte une hypoglycémie ;
- Donner du furosémide (0,5 – 1 mg/kg). On ne doit pas compter sur le traitement diurétique seul pour traiter la défaillance cardiaque.

En option : la digoxine peut être donnée en dose unique et peu élevée (5 µg/kg est une dose moins élevée que la dose normale de digoxine). Dans ce cas-là, ne pas donner de dose de charge. Utiliser la préparation pédiatrique, ne pas utiliser de petites quantités à partir des préparations pour adulte.

Hypothermie

Les patients souffrant de MAS sont très sensibles à l'hypothermie (température rectale < 35,5 °C ou température axillaire < 35 °C).

Prévention

- Assurer une température ambiante entre 28 et 32°°C dans la pièce, notamment la nuit ;
- Garder les fenêtres et les portes fermées la nuit ;
- Surveiller la température ambiante à l'aide d'un thermomètre enregistrant la température maximum et minimum au mur ;

- Utiliser des lits d'adultes pour que les enfants dorment près de leur mère. Il faut évidemment avoir des couvertures en stock.

Traitement

- Réchauffer l'enfant en utilisant la technique du « kangourou » pour les enfants qui ont un accompagnant. L'enfant est mis sur le thorax de la mère peau à peau et enveloppé dans les habits de la mère ;
- Lui mettre un bonnet de laine ;
- Donner à boire des boissons chaudes à la mère (de l'eau chaude, du thé ou autre boisson chaude) ;
- Surveiller la température corporelle durant le réchauffement toutes les 30 minutes ;
- Traiter l'hypoglycémie et donner des antibiotiques de première ou deuxième intention.

Fièvre

Les enfants souffrant de MAS ne répondent pas aux antipyrétiques. De ce fait, les accompagnants et le personnel hospitalier donnent souvent des antipyrétiques de façon inappropriée, ce qui conduit souvent à une intoxication. Les antipyrétiques sont beaucoup plus toxiques chez l'enfant malnutri que chez un enfant normal.

Ne pas donner d'aspirine ou de paracétamol chez les patients souffrant de MAS à l'URENI.

Pour une fièvre modérée, jusqu'à 38,5°°C température rectale ou 38,0°°C de température axillaire, il ne faut pas la traiter, mais continuer le traitement systématique, découvrir l'enfant (enlever les couvertures, le bonnet et la plupart des habits) et le garder dans un endroit bien ventilé tout en lui donnant à boire et vérifier s'il n'a pas de paludisme où toute autre infection qu'il faut rechercher.

Pour une fièvre de plus de 39°C température rectale ou 38,5°°C température axillaire, lorsque le patient risque de développer une hyperthermie, mettre un tissu mouillé/humide sur le crâne de l'enfant, le réhumidifier dès qu'il est sec, le donner abondamment à boire et surveiller la diminution de la température corporelle toutes les 30 minutes. **Si la température ne diminue pas**, faire un enveloppement humide/mouillé qui couvre tout le corps de l'enfant.

Si la température descend sous 38°°C température rectale ou 37,5°°C température axillaire, arrêter tout enveloppement humide. On risque d'induire une hypothermie en voulant faire descendre la température corporelle trop basse, dans ce cas vérifier également s'il n'y a pas de paludisme et rechercher toute forme d'infection.

Anémie sévère

Diagnostic

Mesurer l'hémoglobine (Hb) à l'admission chez tout patient qui présente une anémie clinique[41].

Traitement

Si l'Hb est supérieure ou égale à 4 g/100 ml ou l'hématocrite (Hte) supérieur ou égal à 12 % ou si le patient a commencé le traitement (F75) depuis plus de 48 heures (de préférence 24 heures) et moins de 14 jours, ne donner aucun traitement, sauf une dose unique d'acide folique à l'admission.

Si Hb inférieure à 4 g/100 ml ou Hte inférieur à 12 % dans les premières 24 heures après l'admission, le patient souffre d'une anémie très sévère et il doit être traité.

- Donner 10 ml/kg de sang total ou 5 ml/kg de culot globulaire en 3 heures.
- Exemple : calculer la quantité de sang total (iso groupe, iso rhésus) à transfuser sur 3 heures de temps chez un enfant de 7,5 kg (1 ml de sang = 15 gouttes).
- Quantité totale de sang à transfuser : poids de l'enfant en kg × 10 = 7,5 × 10 = 75 ml.
- Temps de transfusion en mn = 3 × 60 = 180 mn.
- Nombre de gouttes de sang à transfuser = 15 × 75 = 1 125 gouttes.
- Débit de la transfusion = nombre de gouttes de sang à transfuser divisé par le temps de transfusion = 1 125 gouttes/180 mn = 6,25 gouttes/mn soit **6 gouttes/mn**.
- Arrêter toute alimentation pendant la transfusion de sang et 3 heures après la transfusion (soit 6 h).
- Ne pas transfuser un enfant qui débute le traitement avec F75 entre j2 et j14.
- Ne pas donner de fer en phase aiguë.

Si la pratique est courante dans les structures (unité de néonatalogie), il est préférable de faire une exsanguino-transfusion chez des enfants sévèrement malnutris ayant une anémie sévère.

Si une transfusion est nécessaire durant la période comprise entre le j2 et j14 après le début du traitement diététique, ou s'il y a défaillance

[41] L'Hb ne doit pas être mesurée dans la plupart des circonstances afin d'éviter que des personnes peu expérimentées ne voient une Hb trop basse et transfuser le patient durant la période de déséquilibre électrolytique (j2 à j14).

cardiaque avec une anémie très sévère, faire une exsanguino-transfusion. **Si l'expertise n'existe pas,** transférer le patient dans un centre où l'expertise technique est suffisante pour faire une exsanguino-transfusion (unité néonatale).

S'il y a défaillance cardiaque due à une anémie sévère, le débit cardiaque est élevé avec un pouls bien frappé et des battements du cœur audibles, des extrémités chaudes.

Une anémie ou une diminution de l'Hb et une détresse respiratoire sont des signes de surcharge liquidienne et d'augmentation du volume plasmatique. L'insuffisance cardiaque n'est pas due à l'anémie, mais l'anémie apparente est plutôt due à **l'hémodilution**, conséquence de la surcharge liquidienne, dans ce cas ne pas faire de transfusion de sang total ou de culot globulaire directement à ces patients[42].

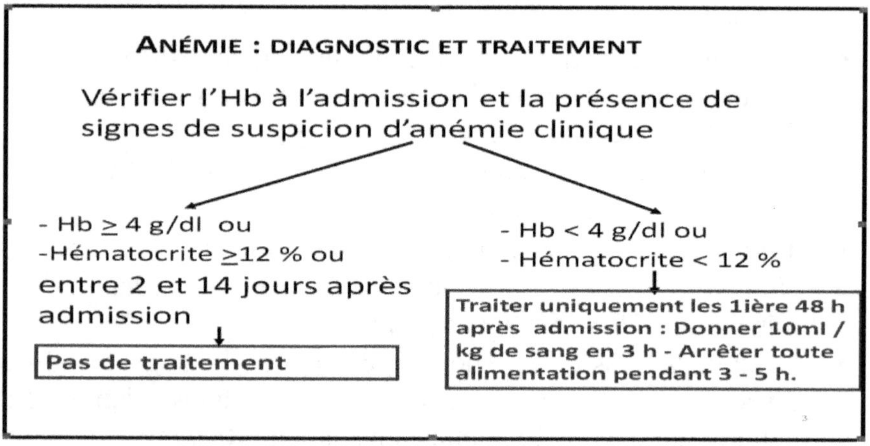

Schéma 38: Conduite à tenir devant une anémie

Hypoglycémie

Prévention de l'hypoglycémie

Les patients souffrant de MAS peuvent développer une hypoglycémie mais ceci n'est pas fréquent. Dans ces cas, il faut donner de l'eau sucrée à tout enfant qui a voyagé sur de longues distances, dès son arrivée au centre. En général, on ignore l'heure du dernier repas de l'enfant, tous les nouveaux arrivants doivent recevoir de l'eau sucrée (10 %) de façon systématique lorsqu'ils attendent leur tour pour être pesés, mesurés et

[42] Certains protocoles conseillent de transfuser les patients souffrant de MAS avec une Hb de plus de 4, s'il y a détresse respiratoire. Or souvent la détresse respiratoire est confondue avec une défaillance cardiaque. Par conséquent, ce conseil ne devrait pas être suivi.

examinés. Donner plus de sucre aux enfants souffrant d'hypothermie ou en choc septique, qu'ils aient ou non une hypoglycémie.
Les enfants qui développent une hypoglycémie sont ceux qui n'ont pas mangé depuis au moins 12 heures (des glucides lents notamment). Tout enfant qui ne prend pas ses repas pendant la journée doit avoir au moins un repas la nuit. Un enfant qui a pris tous ses repas pendant la journée ne développe pas d'hypoglycémie la nuit et n'a pas besoin d'être réveillé la nuit pour prendre un repas, car il n'est pas à risque d'hypoglycémie.

Diagnostic

Il y a souvent aucun signe d'hypoglycémie. La plupart des patients souffrant de MAS hypoglycémiques ne transpirent pas, ont la « chair de poule » ou pâlissent. Ils deviennent moins réceptifs, peu à peu sombrent dans le coma et souvent sont hypothermiques.
Un des signes d'hyperactivité du système nerveux sympathique, qui débute avec l'hypoglycémie confirmée et qui est présent chez le patient souffrant de MAS est la **rétraction de la paupière supérieure**.
Si un enfant dort les yeux ouverts, il faut le réveiller et lui donner de **l'eau sucrée ou du F75**. Les mères et le personnel médical doivent connaître ce signe et le rechercher chez les enfants notamment la nuit.

Traitement

- **Chez les patients conscients** et capables de boire, donner environ 50 ml d'eau sucrée à 10 % (≈5 à 10 ml/kg) ou du F75 par voie orale. En fait la quantité totale de sucre ou de F75 n'est pas toxique pour ce cas ;
- **Chez les patients obnubilés** (perte progressive de conscience), donner 50 ml d'eau sucrée à 10 % par SNG ;
- **Chez les patients inconscients** ou semi-conscients, donner de l'eau sucrée par SNG et du glucose en une seule injection IV (≈ 5 ml/kg de solution à 10 %. Les solutions plus concentrées causent des thromboses et ne doivent pas être utilisées) ;
- Donner l'antibiothérapie de seconde intention.

La réponse au traitement est rapide et décisive. Si un patient léthargique et inconscient ne répond pas rapidement à ce traitement, il faut **revoir votre diagnostic** et **traitement** (paludisme cérébral, méningite, hypoxie, hypernatrémie, etc.)

Autres complications

Le traitement des autres pathologies associées que l'on rencontre souvent chez l'enfant malnutri est résumé dans le tableau ci-dessous.

Tableau 64 : Conduite à tenir en cas d'autres pathologies associées

LESIONS CUTANÉES DU KWASHIORKOR	**Lésions sèches** : Pommade oxyde de zinc (2 applications par jour). **Lésions humides** : Désinfection à la Cétrimide à 2 % ou la chlorhexidine à 6 % uniquement pour les petites lésions. Rinçage puis badigeonnage au violet de gentiane dilué. Exposer les lésions à l'air **Lésions infectées** : Rinçage avec de l'eau stérile. Appliquer la pommade de sulfadiazine argentique en couche de 2 à 3 mm, 2 fois par jour. Ne pas hésiter à rajouter de l'Axacilline 250 mg (par voie générale)
GALE	Utiliser la pommade perméthrine • Si surinfection, traiter les lésions cutanées au violet de gentiane, et antibiothérapie
TEIGNE et CANDIDOSES CUTANÉES	Utiliser le nitrate de Miconazole en pommade à 2 %
CONJONCTIVITE	• Lavage des yeux et des mains au savon • Appliquer la pommade ophtalmique à la tétracycline à 1 % à raison de 2 applications par jour pendant 7 jours. • Attention à la xérophtalmie en cas d'opacité cornéenne ; si apparition de trachome, utiliser l'azithromycine à raison de 20 mg/kg en dose unique.

Autres conditions

Les patients peuvent d'abord présenter une MAS, malgré d'autres maladies sous-jacentes. Dès le début, il convient de les traiter tout d'abord selon le protocole MAS en vigueur.

Ceux qui ne répondent pas à ce traitement nécessitent des investigations complémentaires afin de trouver des causes sous-jacentes (voir Échec de réponse au traitement et Paragraphe investigation sur les causes d'échec au traitement et MAS et VIH/Sida/tuberculose).

Médicaments

Il faut être très prudent lors de la prescription de médicaments pour les patients souffrant de MAS. La plupart des doses de médicaments

recommandées pour un enfant normal sont soit toxiques, soit inefficaces chez ces patients MAS.
Les médicaments qui affectent le système nerveux central (tels que les antiémétiques), le foie, le pancréas, le rein, la fonction cardiaque ou intestinale et ceux qui provoquent une anorexie ne devraient pas être utilisés ou uniquement dans des circonstances très spécifiques.
Il est conseillé de commencer le traitement de la MAS au plus une semaine pour les maladies qui ne sont pas rapidement létales (par ex. : le VIH/Sida, jusqu'à ce que le traitement nutritionnel rétablisse le métabolisme du patient), avant que les doses standards ne soient administrées. Il convient d'éviter de donner beaucoup de médicaments, jusqu'à ce qu'on soit sûr de leur innocuité pour le traitement de la MAS, et leur dosage doit être ajusté pour les états de malnutrition aiguë. Des médicaments tels que le paracétamol sont inefficaces pour la plupart des patients souffrant de MAS et peuvent causer de sérieux dommages hépatiques. Donner des doses de médicaments réduites si ceux-ci n'ont pas été testés chez les patients souffrant de MAS. Donner des doses normales aux patients en phase de Réhabilitation ou en URENAS ou qui ont des degrés moindres de malnutrition.

Syndrome de renutrition

Ce « syndrome de renutrition » fait référence aux patients MAS (ou qui ont jeuné[43]) qui développent rapidement, après avoir pris une grosse quantité de nourriture, les signes cliniques suivant : extrême faiblesse, « apathie », léthargie, délire, symptôme neurologique, acidose, nécrose musculaire, défaillance hépatique et pancréatique, défaillance cardiaque conduisant au décès imprévu et foudroyant.
Ce syndrome est dû à la consommation rapide de nutriments essentiels lors d'un régime alimentaire déséquilibré. Il y a en général une diminution importante du phosphore, potassium et magnésium plasmatique. Les autres problèmes qui peuvent survenir durant la période de renutrition sont les œdèmes de renutrition et une diarrhée de renutrition.

Prévention

Il est important, lors du début du traitement, de ne pas passer brusquement à des volumes trop élevés de nourriture.

[43] Ce syndrome peut aussi arriver chez les patients obèses que l'on met à jeun durant leur traitement ; leur réalimentation soudaine peut provoquer un syndrome de renutrition ; ils ne sont pas amaigris mais comme les patients malnutris, ont adapté leur organisme à peu d'apport de nourriture.

À l'admission, les patients ne doivent jamais être forcés à manger sauf, évidemment, les apports prescrits dans le protocole. Il faut être vigilant et ne pas sur-nourrir ces patients avec une SNG. C'est pour prévenir ce syndrome que la phase de transition a été instaurée.
Certains protocoles URENAS administrent des quantités importantes d'ATPE à l'admission. Si la mère essaye de forcer son enfant à les prendre, on peut voir apparaître ce syndrome.

Traitement

Pour les patients en phase de Réhabilitation ou URENAS, retourner le patient en phase aiguë.
Pour les patients en phase aiguë, réduire le régime alimentaire de 50 % des apports prescrits et augmenter graduellement jusqu'à ce que les symptômes disparaissent peu à peu.

MALNUTRITION AIGUË SÉVÈRE ET VIH/Sida, TUBERCULOSE

Dépistage du VIH

Si un service de Conseils et Dépistage existe et, de plus, un programme de prophylaxie et traitement des infections opportunistes, il doit être proposé à tous les patients souffrant de malnutrition aiguë et à leurs accompagnants.
Si un service de prise en charge VIH est disponible, il doit toujours y avoir un service de conseil et dépistage associé avec le programme PCIMA.
Il est nécessaire que l'accompagnant soit consentant et capable de prendre en charge le traitement à domicile.
Si les parents de l'enfant sont atteints du VIH/Sida, une aide supplémentaire capable et consentante est nécessaire, car les parents souffrent d'une maladie chronique.
Durant cette longue maladie, la mère peut être souvent incapable de s'occuper de son enfant et l'URENAS est souvent une option difficilement réalisable.
Si la grand-mère s'occupe de tous ses petits enfants sans aide extérieure, il est possible que celle-ci ne puisse pas apporter une attention particulière à cet enfant souffrant de MAS. Dans certains cas aussi, le chef de famille est l'aîné des frères et sœurs de la famille.
Le support et la mobilisation de la communauté, de même que les ONG locales, peuvent être une aide inestimable dans ces circonstances.
Beaucoup de ces enfants doivent être initialement hospitalisés, d'autres

ont besoin de faire partie d'un programme spécifique ou d'une structure telle que l'URENAS.

Orphelinat : le personnel de l'orphelinat doit être formé à donner les soins de base aux patients souffrant de MAS ; il peut fonctionner comme une URENAS.

Les enfants doivent être dépistés en particulier pour la TB et la MAS au moment du dépistage VIH, les coinfections étant particulièrement fréquentes. TB, VIH et MAS sont des maladies liées entre elles et peuvent souvent apparaître chez les mêmes patients.

Dans les endroits où la prévalence du VIH est élevée, les patients peuvent être enrôlés dans les deux programmes. Il peut arriver que l'équipe de nutrition ou le personnel d'un autre programme ne soit pas au courant des interactions entre médicaments chez le patient souffrant de MAS. Pour ce qui concerne les médicaments ARV, des alternatives pour le traitement antipaludéen et antituberculeux sont nécessaires.

Traitement

Les centres de soins et traitement pour le VIH doivent pouvoir assurer la prise en charge des patients souffrant de la malnutrition aiguë et de TB, en traitement ambulatoire selon ce protocole. Si le traitement antituberculeux ou ARV débute chez un patient souffrant de la malnutrition aiguë des effets secondaires très sévères dus aux médicaments peuvent se développer. De tels effets peuvent être létaux ou à l'origine d'abandons. Tous les ARV ont des effets secondaires importants : leur toxicité et pharmacocinétique n'ont pas été évaluées de façon adéquate chez ces patients.

La plupart des enfants VIH répondent au traitement de la malnutrition aiguë aussi bien que les enfants sans VIH. Cependant, ceux qui ont un taux très bas de CD4 ont une mortalité plus élevée et ceux qui ont un taux de CD4 raisonnablement élevé semblent avoir le même risque de mortalité qu'un enfant non infecté.

Le traitement de la malnutrition aiguë est le même pour les patients VIH positif ou négatif dans les URENAM, URENAS/URENI

- Commencer par le traitement de la malnutrition aiguë, au minimum sur deux semaines, avant l'introduction des ARV afin de diminuer les effets secondaires des ARV, durant la phase de réhabilitation ;
- En cas d'absence de réponse au traitement, débuter le traitement ARV après deux semaines de traitement de MAS avec du F75 ;

- Donner du cotrimoxazole en prophylaxie contre la pneumonie à pneumocystose pour les patients VIH en plus de l'antibiothérapie systématique pour la MAS ;
- Éviter l'amphotéricine B chez les patients souffrant de MAS et VIH.

Une fois que le patient souffrant de MAS est traité de façon satisfaisante et qu'il a reçu des doses suffisantes de nutriments essentiels qui lui permettent de résister aux effets toxiques des médicaments VIH et TB, Commencer le traitement VIH et suivre les protocoles nationaux.

Pour les patients avec MAS et TB :

- ne pas les transférer immédiatement dans un centre antituberculeux, si le personnel de ce centre a peu d'expérience ou n'est pas formé au traitement de la MAS, ce traitement doit être prioritaire sur le traitement antituberculeux. Ce dernier peut être retardé de deux semaines au profit du traitement de la MAS, sauf pour le cas de la TB miliaire, la méningite tuberculeuse et le Mal de Pott ;
- éviter l'artéméther-luméfantrine et la rifampicine pour les patients MAS et sous ARV.

ÉCHEC AU TRAITEMENT (URENI)

Diagnostic

En général les patients ayant des critères d'échec au traitement doivent avoir un examen clinique et de laboratoire approfondi. Le temps et les ressources en personnel qualifié doivent être utilisés à bon escient pour les formations, supervisions, diagnostics et traitements des patients ne répondant pas au traitement standard. L'absence ou l'échec au traitement standard est un **diagnostic** en soi.

Pour l'URENAS, les raisons principales sont en général sociales et psychologiques. Ces raisons peuvent être les mêmes pour les patients de l'URENI mais de façon moins courante.

Tableau 65 : Critères d'échec de réponse au traitement pour les patients à l'URENI

Critères d'échec de réponse au traitement	temps écoulé après admission
Absence d'amélioration ou de retour de l'appétit	Jour 4
Absence totale de l'amorce de la fonte des œdèmes	Jour 4
Œdèmes encore présents	Jour 10
Ne remplit pas les critères de transfert à l'URENAS (ou phase de réhabilitation (phase II à l'URENI)	Jour 10
Détérioration clinique après admission	À tout moment

NB : Ne pas compter le jour de l'admission pour la durée de séjour.

Investigation sur les causes d'échec de réponses au traitement (URENI)

Tableau 66 : Principales causes d'échec de réponse au traitement à l'URENI

CAUSES LIÉES À LA STRUCTURE	CAUSES LIÉES AU PATIENT
• Mauvaise application du protocole	• Une complication médicale (voir section 7 : Complications)
• Environnement non propice aux patients souffrant de MAS ;	• Toxicité des médicaments (voir paragraphe 7.14. Médicaments)
• Personnel trop strict et intimidant ;	• Volume de nourriture prise insuffisant (critères pour poser une SNG) ;
• Personnel mal formé, rotation excessive ou chef du personnel médical non formé au traitement ;	• Nourriture consommée par les frères et sœurs ou accompagnant
• Personnel insuffisant (notamment la nuit)	• Partage de la nourriture avec l'accompagnant
• Traitement des patients dans un lieu ouvert, au milieu des autres patients ;	• Malabsorption
• Fiche de suivi incomplète et mal remplie ou utilisation du dossier traditionnel du patient ;	• Traumatisme psychologique
• Balance imprécise et non fiable ou pesées irrégulières et non reportées sur le graphique	• Rumination (et autres types de traumatisme psychosocial sévère)

Tableau 66 : Principales causes d'échec de réponse au traitement à l'URENI (suite)

CAUSES LIÉES À LA STRUCTURE	CAUSES LIÉES AU PATIENT
• F75 non préparé, mal préparé ou donné de façon incorrecte	• Infection d'origine virale, bactérienne résistante aux antibiotiques utilisés, candidoses, diarrhée, dysenterie, pneumonie, TB, infections urinaires, otite, paludisme, VIH/Sida, schistosomiase, leishmaniose, hépatite/cirrhose
• Insuffisance de suivi	• Autres maladies sous-jacentes importantes : anomalies congénitales (par ex. : le syndrome de Down ou trisomie 21), atteintes neurologiques (par ex. : hémiplégie), maladies métaboliques congénitales
• Insuffisance de motivation du personnel	

Lorsque l'état clinique du patient se détériore après avoir progressé de façon satisfaisante initialement, ceci est dû en général à :

- un déséquilibre électrolytique dû en particulier au passage du sodium du système intracellulaire vers le système extracellulaire entraînant une expansion du liquide circulant et par conséquent provoquant une surcharge ou un syndrome de renutrition ;
- le dosage ou l'utilisation inappropriée de médicaments chez le malnutri ;
- l'inhalation de produits thérapeutiques ;
- une infection aiguë contractée d'un autre patient dans le centre (c'est ce que l'on appelle les infections « nosocomiales ») ou après la visite d'un parent ou d'un membre de la famille ;
- la réactivation du système immunitaire et inflammatoire, lors de la phase de réhabilitation ;
- l'absence/insuffisance des micronutriments de type II dans le régime diététique peut constituer un facteur limitant pour la croissance. Ceci est peu fréquent avec les produits thérapeutiques modernes (F75, F100 et ATPE), mais cela peut arriver avec des produits fabriqués

localement ou avec l'introduction « d'autres produits thérapeutiques », ou lorsque l'accompagnant partage son repas avec le patient (voir paragraphe 7.5.2. Syndrome de renutrition).

Conduites à tenir/traitement

- Noter sur la fiche de suivi le diagnostic et référer le patient à un médecin expérimenté ;
- Évaluer l'état du patient en analysant les antécédents cliniques et en faisant un examen approfondi du patient ;
- Prendre sa température, son pouls, sa fréquence respiratoire avec précision.

Si besoin :

- faire un examen d'urine pour rechercher du pus, un prélèvement sanguin avec culture, une analyse de crachats et un prélèvement au niveau de la trachée pour rechercher la TB, un examen de la rétine pour rechercher de tâches tuberculeuses dans la semi-obscurité ;
- faire une radio du thorax ;
- faire un examen de selles pour rechercher du sang, du giardia (trophozoïtes ou kystes) ; culture de selles pour rechercher des bactéries pathogènes. Test VIH, tests hépatiques et goutte épaisse pour le paludisme ;
- faire une ponction lombaire pour examen et culture du liquide cérébro-spinal ;
- demander aux parents si des médicaments traditionnels et d'autres traitements ont été utilisés à l'URENI et demander à les voir ;
- revoir systématiquement la liste des causes d'échec au traitement (voir : encadré ci-dessus).

Si la résolution de la cause n'a pas d'effets immédiats, demander une évaluation externe par un médecin expérimenté dans le traitement de la MAS. Dans ce cas :

- revoir la supervision du personnel avec une formation pratique si nécessaire ;
- calibrer les balances et toises ;
- référer les patients souffrant de maladies chroniques (maladies cardiaques congénitales, hydrocéphalie, hémiplégie, dysplasie bronchopulmonaire, insuffisance rénale chronique, etc.) au service spécialisé de la pédiatrie.

PHASE DE TRANSITION

Cette phase prépare le patient à la phase de réhabilitation/phase II à l'URENI ou à son transfert en ambulatoire vers l'URENAS. Occasionnellement, la phase de réhabilitation peut se faire en centre hospitalier (URENI), si les conditions de prise en charge en ambulatoire ne sont pas réunies. S'il y a absence d'URENAS à proximité du domicile du patient, celui-ci décide de rester à l'URENI (voir Prise en charge des moins de 6 mois ou de moins de 3 kg avec accompagnante).

La phase de transition dure de 1 à 5 jours, mais elle peut être plus longue, en particulier lorsqu'une autre pathologie est associée telle que la TB ou le VIH/Sida ; une phase de transition prolongée est un critère d'échec au traitement.

Traitement nutritionnel

La seule différence avec la phase aiguë est le changement de régime diététique. On passe de l'utilisation du F75 à l'ATPE ou au F100, si l'ATPE n'est pas accepté par le patient continuer à le proposer.

Il est préférable d'utiliser l'ATPE durant la phase de transition. Les patients très malades qui vont continuer le traitement en ambulatoire doivent s'habituer à l'ATPE avant de rentrer à leur domicile :

- donner le volume total d'ATPE pour la journée selon le tableau 15 ;
- conseiller à la mère d'allaiter son enfant 30 minutes avant de lui donner l'ATPE ;
- dire à la mère de se laver les mains au savon avant de donner le sachet d'ATPE ;
- dire à la mère de donner à boire à l'enfant à volonté ;
- conseiller à la mère de conserver le sachet dans une boîte (à l'abri des insectes et des rongeurs) lorsque l'enfant a fini son repas ;
- il est important que le personnel soignant évalue régulièrement et conseille la mère sur la quantité d'ATPE à donner à l'enfant ;
- il est utile d'avoir des horaires de repas réguliers pour les patients où les mères/accompagnants se réunissent pour les repas.

Pour les patients ne prenant pas suffisamment d'ATPE (poids stationnaire) :

- donner du F100 pendant quelques jours et ensuite réintroduire l'ATPE ;
- repasser voir le patient en phase aiguë pour un jour en lui donnant du F75 ;
- ne pas donner d'autres aliments durant cette période ;
- ne pas laisser la mère/accompagnant prendre son repas au même endroit et au même moment que le patient ;

- surveiller la mère/accompagnant et les autres enfants, pour qu'ils ne mangent pas l'ATPE du patient ;
- Zssurer la disponibilité d'eau potable à volonté dans le service et au niveau du patient. La mère/accompagnant doit lui offrir de l'eau à volonté au moment où après la prise d'ATPE ;
- Retranscrire sur la fiche de suivi URENI le volume donné et consommé.

Un des avantages de l'ATPE est la possibilité de le donner la nuit sans surveillance, d'où la possibilité de diminuer le personnel de nuit.

Certains patients refusent totalement l'ATPE au début. Si c'est le cas, donner du F100 pendant un ou deux jours et ensuite réintroduire l'ATPE. D'autres patients préfèrent l'ATPE. Il est important de donner le produit que le patient préfère, les deux produits étant équivalents sur le plan nutritionnel.

Si l'ATPE n'est pas disponible, ou si les patients ne prennent pas l'ATPE (jeunes enfants et environ 10 % des enfants plus âgés préfèrent souvent un produit thérapeutique liquide), dans ce cas :

utiliser le F100 (130 ml = 130 kcal) ;

Lorsque le F100 est utilisé, le nombre, les horaires et le volume des repas restent le même en phase de transition que le F75 en phase aiguë ;

- demander à la mère d'allaiter son enfant, 30 minutes avant le repas. Le F75 et F100 sont dans les boîtes de 400 g avec des dosettes. On faut diluer avec 2 200 ml d'eau bouillie à 75 °C une boîte de F75 et 1 850 ml d'eau bouillie-tiédie pour le F100. Une dosette fait 25 ml ;
- donner 6 ou 5 repas par jour ;
- noter sur la fiche de suivi URENI le volume donné et pris.

  Même si le patient reste à l'URENI durant la phase de Réhabilitation, l'ATPE peut être donné en phase de transition et en phase de Réhabilitation, ceci soulage le personnel qui prépare les repas plusieurs fois par jour.

NB : Le F100 doit toujours être préparé et distribué à l'URENI par un personnel formé à son utilisation. Il ne doit pas être gardé sous sa forme liquide à température ambiante plus de 2 heures avant sa consommation. Il ne doit jamais être donné à la maison.

Les volumes d'ATPE à donner sur une période de 24 heures en phase de transition par classe de poids sont indiqués dans le tableau ci-dessous.

Tableau 67 : ATPE par classe de poids et par jour en phase de transition

Classe de poids (kg)	Pâte	Pâte	Barres	Total
	Grammes	Sachets	Barres	Kcal
3 – 3,4	90	1,00	1,5	500
3,5 – 3,9	100	1,00	1,5	550
4 – 4,9	110	1,25	2,0	600
5 – 5,9	130	1,50	2,5	700
6 – 6,9	150	1,75	3,0	800
7 – 7,9	180	2,00	3,5	1000
8 – 8,9	200	2,00	3,5	1 100
9 – 9,9	220	2,50	4,0	1 200
10 – 11,9	250	3,00	4,5	1 350
12 – 14,9	300	3,50	6,0	1 600
15 – 24,9	370	4,00	7,0	2 000
25 – 39	450	5,00	8,0	2 500
40 – 60	500	6,00	10,0	2 700

NB : Si le F100 et l'ATPE sont donnés, ils peuvent être substitués l'un à l'autre sur la base de 100 ml de F100 = 20 g d'ATPE[44].

[44] Si les tableaux doivent être construits, utiliser les valeurs suivantes : 100 ml de F100 = 18,5 g d'ATPE et 10 g d'ATPE = 54 ml de F100, arrondis à 5 ou 10 ml.

Tableau 68 : F100 par classe de poids et par repas pour 6 – 5 repas par jour en phase de transition

Classe de poids (kg)	6 repas par jour	5 repas par jour
Moins de 3,0	NE PAS DONNER DE F100[45]	
3,0 – 3,4	75 ml par repas	85 ml par repas
3,5 – 3,9	80	95
4,0 – 4,4	85	110
4,5 – 4,9	95	120
5,0 – 5,4	110	130
5,5 – 5,9	120	150
6 – 6,9	140	175
7 – 7,9	160	200
8 – 8,9	180	225
9 – 9,9	190	250
10 – 10,9	200	275
11 – 11,9	230	275
12 – 12,9	250	300
13 – 13,9	275	350
14 – 14,9	290	375
15 – 19,9	300	400
20 – 24,9	320	450
25 – 29,9	350	450
30 – 39,9	370	500
40 – 60	400	500

Les tables donnent le volume de F100 à offrir par repas aux patients en phase de transition qui ne prennent pas d'ATPE. Ils prennent normalement leurs 6 repas par jour durant la journée et aucun repas la nuit.

Traitement médical systématique

Les antibiotiques de routine doivent être pris sur une durée de 4 jours en phase de transition en plus de la phase aiguë, et pour les patients transférés vers l'URENAS jusqu'à leur jour de transfert. Les patients qui sont transférés en URENAS après avoir été suivis en URENI n'ont pas besoin de recevoir à nouveau une antibiothérapie systématique.

Surveillance

La même surveillance de la phase aiguë est maintenue en phase de transition.

Critères de retour de la phase de transition à la phase aiguë

---

[45] Ajouter de l'eau selon le volume d'eau prescrit ; le terme « dilué » est réservé au F100 auquel on a ajouté 1/3 d'eau en plus de la quantité normale (135 ml pour 100 kcal) : on qualifie ce lait de « F100-dilué ».

Il faut retourner le patient en phase aiguë s'il présente :

- Une augmentation rapide du volume du foie et de sa sensibilité ;
- L'apparition de signes de surcharge (augmentation de la fréquence respiratoire) ;
- Un gain de poids de plus de 10 g/kg par jour (soit un excès de rétention liquidienne) ;
- L'apparition d'une distension abdominale (ceci indique un péristaltisme anormal, une prolifération bactérienne de l'intestin grêle et peut être, un excès d'apport en glucides lents) ;
- L'apparition d'une diarrhée de renutrition avec perte de poids (NB : On peut avoir des selles liquides sans perte de poids (voir paragraphe sur la diarrhée de renutrition) ;
- L'apparition d'une complication nécessitant une perfusion IV (paludisme, déshydratation, etc.) ;
- une détérioration de l'état du patient (voir *Traitement du choc hypovolémique après déshydratation chez le marasmique*) ;
- une augmentation des œdèmes (évaluer s'il y a eu une consommation imprévue de sodium, particulièrement s'il y a eu partage avec les repas de la mère /accompagnante ou les médicaments – si une source externe de sodium est trouvée, il faut l'éliminer le plus rapidement possible et les patients ayant un bon appétit doivent rester en phase de transition) :
- Si le patient sans œdèmes en développe soudainement (investiguer toutes sources possibles d'apport de sodium).

Si le patient présente une augmentation du nombre de selles lorsqu'il change de régime alimentaire, ceci doit être ignoré s'il ne perd pas de poids. **Plusieurs selles liquides sans pertes de poids ne sont pas un critère de passage de la phase de transition à la phase aiguë.**

Critères de transfert de la phase de transition à l'URENAS

Le critère principal pour passer de la phase de transition (URENI) à la phase de réhabilitation en ambulatoire (URENAS) est :

- Un bon appétit (soit une consommation d'au moins 90 % d'ATPE) ;
- Pour les patients avec présence d'œdèmes (kwashiorkor), une fonte totale des œdèmes à une croix ;
- Absence de complications.

Les autres conditions sont les suivantes :

- Un accompagnant capable de s'occuper du patient à domicile et qui est d'accord pour le traitement à l'URENAS ;
- Des quantités d'ATPE suffisantes ;

- Une URENAS à proximité du domicile du patient.

Un patient transféré d'un mode de traitement à un autre est toujours dans le programme PCIMA pour cet épisode de MAS ; ce n'est pas une sortie de l'URENI, mais un transfert d'un mode de traitement du programme vers un autre mode de traitement de ce même programme néanmoins l'URENI va compter ce transfert comme un patient « traité avec succès ».

PHASE DE RÉHABILITATION (PHASE II) À L'URENI

Bien qu'il soit fortement recommandé que la phase de réhabilitation nutritionnelle se fasse en ambulatoire au niveau d'une URENAS, ce n'est pas toujours possible de le faire.

Si l'accompagnant n'est pas capable d'assurer le suivi de l'enfant à domicile, si l'environnement familial n'est pas propice à ce genre de prise en charge, qu'aucun autre membre de la famille ne souhaite prendre soin de l'enfant, un enfant abandonné non pris en charge par un orphelinat, pas de service d'URENAS opérationnel ou une rupture de stock d'ATPE alors ce patient va devoir rester à l'URENI jusqu'à guérison complète.

Traitement nutritionnel (F100 ou ATPE)

Les enfants allaités doivent toujours recevoir le lait maternel avant le F100 ou l'ATPE et ce à la demande. Pendant la phase de réhabilitation nutritionnelle (phase II), les patients peuvent recevoir un apport illimité de F100 ou ATPE (sans toutefois dépasser plus de 200 kcal/kg/j).

À l'URENI, le lait F100 ou l'ATPE peuvent être utilisés durant cette phase. Ils sont nutritionnellement équivalents (à l'exception du fer qui n'est pas dans le F100 contrairement à l'ATPE) et l'un peut être remplacé par l'autre.

Le F100 (100 ml = 100 kcal) : il est donné en cinq à six repas par jour. Une bouillie peut être donnée aux patients qui ont plus de 24 mois (environ 8 kg). Ce n'est pas nécessaire ni souhaitable de donner de la bouillie, mais beaucoup d'enfants réclament la nourriture qu'ils connaissent et donc une bouillie peut être donnée comme un repas à part entière et utilisée comme incitation pour consommer les aliments thérapeutiques. Il est préférable de la donner lors du dernier repas de la journée pour être sûr que la quantité de lait F100 ait été administrée durant la journée, ce qui permet à l'enfant de digérer sa bouillie durant la nuit.

Les ATPE peuvent être utilisés à l'URENI. Les avantages de leur utilisation sont, l'allègement de la charge de travail et de la supervision par le personnel soignant, aucune préparation n'est nécessaire. Ces aliments peuvent être consommés toute la journée et la mère peut nourrir son enfant elle-même durant la nuit ; de plus, il n'est pas nécessaire de donner un supplément de fer à l'enfant.

Certains enfants préfèrent le F100 et d'autres les ATPE. Cependant, consommer le même aliment pendant plusieurs semaines peut être monotone et beaucoup de patients plus âgés apprécient un changement d'alimentation. On peut très bien donner du F100 pendant la journée lorsqu'il y a suffisamment de personnel et donner des ATPE le soir et durant la nuit.
La quantité d'aliments thérapeutiques à donner est illustrée dans le tableau suivant :

Tableau 69 : Quantité de F100 ou d'ATPE à offrir à chaque repas pour 5 à 6 repas par jour ou quantité d'ATPE à donner sur la journée entière pour la phase de réhabilitation nutritionnelle.

Classe de poids kg	6 repas/ jour		5 repas/jour		Jour entier
	F100	**RUTF**	**F100**	**RUTF**	**RUTF**
	ml/repas	**g/repas**	**ml/repas**	**g/repas**	**g/jour**
Moins de 3	Le lait F100 non dilué et les ATPE ne sont pas donnés aux enfants de moins de 3 kg : utilisez le F100 dilué				
3,0 – 3,4	110	20	130	25	120
3,5 – 3,9	125	20	150	25	130
4,0 – 4,9	135	25	160	30	150
5,0 – 5,9	160	30	190	35	175
6,0 – 6,9	180	35	215	40	200
7,0 – 7,9	200	35	240	45	220
8,0 – 8,9	215	40	260	45	235
9,0 – 9,9	225	40	270	50	250
10,0 – 11,9	230	45	280	50	260
12,0 – 14,9	260	50	310	60	290
15,0 – 19,9	300	55	360	65	330
20,0 – 24,9	370	65	440	80	400
25,0 – 29,9	420	75	500	90	450
30,0 – 39,9	450	80	540	100	500
40 – 60	530	100	640	120	600

NB : Un sachet d'ATPE contient 92 g et apporte 500 kcal (un gramme = 5,4 kcal)

Si les patients finissent la quantité donnée, une ration supplémentaire doit être donnée.
Quand l'ATPE est donné, une quantité suffisante d'eau doit être offerte pendant et après chaque repas afin de satisfaire la demande du patient. Les ATPE pouvant être conservés sans problème, la quantité nécessaire pendant 24 h peut être distribuée en une seule fois. Mais l'aide-soignant doit régulièrement vérifier la quantité consommée, évaluer l'appétit de l'enfant et s'assurer que l'accompagnant ne consomme pas les produits thérapeutiques.

Remarque :

- Un supplément de fer doit être ajouté au lait F100 en phase de réhabilitation ;
  Ajouter un comprimé de sulfate de fer écrasé (200 mg) pour 2 à 2,4 l de F100 ;
- Pour les volumes plus petits :
  - 1 000 à 1 200 ml de F100, diluer un comprimé de sulfate de fer (200 mg) dans 4 ml d'eau et ajouter 2 ml de cette solution dans le F100,
  - 500 à 600 ml de F100, ajouter 1ml de cette solution dans le lait ;
- Comme alternative s'il y a peu d'enfants, du fer sous forme de sirop peut être donné ;
- Les ATPE contiennent déjà la quantité nécessaire de fer.

Tableau 70 : Fréquence de la surveillance en phase de réhabilitation

Surveillance en phase de réhabilitation	**Fréquence**
Poids et œdèmes	3 fois par semaine
Température corporelle mesurée	Tous les matins
Les signes cliniques standards (selle, vomissement, etc.)	Tous les jours
PB est mesuré	Toutes les semaines
Appétit évalué à partir de la quantité consommée	La consommation des aliments thérapeutiques est notée sur la fiche de suivi

Les autres traitements de routine sont les mêmes que ceux donnés aux patients des URENAS à savoir le déparasitage et la vaccination contre la rougeole avant d'être déchargés.
Les critères pour repasser de la phase de réhabilitation à la phase aiguë (phase I) de l'URENI sont les mêmes que ceux mentionnés pour les patients pris en charge à l'URENAS.

Les critères de décharge sont les mêmes que ceux des patients pris en charge à l'URENAS.

PROCÉDURES DE DÉCHARGE

- Enregistrer la décharge du patient dans le registre de l'URENI suivant les dénominations suivantes : « traité avec succès », ou « décédé », ou « abandon » ou « référé médical » ;
- Compléter la fiche de suivi URENI, remplir la fiche de transfert avec le Numéro-MAS en notant toutes les informations sur le traitement ;
- Informer l'URENAS du retour du patient à son domicile ;
- Donner à la mère/accompagnante une copie de la fiche de transfert, le nom, l'adresse de l'URENAS, le jour de la consultation et la quantité d'ATPE jusqu'au prochain rendez-vous à l'URENAS et garder une copie à l'URENI ;
- Écrire sur la fiche de suivi le traitement donné et le poids du patient à l'entrée et à la sortie.
- S'assurer que la mère/accompagnante a reçu durant son séjour à l'URENI, des connaissances sur la stratégie PB mères, les pratiques familiales essentielles y compris l'ANJE, la stimulation et l'éveil de l'enfant.

NB : La formation des accompagnants sur la stratégie PB mères doit être associée à la délivrance d'une bande de Shakir dès le premier jour du traitement.

PRISE EN CHARGE DES NOURRISSONS DE MOINS DE 6 MOIS OU DE MOINS DE 3 KG, AVEC ACCOMPAGNANTE A L'URENI

Les nourrissons malnutris sont trop faibles pour téter de manière efficace et stimuler une production adéquate de lait maternel. La mère quant à elle, pense souvent qu'elle n'a pas suffisamment de lait et doute de son habilité à allaiter son enfant de façon adéquate. La faible production de lait maternel est due à la stimulation insuffisante par un nourrisson affaibli.

Les tentatives répétées d'allaiter ces nourrissons de façon exclusive s'avèrent un échec : ils continuent de perdre du poids et souvent la mère est persuadée que l'allaitement exclusif ne marchera pas surtout si son enfant est malnutri. D'une part, traiter ces nourrissons avec des régimes diététiques artificiels conduit au sevrage, mais la mère voit les laits diététiques comme la seule alternative pour que son enfant guérisse. D'autre part, sevrer ces nourrissons lorsqu'il y a présence de malnutrition aiguë sévère, ce qui augmente considérablement les risques de mortalité.

L'objectif du traitement de ces patients est d'arriver à ce que la mère reprenne l'allaitement exclusif par la stimulation de l'allaitement maternel. Cependant, il faut en même temps que l'enfant soit supplémenté pour qu'il reprenne des forces afin de stimuler la production de lait maternel et assurer une bonne croissance. La production de lait maternel est stimulée par la Technique de Supplémentation par Succion (TSS). Cette technique demande la mise au sein très fréquent de l'enfant. Elle demande du temps et une certaine technicité et habilité, mais celle-ci est la seule technique possible et efficace pour ces nourrissons.

ACTIVITÉS ET MATÉRIELS NÉCESSAIRES

Activités

- Admettre le nourrisson : prendre ses mesures anthropométriques et l'examiner, évaluer les critères d'admission, l'enregistrer dans le registre et sur la fiche de suivi URENI ;
- Expliquer à la mère le but du traitement ;
- Prendre en charge les nourrissons en utilisant la TSS ;
- Préparer le lait F100-dilué (135 ml/100 kcal), former le personnel aux techniques, à la surveillance et au suivi des nourrissons et de leur mère ;
- Décharger le nourrisson et sa mère.

En termes d'intrants, le régime diététique comprend le lait maternel exprimé si la mère a du lait, le F100-Dilué ou lait diététique 1er Âge et les repas pour la mère/accompagnante.

Le traitement systématique comprend les médicaments nécessaires pour le traitement médical systématique, la nourriture et les nutriments pour la mère/accompagnante.

ADMISSION

Tableau 71 : Critères d'admission

ÂGE	CRITÈRES D'ADMISSION
Nourrissons de moins de 6 mois allaités ou de moins de 3 kg allaités	Le nourrisson est trop faible pour téter de façon efficace (quel que soit son P/T, poids/âge (P/A) ou autre mesure anthropométrique) **ou** ▪ Le nourrisson ne prend pas de poids à domicile (après une série de prise de poids lors du suivi de la croissance, par ex. changement d'indice P/A) **ou** ▪ P/T < –3 Z-score **ou** ▪ Présence d'œdèmes bilatéraux

Chacun de ces critères d'admission décrit l'échec de l'allaitement maternel qui ne permet pas au nourrisson de prendre du poids et de se développer normalement.
De la naissance à 6 mois, l'indice P/A est la mesure la plus appropriée pour évaluer le statut nutritionnel. À cet âge, ne pas prendre de poids peut être qualifié comme une malnutrition aiguë.
Il existe cependant deux catégories de petits poids de naissance : les prématurés et les hypotrophes (petits poids à la naissance sans retard gestationnel) qui sont exclusivement allaités et gagnent du poids de façon satisfaisante ; ils se développent bien et n'ont nullement besoin d'être admis. Le meilleur moyen pour distinguer cette catégorie de l'autre est le suivi régulier de la prise de poids ; c'est toute la valeur des programmes de suivi de la croissance.
L'enregistrement consiste à inscrire le nourrisson dans le registre mais aussi à remplir la fiche de suivi URENI et expliquer à la mère le but du traitement qui consiste au rétablissement de l'allaitement exclusif.

PRISE EN CHARGE

Traitement nutritionnel par la technique de supplémentation par Succion (TSS)

Le lait utilisé par la technique de supplémentation par succion (TSS) peut être soit le lait maternel exprimé soit F100-dilué soit du lait 1er âge.
NB : Ne jamais donner de F100 entier (100 ml pour 100 kcal) pour les nourrissons de moins de 3 kg. La charge ionique rénale est trop élevée pour cette catégorie d'enfant et peut provoquer une déshydratation hypernatrémique.
Le type de lait pour les nourrissons avec présence d'œdèmes bilatéraux est le F75. Par contre pour les nourrissons amaigris il faut donner uniquement du lait maternel exprimé ou F100-dilué ou lait 1er âge. Si c'est possible, utiliser les laits pour prématurés.
NB : Le lait entier non modifié ne doit pas être utilisé.

Préparation du lait par la technique de supplémentation par succion (TSS).

Il est possible d'exprimer manuellement le lait maternel par la technique de supplémentation par succion. Par contre la préparation du lait F100-dilué consiste à prendre 100 ml de F100 déjà reconstitué (selon les instructions sur la boîte) et ajouter 35 ml d'eau, ce qui correspond à ce moment à 135 ml de F100-dilué pour 100 kcal. Il est recommandé de jeter tout excès de lait non consommé par l'enfant.

Pour le lait 1er âge, il faut diluer le lait selon les instructions qui se trouvent sur la boîte.

Les Quantités à administrer par la TSS à chaque repas sont données dans le tableau ci-dessous. Il ne convient pas d'augmenter les quantités données lorsque le nourrisson commence à reprendre de la force, à téter plus efficacement et à gagner du poids. Encourager la mère lorsque le nourrisson prend du poids en lui disant que « son enfant guérit grâce à son lait ».

Tableau 72 : Quantités de lait à donner par la Technique de Supplémentation par Succion (TSS) par repas pour 8 repas par jour par classe de poids, pour nourrissons. Ml

CLASSE DE POIDS (KG)	ML PAR REPAS (POUR 8 REPAS/JOUR)
	Lait maternel exprimé, F100-dilué Lait infantile 1er âge
≥ 1,2	25 ml par repas
1,3 – 1,5	30
1,6 – 1,7	35
1,8 – 2,1	40
2,2 – 2,4	45
2,5 – 2,7	50
2,8 – 2,9	55
3,0 – 3,4	60
3,5 – 3,9	65
4,0 – 4,4	70

Les nourrissons de moins de 6 mois avec œdèmes doivent commencer avec du lait maternel exprimé ou F75 et non du F100-dilué. Lorsque les œdèmes se résorbent et que le nourrisson tête de façon efficace, continuer avec le lait maternel exprimé ou passer au F100-dilué ou au lait infantile 1er âge. Poursuivre le traitement comme chez l'enfant sans œdèmes.

Conseiller à la mère d'allaiter toutes les 3 heures pendant environ 20 minutes et, plus souvent si le nourrisson pleure ou semble avoir encore faim. Peu de temps (30 à 60 minutes) après avoir allaité, remettre le nourrisson au sein et aider la mère à lui donner F100-dilué/ le lait infantile 1er âge en utilisant la technique de sucions du sein (TSS) et noter sur la fiche de suivi TSS les informations collectées.

Technique de supplémentation par succion (TSS)

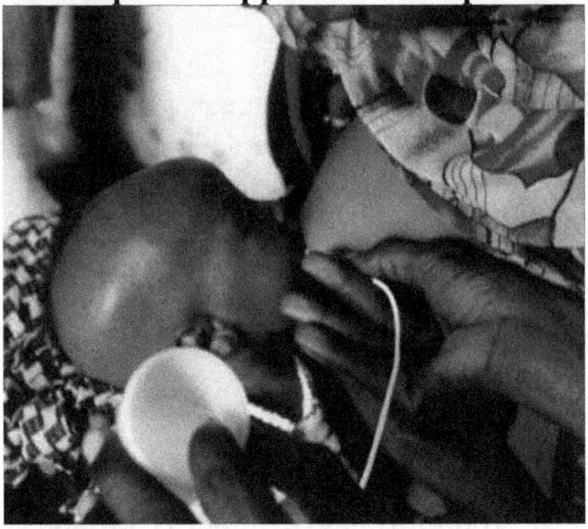

Au début de la TSS

- Utiliser une SNG n° 8 ;
- Mettre la quantité de lait pour la TSS dans une tasse/bol et la tenir ;
- Mettre le bout de la SNG coupé dans la tasse/bol ;
- Mettre l'autre extrémité de la SNG au niveau du mamelon ;
- Dire à la mère de donner le sein de façon à ce que le nourrisson le prenne bien.

Source : *DGSHP, Protocole national de PEC de la MAS*
Image 16 : Technique de succion

NB : Au début, les mères trouvent souvent plus facile de fixer la SNG sur le sein avec un sparadrap, avec l'habitude elles n'en auront plus besoin.
Lorsque le nourrisson tête avec la SNG dans sa bouche, le lait est aspiré de la tasse vers la SNG et ensuite dans sa bouche. C'est le même principe que de prendre une boisson avec une paille. Il faut :

- aider la mère au début en tenant la tasse/bol et la SNG en place ;
- encourager la mère en la mettant en confiance ;
- placer la tasse/bol au début à environ 5 à 10 cm en dessous du mamelon pour que le lait-TSS puisse être aspiré par le nourrisson sans trop d'effort ;
- ne jamais placer la tasse au-dessus du mamelon, sinon le lait-TSS peut aller dans la bouche du nourrisson par le système des vases communicants avec des risques importants d'inhalation ;
- dire à la mère de se relaxer. Des instructions excessives ou trop précises sur la position correcte de la bouche du nourrisson et le mamelon de la mère risquent souvent d'inhiber les mères et leur faire plus penser à la difficulté technique qu'elle ne l'est effectivement. Il faut que la mère se sente en confiance pour que la technique marche de façon satisfaisante.

Cela peut prendre un ou deux jours pour que le nourrisson prenne bien le bout de la SNG et se fasse au goût du mélange des deux laits, mais il est important de persévérer.

Plus tard, lorsque le nourrisson reprend des forces, il faut :

- descendre la tasse/bol à environ 30 cm du mamelon ;
- lorsque les mères sont plus en confiance, leur demander si elles veulent faire la technique toute seule. Elles peuvent la faire en tenant la sonde sur le sein d'une main et de l'autre la tasse/bol et le nourrisson ;
- utiliser une autre mère qui a réussi à faire la technique toute seule avec succès, pour aider les autres ;
- essayer de rassembler les mères qui font la TSS. Une fois que l'une d'entre elles l'utilise avec succès, cela encourage les autres mères à faire la même chose et souvent elles trouvent cela plus facile de copier la technique ;
- si le lait donné par TSS change soudainement, le nourrisson prend en général plusieurs jours pour se réhabituer au nouveau goût. Il est donc préférable de continuer avec le même régime alimentaire durant tout le traitement.

Cet enfant tête et en même temps reçoit du lait (135 ml/100 kcal/kg/j) par la TSS. Monter ou descendre la tasse/bol va déterminer la facilité avec laquelle le nourrisson reçoit le supplément.

Pour les nourrissons très faibles, le niveau supérieur du lait dans la tasse/bol peut être entre 5 et 10 cm sous le niveau du mamelon. S'il est au-dessus du mamelon, le lait va couler dans la bouche du nourrisson et donc il peut y avoir danger d'aspiration ou de fausses routes.

Nettoyage de la SNG

Après le repas, nettoyer la SNG avec de l'eau propre en utilisant une seringue. Ensuite tourner rapidement la SNG pour drainer l'eau à l'intérieur de la SNG par la force centrifuge, et veiller à ce qu'il ne reste pas d'eau dans la SNG. La SNG est conservée à l'abri de toute contamination.

Le progrès et le suivi du nourrisson se font en prenant le poids journalier avec une balance graduée à 10 g ou 20 g dont les informations sont retranscrites par la suite sur la fiche de suivi URENI.

Si le nourrisson perd du poids pendant 3 jours successifs mais semble avoir de l'appétit et finit tout le lait donné par la TSS, il faut ajouter en ce moment-là, 5 ml en plus à chaque repas. Le repas de lait donné par TSS permet de maintenir le poids du nourrisson. Si ce lait est pris et qu'il y a toujours perte de poids, soit les apports de maintenance sont plus élevés que ceux calculés, soit il y a présence d'une malabsorption importante.

Si le nourrisson augmente de poids régulièrement avec la même quantité de lait, il faut **:**

Encourager la mère en la disant que la quantité de lait maternel augmente et que c'est grâce à elle que son enfant grandit.

Si le nourrisson ne finit pas son lait après quelques jours, et continue de prendre du poids, il faut dire à la mère que le lait maternel a augmenté et que le nourrisson a assez à manger, dans ce cas elle veiller à réduire alors le volume de lait donné par TSS à chaque repas de la quantité non prise.

Lorsque le nourrisson prend 20 g par jour pendant 2 jours consécutifs (quel que soit son poids), il faut diminuer la quantité de lait à chaque repas de moitié par rapport aux apports de maintenance.

Si le poids est maintenu à 10 g par jour, à partir de la moitié de lait (quel que soit son poids), il faut arrêter complètement la TSS et dire à la mère que c'est grâce à son lait maternel que l'enfant grossit.

Si le gain de poids n'est pas maintenu, lorsque l'apport de maintenance est diminué de moitié, changer alors la quantité donnée et ré-augmenter à 75 % la quantité pendant 2 jours consécutifs, ensuite réduire à nouveau si le gain de poids.

Si la mère désire rentrer à la maison, elle peut rentrer aussitôt que le nourrisson prend le lait maternel et augmente de poids. Si la mère n'exprime pas le désir de rentrer tout de suite, il faut alors la garder au centre pendant 2 jours de plus, pour être sûr que le nourrisson continue de bien prendre du poids uniquement avec le lait maternel. Ensuite décharger le nourrisson, peu importe son P/A ou son P/T.

Traitement médical

Ces enfants doivent être vus par le personnel soignant tous les jours, du fait de leur extrême vulnérabilité et les mettre sous antibiotiques :

Amoxicilline (à partir de 2 kg) : 50 mg/kg 2 fois par jour (100 mg/kg/jour) en IV pendant 5 à 7 jours en association avec la gentamicine une fois par jour (3 mg/kg/j) pendant 3 jours en IM.

NB : Ne jamais utiliser de Chloramphénicol chez ces nourrissons.

Surveillance

La surveillance du nourrisson requiert de noter les informations suivantes sur la fiche de suivi URENI à savoir la prise de poids une fois par jour, la prise de la température 2 fois par jour, d'évaluer les signes cliniques standards et de les noter sur la fiche de suivi URENI chaque jour : le rythme respiratoire, le nombre de selles, les vomissements, si l'enfant semble absent ou refuse un repas.

Soins aux mères

Si le but de cette technique consiste à augmenter l'allaitement maternel, la santé de la mère et son statut nutritionnel, les éléments suivants sont importants pour la satiété du nourrisson :

- vérifier le PB de la mère et la présence d'œdèmes bilatéraux ;
- lui expliquer le but du traitement et ce que l'on attend d'elle ;
- ne pas lui faire ressentir de culpabilité ou ne pas la blâmer pour avoir donné d'autres aliments ;
- l'introduire auprès des autres mères et du personnel soignant afin qu'elle se sente chez elle dans une atmosphère amicale et relaxante ;
- admettre qu'elle n'a pas assez de lait actuellement – mais la rassurer fortement sur l'efficacité de la technique et qu'elle va avoir assez de lait pour guérir son enfant avec son propre lait, et donc de redonner la santé à son enfant ;
- lui dire et l'encourager afin qu'elle boive au moins 3 l d'eau par jour ;
- faire le nécessaire pour qu'elle prenne au moins 2 500 kcal/jour de nourriture de qualité, lui donner de la farine pour qu'elle puisse préparer une bouillie… ;
- donner des suppléments en micronutriments ;
- diminuer autant que possible la durée de séjour dans la structure.

DÉCHARGE

Décider de la décharge du nourrisson selon les critères de sortie et compléter la fiche de suivi URENI, le carnet/carte de santé de l'enfant et le registre se fait selon les critères présentés dans le tableau ci-dessous.

Tableau 73 : Critères de décharge

Âge	Critères de décharge
Nourrissons de moins de 6 mois ou de moins de 3 kg étant allaité	• Il gagne du poids en étant uniquement allaité après avoir utilisé la technique de supplémentation par succion (TSS) ; • Il n'a pas de problème médical ; • La mère a été supplémentée de adéquatement avec des vitamines et des minéraux, et a refait ses réserves en nutriments de type 1.

NB : Il n'y a pas de critères anthropométriques de décharge pour les enfants allaités et qui gagnent du poids.

- Conseiller à la mère de se rendre régulièrement aux consultations, aux séances de surveillance préventive des enfants et au programme

de supplémentation nutritionnelle pour recevoir des aliments de qualité afin d'améliorer la quantité et la qualité de son lait maternel.
- Ils sont déchargés comme « traité avec succès » de l'URENI.
- S'assurer que la mère du nourrisson a reçu pendant son séjour à l'URENI, des connaissances sur la stratégie PB mères, les pratiques familiales essentielles y compris l'Alimentation du Nourrisson et du Jeune Enfant (ANJE), la stimulation et l'éveil du l'enfant.

Stratégie Eau, Hygiène et Assainissement où WAter, Sanitation and Hygine (WASH) et nutrition

Les mauvaises conditions d'hygiènes et d'assainissement sont entre autres facteurs favorisant la malnutrition. Dans les pays en voie de développement en général et au Mali en particulier, 50 % des cas de sous-nutrition sont associés à des infections dues aux mauvaises conditions d'accès à l'eau potable, d'hygiène et d'assainissement. Les taux d'accès à l'eau potable au Mali sont de 66,8 % en milieu rural ; 81,1 % en milieu urbain et semi-urbain et 70,9 % au niveau national (DNH, 2021). Toutefois, les insuffisances au niveau de la couverture en services essentiels de base d'eau et d'assainissement combinées à des comportements et pratiques inappropriés en matière d'hygiène sont en grande partie à l'origine de l'incidence élevée des maladies diarrhéiques. La malnutrition aiguë est responsable d'environ 45 % de tous les décès d'enfants de moins de cinq ans dans le monde entier. On estime que la plupart des cas de malnutrition sont associés à la diarrhée ou à des infections répétées de nématodes intestinaux en raison de la consommation de l'eau non potable ou insalubre, un assainissement inadéquat ou à des conditions d'hygiènes insuffisantes (sources : Stratégie « WASH in Nut » crise nutritionnelle et alimentaire au Sahel, groupe régional WASH 2012).

La diarrhée est un facteur aggravant la malnutrition, car elle réduit la capacité d'absorption des nutriments par altération de la paroi intestinale. Les patients qui souffrent de la malnutrition ont un risque élevé de diarrhée. Cela créé un cercle vicieux nuisant à la croissance, au développement psychocognitive et moteur de l'enfant.

L'approvisionnement en eau potable, l'assainissement et l'amélioration des conditions hygiènes notamment le lavage des mains à l'eau et au savon à tout moment et surtout pendant les moments critiques (avant de préparer, avant de manger ou de donner à manger, au sortir des toilettes et après le lavage anal des enfants) peuvent contribuer à la lutte contre la malnutrition aiguë et à l'amélioration de l'état de santé des patients.

L'attention doit être portée non seulement dans les structures de santé, mais aussi jusqu'au domicile du couple « mère/gardienne d'enfant–enfant malnutri ».

Le Paquet minimum Eau, Hygiène et Assainissement dans une UREN consiste à :

- rendre disponible(s) :
    - l'eau potable en quantité suffisante pour les activités de prise en charge de la malnutrition aiguë,
    - les kits de lavage des mains (dispositif, savons, eau de javel…) ;
- s'assurer que :
    - les bénéficiaires, accompagnants et prestataires se lavent les mains aux moments clés (prise de lait, prise ATPE, ASPE, test Appétit, alimentation, après avoir déféqué ou nettoyé l'enfant…),
    - les enfants malnutris et les accompagnants sont hospitalisés dans une unité de prise en charge assainie.

Paquet minimum WASH à mettre en place au niveau de l'URENI/URENAS/URENAM :

Certaines caractéristiques physico-chimiques de l'eau doivent respecter les normes suivantes :

- turbidité inférieure à 5 NTU (Nephelometric Turbidity Unit) idéal ;
- chlore résiduel entre 0,2 à 0,5 mg/l ;
- coliformes fécaux = 0.

Les quantités d'eau à prévoir dans les différentes unités sont de 5 l d'eau par consultation pour les patients suivis en ambulatoires **(URENAM et URENAS)** et de 30 l d'eau/patient par jour pour les patients hospitalisés à l'URENI.

En situation normale, il faut un (1) point d'eau potable fonctionnel pour 40 utilisateurs et en situation d'urgence, il faut 1 point d'eau potable pour 50 utilisateurs.

Il faut renforcer la communication pour le changement social et culturel (CCSC) à l'endroit des utilisateurs, pour qu'aucun signe de défécation en plein air libre ne soit observé ni à l'intérieur, ni à l'extérieur des unités de prise en charge y compris aux alentours immédiats des toilettes/latrines, cour…).

Prévention de la maladie

Certaines mesures d'hygiène doivent être respectées au niveau des UREN et dans les communautés/villages et par ménages :

- le lavage des mains à l'eau et au savon ;
- l'utilisation de gels hydroalcooliques ;
- le port de masques si nécessaire ;
- le respect de la distanciation d'au moins 1 m entre les individus ;
- la désinfection des locaux, des matériels, des toilettes/latrines…

STIMULATION PSYCHOCOGNITIVE

Définition de quelques concepts :

La stimulation est l'action d'inciter, d'encourager, d'accroître l'activité ou les performances d'une fonction organique.

La stimulation psychocognitive désigne la sollicitation méthodique des fonctions cognitives, psychologiques et sociales. C'est le développement psychomoteur, processus au cours duquel l'enfant reçoit des stimulations d'ordres sensoriel, affectif, émotionnel et physique dont le but est de permettre l'éclosion et la maturation de ses capacités physiques et motrices.

La stimulation émotionnelle, il s'agit d'interagir avec le patient/accompagnant en utilisant la « sensibilité et la réceptivité ».

- **La stimulation prénatale** s'applique au fœtus dans le ventre de la mère pendant la grossesse.
- **La stimulation post-natale** quant à elle, est adressée à tous les enfants âgés de 0 à 6 ans, ou aux enfants présentant une certaine problématique (difficultés de langage, de motricité…) dans leur développement normal.

Importance de la stimulation

La stimulation psychoconitive est importante chez tous les enfants. Elle doit commencer dès la naissance et particulièrement chez les enfants malnutris. Elle doit aussi se faire à tous les niveaux à savoir les structures sanitaires et à domicile. Lorsque l'enfant évolue vers la malnutrition aiguë, il réduit progressivement son activité. Devenu sévèrement malnutri, il ne joue plus, ne pleure plus, ne sourit plus, ne se plaint plus et ne réagit plus. Il s'affaiblit et devient léthargique en cas de malnutrition aiguë. Les enfants malnutris ont des difficultés d'apprentissage. Ils sont parfois timides, facilement contrariés, plus difficiles à nourrir et moins disposés à jouer et à communiquer. La mère pense que son enfant n'a plus besoin d'attention du fait qu'il ne pleure pas quand il a faim ou soif ou quand il est stressé.

Les agents de santé négligent souvent ces enfants dans les structures de prise en charge (l'hôpital, CSRéf, CSCOM, sites ASC, maternités rurales…) pour la même raison.
En général, les adultes répondent à la demande et/ou aux besoins des enfants mais s'ils ne demandent rien, ils sont souvent ignorés. Dans le but d'une meilleure prise en charge, ces enfants malnutris doivent être traités ensemble mais séparément des enfants présentant d'autres affections. Compte tenu de la détérioration de son état de santé, l'enfant ne joue pas, ne communique pas, il n'a pas l'occasion d'apprendre. À la longue, cela peut retarder son développement mental et physique.
La stimulation psychocognitive joue un rôle très capital dans la prise en charge de ces enfants. Elle permet de réduire de façon significative les risques de séquelles mentales et physiques. Cette stimulation doit débuter dès la phase de la réhabilitation et poursuivra jusqu'à la sortie et à domicile.
Les acteurs communautaires (ASC, Relais, GSAN, ATRS, TPS, Mamans Yeleen et les animateurs d'ONG…) doivent être impliqués dans la mise en œuvre des activités de la stimulation psychocognitive au niveau de leurs aires de santé/villages respectifs.
La stimulation psychocognitive doit être apprise aux mères/ou gardiennes d'enfants pour que les séances puissent être régulièrement réalisées à domicile.
La stimulation psychocognitive est une partie intégrante du traitement.
Dans les situations d'urgence ou d'événements traumatisants (conflits, guerres, inondations, déplacements…), les enfants malnutris peuvent être témoins d'extrêmes violences qui pourraient entraver ou retarder leur guérison rapide. La stimulation psychocognitive demeure un moyen efficace pour aider ces enfants à récupérer rapidement.
Stimulation à l'URENI, l'URENAS et l'URENAM

Stimulation psychocognitive

On peut commencer la stimulation psychocognitive dès la phase aiguë (phase I) si possible sinon attendre la phase II.

Elle doit permettre :

- De créer une atmosphère joyeuse et favorable à l'éveil psychologique. La mère/gardienne d'enfant est le premier

soignant de l'enfant et l'agent de santé est là pour aider, assister et le conseiller à apporter les meilleurs soins possibles ;
- L'agent de santé doit être bien accueillant, compréhensif et disponible. Il ne doit pas donner des ordres ni crier ni rabaisser ou se mettre en colère contre l'accompagnant.
- Les mères/gardiennes d'enfants doivent prendre dans les bras les enfants qui ne sourient pas, ne communiquent pas ou ne chantent pas et les cajoler. Les enfants qui ne créent pas de contact visuel ou qui ne cherchent pas à attirer l'attention ou qui ne communiquent pas sont ceux qui en ont le plus besoin ;
- Les agents de santé doivent organiser des séances de stimulation psychocognitive pendant les jours de prise en charge. Au cours de ces séances, ils doivent apprendre aux mères/gardiennes comment stimuler les enfants et à confectionner des jouets adaptés avec des matériels locaux en fonction de l'âge de l'enfant. Cette stimulation doit être poursuivie à domicile ;
- Lors des séances d'éducation, l'agent de santé doit apprendre aux mères l'importance du jeu. Garder la mère avec l'enfant et l'encourager à nourrir, porter, réconforter et jouer avec l'enfant autant que possible.

Les jouets doivent être disponibles sur le lit de l'enfant, dans la chambre, ainsi que dans l'aire de jeu. Les jouets doivent être peu onéreux et sans danger (éviter les objets tranchants, piquants et qui peuvent être facilement avalés), confectionnés à partir de boîtes en carton, bouteilles en plastique, boîtes de conserve non tranchantes, vieux habits, cubes en bois, calebasses avec des cauris et autres matériels similaires. Ils sont mieux que les jouets achetés, car les mères peuvent les fabriquer elles-mêmes et continuer à en faire après que l'enfant soit sorti de l'URENI. Les jouets doivent être adaptés à l'âge de l'enfant.

Des stimulations sensorielles variées seront associées au traitement. Elles passent particulièrement par les informations visuelles, sensitives et auditives. La manipulation d'objets de couleurs variées, aux textures variées, sonores ainsi que des massages sont proposés. Durant ces exercices, l'enfant est stimulé affectivement. Il est encouragé à communiquer, à s'exprimer, à parler, à explorer l'espace autour de lui… Le prestataire maintient un contact permanent avec l'enfant qu'il félicite, encourage, rassure et écoute.

Pour éviter la privation sensorielle, il faut :

- ne pas couvrir le visage de l'enfant. Il doit pouvoir voir et entendre ce qui se passe autour de lui ;
- ne pas emmailloter, immobiliser ou attacher l'enfant. L'enfant malnutri a besoin d'interagir avec les autres enfants durant sa réhabilitation ;
- apprendre à la mère à fabriquer des jouets simples et insister sur l'importance de sessions de jeux régulières à domicile ;
- après les premiers jours de traitement, lorsque les enfants commencent à se rétablir, les mettre dans un espace de jeux/salle équipés de nattes pendant une ou deux heures par jour avec les mères et un animateur. Il n'y a aucune évidence qu'en mettant ensemble les enfants pour les séances de stimulation que cela pourrait augmenter les infections nosocomiales. Faire en sorte que les mères racontent des histoires, chantent et jouent avec leurs enfants.

NB : La majorité des infections nosocomiales vient du personnel soignant se déplaçant d'un patient à un autre sans se laver les mains ou appliquer de gel, des accompagnants, de la contamination des repas, du stockage des aliments avant qu'ils ne soient donnés à l'enfant et d'un manque de structures appropriées pour se laver et aller aux toilettes. Mettre les enfants ensemble pour jouer ne représente pas un danger additionnel plus important par contre c'est souvent primordial pour leur guérison.

Stimulation physique

L'activité physique vise essentiellement à promouvoir le développement moteur et peut aussi promouvoir la croissance durant la réhabilitation. Elle concerne les mouvements du corps dans tous les sens y compris la vue, l'ouïe et le toucher.

Cette stimulation pourrait être faite de façon suivante :

- Pour des enfants plutôt immobiles, encourager la mère ou gardienne d'enfant à faire des mouvements passifs avec les membres de l'enfant et à l'éclabousser légèrement lors d'un bain chaud ;
- Pour les enfants pouvant bouger, encourager la mère ou gardienne d'enfant à faire des activités comme se rouler ou faire des culbutes sur un matelas, donner un coup de pied dans un ballon ou le lancer, grimper les escaliers, monter et descendre d'un talus (pente inclinée).

Une évaluation complète du stade psychomoteur de l'enfant doit être effectuée par un agent du développement social et de l'économie solidaire accompagné par un agent de santé. La durée et l'intensité des activités physiques doivent augmenter suivant l'amélioration de l'état de l'enfant. Un membre de l'équipe soignante doit être désigné pour s'occuper de toutes ces activités concernant les enfants malnutris.

Organisation des séances de stimulation physique :

Certaines conditions préalables doivent être respectées lors des séances de stimulation physique :

- Réaliser des séances individuelles, quotidiennes avec une durée de 30 à 45 minutes ;
- Ne pas effectuer d'activités de stimulation physique dès les deux heures qui suivent le repas ;
- Ne pas forcer l'enfant à effectuer l'activité de stimulation physique, attendre le moment propice ;
- Utiliser des postures adaptées : réactions de redressement et d'équilibration, antigravitaires et de maintien (par exemple sur tapis ou plan de travail, sur gros ballon, sur ses genoux ou sur planche instable) ;
- Réaliser des mouvements de fonction de locomotion (marche automatique, la reptation, les retournements, la quadrupédie et la marche), de préhension des membres supérieurs en permettant aux mouvements spontanés de devenir intentionnels (coordination oculomanuelle, adresse manuelle grâce à la préhension d'objets de tailles et formes variées, en statique et dynamique).

  « Le traitement est un échange perpétuel entre les actes du prestataire et les réponses de l'enfant à ceux-ci. »

Stimulation psychocognitive au niveau communautaire :

Dans le but d'améliorer l'état de santé des enfants malnutris suivis au niveau des UREN, il est important que les acteurs communautaires (ASC, Relais, GSAN, ATRS, TPS, Mamans Yeleen et les animateurs d'ONG…) soient impliqués dans la mise en œuvre des activités de la stimulation psychocognitive au niveau de leurs communautés respectives.

Nouvelles directives de l'OMS 2023 pour la prise en charge de la malnutrition aiguë sévère (1)

Contexte et objectifs des lignes directrices

La malnutrition aiguë sévère touche près de 20 millions d'enfants d'âge préscolaire, une grande partie d'entre eux vivant dans la Région africaine et dans la Région de l'Asie du Sud-Est de l'OMS. La malnutrition est un facteur jouant un rôle important dans un tiers des cas des décès survenant chez l'enfant âgé de moins de 5 ans dans le monde et dont le nombre atteint presque 8 millions chaque année (1). En 1999, l'OMS a établi des lignes directrices pour le traitement de la malnutrition aiguë sévère et les États membres ont demandé à l'OMS de mettre à jour son document. La prise en charge de la malnutrition sévère : manuel à l'usage des médecins et autres personnels de santé à des postes d'encadrement publié en 1999 (2). Ces lignes directrices donnent une mise à jour des données existantes et des pratiques relatives aux principales interventions utilisées. Elles serviront également à apporter des informations utiles pour réviser le manuel. Elles ne prennent pas en compte l'ensemble des recommandations de l'OMS relatives à la prise en charge de l'enfant atteint de malnutrition aiguë sévère, mais seulement celles en rapport avec les domaines des soins que le groupe d'élaboration des lignes directrices de l'OMS (le sous-groupe sur la nutrition au cours de la vie et sur la dénutrition de 2010–2012 du Groupe consultatif sur les orientations relatives à la nutrition) a jugés particulièrement utiles pour ce document. Ce groupe a passé en revue les lignes directrices déjà publiées et a indiqué les domaines relatifs à la prise en charge ainsi que les recommandations particulières devant en priorité faire l'objet d'une révision au cours du processus de mise à jour de l'ensemble des recommandations de l'OMS. Pour que les recommandations mises à jour puissent être lues dans leur contexte, elles sont accompagnées des recommandations existantes pertinentes restant valides. D'autres recommandations de l'OMS seront traitées au cours de futures mises à jour des lignes directrices

Ces lignes directrices fournissent des recommandations mondiales reposant sur des bases factuelles sur un certain nombre de questions spécifiques relatives à la prise en charge de la malnutrition aiguë sévère chez le nourrisson et chez l'enfant, y compris dans le contexte de l'infection à VIH.

Ces lignes directrices aideront également les États membres dans leurs efforts pour atteindre les objectifs mondiaux du plan d'application exhaustif concernant la nutrition chez la mère, le nourrisson et le jeune enfant, en particulier la cible mondiale 1, qui implique, d'ici 2025, de parvenir à réduire de 40 % le nombre d'enfants de moins de 5 ans dans le monde présentant un retard de croissance, et la cible mondiale 6, qui vise, d'ici 2025, à réduire et à maintenir au-dessous de 5 % l'émaciation chez l'enfant.

Ces lignes directrices sont destinées à un large public, notamment aux personnes responsables de l'élaboration des politiques, à leurs experts-conseils ainsi qu'au personnel technique et au personnel travaillant pour les programmes d'organisations impliquées dans la conception, la mise en œuvre et l'extension des actions de santé publique relatives à la nutrition.

Ces lignes directrices serviront de base d'une part pour l'élaboration d'un manuel révisé sur la prise en charge de la malnutrition sévère par les médecins et les autres personnels de santé à des postes d'encadrement et, d'autre part, pour l'élaboration d'un cours de formation sur la prise en charge de la malnutrition sévère et d'autres matériels de formation.

Recommandations 1. Critères d'admission et critères de sortie pour l'enfant âgé de 6 à 59 mois atteint de malnutrition aiguë sévère

Critères d'identification des enfants atteints de malnutrition aiguë sévère pour le traitement

1.1 **Pour identifier de manière précoce les enfants atteints de malnutrition aiguë sévère** dans la communauté, les agents de santé communautaires et les membres de la communauté formés doivent mesurer le périmètre brachial des nourrissons et des enfants âgés de 6 à 59 mois et les examiner pour rechercher la présence d'œdèmes bilatéraux prenant le godet. Un nourrisson ou un enfant âgé de 6 à 59 mois chez qui le périmètre brachial est inférieur à 115 mm ou qui présente des œdèmes bilatéraux (quel que soit leur degré) doit être immédiatement dirigé sur un centre de traitement pour une évaluation complète et une prise en charge de la malnutrition aiguë sévère **(recommandation forte, données de faible qualité)**.

1.2 Dans les établissements et les hôpitaux de soins de santé primaires, les agents de santé doivent évaluer le périmètre brachial ou le rapport poids/taille (debout ou couché) des enfants âgés de 6 à 59 mois et également rechercher la présence d'œdèmes bilatéraux. Un nourrisson ou un enfant âgé de 6 à 59 mois chez qui le périmètre brachial est inférieur à 115 mm, chez qui le rapport poids/taille (debout ou couché) est inférieur -3 scores Z 1 des normes de croissance OMS (9) ou qui présente des œdèmes bilatéraux doit être immédiatement admis dans un programme de prise en charge de la malnutrition aiguë sévère **(recommandation forte, données de faible qualité)**.

Critères pour une prise en charge en hospitalisation ou pour une prise en charge ambulatoire[46]

[46] Les ressources et les services nécessaires doivent être en place en cas d'orientation des enfants sur des services de prise en charge ambulatoire.

1.3. Lorsqu'un enfant est identifié comme atteint de malnutrition aiguë sévère, un examen clinique complet doit être réalisé immédiatement pour rechercher des complications médicales et évaluer son appétit. Un enfant qui a de l'appétit (réussit le test d'appétit), qui est bien portant sur le plan clinique et qui est alerte doit être traité en ambulatoire. Un enfant qui présente des complications médicales ou des œdèmes sévères (+++), qui a un appétit insuffisant (échec du test d'appétit) ou qui présente un ou plusieurs signes de danger de la PCIME[47] doit être traité en hospitalisation **(recommandation forte, données de faible qualité).**

1.4 Un enfant atteint de malnutrition aiguë sévère hospitalisé peut être transféré vers une prise en charge ambulatoire lorsque les complications médicales qu'il présente, y compris les œdèmes, sont en cours de guérison, qu'il a bon appétit, qu'il est bien portant sur le plan clinique et qu'il est alerte. La décision de transférer un enfant d'une prise en charge en hospitalisation vers une prise en charge ambulatoire doit être prise en fonction de son état clinique et non sur la base de résultats anthropométriques particuliers comme une valeur particulière de son périmètre brachial ou de son rapport poids/taille (debout ou couché) **(recommandation forte, données de faible qualité).**

Critères de sortie d'un enfant du traitement

1.5. Un enfant atteint de malnutrition aiguë sévère

a. Ne doit sortir du traitement que lorsque :

- Son rapport **poids/taille** (debout ou couché) est **> = à 2 Z scores** et qu'il n'a pas présenté d'œdèmes depuis au moins 2 semaines ;
- Son **périmètre brachial** est **> = à 125 mm** et qu'il n'a pas présenté d'œdèmes depuis au moins 2 semaines.

b. Chez un enfant, le même indicateur anthropométrique doit être utilisé pour confirmer qu'il présente une malnutrition aiguë sévère et pour déterminer s'il est parvenu à un rétablissement nutritionnel. Par exemple, si le périmètre brachial a été utilisé pour déterminer qu'un enfant était atteint de malnutrition aiguë sévère, le périmètre brachial doit également être utilisé ensuite pour évaluer et confirmer son rétablissement nutritionnel. De même, si le rapport poids/taille a été utilisé pour déterminer qu'un

[47] Signes de danger : incapacité à boire ou à téter ; vomit tout ce qu'il reçoit ; a eu des convulsions (plus d'une crise ou convulsions prolongées pendant plus de 15 minutes) ; enfant léthargique ou inconscient ; convulsions au moment de l'examen.

enfant était atteint de malnutrition aiguë sévère, le rapport poids/taille doit également être utilisé ensuite pour évaluer et confirmer son rétablissement nutritionnel.

c. **Un enfant admis dans un programme** de traitement uniquement sur la base de la présence d'œdèmes bilatéraux prenant le godet doit être autorisé à sortir de ce programme sur la base de l'indicateur anthropométrique, quel qu'il soit, utilisé habituellement dans le programme (périmètre brachial ou rapport poids/taille). d. Le pourcentage de gain de poids ne doit pas être utilisé comme un critère de sortie **(recommandation forte, données de faible qualité)**.

Suivi des nourrissons et des enfants après leur sortie du traitement de la malnutrition aiguë sévère

1.6. Un enfant atteint de malnutrition aiguë sévère qui est autorisé à sortir du programme de traitement doit être suivi régulièrement pour éviter une rechute **(recommandation forte, données de faible qualité)**.

2. Où prendre en charge un enfant atteint de malnutrition aiguë sévère qui présente des œdèmes

2.1. **Un enfant atteint de malnutrition aiguë sévère qui présente des œdèmes bilatéraux** sévères de degré +++[48] 1 doit être pris en charge en hospitalisation même s'il ne présente pas de complications médicales et qu'il a de l'appétit **(recommandation forte, données de très faible qualité)**.

3. Utilisation d'antibiotiques dans le traitement de l'enfant atteint de malnutrition aiguë sévère pris en charge en ambulatoire

3.1. Un enfant atteint de malnutrition aiguë sévère sans complications, qui n'a pas besoin d'être hospitalisé et qui est pris en charge en ambulatoire doit recevoir un traitement antibiotique par voie orale tel que de l'amoxicilline (recommandation soumise à conditions, données de faible qualité).

3.2. Un enfant atteint de dénutrition mais qui ne présente pas de malnutrition aiguë sévère ne doit pas recevoir systématiquement

[48] La Classification des œdèmes. + (peu importants) : au niveau des deux pieds ; ++ (modérés) : au niveau des deux pieds, du bas des jambes, des mains ou de la partie inférieure des bras ; +++ (sévères) : œdèmes généralisés, y compris au niveau des pieds, des jambes, des mains, des bras et du visage. Source : Module 2. Principles of care, disponible à la référence (50).

2 Le F-75 et le F-100 sont des préparations diététiques utilisées pour la prise en charge en hospitalisation des enfants atteints de malnutrition aiguë sévère. Le F-75 (75 kcal ou 315 kJ/100 ml) est utilisé au cours de la phase initiale du traitement et le F-100 (100 kcal ou 420 kJ/100 ml) est utilisé au cours de la phase de récupération.

d'antibiotiques, sauf s'il présente des signes cliniques d'infection **(recommandation forte, données de faible qualité)**.

4. Supplémentation en vitamine A dans le traitement de l'enfant atteint de malnutrition aiguë sévère

4.1. Un enfant atteint de malnutrition aiguë sévère doit recevoir chaque jour et pendant toute la durée du traitement l'apport en vitamine A recommandé. Un enfant atteint de malnutrition aiguë sévère doit recevoir chaque jour environ 5 000 UI de vitamine A, cette dose étant apportée soit par les aliments thérapeutiques reçus, soit par un mélange associant plusieurs micronutriments **(recommandation forte, données de faible qualité)**.

4.2. Un enfant atteint de malnutrition aiguë sévère n'a pas besoin de recevoir une forte dose de vitamine A sous forme de supplément s'il reçoit du F-75, du F-100 2 ou des aliments thérapeutiques prêts à l'emploi conformes aux spécifications de l'OMS (qui contiennent donc déjà suffisamment de vitamine A) ou de la vitamine A faisant partie d'autres suppléments qu'il reçoit chaque jour **(recommandation forte, données de faible qualité)**.

4.3. Un enfant atteint de malnutrition aiguë sévère ne doit recevoir une forte dose de vitamine A (50 000 UI, 100 000 UI ou 200 000 UI, en fonction de son âge) au moment de son admission que s'il reçoit des aliments thérapeutiques qui ne sont pas enrichis comme recommandé par les spécifications de l'OMS et que la vitamine A ne fait pas partie d'autres suppléments reçus chaque jour (recommandation forte, données de faible qualité).

5. Les différentes approches d'alimentation thérapeutique dans la prise en charge de la malnutrition aiguë sévère chez l'enfant âgé de 6 à 59 mois

5.1. Un enfant atteint de malnutrition aiguë sévère qui présente une diarrhée aiguë ou persistante peut recevoir des aliments thérapeutiques prêts à l'emploi de la même façon qu'un enfant sans diarrhée, qu'il soit pris en charge en hospitalisation ou en ambulatoire **(recommandation forte, données de très faible qualité).**

5.2. Dans les situations de prise en charge en hospitalisation où des aliments thérapeutiques prêts à l'emploi sont administrés comme aliment thérapeutique au cours de la phase de récupération nutritionnelle (après l'administration de F-75 au cours de la phase de stabilisation).

Une fois qu'un enfant est stabilisé, a de l'appétit et que ses œdèmes ont diminué, et qu'il est donc prêt à passer à la phase de récupération nutritionnelle, il doit faire une transition du F-75 vers des aliments thérapeutiques prêts à l'emploi. Cette transition doit se faire sur 2 à 3 jours, en fonction de sa tolérance. L'apport énergétique recommandé au cours de cette phase est de 100 à 135 kcal/kg par jour. L'approche optimale pour réaliser cette transition n'est pas connue et peut dépendre du nombre et des compétences des agents de santé disponibles pour superviser l'alimentation et suivre l'enfant au cours de sa récupération (recommandation forte, données de très faible qualité). Pour faire passer un enfant du F-75 à des aliments thérapeutiques prêts à l'emploi, 2 options de transition sont proposées :

a. **Commencer l'alimentation en donnant à l'enfant des aliments thérapeutiques prêts à l'emploi** comme prévu pour la phase de transition. Laisser l'enfant boire de l'eau à volonté. Si l'enfant ne prend pas la quantité d'aliments thérapeutiques prêts à l'emploi prescrite, compléter alors l'alimentation avec du F-75. Augmenter la quantité d'aliments thérapeutiques prêts à l'emploi sur 2 à 3 jours jusqu'à ce que l'enfant reçoive la quantité totale prévue d'aliments thérapeutiques prêts à l'emploi ; ou b. donner à l'enfant la quantité d'aliments thérapeutiques prêts à l'emploi prescrite pour la phase de transition. Laisser l'enfant boire de l'eau à volonté. Si l'enfant ne prend pas au moins la moitié de la quantité prescrite d'aliments thérapeutiques prêts à l'emploi au cours des 12 premières heures, arrêter alors de donner les aliments thérapeutiques prêts à l'emploi et donner à nouveau du F-75. Recommencer la même approche après 1 à 2 jours jusqu'à ce que l'enfant prenne la quantité appropriée d'aliments thérapeutiques prêts à l'emploi pour répondre à ses besoins en énergie.
b. **Donner à l'enfant la quantité d'aliments thérapeutiques prêts à l'emploi prescrite pour la phase de transition**. Laisser l'enfant boire de l'eau à volonté. Si l'enfant ne prend pas au moins la moitié de la quantité prescrite d'aliments thérapeutiques prêts à l'emploi au cours des 12 premières heures, arrêter alors de donner les aliments thérapeutiques prêts à l'emploi et donner à nouveau du F-75. Recommencer la même approche après 1 à 2 jours jusqu'à ce que l'enfant prenne la quantité appropriée d'aliments thérapeutiques prêts à l'emploi pour répondre à ses besoins en énergie.

5.3. Dans les situations de prise en charge en hospitalisation où du F-100 est administré comme aliment thérapeutique au cours de la phase de récupération nutritionnelle

Un enfant atteint de malnutrition aiguë sévère avec complications hospitalisé et chez qui le gain de poids est rapide alors qu'il reçoit du F-100 doit passer à des aliments thérapeutiques prêts à l'emploi et être surveillé pour vérifier qu'il accepte ce nouveau régime avant d'être dirigé sur un programme de prise en charge ambulatoire **(recommandation forte, données de très faible qualité)**.

6. Gestion des apports liquidiens chez l'enfant atteint de malnutrition aiguë sévère

6.1 Un enfant atteint de malnutrition aiguë sévère qui présente un certain niveau de déshydratation ou une déshydratation sévère, mais qui n'est pas en état de choc, doit être réhydraté lentement, par voie orale ou par sonde nasogastrique, en utilisant une solution de réhydratation orale pour enfant atteint de malnutrition (5 à 10 ml/kg/h pendant un maximum de 12 h) **(recommandation forte, données de faible qualité)**.

6.2 La solution de réhydratation orale à osmolarité réduite standard de l'OMS non diluée (75 mmol/l de sodium) ne doit pas être utilisée pour la réhydratation orale ou par sonde nasogastrique chez un enfant atteint de malnutrition aiguë sévère qui présente un certain niveau de déshydratation ou une déshydratation sévère. Dans ce cas, et sauf s'il est atteint de choléra ou de diarrhée aqueuse profuse, l'enfant doit recevoir soit du ReSoMal, soit de la solution de réhydratation orale à osmolarité réduite de l'OMS diluée de moitié à laquelle est ajoutée du potassium et du glucose **(recommandation forte, données de faible qualité)**.

Dissoudre un sachet de solution de réhydratation orale à osmolarité réduite standard de l'OMS dans 2 l d'eau (au lieu de 1 l). Ajouter une mesure rase d'un mélange de minéraux et de vitamines du commerce[49] *ou 40 ml d'une solution de mélange de minéraux (5), et ajouter et dissoudre 50 g de sucre. Dans certains pays, les sachets disponibles doivent normalement être dilués dans 500 ml pour obtenir une solution de réhydratation orale à osmolarité réduite standard de l'OMS. Dans ce cas, la dilution doit être changée pour ajouter 1 l*

[49] Un mélange spécial d'électrolytes et de micronutriments dont la formule est conforme aux spécifications de l'OMS pour l'utilisation dans le traitement des enfants atteints de malnutrition aiguë sévère

d'eau et il faut y ajouter la moitié de la quantité des autres éléments décrits ci-dessus.

6.3. **En cas de suspicion de choléra ou en cas de diarrhée aqueuse profuse**[50], 1 l'enfant ne doit pas recevoir de ReSoMal[51] (ou de ReSoMal préparé localement en utilisant la solution de réhydratation orale à osmolarité réduite standard de l'OMS). Il doit recevoir une solution de réhydratation orale à osmolarité réduite standard de l'OMS préparée normalement, c'est-à-dire sans dilution supplémentaire (**recommandation forte, données de faible qualité**).

6.4. **Un enfant atteint de malnutrition aiguë sévère** qui présente des signes de choc ou une déshydratation sévère et qui ne peut pas être réhydraté par voie orale ou par sonde nasogastrique doit être traité avec des liquides administrés par voie intraveineuse :

a. De la solution de Darrow diluée de moitié avec 5 % de dextrose, où

b. du soluté de lactate de Ringer avec 5 % de dextrose. Si aucune de ces deux options n'est disponible, utiliser du soluté semi-physiologique à 0,45 % avec 5 % de dextrose **(recommandation forte, données de très faible qualité)**.

7. Prise en charge de l'enfant infecté par le VIH atteint de malnutrition aiguë sévère

7.1. Un enfant atteint de malnutrition aiguë sévère infecté par le VIH et qui remplit les critères pour recevoir un traitement antirétroviral à vie doit commencer ce traitement dès que possible après la stabilisation des complications métaboliques et de l'infection. Cette stabilisation est habituellement indiquée par le retour de l'appétit et par la résolution des œdèmes sévères. Les enfants infectés par le VIH et atteints de malnutrition aiguë sévère doivent recevoir les mêmes schémas de traitement antirétroviral administrés aux mêmes doses que les enfants vivant avec le VIH qui ne présentent pas de malnutrition aiguë sévère. Un enfant infecté par le VIH et atteint de malnutrition aiguë sévère qui a commencé un traitement antirétroviral doit être surveillé

[50] Présence de selles aqueuses au moins 3 fois par 24 h pendant une période qui ne dépasse pas 14 jours.

[51] 2 Le ReSoMal est une poudre pour la préparation d'une solution de réhydratation orale à utiliser exclusivement pour la réhydratation par voie orale ou par sonde nasogastrique de personnes atteintes de malnutrition aiguë sévère. Il doit être utilisé exclusivement sous surveillance médicale en hospitalisation, et ne doit pas être donné pour une utilisation libre par la mère ou par la personne qui s'occupe de l'enfant.

étroitement (que ce soit en hospitalisation ou en ambulatoire) au cours des 6 à 8 premières semaines suivant la mise en route du traitement antirétroviral afin de rechercher la présence de complications métaboliques précoces et d'infections opportunistes **(recommandation forte, données de très faible qualité)**.

7.2. **Un enfant atteint de malnutrition aiguë sévère qui est infecté par le VIH** doit être pris en charge en suivant les mêmes approches d'alimentation thérapeutique que celles utilisées chez l'enfant atteint de malnutrition aiguë sévère qui n'est pas infecté par le VIH **(recommandation forte, données de très faible qualité)**.

7.3. **Un enfant infecté par le VIH et atteint de malnutrition aiguë sévère** doit recevoir une forte dose de vitamine A au moment de son admission (de 50 000 UI à 200 000 UI en fonction de son âge) ainsi que du zinc pour la prise en charge de la diarrhée, comme cela est indiqué pour les autres enfants atteints de malnutrition aiguë sévère. Cette supplémentation est inutile s'il reçoit déjà du F-75, du F-100 ou des aliments thérapeutiques prêts à l'emploi conformes aux spécifications de l'OMS, ceux-ci contenant déjà des quantités suffisantes de vitamine A et de zinc **(recommandation forte, données de très faible qualité)**.

7.4. **Un enfant infecté par le VIH et atteint de malnutrition aiguë sévère** chez qui une diarrhée persistante subsiste sous prise en charge standard doit bénéficier d'examens afin d'exclure une intolérance aux glucides ainsi que des causes infectieuses, celles-ci pouvant nécessiter une prise en charge différente, par exemple une modification des apports en liquide et en aliments ou un traitement antibiotique **(recommandation forte, données de très faible qualité)**.

8. Identification et prise en charge des nourrissons âgés de moins de 6 mois atteints de malnutrition aiguë sévère

8.1 Un nourrisson âgé de moins de 6 mois atteint de malnutrition aiguë sévère qui présente l'une des complications suivantes doit être hospitalisé pour recevoir des soins :

a. Toute pathologie clinique et toute complication médicale graves, comme celles indiquées pour le nourrisson âgé de 6 mois ou plus atteint de malnutrition aiguë sévère ;
b. Perte de poids récente ou incapacité à prendre du poids ;
c. allaitement au sein inefficace (prise du sein, positionnement et succion) au cours d'une observation directe de la tétée pendant

15 à 20 minutes, si possible dans un endroit isolé et sous supervision ;

d. Toute présence d'œdèmes prenant le godet ;

e. Tout problème d'ordre médical ou social nécessitant une évaluation plus en profondeur ou un soutien intensif (par exemple un handicap, une dépression chez la personne qui s'occupe de l'enfant ou toute autre situation sociale défavorable) (recommandation forte, données de très faible qualité).

8.2. Un nourrisson âgé de moins de 6 mois atteint de malnutrition aiguë sévère doit recevoir les mêmes soins médicaux généraux[52] qu'un nourrisson âgé de 6 mois ou plus atteint de malnutrition aiguë sévère :

a. un nourrisson âgé de moins de 6 mois atteint de malnutrition aiguë sévère hospitalisé doit recevoir des antibiotiques par voie parentérale pour traiter une possible infection, et un traitement approprié pour les autres complications médicales éventuelles comme la tuberculose, l'infection à VIH, les pathologies nécessitant une intervention chirurgicale ou un handicap ;

b. un nourrisson âgé de moins de 6 mois atteint de malnutrition aiguë sévère qui n'est pas hospitalisé doit recevoir un traitement antibiotique à large spectre par voie orale, par exemple de l'amoxicilline, à une dose adaptée à son poids **(recommandation forte, données de très faible qualité)**.

8.3. Les approches d'alimentation pour un nourrisson âgé de moins de 6 mois et atteint de malnutrition aiguë sévère doivent accorder la priorité à la mise ou à la remise en route d'un allaitement au sein exclusif efficace par la mère ou par la personne qui s'occupe de l'enfant **(recommandation forte, données de très faible qualité)**.

8.4. Un nourrisson âgé de moins de 6 mois atteint de malnutrition aiguë sévère hospitalisé :

a. Doit si possible être allaité au sein, et la mère ou la personne de sexe féminin qui s'occupe de lui doit recevoir un soutien pour l'allaiter. Si un nourrisson n'est pas allaité au sein, sa mère ou la personne de sexe féminin qui s'occupe de lui doit recevoir un

---

[52] Les recommandations concernant l'administration de vitamine A, de zinc et d'autres micronutriments n'ont pas été examinées au cours du processus d'élaboration de ces lignes directrices.

soutien pour remettre en route l'allaitement. Si cela n'est pas possible, il faut encourager le recours à une nourrice[53] ;

b. Doit également recevoir une supplémentation alimentaire :
   - les méthodes de relactation en apportant des suppléments de lait à l'aide d'une sonde d'allaitement doivent si possible être utilisées en priorité,
   - un nourrisson atteint de malnutrition aiguë sévère qui ne présente pas d'œdèmes doit recevoir du lait maternel exprimé ; si cela n'est pas possible, il doit recevoir de la préparation du commerce pour nourrissons (générique) ou du F-75 ou du F-100 dilué [54], soit seul, soit comme supplémentation alimentaire avec du lait maternel,
   - un nourrisson atteint de malnutrition aiguë sévère qui présente des œdèmes doit recevoir de la préparation pour nourrissons ou du F-75 en supplément du lait maternel ;

c. Ne doit jamais recevoir de F-100 non dilué (car sa consommation s'accompagne d'une élévation de la charge osmotique des substances filtrées par le rein et d'un risque de déshydratation hypernatrémique) ;

d. Lorsque les possibilités d'un allaitement au sein sont pratiquement inexistantes, doit recevoir des aliments de remplacement appropriés et adéquats, par exemple de la préparation pour nourrissons du commerce (générique), accompagnés d'un soutien approprié pour permettre leur préparation et leur utilisation en toute sécurité, y compris à domicile après la sortie de l'hôpital.

En outre :

e. L'évaluation de la santé physique et mentale de la mère ou de la personne qui s'occupe du nourrisson doit être encouragée, et un traitement ou un appui adapté doit être fourni **(recommandation forte, données de très faible qualité)**.

8.5 Un nourrisson âgé de moins de 6 mois qui a été hospitalisé peut-être transféré pour une prise en charge ambulatoire lorsque :

a. Toutes les pathologies cliniques et les complications médicales, y compris les œdèmes, sont guéries ;

b. Le nourrisson a bon appétit, se porte bien sur le plan clinique et est alerte ;

[53] Toute femme pouvant jouer le rôle de nourrice doit faire un dépistage du VIH.

[54] Le F-100 dilué doit être préparé en y ajoutant 30 % d'eau.

c. Le gain de poids avec un allaitement au sein exclusif ou avec une alimentation de substitution est satisfaisant, par exemple supérieur à la médiane des normes de vitesse de croissance de l'OMS ou supérieur à 5 g/kg par jour pendant au moins trois jours consécutifs ;
d. L'administration des vaccinations et des autres interventions de routine a été vérifiée ;
e. La mère ou la personne qui s'occupe de ce nourrisson est informée de la manière de bénéficier du suivi et du soutien nécessaires au niveau de la communauté **(recommandation forte, données de qualité très faible)**.

8.6. Un nourrisson âgé de moins de 6 mois peut sortir du programme de soins quand :

a. Il est allaité correctement au sein ou s'alimente bien avec une alimentation de substitution ;
b. Son gain de poids est suffisant ;
c. Son rapport poids/taille (couché) est supérieur ou égal à –2 scores Z **(recommandation forte, données de très faible qualité)**.

8.7. Concernant le nourrisson âgé de moins de 6 mois atteint de malnutrition aiguë sévère qui n'a pas besoin d'être hospitalisé (recommandation 8.1) ou dont la personne qui s'occupe de lui refuse l'hospitalisation pour une évaluation et un traitement :

a. Un conseil et un soutien relatifs à l'alimentation optimale du nourrisson et du jeune enfant doivent être fournis, sur la base des recommandations générales pour l'alimentation du nourrisson et du jeune enfant, y compris pour le nourrisson de faible poids à la naissance ;
b. Le gain de poids doit être surveillé chaque semaine pour suivre les changements ;
c. S'il ne prend pas de poids, ou perd du poids alors que sa mère ou la personne qui s'occupe de lui reçoit un soutien pour l'allaitement au sein, il doit alors être hospitalisé ;
d. l'évaluation de la santé physique et mentale de la mère ou de la personne qui s'occupe du nourrisson doit être encouragée, et un traitement ou un appui adapté doit être fourni **(recommandation forte, données de très faible qualité)**.

RÉSUMÉ

Ces directives mettent en avant l'importance d’une approche intégrée, multisectorielle et centrée sur la santé de l’enfant, qui combine la promotion des bonnes pratiques d’alimentation du nourrisson et du jeune enfant, y compris l’allaitement maternel, la préférence pour les aliments sains nutritifs fait à la maison, la prévention et le traitement des maladies courantes de l’enfant, l'amélioration des infrastructures et des services de santé, l’eau et l’assainissement, la protection sociale. Cette approche globale est essentielle pour réduire la prévalence de la malnutrition aiguë et améliorer la santé et le bien-être des enfants de moins de cinq ans.

Le nouveau guide 2023 de l’OMS retient vingt et une (21) recommandations parmi lesquelles quatorze (14) nouvelles, sept (7) mises à jour et douze (12) déclarations de bonnes pratiques. Elles sont classées en recommandations fortes et conditionnelles.

Les recommandations fortes :

Les recommandations fortes sont celles pour lesquelles le groupe d'élaboration des lignes directrices de l'OMS est convaincu que les résultats souhaités de leur mise en œuvre l'emportent sur les résultats non souhaités.

Les déclarations de bonnes pratiques :

Les déclarations de bonnes pratiques sont des déclarations claires et réalisables. De même, le message est vraiment nécessaire pour la pratique des soins de santé.

Les recommandations conditionnelles :

Le groupe d'élaboration des lignes directrices de l'OMS n'est pas certain que les résultats souhaités de la mise en œuvre de la recommandation l'emportent sur les résultats non souhaités.

Tableau 72 : Lignes directrices de l'OMS, 2023 pour la prise en charge de la malnutrition aiguë

	Recommandations fortes	Recommandations conditionnelles
Prise en charge des nourrissons de moins de 6 mois présentant un risque de trouble de croissance et de développement insuffisant	▪ Prise en charge des nourrissons de moins de 6 mois en ambulatoire	
	▪ Prise en charge des nourrissons de moins de 6 mois en milieu hospitalier	
Nourrissons et enfants de 6 à 59 mois présentant une émaciation et/ou un œdème nutritionnel	▪ Transfert en soins ambulatoires des nourrissons et des enfants de 6 à 59 mois avec émaciation sévère et/ou œdème nutritionnel (++ ou +)	
	▪ Les facteurs sociaux et familiaux supplémentaires doivent être identifiés et adressés avant le transfert vers les soins ambulatoires afin de s'assurer que le ménage a la capacité de fournir des soins	
	▪ Enfants MAM : risque de mortalité élevé, guérison tardive, MUAC 115 – 119 mm, poids pour âge < –3 et âge < 24 mois, doit être supplémenté avec du ATPE + conseils.	

Tableau 72 : Lignes directrices de l'OMS, 2023 pour la prise en charge de la malnutrition aiguë (suite 1)

	Recommandations fortes	Recommandations conditionnelles
	▪ Enfants MAM à haut risque (insécurité alimentaire, MAG élevée, manque eau, hygiène, assainissement, zone de crise) doivent être supplémentés avec ASF (ATPE, ASPE et Supercéréale +)	
	▪ Enfants MAM dans les circonstances normales doivent recevoir des conseils et donner des régimes riches en nutriments	
	▪ Transfert en soins ambulatoires des nourrissons et des enfants de 6 à 59 mois avec émaciation sévère et/ou œdème nutritionnel (++ ou +)	
	Recommandations fortes	▪ **Recommandations conditionnelles**
Interventions après la sortie du programme de Prise en charge (guérison) de l'émaciation et/ou de l'œdème nutritionnel.		▪ Les enfants souffrant d'émaciation sévère et/ou d'œdème nutritionnel qui sortent d'un programme de traitement doivent faire l'objet d'un suivi périodique afin d'éviter une rechute.

Tableau 72 : Lignes directrices de l'OMS, 2023 pour la prise en charge de la malnutrition aiguë (suite 2)

	Recommandations fortes	Recommandations conditionnelles
		▪ Les nourrissons et les enfants avec émaciation sévère et/ou œdème nutritionnel, des transferts d'argent en plus des soins de routine peuvent être effectués pour prévenir les rechutes et améliorer la santé générale de l'enfant pendant les soins ambulatoires et après la fin du traitement, en fonction de facteurs contextuels tels que le coût.
Prévention de l'émaciation et de l'œdème nutritionnel.	Les micronutriments en poudre (MNP) ne doivent pas être administrés aux nourrissons et aux enfants âgés de 6 à 23 mois dans le but spécifique de prévenir l'émaciation et l'œdème nutritionnel	▪ Supplémentations des nourrissons et des enfants de 6 à 23 mois par les LNS (plumpy-dose, nutributer…) dans le contexte de forte insécurité alimentaire.
		▪ Fournir de l'ASF aux enfants vivants dans les ménages identifiés vulnérables dans les zones de forte insécurité alimentaire.

Références

1. **MSDS**, DGSHP, Protocole de prise en charge intégrée de la malnutrition aiguë au Mali, novembre 2022, 314 p).
2. **OMS.** Lignes directrices : mises à jour de la prise en charge de la malnutrition aiguë sévère chez le nourrisson et chez l'enfant, OMS, 2015, 118 p.
3. **Picot J., Hartwell D., Harris P., Mendes D., Clegg A. J., Takeda A.**, "The effectiveness of interventions to treat severe acute malnutrition in young children : a systematic review", *Health Technol Assess*, 2012, 16, 1-316, doi : 10.3310/hta16190.

Structures éditoriales du groupe L'Harmattan

L'Harmattan Italie
Via degli Artisti, 15
10124 Torino
harmattan.italia@gmail.com

L'Harmattan Hongrie
Kossuth l. u. 14-16.
1053 Budapest
harmattan@harmattan.hu

L'Harmattan Sénégal
10 VDN SICAP AMITIE 3
BP 45034 Dakar-Fann
direction@senharmattan.com

L'Harmattan Cameroun
Tsinga/Derrière polyclinique FECAFOOT
BP 11486 Yaoundé
Jacques.koukam@harmattan.fr

L'Harmattan Burkina Faso
Villa 281, secteur 23 623, rue 14.32
Ouagadougou
zagbie@outlook.fr

L'Harmattan Guinée
Almamya, rue KA 028 OKB Agency
BP 3470 Conakry
harmattanguinee@yahoo.fr

L'Harmattan RDC
185, avenue Nyangwe
Commune de Lingwala - Kinshasa
matangilamusadila@yahoo.fr

L'Harmattan Congo
219, avenue Nelson Mandela
BP 2874 Brazzaville
deunovmikhael@gmail.com

L'Harmattan Mali
Immeuble Mgr Jean Marie Cissé
Aci Hamadallaye
BP 145 Bamako
syllaka@yahoo.fr

L'Harmattan Togo
Djidjole - Maison Amela
face EPP BATOME
02 BP 20680 Lomé
didieramela11@gmail.com

L'Harmattan Côte d'Ivoire
Résidence Karl - Cité des Arts
Abidjan-Cocody
03 BP 1588 Abidjan
harmattan.ivoire@gmail.com

L'Harmattan Bénin
Rue 604, (Immeuble à l'entrée
de la rue UCAO- Cite de Saint-Jean)
Cotonou
stepcorpus@gmail.com

Nos librairies en France

Librairie internationale
16, rue des Écoles
75005 Paris
librairie.internationale@harmattan.fr
01 40 46 79 11
www.librairieharmattan.com

Librairie des savoirs
21, rue des Écoles
75005 Paris
librairie.sh@harmattan.fr
01 46 34 13 71
www.librairieharmattansh.com

www.ingramcontent.com/pod-product-compliance
Lightning Source LLC
LaVergne TN
LVHW080924071026
849535LV00013B/4092

* 9 7 8 2 3 3 6 5 2 1 5 3 4 *